Transtorno de Déficit de Atenção/Hiperatividade (TDAH)

Sobre o autor

Russell A. Barkley, PhD, é diretor de Psicologia e Professor de Psiquiatria e Neurologia na University of Massachusetts Medical Center. É especialista em psicologia (ABPP) e neuropsicologia clínica (ABCN, ABPP). Como pesquisador clínico, educador e médico, ele é autor, co-autor ou co-editor de 14 livros e manuais clínicos. Publicou mais de 150 artigos científicos e capítulos de livros relacionados à natureza, à avaliação e ao tratamento do TDAH. Em 1993, fundou um boletim bimensal para profissionais clínicos, *The ADHA Report*. Foi presidente da Section of Clinical Child Psychology, Division 12, da American Psychological Association em 1988, e presidente da International Society for Research in Child and Adolescent Psychopathology em 1991. Em 1994, recebeu o prêmio da American Association of Applied and Preventive Psychology, e em 1996 foi premiado com o C. Anderson Aldrich Award da American Academy of Pediatrics, por sua carreira de pesquisa sobre o desenvolvimento infantil. Em 1998, foi premiado como o Distinguished Contribution to Research Award da Section on Clinical Child Psychology, Division 12, da American Psychological Association.

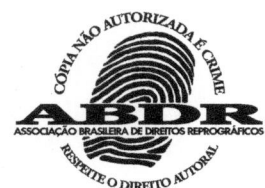

B256t   Barkley, Russell A.
         Transtorno de déficit de atenção/hiperatividade (TDAH): guia completo para pais, professores e profissionais da saúde / Russell A. Barkley; tradução Luís Sérgio Roizman. – Porto Alegre: Artmed, 2002.
         328 p. ; 25 cm.

         ISBN 978-85-7307-919-7

         1. Psiquiatria – Transtorno de déficit de atenção/hiperatividade. I. Título.

         CDU   616.89-053.2/.6

Catalogação na publicação: Mônica Ballejo Canto – CRB 10/1023

Transtorno de Déficit de Atenção/Hiperatividade (TDAH)

Guia completo para pais, professores e profissionais da saúde

RUSSELL A. BARKLEY

Tradução:
Luís Sérgio Roizman

Consultoria, supervisão e revisão técnica desta edição:
Marcelo Schmitz
Psiquiatra de Crianças e Adolescentes
Mestre em Medicina – UFRGS
Doutorando em Medicina – UFRGS

Reimpressão 2007

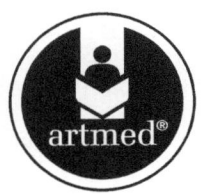

2002

Obra originalmente publicada sob o título
Taking charge of ADHD: the complete, authoritative guide for parents

© The Guilford Press, 2000

Design de capa
Flávio Wild

Assistente de design
Gustavo Demarchi

Preparação do original
Maria Lúcia Barbará

Leitura final
Ana Boff de Godoy

Supervisão editorial
Mônica Ballejo Canto

Projeto e editoração
Armazém Digital Editoração Eletrônica – rcmv

Reservados todos os direitos de publicação, em língua portuguesa, à
ARTMED® EDITORA S.A.
Av. Jerônimo de Ornelas, 670 - Santana
90040-340 Porto Alegre RS
Fone (51) 3027-7000 Fax (51) 3027-7070

É proibida a duplicação ou reprodução deste volume, no todo ou em parte, sob quaisquer formas ou por quaisquer meios (eletrônico, mecânico, gravação, fotocópia, distribuição na Web e outros), sem permissão expressa da Editora.

SÃO PAULO
Av. Angélica, 1091 - Higienópolis
01227-100 São Paulo SP
Fone (11) 3665-1100 Fax (11) 3667-1333

SAC 0800 703-3444

IMPRESSO NO BRASIL
PRINTED IN BRAZIL
Impresso sob demanda na Meta Brasil a pedido de Grupo A Educação.

Para Sandra F. Thomas e Mary C. Fowler,
duas mães extraordinárias que iniciaram um movimento
nacional e despertaram a nação para o sofrimento das crianças
com transtorno de déficit de atenção e hiperatividade.

Nota do Editor

O Dr. Russell Barkley é a maior autoridade em transtorno de déficit de atenção/hiperatividade, e suas publicações aliam alta competência técnica e atualização máxima das informações com uma linguagem muito acessível, condizente com sua preocupação em auxiliar efetivamente todos aqueles que lidam com crianças com esse transtorno a assumir o controle sobre essa patologia.

Este livro tem como diferencial ter sido escrito para pais, observando uma linguagem clara, direta, agradável, mas cientificamente embasada, completa em termos de informações e autorizada, no que se refere às orientações de manejo e tratamento da situação. Esse é um intento dificilmente alcançado por outros autores e seu êxito tornou esta obra referência única não só para os pais, que tanto carecem de fontes confiáveis, mas também para educadores, que precisam lidar em contextos educacionais com crianças com sérias dificuldades decorrentes do TDAH, bem como para estudantes e profissionais de pediatria, neurologia, psiquiatria, psicologia e todos os demais clínicos que precisam identificar, tratar e orientar os familiares de crianças que sofrem desse transtorno que altera completamente seu desenvolvimento.

Dessa forma, preservou-se o "diálogo" do autor com os pais, pressupondo que professores e outros profissionais também serão beneficiados e envolvidos por essa abordagem e que os clínicos poderão, inclusive, ter a oportunidade de aprender com o Dr. Barkley não só as principais orientações técnicas sobre TDAH, mas, o que é primordial, a criar um contexto cuidador capaz de conter os problemas decorrentes desse transtorno.

Sumário

Prefácio 11

Introdução
Diretrizes para pais de crianças com TDAH 17

PARTE I
Compreendendo o TDAH

1 O que é o transtorno de déficit de atenção/hiperatividade? 35
2 O que realmente há de errado com meu filho? Autocontrole fraco 65
3 O que causa o TDAH? 79
4 O que esperar: a natureza do transtorno 103
5 O contexto da família de uma criança com TDAH 121

PARTE II
Assumindo responsabilidades: como ser bem-sucedido no papel de pai executante?

6 Seu filho portador de TDAH: a busca pela avaliação profissional 131
7 Preparando-se para a avaliação 139
8 Lidando com o diagnóstico de TDAH 151
9 Quatorze princípios para criar uma criança com TDAH 157
10 Somente para pais: como cuidar de si próprios 167

PARTE III
Conduzindo a vida com TDAH: como lidar bem no lar e na escola

11 Oito passos para ter um melhor comportamento 177
12 Assumindo o controle em casa: a arte de resolver problemas 201
13 Como ajudar seu filho a se relacionar melhor com os amigos 207

14 Passando pela adolescência 217
    com Arthur L. Robin, PhD

15 Rumo à escola com o pé direito: administrando a educação de seu filho 235
    com Linda J. Pfiffner, PhD

16 Aperfeiçoando a educação na escola e em casa: métodos para ter
    sucesso da pré-escola ao ensino médio 249
    com Linda J. Pfiffner, PhD

17 Mantendo o desempenho escolar em perspectiva 269

PARTE IV
Medicamentos para o TDAH

18 Os estimulantes 277
    com George J. DuPaul, PhD, e Daniel Connor, MD

19 Outros medicamentos indicados para o tratamento de pacientes com TDAH 297

Serviços de apoio aos pais 303
Sugestão de leitura e vídeos 307
Referências bibliográficas 315
Índice remissivo 317

Prefácio

É muito comum que as crianças sejam mais ativas, mais exuberantes, menos atentas e mais impulsivas que os adultos. Dificilmente alguém se surpreende com o fato de as crianças encontrarem mais problemas que os adultos para continuar numa mesma direção e terminar suas tarefas com consistência. Portanto, quando pais lamentam que seu filho apresenta dificuldades em prestar atenção, controlar sua atividade ou resistir a impulsos, outros podem recusar-se a admitir como problemáticos esses comportamentos, encarando-os simplesmente como atitudes normais, assegurando-se de que são características naturais das crianças e de que não há necessidade para alarme. Se os problemas de comportamento da criança parecem excessivos, mesmo para uma criança, trata-se provavelmente do caso de uma criança imatura, sendo plausível a superação posterior de tais problemas.

Geralmente isso é verdade, porém algumas vezes não. Em certos casos, é tão breve o período de atenção de uma criança, tão alto seu nível de atividade e tão limitado o controle de seus impulsos que o comportamento nessas áreas pode ser considerado extremo para sua idade. Muitas pessoas já conheceram uma criança assim – aquela que enfrenta problemas para terminar seus afazeres escolares, que pode não conseguir relacionar-se bem com as crianças da vizinhança e cuja inabilidade em persistir em determinadas tarefas e terminá-las sem a supervisão dos pais causa conflitos em casa.

Problemas de comportamento nessas áreas, que se tornaram tão sérios a ponto de prejudicar o ajustamento de uma criança, provavelmente não serão superados e dificilmente podem ser considerados normais. Se você tem uma criança assim, minimizar seu problema ou dar a ela mais tempo para que amadureça, não estará apenas deixando de orientá-la, mas, potencialmente, estará prejudicando-a psicológica e socialmente. Agindo dessa forma, você poderá causar problemas a você mesmo e aos demais membros de sua família que precisam lidar com essa criança diariamente.

Crianças cujos problemas com atenção, superatividade e falta de inibição atingem um certo nível têm uma incapacidade em seu desenvolvimento conhecida como transtorno de déficit de atenção/hiperatividade (TDAH). Este livro é sobre o TDAH. Ele é dirigido a pais e professores que estão educando crianças com TDAH e a profissionais (como psicopedagogos, psicólogos, psiquiatras, pediatras, neurologistas e educadores) interessados em saber mais sobre esse transtorno e seu manejo. A meta principal é a de fortalecer os pais em sua missão de assumir o controle, dando conta desse problema e fazendo com que suas crianças sejam encaminhadas de maneira a assegurar a saúde de toda a família, individual e coletivamente.

Numerosos livros sobre esse tema já foram publicados. A maioria é muito boa e existem alguns que recomendo às famílias que chegam à nossa clínica. Por que, então, decidi escrever mais um? A resposta é que os livros até então existentes, e também aqueles disponíveis agora, não vão longe o suficiente no que diz respeito a educar pais no conhecimento sobre o TDAH e, ainda mais relevante, sobre o que pode ser feito para ajudar os portadores desse transtorno. A maior parte dessas obras transmite com sucesso as conquistas de anos de experiência clínica no tratamento de crianças com TDAH e suas famílias, mas fracassam na incorporação dos avanços científicos mais atualizados. Apenas as conquistas obtidas nos últimos anos podem ser consideradas nada menos que assombrosas. Na maioria dos demais livros sobre o assunto, ainda, as conclusões e recomendações partem apenas da experiência clínica do autor – e freqüentemente estão erradas. Por exemplo, nos últimos anos, as descobertas na genética molecular relativa ao TDAH progrediram a passos largos e continuam nesse ritmo. Ao menos dois genes do transtorno foram seguramente identificados, e os pesquisadores esperam que um número de outros genes seja descoberto nos próximos anos. Essas descobertas têm implicações importantes para os pais. Elas continuam a reforçar as minhas conclusões anteriores de que o TDAH é um transtorno predominantemente originário de uma base genética/hereditária. Essas descobertas também apontam para possíveis futuros avanços no diagnóstico e no tratamento na próxima década, pois sugerem que testes genéticos para o transtorno e seus subtipos possam eventualmente tornar-se possíveis. Além disso, contribuem para o desenvolvimento de medicamentos mais seguros e eficazes para o tratamento do transtorno. Os pais precisam estar cientes de toda essa sorte de avanços para que consigam compreender melhor o problema e responder a críticos cientificamente iletrados que continuam insistindo que o TDAH advém de causas como dedicação insuficiente dos pais, dietas pobres ou tempo excessivo diante da TV.

Durante várias décadas, a maioria dos profissionais clínicos operou segundo noções falaciosas de que o TDAH era causado pelo cuidado inadequado dos pais; de que as crianças eventualmente superariam tais dificuldades na adolescência; de que remédios estimulantes seriam eficazes apenas com crianças (não com adultos ou adolescentes mais velhos) e que deveriam ser utilizados apenas em dias de aula; de que crianças com TDAH se beneficiariam de uma dieta livre de certos aditivos alimentares e açúcar – tudo isso apesar da ausência de qualquer conjunto de achados na literatura científica que apoiasse tais argumentos. Mais recentemente, alguns autores têm argumentado que o transtorno decorre do ato de jogar *video games* em excesso, de ver TV exageradamente ou do ritmo acelerado da cultura moderna. Nós, agora, compreendemos que muitas crianças com TDAH possuem manifestações herdadas ou genéticas do transtorno, que muitas não superam seus problemas na adolescência, que a medicação pode ser tomada durante um ano aproximadamente por adolescentes, adultos e por crianças, e que a alteração de dietas proporciona muito poucos benefícios para a maioria das pessoas com TDAH. Também sabemos que o TDAH não surge da TV, dos *video games* ou do ritmo acelerado da vida moderna. Quão longe fomos em apenas 25 anos de pesquisa! De fato, mudanças excitantes, algumas profundas, tiveram lugar nos últimos anos. Elas continuam a acontecer enquanto escrevemos este texto. Tais mudanças fazem parte não apenas de um melhor entendimento das causas do TDAH, mas também de uma compreensão científica mais rica da natureza do fenômeno, que vem mudando radicalmente a maneira como encaramos o transtorno.

Na última década, estudos científicos demonstraram, por exemplo, que o TDAH provavelmente não é basicamente uma desordem do prestar atenção, mas de *auto-regulagem*: como o Eu* se apresenta para o manejo de si mesmo dentro do reino mais amplo do comportamento social. Assim, até mesmo o nome TDAH talvez seja, agora, incorreto. Rotulá-lo como um transtorno da atenção banaliza o transtorno, já que grosseiramente atenua os problemas substanciais e dramáticos que essas crianças encaram ao tentar enfrentar os desafios de suas vidas diárias e as crescentes demandas de auto-regulação provenientes de suas famílias, escolas e sociedade à medida que amadurecem. Denominar o transtorno de um déficit de atenção/hiperatividade é também uma forma de não se levar em conta a miríade de formas que reduzem a capacidade do indivíduo em enfrentar suas responsabilidades diante de si e dos outros. Por exemplo, meus estudos recentes têm demonstrado que crianças e adultos com TDAH possuem uma noção de tempo alterada. Essas pessoas não sentem o passar do tempo da mesma forma que as outras e, portanto, não conseguem organizar-se em relação ao tempo, a prazos e ao futuro em geral como as demais estão aptas a fazê-lo. Isso inclui breves intervalos de tempo entre 10 e 20 segundos. O tempo lhes foge das mãos e elas nunca são capazes de lidar com ele com a mesma eficácia que os demais indivíduos de sua faixa etária.

Apesar do quanto o TDAH possa ser debilitante, não surpreende que muitos continuem céticos sobre a seriedade do transtorno. Todos nós ocasionalmente temos problemas em prestar atenção, especialmente as crianças. Dominar a impulsividade e a impaciência, argumentam alguns, é apenas uma questão de esforço. Ou não é? Professores, parentes, vizinhos e outros irão tentar convencê-lo de que sim. Eles não compreendem o que você faz: que existe algo fundamental e significativamente errado com a conduta de sua criança. Muitos relatos na TV e na mídia impressa têm argumentado que o transtorno nada mais é que um mito perpetrado com a finalidade de rotular crianças simplesmente aventureiras, especialmente garotos – os Tom Sawyers e Huck Finns da vida moderna – com um diagnóstico psiquiátrico. Mesmo o destacado colunista George Will recentemente manifestou suas dúvidas sobre a existência de tal transtorno. Ele acha que o TDAH está sendo diagnosticado em excesso e acredita que uma melhor disciplina em casa e na escola – não o medicamento – é uma ótima maneira de lidar com o transtorno. Seitas religiosas têm colocado em dúvida a mera existência do transtorno e criticado severamente o uso de medicamentos para seu controle. A compreensão mais ampla da literatura científica revela as falácias dessas idéias, muito embora pais continuem a ser bombardeados periodicamente com esses e outros argumentos cientificamente infundados sobre o TDAH. Todas essas concepções equivocadas serão abordadas nesta obra, nos capítulos que relacionam a natureza do transtorno e suas causas da maneira como as compreendemos.

Em contrapartida a essas visões relativamente populares mas indefensáveis, tenho sido levado a acreditar que o fenômeno denominado de TDAH é um transtorno da capacidade da criança em inibir reações imediatas ao impulso, assim como em usar seu autocontrole em relação ao tempo e ao futuro. Ou seja, definitivamente, aqueles com TDAH sofrem de uma incapacidade de usar o senso temporal, sobre o passado e o futuro, para guiar seu comportamento. Aquilo que não está propriamente desenvolvido em seu filho é a capacidade de alterar o enfoque do aqui e agora para o enfoque do futuro. Quando tudo o que uma criança conse-

---

*N. de T. No original *self*, literalmente "si mesmo".

gue enfocar é o momento, faz sentido agir impulsivamente. A criança simplesmente quer fazer o que é divertido ou interessante no momento, e escapar daquilo que não esteja reforçando isso naquela hora, maximizando a gratificação imediata tanto quanto possível. Da perspectiva da criança, é sempre "agora". Essa situação, porém, pode ser desastrosa quando se espera que a criança desenvolva um enfoque sobre o que vem em seguida e sobre aquilo que deve ser feito para um encontro eficaz com o futuro. Essa capacidade é crucial para que nos tornemos seres humanos organizados, bons planejadores movidos por objetivos – e é, ainda, diretamente dependente de quanto controle possuímos sobre nossos impulsos. Ela nos liberta do controle do momento e nos permite receber a influência do futuro. Essa visão do TDAH dignifica significativamente a condição do portador do transtorno e seus problemas decorrentes. Ela explica por que os portadores do transtorno nem sempre são capazes de agir como os outros e nos fornece uma base para respeitá-los, aprofundando nossa compreensão sobre a maneira como o TDAH prejudica a vida diária de uma pessoa. Este livro tem muito mais a dizer sobre esse ponto e sobre o que ele significa para a compreensão do TDAH. De fato, eu o escrevi originalmente com o objetivo de desenvolver essa idéia para os pais. Meu principal motivo ao revisá-lo é o de atualizar essa visão. Acredito que esse ponto de vista seja o que mais se aproxima da realidade científica sobre o TDAH se comparado a outras visões.

Senti-me também compelido a escrever esta obra porque vi a necessidade de ensinar os pais a serem *científicos* em suas tentativas para conseguir informações ou buscar ajuda de profissionais. Ser científico significa, ao mesmo tempo, ser inquisitivo e cético, questionar e desafiar as razões apresentadas por suas fontes de informação. Portanto, outro objetivo deste livro é o de proporcionar a vocês, pais, as ferramentas necessárias para estarem bem-informados e questionar *tudo* o que ouçam e leiam – inclusive as informações aqui contidas. Essa necessidade de uma espécie otimista e inquisitiva de ceticismo é ainda mais exigida agora do que antes. Isso se dá porque estamos, nas culturas modernas, experimentando uma verdadeira avalanche de informações devido, em boa parte, à ampla disseminação da disponibilidade de computadores pessoais e, particularmente, da internet. Todos os lares com um computador e um modem podem estar agora conectados à via eletrônica de informações. Infelizmente, porém, o que está disponível nessa via não é a informação mais acurada sobre o assunto. Por não ser revisada ou submetida à crítica, a informação que o espera é freqüentemente um fino véu de uma jogada de vendas de algum produto, remédio natural ou ponto de vista político. E não são apenas os *web sites* relacionados ao TDAH que podem transmitir desinformação, mas também as salas de bate-papo. Nelas, qualquer pessoa com idéias confusas pode avançar nessas opiniões sem que tenha credenciais nessa área de pesquisa ou informações científicas para sustentá-las. Minhas visitas a essas salas convenceram-me de que a vasta maioria do intercâmbio de informações ali realizado é majoritariamente não-científico e, na maioria das vezes, errado. Portanto, seja em sua biblioteca local, livraria ou *web site*, nunca deixe de lado seu ceticismo.

Mas tampouco deixe de indagar. Para cuidar de sua criança, você precisa de toda a informação que conseguir sobre o TDAH. Municiar-se com os fatos assim que eles vêm à luz é o primeiro passo rumo à condição de "pai executante", ou seja, aquele sobre quem recai a autoridade da decisão definitiva a respeito dos cuidados da criança por terceiros, quer sejam eles médicos, psicólogos, enfermeiras, assistentes sociais ou educadores. Esses profissionais são meramente consultores em suas áreas de especialização. Ninguém, *ninguém mesmo*, conhece seu filho tão bem quanto você. Um dogma subjacente neste livro é o de que *você* é o encarregado dos cuidados profissionais e educacionais ministrados a seu filho. Cada um dos capítulos seguintes foi escrito com a finalidade de *fortalecê-lo* no sentido de assumir tal responsabilidade e de mitigar seu sentimento angustiante relacionado à perda de controle sobre os cuidados com seu filho e, *talvez*, durante o processo, sobre o seu próprio filho. Em resumo, este livro irá ensiná-lo *como* tomar decisões e até mesmo *quando* elas devem ser tomadas – mas ele não pode e não deve tomar tais decisões por você. O mesmo vale para qualquer outro livro ou pessoa.

As lições oferecidas aqui emergiram de meu trabalho clínico e de pesquisa com milhares de famílias com crianças portadoras do TDAH nos últimos 22 anos. E também evoluíram de minha trajetória contínua na tentativa de me autodesenvolver como pessoa, pai, marido, cientista, professor, supervisor e profissional clínico. Não foi apenas um único caso que resultou nas conclusões contidas neste livro. Nenhum livro moldou minhas idéias. Nenhum grande *insight* ocorreu. Em vez disso, desenvolvi um crescente senso de importância de certos princípios enquanto trabalhava com cada nova família, lia cada um dos novos livros sobre o tema e ensinava a cada um dos estudantes. Diferentemente das técnicas de manejo que ensinei aos pais, ou dos fatos que forneci a eles sobre o transtorno e tratamentos então disponíveis, esses princípios sintetizam uma grande variedade de situações, famílias e áreas de problemas. Eles podem formar a base para quaisquer ações que você venha a tomar em relação à sua criança com TDAH.

As informações e os conselhos contidos neste livro são similares aos que eu transmitiria a pais cujo filho eu tivesse avaliado. Essas recomendações foram extraídas de pesquisas científicas extensas e representam o equivalente a algo entre 20 e 25 sessões de aconselhamento ou terapia. Mesmo assim, você não irá encontrar tudo o que precisa. Seria impossível encapsular, aqui, milhares de artigos científicos sobre o tema. E mesmo que o TDAH esteja entre os transtornos psicológicos infantis mais bem estudados, ainda há muito que meus colegas e eu ainda não sabemos. O TDAH permanece mal-compreendido e controverso nas mentes do público em geral e das autoridades educacionais.

Este livro procura destruir mitos e desinformação a respeito do TDAH ao fiar-se naquilo que é atualmente aceito como verificável de forma acurada e científica. Como já mencionei, para questões particulares sobre as quais não exista informação disponível ou exista informação duvidosa: nossa pesquisa prossegue. Além do mais, cada caso de TDAH é único. Preciso deixar para você a tarefa de adequar informações e conselhos às circunstâncias do caso de seu filho e do contexto único de sua família. Naquilo que você ainda tenha dúvidas sobre como lidar com certos problemas de seu filho, sugiro, decididamente, que procure os profissionais de sua própria comunidade mais informados sobre o TDAH e veja se eles podem ajudá-lo.

Muito do que você precisa saber sobre o TDAH e também sobre as mudanças especiais que terá de fazer em sua vida e na vida de sua criança para que ela cresça e se torne um adulto bem-ajustado, você encontrará neste livro. Do início ao fim, essa informação é apresentada com o objetivo de ensinar o leitor a exercer uma paternidade executante, a indagar cientificamente e a agir com base em princípios.

Existem muitas pessoas que merecem meus agradecimentos por sua colaboração neste livro. Durante sua preparação, recebi o apoio do Departamento de Psiquiatria da University of Massachusetts Medical School e duas subvenções do

National Institute of Mental Health. Sou muito grato por isso. Também quero agradecer a Bonnie Murphy e Pamela Lanava por sua colaboração no preparo de partes do manuscrito e a Barry Kaplan por seus argumentos luminosos a respeito da maneira como este material deveria ser apresentado. Esta edição é obra exclusivamente minha. Aceito, portanto, a responsabilidade por quaisquer erros surgidos aqui. Durante essa revisão, continuei recebendo subvenções do National Institute of Mental Health e do Departamento de Psiquiatria da University of Massachusetts Medical School. As opiniões aqui expressas, contudo, são estritamente minhas ou dos co-autores assim designados nos capítulos.

Também quero agradecer mais uma vez à minha esposa, Pat, e a nossos filhos, Ken e Steve, por seu apoio a meus escritos em geral e a este projeto em particular. Como disse Milton "Também ajudam aqueles que apenas agüentam firmes e aguardam", e é esse de fato o caso dos membros de uma família de autor. Mostro-me também agradecido aos meus colegas que têm trabalhado nos últimos 15 anos na clínica de TDAH na University of Massachusetts Medical School – Arthur Anastopoulos, PhD; George DuPaul, PhD; Terri Shelton, PhD; Gwen Edwards, PhD; Kevin Murphy, PhD; e Ross Greene, PhD – e a meus amigos, trabalhando onde quer que estejam – Charles Cunningham, PhD; Michael Gordon, PhD; Mariellen Fischer e Eric Mash, PhD – por suas reflexões sobre o TDAH e muitas matérias discutidas neste livro.

Finalmente, prossigo agradecendo a todos os pais com crianças portadoras de TDAH que comigo compartilharam suas vidas ao buscar assistência a suas crianças. Muito do que você irá aprender com este livro foram eles que me ensinaram. Espero apenas que consiga continuar a aprender essas lições suficientemente bem para beneficiar você e seu filho.

Russell A. Barkley, PhD
Worcester, Massachusetts

INTRODUÇÃO

Diretrizes para Pais de Crianças com TDAH[1]

"Socorro! Estou perdendo meu filho."

Em 1990, eu fazia parte de um esforço hercúleo de pais e profissionais para conquistar o acesso a serviços educacionais especiais para crianças com TDAH. Em meio a minhas preocupações com uma batalha empreendida nos níveis federal e estadual, recebi uma de minhas mais profundas lições de vida – uma lição que lançou luz suficiente para a monumental tarefa deste livro no sentido de encorajar-lhe a empreender esforços em nome do sucesso acadêmico de seu filho.

Os melhores clínicos afirmam que, se apenas ouvirem, forem guiados e movidos pelo que chegar a seus ouvidos, aprendem tanto de seus clientes quanto estes de seus clínicos. Essa lição especial me foi ensinada em cada uma das atarefadas manhãs durante minha prática em nossa clínica de TDAH há vários, e a sábia mãe que a ofereceu provavelmente não tinha idéia de como o dilema de sua família me afetava ou de quantas famílias ela poderia vir a auxiliar através da mudança que inspirou em minhas próprias práticas profissionais. Foi essa uma experiência que provocou em mim um profundo choque mental. O prodígio perdurou durante vários dias, e a lição tem me acompanhado desde então.

A manhã em que deveria encontrar essa mãe e seu filho de oito anos, a quem chamarei de Steve, foi agitada mesmo antes de nosso encontro marcado para as nove horas. Tenho certeza de ter entrado na clínica afobado, com agendas, tabelas e papéis, provavelmente desculpando-me por estar atrasado. Antes do compromisso, assim que rapidamente escaneei a tabela para o formulário demográfico e recebi informações que rotineiramente vêm pelo correio, encontrava-me na mais absoluta expectativa de que ouviria os lamentos habituais de uma mãe sobre como era terrível a situação de seu filho e de sua família. Quando faço minha típica primeira pergunta – "O que o preocupa mais a respeito de seu filho?" ou "O que o trouxe hoje à clínica" – é raro o pai ou a mãe da criança que não responda quase de imediato uma miríade de problemas relacionada à escola e, em segundo lugar, é freqüente a apresentação de uma listagem igualmente longa contendo todos os comportamentos negativos e indisciplinados da criança no lar. Nós, os clínicos, estamos tão condicionados a ouvir essas respostas que virtualmente produzimos

---

[1]Partes deste capítulo são adaptadas do discurso "Socorro! Estou perdendo meu filho" que pronunciei como principal orador na convenção nacional do Children and Adults with Attention Deficit Disorder (CHADD) em 15 de outubro de 1992 em Chicago. A transcrição completa está disponível em fita do CHADD, (301) 306-7070.

alucinações com tais litanias antes mesmo que os pais as pronunciem. De fato, tal antecipação até mesmo levou-me a criar dois cabeçalhos em minhas anotações com os dizeres "problemas escolares" e "problemas domésticos".

Mas a resposta da mãe de Steve foi tão assombrosa, tão imprevisível que permaneci atordoado e em silêncio. Tenho certeza de que devo ter ficado boquiaberto com a surpresa, pois ela não disse aquilo que eu esperava: "Meu filho está fracassando na escola", "Meu filho está para ser suspenso" ou "Meu filho não ouve nada do que eu digo". Não, bem ao contrário, o que ela disse foi: "Socorro! Estou perdendo meu filho".

Em estado de choque, devo ter dito, "Perdão?", mas ela simplesmente repetiu a oração. "Socorro! Estou perdendo meu filho." Que diabo queria ela dizer com isso, pensei comigo mesmo. Que nova espécie de mãe era essa? "Compreendo", disse, inclinando-me e, ao mesmo tempo, lançando um inconfundível olhar simpático: "A senhora está em meio a uma batalha com seu ex-marido por uma custódia".

Um clínico pego com a guarda baixa pode passar por cima do fato rapidamente avançando com a entrevista, mas ficar atordoado duas vezes por respostas inesperadas deixou-me fora do eixo e completamente desnorteado. Minha única resposta a seu "Não", enquanto procurava recobrar a compostura, foi: "Sinto muito, mas acho que não entendi o que a senhora quis dizer". Isso era claramente uma verdade. Não havia lugar em meu caderno de anotações para tal resposta.

Lágrimas saltaram de seus olhos, deixando-me ainda mais sem graça e aflito, e ela prossegiu com uma explicação. "Vem acontecendo já há algum tempo", disse ela, "ao menos alguns anos. Não consigo precisar quando começou, mas sinto que isso está acontecendo tão seguramente quanto uma mãe pode conhecer seu próprio filho. Estou perdendo-o; ele está se desgarrando, e talvez nunca mais o consiga de volta. Seria a pior coisa do mundo para mim".

Como nenhuma intuição clínica surgisse para guiar-me, pedi-lhe, então, que prosseguisse.

"Ele é meu primeiro filho", disse ela, "e éramos sempre muito próximos até que isso começasse a acontecer vários anos atrás. Acho que agora ele me odeia. Sei que ele não quer gastar tempo comigo."

"Por que diz isso?", indaguei.

"Porque quanto entro num cômodo, ele se torna frio em relação a mim, muito reticente quando falo com ele e, por vezes, até mesmo sarcástico", respondeu. "Se eu sugiro que façamos coisas juntos, o que ele costumava adorar, ele diz 'não' e parece procurar qualquer desculpa para me evitar. Quando tento conversar, ele não me olha mais da maneira como costumava fazê-lo, mas lança um olhar distante e procura rapidamente encerrar a conversação. Ele também tem passado mais tempo fora do lar, em casas de amigos, e não traz mais seus amigos em casa como costumava fazer. Ele sempre pareceu orgulhoso de me ter como mãe até que isso começasse a acontecer. Agora ele nem mesmo toma conhecimento de que eu existo, a menos que tenha necessidade absoluta de fazê-lo, e seguramente não apresenta mais seus amigos, como era seu hábito."

"Prossiga", disse eu, ainda sem compreender completamente o problema ou a natureza exata de sua mágoa. Ela, então, explicou-me em detalhes como seu relacionamento com seu filho parecia perdido, arruinado e, possivelmente, irreparável. Isso era o que ela havia perdido ou estava em processo de perder: o vínculo com seu primeiro filho, o amor recíproco natural entre uma mãe e sua prole, os fundamentos sobre os quais repousam uma paternidade bem-sucedida e completa. Bem, você certamente consegue criar uma criança sem esse vínculo – em certo sentido técnico, pragmático e logístico, mas não no sentido real, no sentido emocional e espiritual de tê-la criado por inteiro.

Eu jamais havia encontrado uma mãe ou um pai que, usando um atalho, tivesse atingido de modo tão ligeiro uma questão crucial em sua vida, o âmago de sua própria infelicidade – e provavelmente da infelicidade de seu filho. A perda que ela descrevia está tão arraigada na vida da família que raramente chega a ser articulada, mesmo quando está ocorrendo. É uma perda que talvez possa ser superada pelo real desaparecimento de uma criança por meio da morte. O relacionamento que ela estava perdendo é a dinâmica que verdadeiramente guia toda a condição dos pais – as interações com a criança e todas as ações em benefício de suas famílias. Já foi dito sobre a morte que quando perdemos nossos pais perdemos nosso passado, mas perder uma criança é perder nosso futuro. Como isso era verdadeiro para uma mãe que sentia a perda do vínculo com seu filho! Ela não conseguia enxergar qualquer futuro significativo sem o amor e a amizade de sua criança, que outrora conhecera tão profundamente.

Ela falou tão claramente sobre a mudança no relacionamento com seu filho que eu não pude deixar de examinar, paralelamente, minha própria relação com os meus. Estaria perdendo-os, assim como ela? Como me sentia tolo na presença da profunda sabedoria dessa mulher sobre sua vida – nossas vidas. Como havia sido cego ao não ter conseguido enxergar em incontáveis casos antes dela, na infelicidade que encontrei em famílias que vinham a nossa clínica, que essa havia sido uma questão significativa no decorrer das vidas dessas pessoas!

Você pode estar lendo este livro porque também sente que está perdendo seu filho. Seu filho pode ter sido diagnosticado como portador do TDAH, e você tem feito o melhor que pode para auxiliar sua criança e o resto de sua família a se ajustarem. Mas isso, apenas, não tem funcionado.

Ou talvez você não tenha ainda atingido esse estágio; você sabe que há algo de errado com seu filho e começa a procurar ajuda profissional. Por enquanto, você tem mais perguntas do que respostas.

Onde quer que você e sua família estejam, não estão sozinhos. Cálculos atuais estimam que dois milhões de crianças em idade escolar têm TDAH,* numa estimativa conservadora. Converse com os pais de qualquer uma delas e você deverá ouvir uma história familiar.

Algo está claramente errado com o comportamento de seu filho. Ele está perdendo uma parte preciosa de sua infância e você se sente frustrado e confuso sobre o que está causando esse fenômeno e sobre o que deve ser feito. Seu filho não se encontra em harmonia com a dinâmica de sua família. Existe muito conflito diário sobre tarefas, lição de casa, relações com irmãos e o comportamento na escola ou com a vizinhança. Seu filho tem poucos amigos, se é que os tem. Os telefonemas de colegas de classe, as batidas na porta por parte de crianças da vizinhas, as aventuras que tais companheiros compartilham ao crescer juntos, assim como convites para festas de aniversário e para dormir na casa de um amigo – eventos diários na vida da maioria dos jovens – são inexistentes ou raros na vida de seu filho. Sucesso na escola e estímulos ligados a passar de ano, diplomas de honra ao mérito e cidada-

---

*N. de R. T. Dados, instituições, legislação e estudos de caso apresentados neste livro são para os Estados Unidos.

nia, assim como congratulações dos professores, não estão onde deveriam estar para as habilidades e talentos de seu filho, e você sabe disso.

Anos e experiências valiosos da infância têm seu brilho empanado por alguma coisa que você não pode ver, mas sabe que lá está. Qualquer que possa ser esse problema, dificulta a real estrutura das interações de seu filho com os outros. E o mais doloroso de tudo isso é o sentimento – aquele que apenas os pais conseguem possuir – de que seu filho não está em paz consigo mesmo. Ele gradualmente está tomando consciência de que não é o que gostaria de ser, não consegue controlar tão bem quanto outros o que deveria fazer e não consegue tornar-se uma criança do jeito que você gostaria que ele fosse, de um jeito que, de alguma forma, ele conhece. Ele o desencoraja, descontenta os demais e desaponta a si mesmo até que, num nível primitivo de conhecimento, ele chega a perceber. Talvez você veja uma cena familiar levada quase que diariamente em sua casa. A baixa auto-estima, o arrastar-se pela porta abatido depois das aulas, os esforços para escapar de discussões sobre os trabalhos escolares, as mentiras a si mesmo e a outros sobre como são verdadeiramente ruins as coisas, as promessas de tentar com mais empenho da próxima vez que nunca se materializam e (para algumas crianças) o desejo de estar morto. Dói em você; dói em seu filho.

O que está errado? Seu filho parece fisicamente normal. Nenhum sinal exterior sugere problemas. Seu filho não é mentalmente atrasado. Na maioria das vezes, ele anda, fala, ouve e enxerga normalmente e possui, ao menos, um intelecto normal ou melhor que isso. Mesmo assim, a cada ano que passa, ele gradativamente parece menos capaz que outras crianças de inibir seu comportamento, controlar-se e enfrentar os desafios que o futuro lhe reserva. Você sabe que, se não fizer alguma coisa para ajudá-lo, logo ele estará destinado a conduzir uma vida tumultuada, abaixo de sua capacidade, tão certo quanto o presente emana do passado e o futuro, do presente. Seu desejo de uma vida familiar normal, pacífica e amorosa com essa criança, as esperanças que você depositou em seu sucesso educacional e profissional, seu empenho em proporcionar-lhe uma vida talvez melhor que a sua, e seu desejo de tê-la ombro a ombro para alcançar o que venha a seguir na vida – agora tudo isso parece colocado em perigo por alguma coisa que você quase não pode ver ou compreender. Por vezes, você fica perplexo, confuso, nervoso, triste, ansioso, temeroso, sente-se culpado e sem esperança em face daquilo que aflige seu filho. Você busca respostas e orientação.

Instintivamente, você pode perceber que está diante de uma criança portadora de alguma forma de incapacidade de autocontrole ou de vontade. O que constitui nosso desejo? O que nos leva a fazer aquilo que devemos fazer, a nos comportar diante de outros como sabemos ser nossa obrigação e a completar nosso trabalho, que sabemos executar e que, temos ciência, deve ser feito? Mais genericamente, o que nos faz autodisciplinados e persistentes a ponto de deixarmos de lado a gratificação imediata e enfrentar os desafios de hoje para preparar o futuro como os outros de nossa idade? O que quer que seja que está dentro de nós, que nos permite agir com autocontrole, mantermo-nos fiéis a nossa moral e valores, cumprir o que prometemos e agir levando em conta o futuro, não está tão bem desenvolvido em seu filho quanto deveria. Talvez seja isso que o trouxe a este livro. Talvez seu filho tenha o TDAH. Este livro irá ajudá-lo a descobrir. E também irá assessorá-lo a respeito de como lidar efetivamente com o problema se seu filho tiver o transtorno.

O DESAFIO DE CRIAR UMA CRIANÇA COM TDAH

Criar uma criança com TDAH pode ser incrivelmente desafiador para qualquer pai. Essas crianças são muito desatentas, impulsivas ou desinibidas, superativas e exigentes. Seus problemas podem colocar uma responsabilidade em seu papel como pai ou mãe que você jamais imaginou como sendo possível quando começou a considerar a possibilidade de ter um filho. Esses problemas podem até mesmo fazê-lo repensar a sensatez de tal decisão.

Nas áreas em que qualquer pai razoável e competente *gostaria* de estar envolvido na educação da criança, pais de crianças com TDAH *devem* envolver-se e redobrar seu envolvimento. Eles precisam procurar escolas, professores, profissionais e outros recursos na comunidade. Eles terão de supervisionar, monitorar, ensinar, organizar, planejar, estruturar, recompensar, punir, guiar, apartar, proteger e educar seu filho bem além do que é exigido de pais típicos. E também terão de se encontrar com maior freqüência com outros adultos envolvidos na vida diária de seu filho – dirigentes escolares, pediatras e profissionais de saúde mental. E ainda existem as intervenções com vizinhos, chefes escoteiros, treinadores esportivos e outros membros da comunidade, carentes diante dos grandes problemas que a criança poderá apresentar quando lidar com tais estranhos.

Para tornar essas questões ainda mais difíceis, a necessidade crescente de orientação, proteção, defesa, amor e educação por parte dos pais de uma criança com TDAH pode ficar oculta por detrás de uma fachada de comportamentos extremados, exigentes e, por vezes, desagradáveis. Margaret Flacy, de Dallas, mãe de dois garotos (agora jovens adultos) com TDAH fez uma bela colocação quando me escreveu:

> "... cedo em minha carreira como professora, [quando] eu lamentava minha incapacidade em lidar com uma criança particularmente difícil... que em julgamento posterior provavelmente estaria [severamente afetada] com TDAH... até que uma sábia e maravilhosa professora aposentada pegou em minha mão e disse, 'Margaret, as crianças que mais precisam de amor irão sempre pedi-lo com modos dos menos amáveis'."

Muitos pais com quem tive o privilégio de trabalhar descobriram que o desafio de criar uma criança com TDAH eleva sua condição a um plano novo, mais elevado. Educar uma criança com TDAH pode ser a coisa mais difícil que você terá de fazer em sua vida. Alguns pais sucumbem ao estresse que uma criança assim lhes provoca, ansiosos com uma família em crise constante ou, pior, com uma família que se dilacera. Mas se você enfrentar o desafio, verá que criar uma criança com TDAH oferece uma tremenda oportunidade de autodesenvolvimento e realização como pai ou mãe. Você poderá ver seu investimento direto em tempo e em energia retornar como felicidade e bem-estar de seu filho – não sempre, mas freqüentemente o bastante para satisfazer muitos pais completamente. Saber que você é querido por tal criança pode trazer à sua vida um propósito mais profundo que muitas outras coisas.

As palavras da mentora tornaram-se a pedra fundamental da educação dos filhos de Margaret Flacy e de todas as crianças que ela ensinou durante 30 anos. Elas também ilustram a importância de centrar a filosofia educacional a respeito de sua criança sobre certos princípios comprovados. Se você enxergar suas responsabilidades parentais apoiadas sobre um tripé, a primeira perna será o enfoque centrado em princípios. Acrescente paternidade executante e pensamento científico, e sua estratégia para criar uma criança bem-ajustada terá uma base firme e equilibrada.

TORNANDO-SE PAIS CENTRADOS EM PRINCÍPIOS

Durante quase três décadas, tenho aconselhado centenas de pais sobre os métodos que parecem ser mais eficientes no manejo de crianças com TDAH. Em meus primeiros cinco anos de desenvolvimento da prática clínica, foi tudo o que fiz. Então, graças à minha prática e pesquisa, começou a emergir uma percepção de que alguns princípios maiores e mais profundos começavam a funcionar. Quando ficaram mais claros, decidi elaborar uma relação. Esses princípios tornaram-se algumas das primeiras coisas ensinadas nas aulas sobre o manejo das crianças e procurei transmiti-los a meus colegas mais novos e a outros através de *workshops* profissionais. A relação conseqüentemente cresceu para 14 princípios apresentados no Capítulo 9. Eles são úteis simplesmente porque quando você enxerga os "porquês" é mais provável que pratique o "como". Ou seja, é mais provável que você passe a utilizar os auxílios especiais que seu filho com TDAH necessita – e a adotá-los criativamente – quando você descobre os motivos pelos quais os está utilizando e por que eles funcionam.

Centrar-se em princípios também o mantém em linha direta, evitando que caminhe em meandros ou em círculos. Isso estabelece um padrão através do qual você não agirá por impulsos, mas de acordo com regras – a partir de um sentido de futuro e do que é correto, não de sentimentos transitórios do momento – e também libera seu comportamento do controle das ações momentâneas de seu filho e das emoções negativas que delas possam emergir, dirigindo sua atitude segundo seus ideais. Estar centrado em princípios permite que você se desprenda da espiral descendente de hostilidades com seu filho (ou com outros) e aja a partir de um plano e de um senso sobre o que é certo. Em resumo, isso o capacita a manter-se em padrões mais elevados do que outros seriam capazes de seguir.

Centrar-se em princípios nas interações com seu filho significa, ao mesmo tempo, liberar e comprometer-se. Você passa a ter muito mais controle que seu filho sobre os resultados de sua interação porque tem a liberdade de agir para mudar o que está acontecendo. Significa que você não pode culpar seu filho inteiramente pelos conflitos e hostilidades entre vocês, que você não pode culpar os profissionais ou outros que o aconselham se as coisas andam erradas entre você e seu filho, e que você não pode desviar a responsabilidade por suas ações com seu filho ao seu passado ou a outros que tenham criado e ensinado você. Paternidade centrada em princípios significa assumir a responsabilidade por suas ações autodeterminadas. Isso o torna imensamente livre e admiravelmente responsável.

Ao prosseguir meu estudo sobre o TDAH e a minha própria jornada de autodesenvolvimento, cheguei a compreender que um outro quadro de princípios, que agora considero de primeira grandeza, aplica-se a todos os pais. Stephen R. Covey os redigiu mais clara e vigorosamente do que eu consegui em *The seven habits of highly effective people* – um livro que sumamente recomendo – mas que aqui reescrevo para que sejam aplicados na educação de crianças com TDAH:

1. *Seja proativo.* Com demasiada freqüência, *reagimos* ao comportamento de nossos filhos, muitas vezes por impulso, sem considerar as conseqüências e sem um plano sobre o que pretendemos alcançar. Nessas instâncias, somos levados a simplesmente agir e não a escolher agir conscientemente. Enxergar uma situação a partir de um quadro reativo da mente pode, às vezes, fazê-la parecer desesperadora – seu destino com seu filho está sendo controlado por ele ou outros agentes externos. Interações negativas com seu filho simplesmente deixam-no submerso sob uma enxurrada imprevisível, provocando um desequilíbrio similar ao gerado pelas ondas quando você se mostra acanhado (e despreparado) no surfe. Você se sente desamparado, e o relacionamento com seu filho pode tornar-se hostil, negativo, desencorajador, estressante ou disfuncional. Mas não é *o que seu filho faz* ou faz para você que cria esses problemas, mas *suas respostas*. Assuma a responsabilidade por seu próprio comportamento como pai e pelas interações e relacione-se com seu filho. Tome a iniciativa de mudar aquilo que você não aprecia na maneira como age diante dele e aceite a responsabilidade de moldar esse relacionamento do jeito que você gostaria. Você tem a capacidade de subordinar seus impulsos a seus valores, diz o Dr. Covey. Você tem a liberdade de escolher suas ações em relação a seu filho. Desenvolva esse senso de escolha, pratique-o e não deixe de exercitá-lo.

2. *Tenha em mente começar pelo fim.* Quando se deparar com um problema, procure imaginar como quer que ele se vá. Você pode aplicar esse princípio em pequena escala – tal como imaginar como gostaria que as lições de casa do período da tarde fossem feitas antes que você tomasse qualquer iniciativa – ou em grande escala – tal como você gostaria que seu filho refletisse sobre a maneira de ajudá-lo a alcançar um objetivo importante, como graduar-se. De maneira mais ampla, você pode tentar um exercício recomendado pelo Dr. Covey. Crie uma fantasia sobre seu próprio funeral. Seu filho com TDAH é solicitado a proferir algumas palavras sobre você durante o serviço fúnebre. O que você gostaria que ele dissesse sobre você como um de seus pais? Ter em mente começar pelo final nos auxilia a enfocar mais claramente o que é mais importante e a enxergar o que precisamos fazer para que as situações tenham o desfecho que desejamos. Você não pode ter um plano sem um objetivo, um mapa sem um destino ou um quadro estratégico para utilizar com seu filho sem o conhecimento do resultado pretendido. Por exemplo, no momento em que lhe for possível trabalhar em conjunto com seu filho num projeto sobre ciências ou simplesmente na lição de casa, imagine como quer que essa tarefa seja concluída. Provavelmente, você não irá desejar apenas que o trabalho seja finalizado, mas também que ele chegue a bom termo pacificamente, preservando intacta a relação com seu filho e, possivelmente, que o evento se transforme numa experiência enriquecedora. Vê-lo terminar com sorrisos ou até mesmo algumas gargalhadas pode ser ótimo. Você irá descobrir como essas imagens norteiam suas decisões e reações em relação a seu filho. Você estará escolhendo agir de forma a manter uma interação positiva, feliz, instrutiva, bem-humorada e de caráter orientador. Assim é que deve ser. Depende inteiramente de você que o relacionamento com seu filho e pequenas interações com ele tenham um desfecho planejado ou negligenciado. Descobri que esse princípio é ainda mais necessário em situações de conflito potencial. Antes de agir, tenha em mente o final e deixe bem claro seu objetivo; os passos em direção a ele irão emergir desse processo.

3. *Prioridades em primeiro lugar.* O que é importante em seu relacionamento com seu filho? O que vale mais em seu papel como pai dessa criança? Quais são os maiores obstáculos e responsabilidades que exigem sua assistência para que seu filho os supere ou os cumpra? Com freqüência, tenho aconselhado pais de crianças com TDAH a distinguir batalhas de guerras, ou seja, a separar as coisas triviais ou desimportantes que eles devem realizar com seus filhos (p. ex., arrumar a cama antes de ir para a escola) de objetivos bem mais importantes a serem cumpridos (estar preparado para a escola e deixar o lar numa atmosfera pacífica, repleta de amor). Corriqueiramente, os pais dessas crianças vêem-se envolvidos em lutas sobre assuntos triviais. Crianças com TDAH conseguem fazer tantas coisas erradas que os pais podem ter de confrontar-se com essas transgressões durante quase todo o transcorrer do dia. Mas é esse o tipo de relacionamento com seu filho que você deseja? Pais de crianças com TDAH precisam desenvolver um senso de prioridades.

Aprenda a discriminar entre quatro categorias de trabalho e responsabilidades com seu filho: (a) urgente e importante, (b) urgente e não-importante, (c) importante, mas não-urgente e (d) não-importante e não-urgente. Como pais, devemos apropriadamente executar a categoria *a* e deixar de perder muito tempo com a *d*. O mais difícil é distinguir a *b* da *c*. Sair competindo e discutir com seu filho sobre o estabelecimento de prazos para atividades menos importantes (esportes, clubes, aulas de música, etc.) pode freqüentemente tomar a precedência de coisas mais importantes, porém menos urgentes. Por exemplo, você bem pode conseguir levar seu filho à aula de piano dentro do horário, mas destruir seu relacionamento com ele durante o processo. No anoitecer de domingo, enquanto vislumbra a atarefada semana pela frente, pense sobre o que é realmente importante para você e seu filho e procure concentrar-se nessas coisas em primeiro lugar. Anote-as em sua agenda de tal modo que elas não desapareçam sob o ímpeto de outras coisas aparentemente urgentes mas relativamente menos importantes que surgirem durante a semana (tais como retornar telefonemas, tarefas domésticas, preparar refeições no horário, colocar a criança na cama na hora certa, etc.). E não são apenas suas atividades com e para seu filho com TDAH que requerem uma classificação por esse método. Pense sobre seu próprio trabalho e obrigações não-ligados a seu filho. Você se sobrecarregou de compromissos de representação, atividades voluntárias, ama-seca de outras crianças ou coisa parecida? Você precisa aprender a dizer "não" a outros que o chamam e pedem que os ajude em atividades em relação às quais não se sente seguro?

4. *Pense: vencer ou vencer.* Durante sua vida diária com seu filho portador do TDAH, especialmente quando a adolescência se aproxima, você terá de pedir a ele que faça as lições da escola e trabalhos, participe de atividades sociais e cumpra as regras domésticas. Cada uma dessas solicitações constitui uma negociação. Como afirma o Dr. Covey, quando você entra numa negociação com qualquer pessoa, pense: vencer ou vencer. Ou seja, enfoque a interação com a idéia de que, sempre que possível, você desejará que ambos, você e seu filho, cheguem aonde você quer. Não se concentre apenas naquilo que você quer que seu filho faça; é preciso que você procure compreender o quanto pode ser difícil para ele fazer aquilo que pede. Você já se viu na situação de simplesmente cuspir ordens durante todo o dia? Isso certamente é bem simples de ser feito, mas será o tipo de relacionamento que pretende ter com seu filho? Comece tendo em

mente o fim e pergunte a si mesmo como gostaria de ser lembrado: como um tirano ou um respeitável negociador?

Digamos que geralmente sua filha limpe o quarto uma vez por semana, normalmente aos sábados. Ao se aproximar da hora da limpeza, pense sobre como transformar essa tarefa numa experiência vitoriosa para ela, e não apenas para você. Será que ela não apreciaria passar um tempo extra com seu *video game* favorito, com a oportunidade de alugar um vídeo para a tarde, jogar algum jogo com você ou ganhar um dinheiro extra para a semana? Escolha qualquer recompensa que você imagine possuir um apelo e procure incluí-la num contrato verbal que você fizer com ela no sábado pela manhã: "Se você limpar seu quarto até o meio-dia, poderemos passar a tarde na praia", por exemplo.

5. *Procure primeiro compreender para depois ser compreendido*. O Dr. Covey utiliza a metáfora de uma conta bancária emocional para nos convencer da importância desse princípio. Ele se refere ao montante de confiança acumulado no relacionamento com alguém – nesse caso, com seu filho com TDAH. Sendo honesto, bondoso, amável e mantendo suas promessas você faz depósitos nessa conta. Evitando descortesia, desrespeito, desonestidade, resistência em demasia, ameaças, insultos ou desestímulos e quebras de confiança você aumenta seu saldo com seu filho. E então, no momento em que for mais importante que seu filho o procure e siga seu conselho, ele provavelmente o fará; quando você mais precisar que ele o compreenda e ajude, seu filho se mostrará disponível.

Lembre-se que o amor por seu filho com TDAH é a pedra fundamental do suporte emocional com o qual ele pode contar, porque ele é seu filho e pertence à sua família. Assegure-se de que ele saiba que não tem amarras ligadas a você – que seu amor não depende do quanto ele tenha se comportado bem naquele dia, de seu desempenho na escola, de quantos amigos ele tenha ou de como suas habilidades esportivas ou em outras atividades recreacionais sejam notáveis.

Covey descreve seis tipos de depósitos que você pode fazer nessa conta, mas o primeiro é o mais importante: (a) compreenda o ponto de vista de seu filho e faça importante para você aquilo que é importante para ele. Seja um bom ouvinte – reflita sobre o que ele tem dito em suas próprias palavras e veja a situação da perspectiva dele; (b) preste atenção às pequenas coisas, às pequenas gentilezas e cortesias; (c) cumpra seus compromissos com seu filho; (d) torne claras e explícitas suas expectativas no início de qualquer tarefa ou negociação com seu filho; (e) demonstre integridade pessoal, não use duas faces nem seja desonesto, adote um comportamento em conformidade com suas palavras; (f) peça desculpas sinceras a seu filho quando fizer um saque dessa conta, ou seja, admita quando estiver errado, tenha sido indelicado ou desrespeitoso, tenha embaraçado ou humilhado seu filho ou, ainda, tenha deixado de efetuar os demais cinco depósitos. Somente após ter tentado de verdade enxergar as coisas do prisma de seu filho, aí então você deve buscar fazer-se compreender.

6. *Provoque sinergia*. Trabalhe com seu filho dentro de uma cooperação criativa e empenhe-se em combinar todos os princípios precedentes em suas interações com seu filho. Como afirma Covey, essa combinação desencadeia o poder íntimo maior das pessoas, liberando-as para atuarem imaginativamente com outros. Isso significa estar aberto para quaisquer resultados que essa cooperação criativa com seu filho possa trazer mais adiante. Se você se empenhar sinceramente em conseguir não apenas tudo à sua maneira, mas incorporando os demais cinco princípios em sua relação parental com seu filho com TDAH, o cami-

nho e o resultado de seu relacionamento não será inteiramente previsível. Eles fluirão e mudarão à medida que seu filho cresce, devendo você estar aberto para tal mudança. Alguns pais ficarão amedrontados com essa incerteza mas, se você tomar gosto pela aventura, estará preparado para o que der e vier, seguro e fortalecido em seu relacionamento e na confiança entre ambos. Valorize as diferenças entre a sua criança e as outras, seja aberto para novas formas de resolver dificuldades com que ambos poderão se deparar e lembre-se de que não existe apenas um caminho "correto" para criar seu filho. Devem existir, de fato, diversas maneiras excelentes de se trabalhar em conjunto no enfrentamento dos desafios que a vida coloca para vocês dois.

7. *Renovação.* Esse princípio serve de suporte para todos os outros. Ele reconhece que você é o recurso mais importante que você e seu filho com TDAH possuem e que você deve cuidar de si mesmo para renovar esse recurso. Assim como máquinas também precisam de um período ocioso, diz o Dr. Covey, pessoas eficientes precisam de rejuvenescimento. Covey identifica quatro dimensões em nossas vidas que requerem renovação: física, mental, social/emocional e espiritual. Renovar a dimensão física de sua vida pode significar nutrição apropriada, exercício e administração do estresse. A manutenção da mente pode significar leitura e ampliação de seu conhecimento, educação contínua, engajamento em buscas originais, visualizando e planejando seus objetivos, ou escrevendo. Social e emocionalmente, você pode desejar ser prestativo a outros, demonstrando empatia, agindo sinergicamente com outros, criando um relacionamento estreito com seu cônjuge ou parceiro e esboçando em seu interior a segurança advinda dos hábitos 1 a 6. Cuidar da dimensão espiritual pode significar prosseguir clarificando seus valores e compromissos, estudando seu relacionamento com o mundo e refletindo sobre seus princípios morais e propósitos de vida.

Com bastante freqüência, pais de crianças com TDAH dedicam uma parcela tão grande de seu tempo e energia exclusivamente a suas crianças que acabam exaurindo-se. Tal martírio pode, à primeira vista, parecer heróico e altruístico, mas é realmente tolo e destrutivo a longo prazo. Deixar de reservar parte de seu tempo para a renovação acaba deixando você com cada vez menos recursos para dar a seu filho. Maquinaria industrial que nunca é desligada pode ser tremendamente produtiva a curto prazo mas terá breve vida útil, afirma Covey. O melhor presente que você pode dar a seu filho com TDAH é sua dedicação à auto-renovação.

Se você descobrir que não está utilizando muitos desses sete hábitos eficientes, você está terrivelmente sozinho – o que não significa que você seja um pai ruim ou uma pessoa horrível. Todos nós, às vezes, ficamos cansados, estressados, nervosos e míopes, e essas coisas acabam interferindo em nossa capacidade de manter esses princípios em mente e de agir de acordo com eles. O que mais conta é o esforço na direção do autodesenvolvimento, e todos nós podemos nos comprometer nessa direção, mesmo se ocasionalmente ficarmos abaixo das expectativas.

TORNANDO-SE PAIS EXECUTANTES

Muitos pais de crianças com TDAH têm relatado a vergonha e a humilhação experimentadas nas mãos de educadores e profissionais envolvidos com seus filhos. Alguns afirmam sentirem-se perdidos ou mal compreendidos e, ainda, serem tratados, eles mesmos, como crianças durante reuniões de planejamento nas escolas. Sentem que suas visões ou opiniões foram rejeitadas e consideradas preconceituosas ou ingênuas. Sua impressão mais geral é a de que aqueles envolvidos simplesmente queriam chegar a uma conclusão rápida – fazer o que era mais barato ou conveniente para o sistema escolar ou para um profissional, e não o que era melhor para a criança. O resultado de tais reuniões é freqüentemente desapontador, insatisfatório e diminui a confiança no relacionamento entre os pais e a escola, além de gerar uma impressão de perda de controle sobre o destino da criança. Em encontros com médicos e especialistas em saúde mental, pais de filhos com TDAH foram desconsiderados e tratados como histéricos, facilmente estressáveis ou ingênuos – especialmente quando as crianças comportaram-se bem durante as entrevistas – ou então os profissionais trataram de iniciar as crianças em programas de tratamento sem levar em conta as preocupações dos pais e sem explicar a racionalidade, os objetivos e os efeitos colaterais do programa.

> No último encontro que tivemos na escola estavam presentes seis pessoas – sua professora, um psicólogo, um assistente social, alguém denominado como especialista em transtorno de aprendizagem, seu conselheiro e o diretor. Não consegui compreender a maior parte do que disseram. O que posso fazer da próxima vez para evitar sentir-me intimidado e assegurar-me de que meu filho obtenha a ajuda de que precisa?

Encontros com *seus* assessores – que é como você deve encarar os educadores e profissionais envolvidos com seu filho – não devem se desenrolar assim. Adotar a postura de pais executantes fará com que você adquira a autoconfiança de saber que, em última instância, quem está no comando do encontro e do que acontece com seu filho é *você*.

Você é o *gerente de caso* da vida de seu filho, devendo, portanto, ser um executante proativo preparado para assumir o controle – e mantê-lo por mais tempo do que é necessário para outros pais. Enquanto você observa outros pais paulatinamente abrirem mão de responsabilidades e do controle sobre seu filhos em amadurecimento, os déficits de seu filho em autocontrole e força de vontade afiançam a você a retenção de boa parte do gerenciamento e controle sobre o comportamento dele. Você é o advogado de seu filho diante de outros membros da comunidade que controlam os recursos de que você necessita. Você é o anteparo da criança para o excesso de crítica e rejeição.

Sem dúvida, você já sabe de tudo isso, mas seus encontros com aqueles que supostamente deveriam trabalhar para você e para seu filho podem tê-lo deixado desprestigiado e desencantado. Adquirir o comportamento de pais executantes é o caminho para devolver em você esse poder. Não importa o quanto de ajuda eles lhe ofereçam, você não pode confiar a profissionais um papel que é seu. Existem, é claro, muitos profissionais competentes e compassivos disponíveis para consulta. Mas profissionais vão e vêm e, mesmo quando permanecem, têm outras tarefas em suas agendas.

Só mesmo você está em posição de colocar seu filho no alto da escala de prioridades. Outros podem fornecer medicação, educação especial, aconselhamento, tutorização e treinamento em esportes, dentre outros serviços especiais. Mas é sempre você o indivíduo pivô a quem cabe coordenar essas atividades e que, em última instância, determina quando e quanto seu filho necessita desses serviços e consegue suportar de cada vez. Você pode mudar ou interromper o envolvimento de seu filho sempre que acreditar que não é o mais interessante para ele prosseguir com tais serviços. Sim, você deve ouvir e ativamente avaliar a informação que lhe é transmitida, mas qualquer profissional que especule ou o amedronte ao submeter seu filho a atividades ou serviços apenas porque é mais graduado ou tem nível educacional superior ao seu deve ser substituído.

Ecoa por todo este livro o tema da paternidade executante em relação a crianças com TDAH. Procurar explicitamente lembrar a si mesmo do papel de tomador de decisões irá encorajá-lo a agir mais como um executante: solicitar aconselhamento e informação, formular questões a outros quando estas não estão claras, fazer com que sejam conhecidas suas sensações a respeito dos cuidados com seu filho em cada um dos sistemas (escolar, de saúde, etc.), ajudar a listar todas as oportunidades que se apresentam, selecioná-las e dar seu consentimento às melhores entre essas opções. Use a informação contida neste livro para assumir os poderes dos pais executantes que dão cada passo visando ao maior interesse de seus filhos.

Os benefícios podem ser extraordinários. Apenas o pensar de modo executante garante a você um senso de controle interior sobre seu destino e o de seu filho. Ele remove a sensação de desamparo ou de um *status* de segunda classe que pode advir se permitir que outros usurpem seu papel. Como benefício colateral, essa atitude também trará um sentido de respeito mais profundo por parte dos profissionais e especialistas com os quais você tiver de lidar e orgulho e respeito por si mesmo à medida que fortalece seu papel como pai.

TORNANDO-SE PAIS CIENTÍFICOS

Reforçar a tarefa dos pais executantes exige um enfoque que denomino "paternidade científica". Cientistas admitem sua incerteza a respeito de alguma coisas e, então, procuram o máximo de informação que puderem conseguir sobre aquele assunto. Questionam tudo. Permanecem abertos a novas informações, mas geralmente são também céticos diante de alegações não-sustentadas pelos fatos. Finalmente, experimentam novas formas de fazer as coisas e revisam seus planos baseados nos resultados. Esses passos podem ser tão úteis quando se tem um filho com TDAH como quando se procura a cura do câncer.

Admita a incerteza

Assumir a condição de pais científicos, portanto, significa começar a admitir que você (e eu também, assim como qualquer outro profissional) não sabe tudo o que existe disponível para criar seu filho com TDAH. Quando você encara um novo problema com seu filho, lembre-se de que quanto maior a certeza que você tem sobre algo, maior a probabilidade de estar errado. Muitos pais tornam-se tão devotados a uma idéia sobre a causa ou o tratamento de seu filho com TDAH que chegam a ficar cegos para outras informações potencialmente úteis.

Procure o conhecimento

Admitir que não sabe alguma coisa naturalmente fará com que você adote a segunda atitude dos bons cientistas – buscar conhecimento. Faça isso mesmo. Seja voraz nessa busca. Você precisa aprender tanto quanto puder acerca do TDAH e dos tratamentos que podem ajudar seu filho. Você não pode adquirir as características de pais científicos ou executantes sem os fatos. Antes de estudarem um problema, os cientistas fazem uma pesquisa sobre a literatura disponível a respeito do tema. Mesmo quando não encontram as respostas a suas indagações, eles podem descobrir os erros que os outros cometeram e procurar evitá-los. Mas também é provável que encontrem informações indicando caminhos melhores do que aqueles possivelmente escolhidos na origem de sua busca. Você deve fazer o mesmo. Leia! Ouça! Procure! Questione! Descubra o tanto quanto puder, dentro do possível, sobre o transtorno de seu filho. Você começou esse processo apenas ao ler este livro. Como um cientista em condição parental, quanto mais você souber sobre o TDAH, menor a chance de cometer os erros passados de outros. Você também estará mais bem-preparado para descobrir o caminho certo a tomar com seu filho.

Avalie a informação criticamente

Um bom cientista permanece aberto a novas idéias, mas as desafia, submetendo-as a experimentos antes de aceitá-las como parte do conjunto de descobertas científicas sobre o tema. Portanto, seja o que for que você descobrir, mantenha a mente aberta sobre isso e reflita sobre o valor da informação para sua pesquisa. Mas questione tudo. Esteja preparado para abandonar qualquer teoria ou hipótese que não se sustente diante de um exame crítico.

Seja um consumidor especialmente crítico de novas informações sobre o TDAH. Não aceite tudo o que você ouve ou lê. Esteja aberto a uma idéia, mas procure fazer com que seja desafiada, testada e criticada. Pergunte a outras pessoas o que pensam sobre ela. Se a nova informação conseguir sustentar-se diante dessa espécie de inspeção lógica, talvez seja verdade que ela possa servir de ajuda para você na compreensão e educação de seu filho com TDAH. Busque sempre, porém, as evidências que sustentam essa nova idéia, especialmente se ela estiver em desacordo com a informação que você já dispõe.

Apele para grupos nacionais de apoio a pais (como Children and Adults with Attention Deficit Disorder (CHADD) ou a Attention Deficit Disorder Association (ADDA) – endereços e telefones estão no final desta obra) para verificar o que eles sabem sobre esse novo conceito. Converse com profissionais de sua localidade sobre suas opiniões a esse respeito. Peça artigos publicados sobre as pesquisas que sustentem as novas teses aos promotores do novo tratamento. Isso pode evitar que você mergulhe em um tratamento sem comprovação que pode fazê-lo perder tempo e dinheiro ou até mesmo prejudicar seu filho.

Se você é membro de uma das famílias com acesso doméstico à internet, pode levar em consideração a possibilidade de conseguir *on-line* mais informação sobre o TDAH. Mas tenha muito cuidado com o que vier a encontrar. Uma pesquisa costuma produzir uma lista de centenas de *sites* na *web*, muitos deles comercialmente orientados. Isso significa que, ao lado de informação e aconselhamento, esses *sites* têm produtos à venda. Baseado em minha experiência, posso dizer que a informação oferecida não é particularmente acurada, pode ser acentuadamente preconceituosa e geralmente encaminha para a venda de produtos, muitos dos quais representam terapias "alternativas" sem comprovação. Os melhores *sites*, os mais informativos e úteis que tenho visto foram criados por organizações profissionais ou grupos sem finalidades lucrativas dedicados a defender as crianças com TDAH e sem nada para vender. Esses *sites* estão listados no final deste livro.

Também seja particularmente crítico a respeito de opiniões expressas sobre o TDAH. Há algum tempo, a mídia popular e vários grupos de interesse especial têm feito alegações falsas e desencaminhadoras sobre a legitimidade do TDAH como um transtorno, sobre o padrão de diagnóstico, suas causas e as medicações utilizadas em seu tratamento. Apesar do fato de que essas alegações sejam desprovidas de suporte dos fatos científicos, elas se disseminaram e são retransmitidas como se possuíssem o respaldo de pesquisas válidas. Discussões objetivas e baseadas em fatos sobre esses assuntos são apresentadas no decorrer desta edição revisada, particularmente nos capítulos 1-4, 8 e 18.

Um ponto que aparecerá freqüentemente neste livro é que a verdade é uma entidade construída. Ela não surge de uma fonte apenas, nem de um texto ou pessoa, mas emerge à medida que adquirimos mais e mais informações sobre um assunto.

Experimente e revise

O próximo passo lógico é a experimentação. Use os resultados de suas experiências para revisar seu pensamento sobre o problema e mapear os rumos de seu novo experimento sobre o problema. De fato, experimentar e revisar são um processo sem-fim para pais de crianças com TDAH.

Quando um experimento fracassa, não se desencoraje. Use o que você aprendeu para tentar resolver o problema de forma diferente. Dessa vez, o que você fizer poderá ajudar seu filho. Acima de tudo, continue tentando. Jamais conclua que o fracasso de um plano particular significa que você não é um bom pai. Enquanto retorna à prancheta de projetos, volte a assegurar-se de que está fazendo o melhor que pode na condição de pai executante que desenvolve planos que podem ser úteis.

O QUE VOCÊ IRÁ ENCONTRAR NESTE LIVRO

O propósito definitivo deste livro é, portanto, fortalecê-lo – ajudá-lo a alcançar a condição de pai executante centrado em princípios – para que você seja tão eficiente quanto possível ao defrontar-se com os muitos desafios envolvidos na criação de uma criança com esse transtorno. Nos capítulos seguintes, você encontrará as informações mais atualizadas possíveis, assim como as diretrizes para descobrir os recursos emergentes capazes de mantê-lo informado à medida que nosso conhecimento sobre o tema evolui. Você encontrará recomendações para cuidar de seu filho, preservando sua família e protegendo sua saúde e bem-estar durante o processo. Através deste livro, irei lembrá-lo das verdades fundamentais que milhares de pais têm me ajudado a enxergar – os princípios capazes de mantê-lo num rumo constante em seu esforço diário de criar uma criança feliz e saudável –, assim como procurarei evitar que você entre numa espiral descendente de reações automáticas, frustrações e ressentimentos.

O livro é dividido em quatro seções maiores. A Parte I mostra a você o que as últimas pesquisas revelaram: o que é o TDAH, quais suas causas (e, tão importante quanto, o que não o provoca) e o que tudo isso nos diz sobre como tratar o transtorno. Integrante a essa discussão é minha teoria formada recentemente de que o TDAH é mais de que uma simples deficiência da atenção e do controle dos impulsos: acredito que seja uma deficiência fundamental na capacidade de enxergar na direção do futuro e de controlar o comportamento de alguém com base nessa precaução. Você também irá aprender nessa seção quais características e problemas pode esperar encontrar à medida que uma criança com TDAH cresce e de que modo o TDAH em crianças afeta suas famílias. Com esse conhecimento nas mãos, você estará bem-equipado para procurar cumprir suas responsabilidades como um pai científico.

A Parte II é o preparo para que você adquira efetivamente a condição de pai executante, iniciando pela avaliação de seu filho com TDAH por um profissional. Saber aquilo que o espera e quais recursos poderão estar à sua disposição são fatores que irão ajudá-lo a assumir o controle sobre o destino de seu filho desde o começo. Aqui, você também encontrará meus 14 princípios para o manejo de crianças com TDAH. Utilize-os para suplementar os hábitos mais gerais da parentalidade eficiente discutidos aqui e você terá um quadro sólido para enfrentar um grande número de desafios que o TDAH pode apresentar numa família. Porque todos os executantes espertos cuidam de si mesmos e de suas responsabilidades profissionais, a Parte II também atende *suas* necessidades, indicando a você como lidar com as reações emocionais naturais diante do diagnóstico de seu filho com TDAH e como renovar-se através dos anos nesse papel exigente.

Na Parte III, você encontrará descrições completas sobre os métodos mais eficazes para o manejo dos sintomas do TDAH e problemas associados com seu filho, quer esteja ele na idade pré-escolar ou na adolescência. Aqui, estão dúzias de técnicas comprovadas e planejadas para reconhecer e trabalhar as incapacidades de seu filho em lugar de negá-las e, em vão, combatê-las. Maximamente aplicados, esses métodos podem restaurar a harmonia de seu lar; ajudar seu filho a estar em forma diante de seus iguais; melhorar os empreendimentos escolares e acentuar a vital auto-estima que acompanha tais coisas e que geralmente melhoram o comportamento e colocam seu filho no caminho de uma fase adulta bem-ajustada. Não posso nem vou prometer milagres, mas indubitavelmente você irá se surpreender com o quanto você e seu filho podem realizar juntos por meio da perseverança e da compreensão.

Finalmente, a Parte IV oferece informações atuais sobre medicamentos geralmente recomendados para auxiliar no manejo dos sintomas do TDAH.

Parte I

Compreendendo o TDAH

1
O que é o Transtorno de Déficit de Atenção/Hiperatividade?

O transtorno de déficit de atenção/hiperatividade, ou TDAH, é um transtorno de desenvolvimento do autocontrole que consiste em problemas com os períodos de atenção, com o controle do impulso e com o nível de atividade. Contudo, como você irá descobrir aqui, é muito mais. Esses problemas são refletidos em prejuízos na vontade da criança ou em sua capacidade de controlar seu próprio comportamento relativo à passagem do tempo – em ter em mente futuros objetivos e conseqüências. Não se trata apenas, como outros livros irão dizer, de uma questão de estar desatento ou hiperativo. Não se trata apenas de um estado temporário que será superado, de uma fase probatória, porém normal, da infância. Não é causado por falta de disciplina ou controle parental, assim como não é o sinal de algum tipo de "maldade" da criança.

O transtorno de déficit de atenção/hiperatividade é um transtorno real, um problema real e, freqüentemente, um obstáculo real. Ele pode ser um desgosto e uma irritação.

"POR QUE ELES NÃO FAZEM ALGUMA COISA A RESPEITO DAQUELE MENINO?"

É fácil entender por que muitas pessoas acham difícil ver o TDAH como uma deficiência tal qual a cegueira, a surdez, a paralisia cerebral ou outras incapacidades físicas. As crianças com TDAH parecem normais. Não há nenhum sinal exterior de que algo esteja fisicamente errado com o sistema nervoso central ou com seu cérebro. Apesar disso, acredito que seja uma imperfeição no cérebro que provoque a movimentação constante e outros comportamentos que as pessoas julgam tão intoleráveis numa criança com TDAH.

Você agora pode estar familiarizado com a maneira como outras pessoas reagem ao comportamento provocado pelo TDAH. De início, muitos adultos procuram deixar de lado as interrupções da criança, observações obscuras e violação de regras. Após repetidos encontros, entretanto, eles tentam exercer um controle maior sobre a criança. Mas quando ela prossegue sem atender, a vasta maioria julga que a criança, deliberada e intencionalmente, é negligente. Muitos chegam a uma conclusão definitiva: os problemas da criança resultam da forma como ela foi criada. A criança precisa de mais disciplina, mais estrutura e de um ambiente com mais limites. Os pais são ignorantes, descuidados, permissivos, amorais, anti-sociais, desamorosos, ou, em linguagem contemporânea, "disfuncionais".

"Então, por que eles não fazem alguma coisa a respeito daquele menino?"

Claro que freqüentemente os pais *estão* fazendo alguma coisa. Mas quando tentam explicar que a criança foi diagnosticada como portadora do TDAH, os julgadores estranhos a essa realidade geralmente reagem com ceticismo. Eles vêem o rótulo simplesmente como uma desculpa dos pais para fugir da responsabilidade dos cuidados dos filhos e tentar fazer da criança um outro tipo de vítima desamparada e sem responsabilidade por suas ações. Essa resposta hipócrita – considerar o comportamento da criança de forma tão negativa e, ao mesmo tempo, rotular a criança como sendo "perfeitamente normal" – deixa esses estranhos livres para prosseguirem culpando os pais.

Mesmo a reação menos censurável de considerar o comportamento do TDAH como uma etapa a ser superada não pode ser considerada benigna a longo prazo. Muitos adultos, inclusive profissionais, aconselham os pais a não se preocupar. "Apenas agüente firme", eles aconselham, "e na adolescência a criança o terá superado". Isso é certamente verdadeiro em alguns formas mais brandas do TDAH: em talvez metade ou mais desses casos muito brandos, os comportamentos parecem entrar dentro dos limites normais da fase adulta. Se, entretanto, sua criança na idade pré-escolar apresenta sintomas mais sérios do TDAH, tal conselho é pouco animador. Ser aconselhado a "agüentar firme" por entre 7 e 10 anos dificilmente pode ser considerado um consolo. E pior, é com freqüência um erro grosseiro, um conselho prejudicial. A vida de uma criança cujo TDAH não é reconhecido e tratado provavelmente será repleta de fracassos e malogros. Entre 30 e 50% dessas crianças podem estar sujeitas a repetir de ano ao menos uma vez. Cerca de 35% também não chega a completar o ensino médio. Para a metade dessas crianças, os relacionamentos sociais ficam seriamente comprometidos e, para mais de 60%, comportamentos profundamente desafiadores levam a mal-entendidos e ressentimentos por parte de seus colegas, freqüentes desentendimentos e punições e a um grande potencial para a delinqüência e abuso de drogas mais tarde. O insucesso dos adultos em reconhecer o TDAH na vida de uma criança pode deixá-la com um constante senso de fracasso em todas as arenas da vida.

"Não estaria o TDAH sendo diagnosticado em excesso? A maioria das crianças não é desatenta, ativa e impulsiva?"

Imagine o alarme numa sociedade quando, numa estimativa conservadora, de 3 a 7%, ou mais de dois milhões de crianças em idade escolar, têm o TDAH. Isso significa que existem pelo menos uma ou duas crianças com TDAH em cada classe nos Estados Unidos. Isso também significa que o TDAH é um dos transtornos infantis mais comuns sobre os quais os profissionais estão cientes. Finalmente, significa que todos nós conhecemos alguém com o transtorno, quer identifiquemos esse transtorno pelo nome ou não.

Os custos do TDAH para a sociedade são estonteantes, não apenas em perda de produtividade e desemprego, mas também em reeducação. E qual seria o custo para a sociedade se fossem levados em conta o comportamento anti-social, crime e abuso de drogas? Mais de 20% das crianças com TDAH são responsáveis por incêndios bastante sérios em suas comunidades, mais de 30% vêm se envolvendo em furtos, mais de 40% adotam o tabaco e a bebida precocemente e mais de 25% vem sendo expulsas da escola como conseqüência de conduta inadequada. Efeitos recentes do TDAH em motoristas também vêm sendo estudados. Nos primeiros dois anos como motoristas independentes, adolescentes diagnosticados com TDAH envolvem-se cerca de quatro vezes mais em acidentes automobilísticos, são mais propensos a provocar ferimentos em tais acidentes e têm três vezes mais multas por excesso de velocidade que outros motoristas jovens sem o TDAH.

O reconhecimento dessas conseqüências têm gerado um enorme esforço para compreensão do TDAH. Ao lado de milhares de textos científicos mencionados no Prefácio, mais de 50 livros foram dedicados ao tema, muitos deles, assim como este, voltados a pais e professores. Incontáveis artigos de jornal vêm abordando o TDAH ao longo dos cem anos em que a ciência clínica reconhece o transtorno como um sério problema. Muitas associações locais de apoio a pais têm emergido, notadamente a Children and Adults with Attention Deficit Disorder (CHADD), que cresceu no território norte-americano para mais de 50 mil membros. Pelo menos cinco organizações profissionais incluem um número de apresentações sobre o assunto nos programas de suas convenções a cada ano. (Veja "Serviços de apoio aos pais" no final deste livro para mais informações sobre esses recursos.) Tudo isso dificilmente poderia estar dento de suas expectativas se o transtorno não fosse "real", como alguns críticos argumentam.

FATO *VERSUS* FICÇÃO

Como mencionei na Introdução, várias alegações inconsistentes sobre a legitimidade do transtorno que denominamos TDAH têm sido veiculadas nos círculos da mídia desde que a primeira edição deste livro foi publicada. Tentar classificá-las, além do enfrentamento do ceticismo de amigos, família e professores, pode tornar difícil para os pais aceitar o diagnóstico do TDAH e avançar rumo a um tratamento produtivo para seus filhos. Aqui está o que sabemos hoje:

Ficção: o TDAH não é real, porque não existe evidência de que ele está associado com – ou é o resultado de – um claro dano ou doença no cérebro.

Fato: existem muitos transtornos legítimos sem qualquer evidente doença ou patologia subjacente. O TDAH está entre eles.

Transtornos sobre os quais não exista evidência de danos no cérebro ou doença incluem a vasta maioria dos casos de retardo mental (vários métodos de escaneamento cerebral revelam que não existe uma doença ou dano óbvio em crianças com síndrome de Down, por exemplo), autismo infantil, deficiências de leitura, transtornos de linguagem, transtornos bipolares, depressões maiores e psicoses, assim como transtornos médicos envolvendo estágios iniciais da doença de Alzheimer, ataques iniciais da esclerose múltipla e muitas das epilepsias. Muitos transtornos emergem devido a problemas na forma como o cérebro se desenvolve ou na forma como ele funciona no nível das células nervosas. Alguns são transtornos genéticos, nos quais as condições surgem de erro no desenvolvimento, em vez de um processo destrutivo ou de um organismo invasor. O fato de não sabermos ainda as causas precisas de muitos desses transtornos no nível das moléculas cerebrais não significa que eles não sejam legítimos. Um transtorno, como é explicado em "O que é o TDAH?", no final deste capítulo, é definido como uma "disfunção prejudicial", e não pela existência de causas patológicas.

Assim também para o TDAH, a evidência rapidamente se estrutura no sentido de que estamos lidando, na maioria dos casos, com um transtorno no desenvolvimento do cérebro ou em seu funcionamento cuja origem é a genética. O Capítulo 3 explica em maior profundidade o que sabemos sobre as origens genéticas do TDAH. Muito embora a maioria dos casos de TDAH pareçam emergir de tais efeitos genéticos e dificuldades com o desenvolvimento do cérebro e seu funcionamento, o TDAH certamente pode surgir também de danos diretos ou de doenças cerebrais. A síndrome alcoólica fetal é conhecida por criar um alto risco de TDAH em crianças com esse problema, assim como a prematuridade no nascimento, situação em que podem ocorrer hemorragias no pequeno cérebro durante o parto. É bem conhecido que crianças vítimas de traumas significativos na parte frontal do cérebro são propensas a desenvolver como conseqüência sintomas do TDAH. Tudo isso indica aos cientistas que qualquer processo que interrompa o desenvolvimento normal ou o funcionamento da parte frontal do cérebro e de suas conexões com o estriado* provavelmente irá resultar no TDAH. Também acontece de muitos casos não estarem ligados a tal dano, mas parecem emergir de problemas no desenvolvimento de regiões críticas do cérebro ou em seu funcionamento normal. Algum dia, em breve, iremos compreender com maior precisão a natureza desses problemas. Por enquanto, todavia, a ausência de tal entendimento preciso não significa que o transtorno não seja válido ou real. Se a demonstração de um dano ou doença fosse um teste crítico para o diagnóstico, a vasta maioria dos transtornos mentais, quase todas as incapacidades desenvolvimentais e muitas condições médicas teriam de ser consideradas inválidas. Incontáveis pessoas que sofrem de problemas muito reais provavelmente ficariam sem tratamento e seus problemas, com certeza, permaneceriam inexplorados.

Ficção: se o TDAH fosse real, deveria haver um teste de laboratório para detectá-lo.

Fato: não existe nenhum teste médico para qualquer transtorno mental "real" atualmente conhecido.

Assim como não conseguimos identificar qualquer doença ou dano cerebral ligado ao TDAH, também não podemos submeter uma criança a um teste para detectá-lo. Não existe igualmente um teste para esquizofrenia, alcoolismo, síndrome de Tourette, transtornos ligados à ansiedade ou qualquer outro transtorno mental bem-estabelecido e, ainda, para muitos transtornos médicos, tal como artrite. Apesar disso, são todos bastante reais em suas disfunções nocivas.

Ficção: o TDAH deve ser uma fabricação americana, já que é diagnosticado apenas nos Estados Unidos.

Fato: estudos recentes conduzidos em numerosos países mostram que todas as culturas e grupos étnicos possuem crianças com o TDAH.

O Japão tem identificado 7% de suas crianças como portadoras do transtorno, a China apresenta entre 6-8%, e a Nova Zelândia 7%. Outros países podem não se referir ao TDAH por esse nome, podem não saber muito sobre suas causas e tratamentos e (dependendo do nível de desenvolvimento do país) podem até mesmo não reconhecê-lo como um transtorno. Mas não há dúvidas de que o TDAH é um transtorno legítimo encontrado pelo mundo afora.

Lembre-se, os Estados Unidos estão entre os poucos líderes, se não forem eles mesmos os líderes, em volume de pesquisa científica direcionada aos transtornos mentais infantis. Eis por que é muito provável que, por vezes, os Estados

---

*N. de R.T. Porção nuclear do cérebro, parte do telencéfalo.

Unidos, bem antes que outros países, cheguem a reconhecer transtornos e a desenvolver tratamentos para eles.

Ficção: porque o índice de diagnóstico do TDAH e a prescrição de estimulantes para tratá-lo cresceram notadamente na última década ou nas duas últimas, o TDAH é agora muitas vezes hiperdiagnosticado.

Fato: ao final de 1998, como concluiu a Conferência de Consenso sobre o TDAH do National Institute of Mental Health (NIMH), o *sub*diagnóstico e o *sub*tratamento do TDAH permanecem sendo grandes problemas hoje nos Estados Unidos.

Muitos estudos indicam que menos da metade das crianças com TDAH são diagnosticadas ou propriamente tratadas, e que apenas entre um sexto até pouco menos da metade são tratadas com medicamentos. Os maiores problemas de nossas crianças continuam a ser que uma grande porcentagem daquelas com transtornos legítimos e com necessidade de tratamento não são encaminhadas, diagnosticadas, ou propriamente tratadas e que os serviços disponíveis através dos Estados Unidos para crianças com TDAH são inconsistentes, erráticos e freqüentemente estão bem abaixo daquilo que é considerado como atendimento-padrão para o transtorno. Então, as evidências para as proclamações de que nós estamos hiperdiagnosticando o TDAH nos Estados Unidos e utilizando estimulantes em excesso para seu manejo carecem de provas científicas com credibilidade.

Uma possível razão para o aumento do número de diagnósticos e tratamentos estimulantes do TDAH é que a prevalência do transtorno tem, de fato, aumentado. Nós não dispomos, entretanto, de muitas pesquisas que meçam os índices de crianças com transtornos mentais através das múltiplas gerações. As poucas pesquisas existentes indicam que o TDAH não aumentou nas últimas duas gerações de crianças, mas que alguns outros transtornos talvez tenham elevado seu número, tal como o Transtorno Desafiador de Oposição (TDO); veja, a seguir, o caso de Amy). O que penso que estejamos testemunhando é o aumento do reconhecimento do transtorno pela população em geral, e, portanto, um aumento no número de crianças sendo encaminhadas e diagnosticadas com o TDAH. Passos tremendos têm sido dados nos últimos 20 anos para educar o público norte-americano sobre o TDAH. Graças a uma substancial erupção na pesquisa sobre o transtorno, aos diversos grupos parentais de defesa que elevaram a nível público e político a conscientização sobre o TDAH (tal como o CHADD e ADDA – veja "Serviços de apoio aos pais" no final deste livro) – no sentido de aumentar a educação profissional a respeito do transtorno –, e ao reconhecimento do TDAH como uma incapacidade legítima no Individuals with Disabilities in Education Act (lei sobre indivíduos com incapacidades na educação) e no Americans with Disabilities Act (lei sobre americanos com incapacidades), mais crianças com esse transtorno estão conseguindo obter diagnósticos e manejos corretos. Mas, novamente, ainda temos um longo caminho a percorrer. Um recente estudo do Dr. Peter Jensen e colegas do NIMH registrou que cerca da metade ou mais das crianças com o transtorno em cinco grandes regiões dos Estados Unidos estudadas não haviam sido diagnosticadas ou estavam recebendo tratamento inapropriado.

O mesmo cenário parece estar ocorrendo mais recentemente em outros países, tais como Austrália, Grã-Bretanha e países escandinavos, onde grandes esforços estão sendo empreendidos para educar as comunidades públicas e profissionais sobre o transtorno. O resultado tem sido o de um marcante aumento no número de crianças encaminhadas para a ajuda profissional, recebendo diagnósticos apropriados e possivelmente sendo tratadas com medicações estimulantes dentre outros tratamentos. Obrigo-me, então, a pensar que o grande aumento do número de diagnósticos nos Estados Unidos deve-se, em grande parte, à conscientização sobre o transtorno.

Concluindo, um número de fatos sugerem que não temos hiperdiagnósticos disseminados ou medicação com estimulantes em excesso, apesar do marcante aumento de ambos nos Estados Unidos nos últimos 10 ou 20 anos. Isso não significa que não podem haver localidades nos Estados Unidos onde mais crianças de que o esperado estejam sendo diagnosticadas ou recebendo mais medicamentos do que seria prudente prescrever, mas esses parecem ser problemas muito localizados e não indicam um escândalo nacional.

UMA QUESTÃO DE PERSPECTIVA

Um intenso interesse em desmistificar o TDAH tem instigado volumosas pesquisas. Como irei descrever no Capítulo 2, a pesquisa feita há alguns anos levou-me a uma nova visão sobre o TDAH – uma visão que vem sendo reforçada por novos estudos. Encaro o TDAH como um transtorno do desenvolvimento da capacidade de regular o comportamento com um olho voltado ao futuro. Acredito que o transtorno tenha sua base numa área do cérebro com subatividade que, enquanto amadurece, fornece meios crescentes de inibição comportamental, de auto-organização, auto-regulação e previdência. Relativamente escondida da vista no comportamento corriqueiro de uma criança, a deformidade comportamental causada por essa subatividade é perniciosa, insidiosa e desastrosa em seu impacto na capacidade de uma pessoa lidar com seus afazeres diários críticos, através dos quais os seres humanos preparam seu futuro, próximo e distante.

O fato de seu impacto diário ser sutil, mas suas conseqüências para o mecanismo adaptativo da criança serem graves, tem levado a muitas mudanças nos rótulos e conceitos aplicados ao transtorno no século XX. Ele explica por que a ciência clínica, em suas tentativas de esmiuçar a natureza do problema, caminhou de algumas vagas e desfocadas noções de controle moral defeituoso, há cerca de cem anos, para conceitos mais específicos e agudos sobre hiperatividade, desatenção e impulsividade nas décadas recentes. Essa evolução de nosso conhecimento do mais geral para o mais específico tem nos levado adiante na compreensão das anormalidades da criança com TDAH, mas vem provocando a perda de nossa perspectiva sobre como tais comportamentos afetam a adaptação social dessa crianças em longos períodos de tempo.

Agora, entretanto, a ciência clínica está dando um passo para trás do microscópio, focado nos momentos sociais da criança com TDAH, e está novamente observando através de seu telescópio o desenvolvimento social de longo prazo. Estamos começando a compreender como esses "átomos" de comportamento momentâneo do TDAH passam a formar "moléculas" da vida diária, como essas "moléculas" formam "componentes" sociais da existência semanal e mensal e como esses "componentes" sociais formam os estágios maiores ou estruturas no desenvolvimento de uma vida durante muitos anos. Como resultado, vemos que o TDAH não é apenas a hiperatividade ou distração do momento ou a incapacidade de conseguir realizar o trabalho diário, mas um relativo enfraquecimento na maneira como o comportamento é organizado e dirigido rumo ao mundo do amanhã.

Essa visão mais ampla e profunda sobre o TDAH esclarece os motivos pelos quais aqueles com o transtorno lutam para conseguir adaptar-se às demandas da vida social e freqüentemente fracassam em alcançar objetivos e futuros que tentaram estabelecer para si próprios ou que por outros foram demandados. Se nos lembrarmos que o comportamento daqueles com o TDAH está focado no momento, não seremos tão ásperos ao julgar suas ações. Ninguém irá entender a metade daquilo que nós adultos "normais" fazemos se essas ações forem julgadas unicamente por suas conseqüências imediatas. Muitas de nossas ações foram planejadas tendo em mente o futuro. Do mesmo modo, nós não compreendemos – e somos ligeiros em criticar – o comportamento daqueles com TDAH porque esperamos que eles ajam com previdência, quando, ao contrário, eles sempre estiveram voltados para o momento. Achamos difícil tolerar a maneira como aqueles portadores do TDAH comportam-se, as decisões que tomam e suas queixas sobre as conseqüências negativas que recaem sobre eles porque *nós*, que não possuímos o transtorno, podemos ver para onde tudo está sendo conduzido e utilizar essa visão para determinar nosso comportamento corrente enquanto eles não podem. Somente agora a ciência clínica chega a compreender esse aspecto muito importante do TDAH.

VOCÊ TEM VISTO ESSAS CRIANÇAS?

As crianças descritas nos casos seguintes podem ser bem familiares a você. Elas são casos reais de minha clínica (embora seus nomes e identidades tenham sido mudados para preservar a confidencialidade), e suas histórias darão a você alguma idéia das circunstâncias em que se encontram hoje comumente crianças com TDAH. À medida que você lê, você provavelmente estará apto a perceber como suas vidas poderiam ser diferentes se seus pais, professores e outros realmente compreendessem sua incapacidade de vislumbrar o futuro. Você também ficará sabendo, todavia, o quão longe fomos. Para fornecer-lhe alguma perspectiva sobre o quanto são melhores hoje os prognósticos para essas crianças em relação ao que foram no passado, também descreverei de que maneira tais crianças devem ter sido tratadas em décadas anteriores.

"Minha criança tem o TDAH?"

Amy: uma luta constante

Amy é uma atraente garota de sete anos cujos pais, Rose e Michael, estão muito preocupados com ela. Eles relatam que têm de repetir as ordens dirigidas a ela muito mais vezes de que com seus irmãos ou irmãs. Às vezes, têm de conduzi-la fisicamente para suas tarefas, tais como vestir e tirar as roupas ou recolher seus brinquedos. Ela parece prestar pouca atenção a suas lições de casa, tarefas ou ao que outros lhe dizem, a menos que esteja momentaneamente interessada na atividade. Apresenta grande dificuldade em sentar-se quieta durante uma refeição ou enquanto a família reunida assiste à TV e, ainda, em ficar na cama na hora de dormir. Em vez de andar, ela corre por todo canto e freqüentemente sobe na mobília quando está em disparada pelo quarto.

Amy parece incapaz de deixar os outros terminarem aquilo que estão falando durante as refeições em família antes de desafogar suas idéias e então mudar de assunto na seqüência. Seu falatório incessante levou os irmãos a apelidá-la de "Boca Mecânica."

Quando seus pais lhe dizem para não fazer algo, Amy freqüentemente fica nervosa, ressentida e agressiva. Ela diz: "Não me importa; eu quero aquilo", repetindo suas demandas e apresentando um temperamento mal-humorado. Quando lhe dizem para recolher seus brinquedos, colocar suas roupas sujas para fora ou preparar-se para tomar banho, ela faz beiço ou cruza os braços sobre o peito e responde: "Não, eu não quero fazer isso!".

Seus pais perceberam que Amy não parece refletir antes de agir. Ela invade a brincadeira de outras crianças sem considerar o que elas estão fazendo ou se é bem-vinda para juntar-se ao grupo. Assume o controle da atividade, subjugando os demais, e fica frustrada e visivelmente desconcertada quando os outros não obedecem a suas ordens. Suas emoções parecem atingir o ponto máximo durante muitas atividades sociais. Em festas, ela fica bem mais excitada, estonteada e ruidosa, freqüentemente mais exaltada que a criança aniversariante. Torna-se ainda mais excitada durante jogos e não consegue aguardar até que chegue a sua vez. Uma vez terminado o jogo, encontra grande dificuldade para adaptar-se a uma atividade mais calma, tal como saborear o bolo de aniversário, e já é conhecida por começar a abrir os presentes do aniversariante.

Amy facilmente torna-se ciumenta em relação a outras crianças e, numa ocasião, chegou a levar para sua casa um novo brinquedo de outra criança que ela ainda não tinha. Gaba-se de seus feitos, inventando muitos detalhes. Seus irmãos e pais consideram rudes seus ásperos comentários e egoísta seu comportamento durante as brincadeiras. Amy vem perdendo suas amizades e agora quase não é convidada para ir a casas de outras crianças. Crianças da vizinhança começaram a chamá-la de estranha e "hiper". Seus pais temem que ela fique sem amigos e que talvez possa desenvolver uma auto-imagem pobre.

Apesar de sua atitude de "estar pouco se lixando" para a maioria das coisas, Amy depende excessivamente de seus pais e professores para ajudá-la em suas lições de casa, em relação às quais ela constantemente protesta com um: "Estou cheia" e "Odeio isso!". Os resultados de suas tarefas escolares ficam aquém de suas capacidades, e ela começa a ficar para trás de seus colegas. Tem dificuldades para concentrar-se naquilo que o professor está dizendo. Conversa com seus vizinhos, rabisca ou levanta-se e circula, explorando o aquário no fundo da sala e fazendo incursões freqüentes ao cesto de lixo com o apontador de lápis.

O psicólogo da escola testou Amy e avaliou sua inteligência como sendo normal. Seus feitos acadêmicos anteriores são medianos ou melhores; nenhuma dificuldade de aprendizado está causando seu pobre desempenho escolar. É muito provável, entretanto, que ela venha a repetir o segundo ano.

Amy nasceu prematuramente e pesava menos de dois quilos e meio. Não apresentou outros problemas, mas demorou para ganhar peso. Começou a andar um pouco mais tarde que o normal, mas pronunciou suas primeiras palavras antes da maioria das crianças. Seus pais não se recordam de quaisquer problemas médicos sérios durante seu desenvolvimento. Com quatro anos, a professora da pré-escola reportou que Amy era "selvagem", sempre correndo pela sala, subindo na mobília e prateleiras, arrancando brinquedos de outras crianças, atirando objetos e inquietando-se nos horários dos trabalhos em grupo. Todos os problemas de comportamento que ela agora apresenta foram registrados durante a pré-escola.

Quando os encontrei, os pais de Amy haviam perdido o senso de humor. Cortar os alimentos com açúcar da dieta de Amy tinha produzido pouco efeito. Mais disciplina também pouco beneficiara seu progresso. Rose sentia que, de alguma forma, havia fracassado como mãe e queixava-se de um excesso de estresse e fadiga quando tinha de passar longos períodos de tempo com Amy; Michael relatava numerosas confrontações com Amy a respeito de seus problemas de comportamento. Ambos temiam que seu casamento estivesse começando a sofrer e fantasiavam sobre o início da vida de casados antes das crianças.

O caso de Amy ilustra os sintomas clássicos relacionados ao TDAH: desatenção e pouca capacidade para fixar-se numa tarefa até seu final, impulsividade e incapacidade de pensar no que faz antes de agir e hiperatividade ou impaciência freqüente. Assim como para a maioria das crianças com TDAH, os problemas de Amy começaram nos anos de sua pré-escola, mas só foram diagnosticados anos depois. Ajuda profissional não foi procurada até que seus problemas de comportamento criassem dificuldades fora do ambiente familiar – nesse caso, na escola, o que é muito comum. Nitidamente, Amy é também bastante típica entre crianças com TDAH porque mostra um segundo padrão de comportamento: opositor, desafiador e hostil diante dos outros, especialmente os pais. Esse modelo é conhecido como *Transtorno Desafiador de Oposição* (TDO). Entre 35 e 65% das crianças com TDAH encaminhadas a clínicas terão esse problema (o número inferior é mais característico de estabelecimentos de primeiros socorros, enquanto o superior figura em clínicas de saúde mental).

Há pouco mais de um século, por volta de 1860, Amy não teria sido diagnosticada como portadora de um transtorno psicológico, mas seus "sintomas" provavelmente seriam notados. Se ela vivesse na Alemanha, provavelmente seria chamada de "irrequieta Phil", ou, mais precisamente, "irrequieta Phillis". Foi naquela época que Heinrich Hoffman, um médico alemão, escreveu um poema com esse nome sobre um garoto hiperativo. Provavelmente, apenas aqueles que a criassem considerariam Amy um problema real. Com nada clínica ou cientificamente conhecido sobre tais crianças, estranhos poderiam considerá-la apenas uma excentricidade social – um julgamento que não evitaria que esses estranhos lidassem com ela asperamente. Em lugar de métodos apropriados de manejo (tais como aqueles discutidos nas Partes II e III deste livro), seria provável que seus pais e outras pessoas tentassem freqüentemente impor-lhe uma disciplina.

Tivesse ela nascido 40 anos mais tarde na Inglaterra, poderia ter sido encaminhada ao Dr. George Still, um médico britânico pioneiro na publicação da descrição de 24 crianças como Amy. Seus pais poderiam receber a notícia de que ela sofria de um defeito da força de vontade, ou *inibição volitiva*, como denominava Still. Ele poderia ter dito que suas ações ilustravam um sério defeito no controle moral de seu comportamento e poderia ter concluído que sua causa era neurológica. E, ainda, como pouco se sabia sobre como tratar tal problema, o prognóstico para Amy teria sido provavelmente desolador se comparado aos padrões atuais de tratamento. É muito provável que Amy não recebesse diagnóstico de nenhum transtorno, mas que fosse encarada como mal-educada, imoral, passional (emocional) ao extremo ou mesmo como uma idiota ou imbecil, apesar de seu desenvolvimento intelectual normal. Naqueles dias, ela bem poderia ter de enfrentar uma vida de rejeição social, ostracismo e insuficiência nos estudos. Hoje, entretanto, uma intervenção precoce oferece esperança não apenas para o manejo dos sintomas do TDAH, mas também para possivelmente minimizar o impacto do TDO no curso do desenvolvimento de uma criança.

Ricky: uma auto-imagem prejudicada

Ricky é um garoto de oito anos cujos pais, Richard e Danielle, tentaram "de tudo" para que melhorasse seu desempenho na escola. Foi reprovado no primeiro ano e os pais temiam que isso se repetisse antes de ele terminar o ensino médio. O barulhento Ricky é uma criança irritante e incansável que circula por sua casa ou sala de aula fazendo muitas coisas ao mesmo tempo sem, no entanto, permanecer o tempo suficiente para terminar qualquer uma delas. Na maioria dos dias, observa sua professora, ele fica alheio a seus deveres, agressivo, interrompendo as tarefas de outras crianças e suas brincadeiras. Por aparentemente bem poucos motivos, começou a empurrar outras crianças, arrancar delas objetos, brigar com seus colegas durante os recreios e sabotar os trabalhos de outros quando não está sendo supervisionado diretamente. Sua mãe acredita que a professora confia demais em punições e muito pouco em recompensas, atenção e assistência individualizadas, cuidados de que Ricky necessita. Pela primeira vez, seus pais experimentam dificuldades em levá-lo para a escola. Ele reclama de vagas dores pelo corpo que revelam com clareza suas intenções de permanecer em casa. Recentemente, mencionou odiar-se e desejar estar morto e, ainda, começou a referir-se a si mesmo como "estúpido".

Os pais de Ricky sempre atribuíram as diferenças do menino em relação a seu irmão e à sua irmã mais velhos à sua personalidade única. Ele freqüentemente responde bem aos elogios que lhe são feitos e é visto como uma criança amorosa e afetiva em relação aos demais membros da família. Apesar disso, recentemente sua auto-estima desabou, ele fica irritado com facilidade e, algumas vezes, chega à beira das lágrimas quando frustrado por coisas das mais simples. Seus pais o vêem com uma ferida interna, embora não consigam prover-lhe mais do que consolos temporários. Desenvolveram um relacionamento adverso com a professora, considerando sua dura disciplina e implacabilidade como grandes fatores contribuintes pela curva descendente da auto-imagem do garoto.

Ricky passou por todos os marcos do desenvolvimento nas idades normais, embora na tenra infância sempre se mantivesse em movimento. Seus pais foram obrigados a instalar uma rede em torno de seu berço para evitar que o bebê circulasse pela casa enquanto os outros estavam dormindo. Com um pouco mais de idade, foi encontrado pedalando seu triciclo na rua às quatro horas da manhã com apenas a luz da garagem a guiá-lo. Ricky parecia propenso a sofrer acidentes quando começou a andar e sempre foi visto como um "falador", facilmente puxando conversa com estranhos. A avó do garoto costumava reparar nas semelhanças entre ele e o pai quando este tinha a idade de Ricky.

Diferentemente de Amy, Ricky não tem o TDO. Contudo, como ocorre com muitas crianças com TDAH, a auto-estima do menino começou a declinar à medida que ele passou a cronicamente obter resultados negativos na escola e a enfrentar problemas com outras crianças de maneira crescente. A visão improdutiva e antipática que a professora de Ricky tem sobre ele parece ter contribuído para o declínio de sua auto-imagem e certamente torna seus dias na escola mais cheios de conflitos. Que isso o tenha levado ao ponto de ficar deprimido não é fato incomum para crianças com TDAH, embora suas declarações injuriosas sobre si mesmas nessa idade tão jovem sejam extremas para a maioria dessas crianças.

Se Ricky tivesse sido uma criança nos Estados Unidos entre os anos 20 e 40, no século XIX, ele poderia ter sido rotulado como portador da *síndrome da irriquietabilidade* ou *desorientação orgânica*, termos em uso nas publicações científicas da época. Provavelmente seria diagnosticado como portador do *transtorno de comportamento pós-encefalítico* se tivesse sobrevivido a uma séria infeção recente do sistema nervoso (encefalite). Algumas crianças com o padrão de comportamento de Ricky eram encaminhadas como portadoras da *síndrome infantil do traumatismo cerebral* porque injúrias ao cérebro provocadas por doenças ou traumas poderiam levá-las a comportar-se dessa maneira. Portanto, qualquer criança que se comportasse desse jeito, mesmo se não tivesse qualquer histórico de trauma no cérebro, era considerada como portadora da síndrome.

Ricky poderia ter sido colocado numa classe especial na qual bem poucos estímulos estivessem à disposição, exceto o material relacionado com a lição a ser ensinada. Os professores provavelmente estariam utilizando roupas de cores discretas e nenhuma jóia. A sala de aula deveria estar sem decoração para minimizar as distrações, vistas como o maior problema das crianças portadoras da síndrome infantil do traumatismo cerebral. Mas como essas salas de aula eram raras, bem pouco usuais para a época, não estavam disponíveis para a maioria das famílias com crianças como Ricky.

Se Ricky fosse tratado no lar das crianças Emma Pendleton Bradley, em Providence, Rhode Island, entre 1936 e 1938, ele poderia ter sido usado como cobaia de uma medicação conhecida como *d*-anfetamina, ou Dexedrine (nome comercial), que vinha sendo testada em crianças com problemas de comportamento pelo Dr. William Bradley. Teriam sido notadas uma dramática melhora no comportamento e na capacidade de completar lições de casa produzidas por esse remédio. É bem provável, todavia, que Ricky não tivesse acesso a esse tratamento pouco usual, nem recebesse um diagnóstico de qualquer transtorno psicológico. Os pais de Ricky poderiam receber o comunicado de que ele era apenas "inteiramente infantil" e que provavelmente superaria tais comportamentos. Quando seu problema persistisse durante a adolescência, ele provavelmente seria visto como um encrenqueiro ou desajustado social e provavelmente teria largado a escola assim que pudesse. Espectadores estariam propensos a julgá-lo como um jovem adulto com falta de "caráter", motivo pelo qual seus pais indubitavelmente seriam responsabilizados.

Sandy: seguindo bem com muita ajuda

Sandy tem 15 anos e está no segundo ano do ensino médio de uma pequena escola particular para crianças com dificuldades de aprendizado. Seus pais, Frances e John, colocaram-na ali quando ela começou a fracassar na escola pública há alguns anos, apesar de ser dotada de uma inteligência superior à média e não apresentar sinais de transtorno no aprendizado. Seus grandes problemas sempre foram a incapacidade de concentrar-se em suas tarefas escolares e em conseguir aplicar esforço persistente para levar a cabo tarefas necessárias. Ela raramente consegue terminar as tarefas da escola sem assistência, muito embora saiba as respostas ou passos corretos para resolver o problema. O que outros parecem prover para Sandy é alguma estrutura externa, orientação e disciplina. Embora ela seja um tanto irrequieta, seu nível de atividade diminuiu consideravelmente desde que ela era uma criança pequena e está agora limitado principalmente a mover seus pés para trás e para a frente enquanto está sentada, batucar com seus dedos ou caneta enquanto trabalha e a mudar sua postura corporal com freqüência.

As tarefas escolares de Sandy são freqüentemente organizadas de forma pobre, e seu caderno é um desastre organizacional. Amiúde vai à aula sem algum material fundamental, como lápis, apostila ou equipamento de laboratório. Quando são apontados seus muitos problemas nas lições de casa, entretanto, ela rapidamente consegue dizer o que está errado. Visando a apoiar seu desempenho escolar, seus professores e pais têm tentado utilizar cadernos com anotações diárias e fichas com notas de comportamento, obtendo, todavia, sucesso limitado e temporário. Em aula, em geral levanta a mão e solta uma pergunta, freqüentemente a pergunta errada. Apesar disso, seus professores apreciam sua espontaneidade e a vêem como um pouco imatura, dispersa e sem objetividade.

Os problemas de Sandy existem desde a pré-escola ou são até mesmo anteriores. Durante sua escolarização, os professores têm reclamado de sua desatenção e estilo impulsivo, além de sua pouca capacidade em persistir nas suas obrigações. Apesar disso, ela sempre teve amigos, é benquista e incluída nas atividades de outras crianças, não apresentando problemas de disciplina. Por três vezes, foi testada por vários psicólogos e especialistas escolares em aprendizado, tendo seu nível de inteligência ficado em 75% e seus feitos acadêmicos considerados medianos ou acima da média. Seus manuscritos, contudo, são notados como pobres ou realizados com lentidão, e sua coordenação motora é um tanto retardada se comparada à de outras crianças.

Embora Sandy se relacione bem com seus pais e irmãos, todos eles demonstraram feitos acadêmicos além daqueles que a garota conseguiu. Todos os seus irmãos, assim como seus pais, têm grau superior e vêem isso como necessário também para Sandy. A auto-estima de Sandy está baixa até certo ponto, e a garota é periodicamente desmoralizada por suas dificuldades. Ela teme continuar desapontando sua família e está bastante frustrada quanto ao que pode fazer para melhorar.

Sandy representa aquele raro tipo de criança que ingressou na adolescência relativamente imune ao impacto do transtorno. Acredito que isso se deva ao fato do principal impacto ter ocorrido em sua vida escolar, em vez de em sua vida social ou familiar, porque ela havia contado com um certo número de professores compreensivos que tentaram ajudá-la em seu caminho e porque seus pais tentaram protegê-la e assisti-la tanto quanto possível (inclusive colocando-a numa escola particular quando a necessidade cresceu). Sem ser superficial, entretanto, acredito que é a amável disposição de Sandy que deve ter levado os outros a perdoar seus problemas com organização e inteiração das tarefas escolares e que deve ter permitido a ela rechaçar com facilidade qualquer crítica social recebida. O poder das amizades próximas que funcionam como anteparo para alguém como Sandy também não pode ser deixado de lado. Finalmente, o fato de ela possuir uma inteligência acima da média deve tê-la auxiliado a encontrar caminhos socialmente apropriados para que conseguisse lidar com as dificuldades enfrentadas na escola. Muitas pesquisas demonstram que uma inteligência elevada prognostica um desempenho escolar melhor em crianças com TDAH, bem como o faz em crianças sem o TDAH.

Se Sandy tivesse freqüentado uma escola entre 1950 e 1970, ela poderia ter sido diagnosticada como portadora do *trauma cerebral mínimo* ou *disfunção cerebral mínima*, nomes utilizados nas publicações profissionais clínicas do período. Esses nomes entraram em uso porque muitos sentiam que o nome *síndrome infantil traumático-cerebral* vinha sendo mal-empregado. Para apaziguar esses críticos e, ao mesmo, tempo continuar enfocando a atenção profissional do problema no cérebro, como o causador do transtorno, foi cunhado o nome *disfunção cerebral mínima*. Nos anos 60, os nomes *síndrome da criança hiperativa* ou *reação hipercinética da infância* poderiam ter sido utilizados para descrever crianças como Sandy, pois eles capturavam uma faceta óbvia de seus problemas de comportamento – o movimento incessante e a irrequietude. Naquela época, o uso de medicamentos estimulantes como Dexedrine ou a nova droga Ritalina (methylphenidato) tornavam-se progressivamente comuns, embora não fossem disseminados como hoje. É bem provável também que, se Sandy fosse levada para receber ajuda profissional, seus pais pudessem arcar com a culpa por seus problemas e ela pudesse ter de passar por uma terapia ou psicoterapia de longo prazo para explorar aquilo que se imaginava, então, como sendo problemas emocionais profundamente arraigados que estariam produzindo nela tais "sintomas". Assim como Ricky, Sandy poderia ter permanecido na escola somente até o início da adolescência, caindo fora quando simplesmente se tornasse muito difícil ou adverso para ela permanecer por mais tempo. Também estaria propensa a mergulhar na contracultura dos anos 60, quando problemas comportamentais eram vistos positivamente, refletindo as atitudes de "espírito livre" da época.

Brad: uma charada para seus pais

Brad é um garoto de 12 anos. Está na sexta série e regularmente inicia seus anos escolares com notas excelentes e comportamento aceitável em aula, mas, gradualmente, entra em declínio para, ao final do ano, obter notas C e D e manifestar um comportamento deletério na sala de aula. Várias vezes ele esteve perto de repetir de ano, mas seus professores sempre lhe deram o benefício da dúvida devido a seu intelecto acima da média e a seus feitos acadêmicos. Brad é irrequieto e hiperativo na escola, concentra-se pouco nas tarefas e fala em excesso. É descuidado em seus afazeres escolares disruptivo em sua carteira. Conseqüentemente, demanda muito tempo e atenção da professora e é mandado para a diretoria pela menos uma vez num prazo de poucas semanas. Reclama a seus pais e professores que a escola é chata e freqüentemente questiona sua relevância diante daquilo que pretende fazer quando adulto, ser um detetive policial.

Os pais de Brad notaram que seu nível de atividade e seus instantes de atenção eram diferentes dos de outras crianças quando ele tinha apenas três ou quatro anos e vivia sempre mudando de uma brincadeira para outra e agarrando tudo o que lhe despertava a curiosidade. Suas travessuras incluíam injetar pela grade líquido detergente no novo amplificador estéreo de seu pai e decorar o novo sofá da família com calda de chocolate. Ele também ficou conhecido por desmontar qualquer coisa mecânica apenas para ver como funcionava – relógios, pequenos dispositivos e muitos brinquedos. Costumava também perder peças durante o processo, de modo a impossibilitar que o mecanismo voltasse a funcionar em ordem.

Com cinco anos, Brad começou a discutir com seus pais sobre a necessidade de limpar seus brinquedos, tomar banho, ir à igreja ou ficar fora do quarto de sua irmã. Quando ficou mais velho, passou a importunar outras crianças, que gradualmente pararam de aceitar seus convites para ir brincar em sua casa e de convidá-lo a seus lares. Apesar de freqüentes recomendações no sentido de não importunar os outros e de controlar seu temperamento imediatamente antes de começar a brincar com alguém, não tardava muito para que Brad fosse reclamar com seus pais que aquilo que a outra criança estava fazendo "não é justo", ou então que o companheiro do garoto decidisse voltar para sua casa sem maiores explicações. Num determinado momento, os pais colocaram Brad em um acampamento de verão destinado a fazer progredir sua capacitação no comportamento social, mas ele não parece ter levado consigo nada dessa capacitação para casa.

Assim como as dificuldades de Amy, os problemas de Brad são relativamente típicos de uma criança com TDAH. Diferentemente de outras crianças, contudo, o TDAH de Brad afeta suas tarefas escolares mais de forma episódica do que contínua. O comportamento pouco usual de Brad pode derivar de sua inteligência, que permite que ele absorva novas informações no início do ano escolar com pouco esforço mas que não é suficiente quando a carga de trabalho cresce e projetos de longo prazo lhe são apresentados.

Se os pais de Brad tivessem buscado ajuda profissional no início dos anos 80, ele poderia ter sido diagnosticado com um nome similar ao empregado nos dias de hoje: *transtorno do déficit de atenção*, ou TDA. Os tratamentos geralmente oferecidos eram similares aos atuais, incluindo o aconselhamento de seus pais em métodos de modificação do comportamento para serem usados em casa, a promoção de ajustes educacionais em suas aulas regulares, o planejamento de serviços educacionais especiais, se necessários, e até tentativas de tratamento medicamentoso (provavelmente com uma droga estimulante denominada Ritalina). Os pais de Brad poderiam ter sido aconselhados a cuidar de sua dieta com mais cuidado, no sentido de serem removidas quaisquer substâncias contendo níveis invulgarmente elevados de aditivos, como flavorizantes ou coloríficos artificiais, conservantes ou açúcar.

Todas as crianças que você acaba de conhecer têm o TDAH. Sim, são todas diferentes – diferentes nas idades, sexos, famílias e até mesmo em muitos de seus problemas. Tivessem elas vivido em outros períodos, poderiam até mesmo não receber o diagnóstico de qualquer transtorno psicológico ou seriam rotuladas como portadoras de algo inteiramente diverso do diagnóstico utilizado hoje. Certamente, seu tratamento por profissionais teria diferido de forma substancial através das décadas. A maioria, entretanto, provavelmente não seria diagnosticada ou tratada, e suas vidas estariam repletas de subaproveitamentos, de oportunidades perdidas e até mesmo de abuso de drogas ou de conduta delinqüente ou criminal. Não está tão claro se as reações da sociedade diante delas mudaram tanto. Mesmo hoje, como descrito no início deste capítulo, pessoas que não estão familiarizadas com o TDAH são propensas a reagir severamente diante do transtorno.

O QUE É O TDAH?

Para alegar que o TDAH é um transtorno comportamental real, os cientistas precisam demonstrar que: (1) ele emerge cedo no desenvolvimento de uma criança; (2) distingue com clareza essas crianças de crianças normais ou daquelas que não têm o transtorno; (3) é relativamente difuso ou ocorre em meio a diferentes situações, embora não necessariamente em todas elas; (4) afeta a capacidade da criança de responder com sucesso diante das demandas típicas solicitadas para crianças de certa idade; (5) é relativamente persistente durante o período de desenvolvimento; (6) não é facilmente explicado por causas puramente ambientais ou sociais; (7) está relacionado a anormalidades no funcionamento ou desenvolvimento do cérebro, o que significa que existe uma falha ou um déficit no funcionamento da capacidade mental própria de todos os seres humanos normais; e (8) está associado a outros fatores biológicos que podem afetar o funcionamento do cérebro ou seu desenvolvimento (por exemplo, genética, traumas, toxinas, etc.). Falar sobre esses temas científicos não tem sido fácil, e apenas muito recentemente tornaram-se disponíveis evidências sobre os pontos 7 e 8. É óbvio que as crianças aqui descritas servem para sustentar os pontos de 1 a 6, e seguro é dizer que evidências mais de que suficientes estão disponíveis a partir dos milhares de estudos sobre o TDAH para demonstrar que ele atende a todos esses critérios. Essas evidências são bastante persuasivas, e, algumas delas estão descritas nos quatro próximos capítulos.

As crianças anteriormente descritas também ilustram como o TDAH representa um prejuízo na capacidade de inibir o comportamento. Reconhecido como fenômeno inconfundível apenas na história recente (1902), o TDAH era visto como um problema ligado à maneira como as crianças aprendem a voluntariamente inibir seu comportamento e a aderir às regras de conduta social – não apenas da etiqueta social, mas aos fundamentos da moral da época. Ironicamente, apesar do tom excessivamente crítico em relação à moralidade, a essência dessa visão não era totalmente imprecisa e está sendo revisitada na visão sobre o TDAH que apresento neste livro. Isso porque um dos muitos problemas que o comportamento desinibido provoca é o prejuízo na maneira como regras, instruções e a voz interna, ou "consciência", da criança a auxiliam a controlar seu comportamento.

Nas décadas imediatamente posteriores, cientistas clínicos deixaram de lado o problema da definição do transtorno e concentraram-se com mais ênfase em suas possíveis causas. Especificar que o transtorno parecia estar no cérebro favorecia os nomes relativos a uma disfunção cerebral (tal como *síndrome infantil traumático-cerebral*). Mas quando muitas crianças foram encontradas sem um subjacente trauma no cérebro, a expressão foi atenuada para algo como disfunção cerebral mínima, que ainda implicava que algo no cérebro estava em desordem. Mais tarde, pesquisas clínicas voltaram a buscar uma melhor descrição dos problemas comportamentais. Esse enfoque no comportamento, tal qual a hiperatividade, levou o transtorno a ser denominado de *síndrome infantil da hiperatividade*. O conceito foi, então, ampliado durante os anos 70, com o reconhecimento de que o déficit no controle dos impulsos e na persistência da atenção eram também problemáticos para aqueles com TDAH. Subseqüentemente, a pesquisa deslocou-se dos estudos sobre nível de atividade para estudos sobre a natureza da atenção, seus diferentes tipos e quais desses tipos poderiam estar envolvidos no transtorno.

Nesse ponto, o transtorno foi renomeado de *transtorno do déficit de atenção* (TDA, com ou sem hiperatividade). Com o avanço da pesquisa clínica, tornou-se claro que a hiperatividade e a impulsividade observadas nas crianças diagnosticadas como portadoras do TDA com hiperatividade estavam bastante relacionadas uma com a outra, indicando que ambas formavam um único problema ligado a um controle inibitório pobre. Em acréscimo, pesquisas demonstraram paulatinamente que esse problema era tão importante quanto os problemas com atenção para que se tornasse possível chegar a uma distinção entre o TDAH e outros transtornos infantis. Conseqüentemente, o nome foi ligeiramente melhorado, em 1987, para transtorno do déficit de atenção e hiperatividade, sua atual denominação (em inglês, *attention-deficit hyperactivity disorder*, com um espaço entre *deficit* e *hyperactivity*). A maior parte daquilo que tenho a dizer neste livro pertence ao TDAH que inclui hiperatividade, como sugere o nome. Contudo, prossigo utilizando o nome TDA para referir-me somente ao déficit, sem a hiperatividade (o atual sistema classificatório psiquiátrico denomina-o com um subtipo do TDAH). Discuto mais completamente essa distinção no Capítulo 7.

É importante compreender o pensamento sobre o TDAH que tem prevalecido entre muitos cientistas e profissionais clínicos durante os últimos 10 ou 20 anos, porque ele é o ponto de vista que você provavelmente irá encontrar agora se for buscar ajuda profissional para sua criança. Vamos, então, dar uma olhada com mais cuidado nas seções seguintes. Tenha em mente, entretanto, que mesmo essa visão é passível de modificações para que possa estar atualizada com as últimas evidências sobre o TDAH emergentes das ciências comportamentais e neurociências.

Hoje, a maioria dos profissionais clínicos – médicos, psicólogos, psiquiatras e outros – acreditam que o TDAH consiste de três problemas primários na capacidade de um indivíduo controlar seu comportamento: dificuldades em manter sua atenção, controle ou inibição dos impulsos e da atividade excessiva. Outros profissionais (inclusive eu) reconhecem que aqueles com TDAH possuem dois problemas adicionais: dificuldades para seguir regras e instruções e variabilidade extrema em suas respostas a situações (particularmente tarefas ligadas ao trabalho). Acredito que todos esses sintomas estão associados a um déficit primário na inibição do comportamento, que é o símbolo do TDAH. Cientistas clínicos em outros países recentemente chegaram também a essa opinião. Cientistas continuam a debater a razão desse problema com a capacidade inibidora – seja ela ligada a problemas com a ativação ou estímulo da regulação cerebral, ou, ainda, a algum problema mais profundo com o funcionamento do cérebro. De qualquer modo, muitos pesquisadores concordam que a inibição do comportamento é o problema central para a maioria das crianças portadoras desse transtorno.

Dificuldade para manter a atenção

Pais e professores freqüentemente descrevem as crianças com TDAH das seguintes maneiras:

"Meu filho parece não ouvir."
"Minha criança não termina tarefas que lhe são designadas."
"Meu filho sonha acordado."
"Minha filha perde coisas com freqüência."
"Minha criança não consegue concentrar-se e se distrai com facilidade."
"Meu filho não parece trabalhar de forma independente, sem supervisão."
"Minha filha requer mais redirecionamentos."
"Ele muda de uma atividade incompleta para outra."
"Ela é freqüentemente confusa ou parece estar num nevoeiro."

Tudo isso se refere a problemas relacionados a atenção e concentração.

O TDAH é imaginado como envolvendo uma dificuldade significativa com o prestar atenção, período de atenção ou persistência de esforço. Em resumo, pessoas com TDAH têm problemas para fixar sua atenção em coisas por mais tempo que outras. Elas lutam, às vezes com tenacidade, para manter sua atenção em atividades mais longas que as usuais, especialmente aquelas mais maçantes, repetitivas ou tediosas. Tarefas escolares desinteressantes, atividades domésticas extensas e palestras longas são problemáticas, assim como leituras extensas, trabalhos desinteressantes, prestar atenção a explicações sobre assuntos desinteressantes e finalizar projetos extensos. Nossa pesquisa demonstra que, embora crianças com TDAH tenham um período de atenção mais breve para muito daquilo que são solicitadas a fazer, manter sua atenção em algo por longos períodos de tempo é a parte mais difícil do prestar atenção para essas crianças.

Infelizmente, à medida que essas crianças crescem, esperamos que elas se tornem aptas a fazer tais coisas, mesmo quando maçantes ou quando exijam muito esforço. Quanto mais velhas ficam, mais devem ser capazes de realizar tarefas necessárias, porém desinteressantes, com pouca ou nenhuma assistência. Aquelas com TDAH irão ficar atrás de outras nessa capacidade, talvez em algo em torno de 30% ou mais. Isso significa que uma criança de 10 anos com TDAH, por exemplo, pode ter um período de atenção equivalente ao de uma outra de 7 sem o TDAH. Isso irá exigir que outros participem, auxiliando a guiar, supervisionar e estruturar seu trabalho e seu comportamento. É fácil, então, perceber como freqüentemente emergem conflitos entre as crianças com TDAH e seus pais e professores.

Mais de uma centena de estudos já mensuraram os problemas de atenção das crianças com TDAH. Na vasta maioria desses estudos, as crianças com o transtorno foram observadas gastando menos tempo em prestar atenção ao que foram solicitadas a fazer do que crianças sem o TDAH. Por exemplo, em 1976, estudei 36 garotos, metade deles diagnosticada como hiperativas (eles agora seriam descritos como portadores do TDAH) e metade como não-hiperativa. Pedi a eles que desempenhassem uma variedade de atividades no salão de jogos de uma clínica no Departamento de Psicologia da State University de Ohio, em Bowling Green. Uma das atividades solicitadas aos meninos era que esperassem sozinhos numa sala de jogos por seis minutos antes que eu os encaminhasse a fazer outras tarefas. Havia brinquedos disponíveis. Eu havia riscado linhas pretas finas no chão de forma a que formassem uma grade ou tabuleiro de xadrez a fim de medir sua atividade, contando quantas linhas eles cruzavam enquanto andavam (ou corriam) pela sala. Através de um espelho falso, observei e registrei o número de diferentes brinquedos com os quais eles brincaram e quanto tempo permaneceram com cada um deles. Os garotos com TDAH, descobri, brincaram com três vezes mais brinquedos que os demais e gastaram 50% menos de tempo com cada brinquedo.

Levei, então, os meninos a uma outra sala e pedi a eles que assistissem a um curta-metragem sobre uma criatura imaginária. Disse a eles que faria algumas perguntas sobre o filme quando voltasse. Enquanto assistiam ao filme, descobri que os garotos com TDAH gastavam duas vezes mais tempo desviando sua atenção do que os demais meninos. Os meninos com TDAH também responderam corretamente a 25% menos questões que os outros garotos quando os questionei mais tarde. Essas e outras medições que fiz durante tal experimento demonstraram que os garotos com TDAH prestavam menos atenção ao que estavam fazendo. Muitos outros pesquisadores chegaram a resultados similares, utilizando uma variedade de procedimentos.

Filtrar informação não é um problema

Interessantemente, nossa pesquisa mostra que crianças com TDAH não têm problemas para filtrar informações – distinguir o importante do irrelevante naquilo que são solicitados a fazer. Elas parecem prestar atenção às mesmas coisas que as crianças sem o TDAH prestariam se lhes fosse pedido para observar ou ouvir algo.

As crianças com TDAH se distraem mais do que as crianças sem TDAH?

Os cientistas não têm certeza de que as crianças com TDAH se distraem mais facilmente do que as crianças sem TDAH. Os pais e professores afirmam que sim, mas a distração criada em experimentos controlados não parece desviar mais essas crianças de seu trabalho do que crianças não-portadoras de TDAH. Acredito que crianças com TDAH têm dois problemas que os pais e professores erroneamente interpretam como distração:

1. *Crianças com TDAH provavelmente se sentem chateadas ou perdem o interesse por seu trabalho mais rapidamente que crianças não-portadoras de TDAH.* Isso as leva a buscar intencionalmente algo a mais para fazer que seja mais divertido, interessante, estimulante e ativo, mesmo quando o trabalho designado ainda não tenha sido concluído. Alguns cientistas argumentaram que crianças com TDAH têm um nível de alerta cerebral diminuído e, portanto, necessitam de mais estímulo para manter seu cérebro funcionando em níveis normais quando comparadas a outras crianças não-portadoras de TDAH. Outros cientistas sugeriram que as recompensas perdem seu valor mais rapidamente com o tempo para as crianças portadoras de TDAH, o que mostra que elas são menos sensíveis a reforços. Até o momento, a causa desse desinteresse simplesmente não está clara. O que é certo é que ele existe em grau suficientemente grande para que alguns cientistas denominem as crianças portadoras de TDAH de "procuradoras de estímulo".

2. *Crianças com TDAH parecem atraídas pelos aspectos mais recompensadores, divertidos e reforçativos em qualquer situação.* Como ímãs, elas parecem ser atraídas em direção a atividades imediatamente mais recompensadoras quando existe trabalho por fazer que não envolve tanta recompensa. Por exemplo, os Drs. Steven Landau, Richard Milich, e seus colegas na Universidade de Kentucky estudaram crianças com e sem TDAH enquanto elas assistiam à televisão. Quando não havia nenhum brinquedo na sala, as crianças com TDAH assistiam ao programa de televisão da mesma maneira que as crianças sem TDAH, e eram capazes de responder às questões sobre o que assistiam, mesmo que tendessem a olhar para longe da TV mais freqüentemente. Entretanto, quando se colocava brinquedos na sala, as crianças sem TDAH continuavam a assistir ao programa de TV. As crianças com TDAH ficavam propensas a brincar mais com os brinquedos do que a assistir ao programa de TV. Quando o programa era uma típica comédia, as crianças com TDAH eram capazes de responder tantas questões sobre o programa quanto as crianças sem TDAH, mas quando o programa era educacional e transmitia informações de forma mais visual que verbal, as crianças com TDAH estavam menos propensas a responder de maneira correta. As crianças com TDAH se encontravam em desvantagem apenas quando era necessário atenção visual.

Por que as crianças com TDAH se distraíam com os brinquedos e as crianças sem TDAH não? Talvez crianças com TDAH simplesmente percam o interesse mais rápido ou considerem as atividades físicas mais divertidas, estimulantes e recompensadoras do que as atividades passivas, como assistir TV.

Existe ainda uma terceira explicação a partir de um estudo sobre a curiosidade em crianças com TDAH, conduzido por alguns ex-colegas em Bowling Green, os Drs. Nancy Fiedler e Douglas Ullman. Eles verificaram que crianças com TDAH mostravam maior curiosidade física durante suas brincadeiras, manipulando, assim, mais objetos, trocando um objeto ou brinquedo por outro com maior freqüência e passando menos tempo com eles. Crianças sem TDAH, de mesma idade, entretanto, mostravam uma curiosidade mais verbal ou intelectual. Falavam mais alto a respeito do objeto ou brinquedo, descreviam inúmeros aspectos diferentes do brinquedo que julgavam interessante, inventavam formas para que o brinquedo fosse utilizado nas brincadeiras, e até criavam histórias envolvendo o brinquedo. Assim, as crianças sem TDAH passavam mais tempo com um brinquedo em particular, dado que suas propriedades intelectuais pareciam interessá-las.

Em 1980, Ronald Rosenthal e Terry Allen, da Vanderbilt University, mostraram que crianças com TDAH, sendo ou não mais distraídas do que crianças sem TDAH, dependiam, em última análise, de quão saliente ou apelativa seria a fonte de distração. Por exemplo, se uma criança com TDAH encontrasse um *video game* sobre sua escrivaninha ao chegar em seu quarto para fazer sua lição de casa, você poderia imaginar qual atividade ela estaria fazendo assim que você retornasse em 20 minutos para conferir a lição.

David Bremer e John Stern, da Washington University, verificaram em um estudo de 1976 que as crianças com TDAH pareciam mais propensas a dispensar o olhar quando envolvidas em uma tarefa de leitura, assim que o telefone tocasse e luzes piscassem ou quando um osciloscópio emitisse padrões de ondas em um monitor no mesmo quarto. No entanto, a diferença entre os grupos foi muito maior em relação ao tempo em que elas se distraíam com o evento: uma média de 18 segundos para cada criança com TDAH e 5 segundos para as outras crianças. Isso indicava que para crianças sem TDAH era mais fácil retornar à tarefa após distrair-se do que para crianças com TDAH. E, portanto, parece que crianças com TDAH se distraem de atividades por períodos mais longos de tempo, não retornando ao trabalho tão prontamente quanto seus colegas sem TDAH.

O problema do adiamento de gratificação

A incapacidade de prosseguir em tarefas enfadonhas é um sinal de imaturidade. Quando as crianças crescem, elas adquirem melhor capacidade para resistir a tentações, salvo em atividades competitivas, embora os psicólogos não estejam completamente certos a respeito de qual mecanismo a maturidade produz, que permite a elas assim se desenvolver. As crianças parecem falar consigo mesmas sobre a importância do trabalho, relembrando quais recompensas podem ganhar mais tarde por completar sua tarefa ou quais punições podem receber caso não a realizem, e encontrando formas de fazer o trabalho de maneira mais interessante. As crianças não-portadoras de TDAH também podem aprender a planejar as conseqüências para que sejam recompensadas por realizar uma tarefa mais difícil. Sabemos que com o amadurecer das crianças, as recompensas adiadas se tornam mais atraentes, e as crianças provavelmente dão maior valor a elas, trabalhando mais freqüentemente por recompensas desse tipo do que optando por recompensas menores, mais imediatas. Crianças com TDAH, em contraste, tendem a optar por fazer pequenos trabalhos no presente momento em troca de uma recompensa menor, embora mais imediata, em vez de trabalhar mais por uma recompensa maior disponível apenas adiante.

Isso é claramente um problema de adiamento de gratificação, e entender isso é crucial para auxiliar crianças com TDAH. Se acreditarmos que pessoas com TDAH são simplesmente muito distraídas frente a tudo, estaremos utilizando métodos que já foram recomendados há mais de 40 anos – afastando fontes de distração – sendo que tais tentativas de auxiliar podem tornar essas crianças realmente mais agitadas e menos atentas. Na realidade, reduzir a estimulação torna ainda mais difícil para uma criança com TDAH manter a atenção. De fato, Sydney Zentall e seus colegas da Purdue University mostraram, em diversos estudos, que adicionar cor aos materiais de trabalho fornecidos a crianças e adolescentes com TDAH reduzia seus erros durante o trabalho. De maneira similar, quando Mariellen Fischer, do Medical College of Wisconsin, e eu pedimos que adolescentes olhassem para uma tela de computador com números piscando a uma freqüência de um por segundo, e para que pressionassem um botão quando vissem um número 1 seguido de um número 9, os adolescentes com TDAH cometeram mais erros nessa tarefa enfadonha do que aqueles sem TDAH. Quando repetimos o teste com números de distração, piscando à direita e à esquerda dos números do teste, o desempenho dos adolescentes com TDAH se assemelhou ao dos adolescentes sem TDAH. Esse e muitos outros estudos nos revelam que adicionar estímulos a tarefas pode aumentar as capacidades de crianças e adolescentes com TDAH de prestar atenção e de completar seu trabalho com menos erros.

Deveríamos, então, tentar especificamente aumentar as inovações, a estimulação ou a diversão nas tarefas solicitadas às crianças com TDAH. Devemos também especificar que certas recompensas ou conseqüências desejáveis podem ser conquistadas imediatamente caso a atividade seja completada, ao invés de serem adiadas. Poderíamos também dividir a atividade em pequenos segmentos, permitido que a criança com TDAH fizesse pausas mais freqüentes enquanto trabalha.

Dificuldade em controlar impulsos

Pais e professores descrevem, geralmente, crianças com TDAH como "respondendo a perguntas sem pensar, antes mesmo que as questões tenham sido finalizadas" e "querendo que seus desejos se realizem de uma hora para outra". Crianças com TDAH têm muitos problemas em esperar pelas coisas. Revezar-se em jogos, preparar-se para o almoço ou para o recreio na escola, ou apenas esperar até que alguma atividade (como a missa da igreja) termine pode torná-las impacientes e "irritadas". Elas podem se queixar de ter de esperar e até mesmo começar uma atividade que lhes foi solicitado adiar. Quando os pais prometem levá-las para fazer compras ou para assitir a um filme, eventualmente, as crianças podem atormentar os pais demasiadamente durante o período de espera. Isso faz com que essas crianças pareçam constantemente necessitadas e muito centradas em si próprias. Portanto, o segundo problema observado no TDAH é a diminuição da capacidade de inibição do comportamento ou do controle de impulsos. Crianças com TDAH apresentam problemas consideráveis para conter suas respostas frente a uma situação e para pensar antes de agir. Elas, geralmente, fazem comentários que provavelmente não fariam caso pensassem antes. Elas também respondem ao que outros dizem ou fazem de forma impulsiva, às vezes emocionalmente, e acabam sendo criticadas por assim fazer. Elas podem agir com rapidez com uma idéia que lhes vêm à mente, sem considerar que se encontram no meio de algo que estão fazendo e que deve ser finalizado primeiro. São excessivas e falam alto, e com freqüência monopolizam as conversações.

Esse comportamento é geralmente encarado como rude e insensível, e tem conseqüências negativas em ambos os cenários: social e de ensino. Os professores percebem que as crianças com TDAH geralmente "fazem comentários sem pensar e sem levantar a mão" em sala de aula e "iniciam tarefas ou testes sem ler as instruções com cuidado". Elas são descritas freqüentemente como pessoas que "não sabem dividir" o que têm com os outros e "tomam posse de coisas que desejam e que não lhes pertencem".

Como as crianças com TDAH já apresentam problemas para manter a atenção, imagine como sua incapacidade de resistir a impulsos – como o de abandonar uma tarefa enfadonha – poderá exacerbar seus problemas quando trabalhar mais tempo por recompensas futuras maiores. Em 1986, Mark Rapport e seus colegas da University of Rhode Island deram a um grupo de 16 crianças com TDAH e a 16 crianças sem TDAH um trabalho a fazer. Quando contavam às crianças que estas receberiam um pequeno brinquedo imediatamente após completar um pequeno número de problemas de aritmética, os grupos completavam o mesmo número de problemas. Então, era dado às crianças uma escolha: elas poderiam ganhar um pequeno brinquedo por fazer uma pequena quantidade de trabalho, ou poderiam fazer uma quantidade maior de trabalho por um brinquedo maior e mais valioso. Porém não receberiam o brinquedo maior antes de dois dias. Sob tais circunstâncias, um maior número de crianças com TDAH escolheu a recompensa menor e imediata em troca de pouco trabalho, ao passo que as outras crianças estiveram mais propensas a escolher a recompensa maior, adiada, em troca de mais trabalho.

Susan Campbell e seus colegas da Universidade de Pittsburgh verificaram resultados semelhantes com crianças pré-escolares com e sem hiperatividade (o atual TDAH) em 1982. Eles esconderam um pequeno biscoito sob uma das três xícaras enquanto as crianças assistiam. As crianças foram, então, solicitadas a esperar até que o experimentador tocasse uma campainha antes que pudessem pegar a xícara e comer o biscoito. O procedimento foi repetido por seis tentativas, com o período de espera variando entre 5 e 45 segundos. As crianças com TDAH fizeram muito mais escolhas impulsivas, pegando e comendo o biscoito antes do experimentador tocar o sino, do que as outras crianças.

Utilizando atalhos

Os problemas de atenção e de controle de impulsos também se manifestam nos atalhos que as crianças com TDAH utilizam, notoriamente, em seu trabalho. Elas aplicam menor quantidade de esforços e despendem menor quantidade de tempo para realizar tarefas desagradáveis e enfadonhas. Por essa razão, não está claro que dar tempo extra a crianças ou adultos com TDAH nos exames de escola ou em suas profissões de fato as beneficiem. Elas podem acabar apenas gastando o tempo extra que lhes é dado, em vez de utilizá-lo a seu favor para revisar seu trabalho, buscar erros a serem corrigidos ou ter mais força para enfrentar problemas que inicialmente ignoravam. Até que saibamos se o tempo extra as ajuda, escolas e outros ambientes onde são aplicados testes provavelmente continuarão a conceder tais solicitações, mas esse tempo extra pode não ser tão benéfico como antes se acreditava.

Correndo muitos riscos

A impulsividade observada no TDAH pode também ser diagnosticada pela grande quantidade de riscos corridos. Falhar em considerar antecipadamente as conseqüências danosas que podem resultar de uma ação pode explicar por que pessoas com TDAH – em particular crianças com TDAH, algumas das quais também desafiadoras e opositivas – são mais propensas a acidentes que outras. Não pelo fato de crianças com TDAH não tomarem cuidado com o que vai acontecer, é que elas simplesmente não pensam a respeito de prováveis conseqüências futuras. Elas freqüentemente enfrentam dificuldades, sendo então surpreendidas pelos desastres que outras antevêem com clareza.

> "Nossa filha quer tirar a carteira de motorista. Mas ela parece ainda imatura e distraída. Os jovens com TDAH sofrem maiores riscos como motoristas?"

Essa imprudência pode explicar por que Carolyn Hartsough e Nadine Lambert da University of California em Berkeley verificaram, em um estudo de 1985, que crianças com TDAH eram mais de três vezes propensas a ter, no mínimo, quatro ou mais acidentes sérios se comparadas a crianças sem TDAH. Em 1988, Peter Jensen e seus colegas no Medical College of Georgia verificaram, de maneira similar, que crianças com TDAH eram aproximadamente duas vezes mais propensas a apresentar traumas requerendo suturas, hospitalização ou grandes e dolorosos procedimentos, se comparadas a um grupo de crianças-controle. Em um estudo mais recente, eu e meus colegas, da University of Massachusetts Medical School, verificamos que adolescentes e adultos jovens com TDAH se envolviam quatro vezes mais em acidentes de carro (uma média de 1,5 *versus* 0,4%), e apresentavam sete vezes mais probabilidade de se envolver em duas ou mais colisões de carro (40 *versus* 60%) do que jovens sem TDAH. Os jovens com TDAH tinham quatro vezes mais probabilidade de causar os acidentes (48 *versus* 11%), duas vezes mais propensos a receber multas de trânsito (78 *versus* 47%) e receberam quatro vezes mais multas (4 *versus* 1%), em média, em dois anos de experiência como motoristas com carteira de habilitação. As infrações mais comuns foram causadas por excesso de velocidade, sendo a segunda mais comum por não respeitar os sinais de trânsito.

A falta de controle dos impulsos também explica por que os adolescentes e os adultos com TDAH têm maior probabilidade de correr riscos ingerindo bebidas alcoólicas, fumando cigarros e usando drogas ilegais como a maconha. Em nosso estudo com adolescentes com histórico de TDAH anteriormente mencionado, Mariellen Fischer e eu verificamos que aproximadamente 50% desses adolescentes já haviam feito uso de cigarro na idade de 14 a 15 anos, comparados a 27% de adolescentes sem TDAH; 40% de adolescentes com TDAH haviam ingerido bebidas alcoólicas, comparado a apenas 28% de outros adolescentes; sendo que 17% haviam experimentado maconha, comparados a apenas 5% de adolescentes sem histórico de TDAH.

Problemas para controlar o dinheiro

A impulsividade observada no TDAH também pode explicar por que os adolescentes e os adultos jovens com TDAH têm dificuldades maiores para controlar o dinheiro e o crédito. Eles compram coisas que vêem e desejam apenas por impulso, sem pensar no que realmente têm condições de adquirir no momento. Eles não ponderam as conseqüências que a compra desses itens terá em seu orçamento semanal ou em sua capacidade de cobrir os débitos já existentes.

Pensamento impulsivo

A impulsividade em pessoas com TDAH não está limitada, aparentemente, a suas ações, pois também afeta seu pensamento. Adultos com TDAH nos contam, geralmente, durante entrevistas clínicas, que eles têm tantos problemas de pensamento quanto de comportamento impulsivo. Isso foi corretamente demonstrado em um estudo por G. A. Shaw e Leonard Giambra na Georgetown College, publicado em 1993. Quando foi solicitado que estudantes universitários apertassem um botão quando vissem um determinado estímulo em forma de alvo (como o padrão de números de 1 a 9, descrito anteriormente), os estudantes com TDAH não apenas apertaram o botão mais vezes quando não se supunha fazê-lo, comparado aos estudantes sem histórico de TDAH, mas eles também relataram, quando interrompidos pelos pesquisadores, um maior número de pensamentos não-relacionados à tarefa, se comparado aos outros grupos de estudantes universitários. Isso é uma evidência clara de que aqueles com TDAH acham mais difícil concentrar-se em seu trabalho e inibir pensamentos que não se relacionam à tarefa em mãos.

O problema com o comportamento excessivo

"Irriquieto", "sempre em pé e em movimento", "age como que movido por um motor", "está constantemente 'escalando' tudo", "não consegue ficar sentado quieto", "fala demais", "geralmente produz zumbidos ou sons estranhos" – são essas as descrições familiares? Elas definem o movimento excessivo ou a hiperatividade, que é uma terceira característica do TDAH. Essa característica pode aparecer como inquietação, impaciência, ritmo desnecessário, ou como outros movimentos, e também como conversa excessiva. É um comportamento difícil de ignorar, e é ainda em relação ao qual os observadores mais acomodados são céticos. Os pais que vêem seus filhos trocando de assento, batendo as mãos ou os pés, brincando com objetos próximos, ritmando e tornando-se impacientes e frustrados durante períodos de espera, sabem que tal comportamento não é normal. Os professores que observam essas crianças saindo de seus assentos e começando a ziguezaguear ou a se contorcer, brincando com brinquedos trazidos de casa, falando ao mesmo tempo, emitindo sons ou até mesmo cantando, enquanto deveriam estar sentadas e quietas como as demais, sabem que tal comportamento não é típico da maioria das crianças. Por outro lado, alguns persistem em suas opiniões, acreditanto que pais e professores estão simplesmente "aturando" ou sendo "extremamente sensíveis" a respeito de um comportamento normal.

Crianças com TDAH são hiperativas

O fato de crianças com TDAH serem realmente mais ativas do que outras crianças, em muitas circunstâncias diferentes, foi demonstrado de forma muito bem-feita em um estudo publicado em 1993 por Linda Porrino, Judith Rapoport e suas colegas no NIMH* em Bethesda, Maryland. As crianças em estudo usaram um equipamento especial que monitorava suas atividades ou movimentos diariamente, durante uma semana, à medida que faziam suas atividades normais. Os cientistas verificaram que os meninos com hiperatividade (TDAH) eram significativamente mais ativos que os meninos sem TDAH, a despeito da hora do dia, incluindo finais de semana e enquanto dormiam. As maiores diferenças entre os grupos de meninos ocorreu em situações escolares.

Em meus estudos iniciais de crianças com hiperatividade (TDAH), publicado em 1976 e 1978, determinei que essas crianças se movimentavam em um quarto aproximadamente oito vezes mais que outras crianças, que o movimento de seus braços era duas vezes mais freqüente que o de crianças sem TDAH, que suas pernas se moviam aproximadamente quatro vezes mais que as de outras crianças, e que eles eram três vezes mais impacientes enquanto assistiam a um filme curto na TV (como descrito anteriormente) e mais de quatro vezes mais inquietos e agitados durante testes psicológicos enquanto estavam sentados a uma mesa.

> "Nós temos muita dificuldade em levar nosso filho para cama à noite. O que podemos fazer?"

Estudos como os mencionados anteriormente têm demonstrado que crianças com TDAH saem do lugar muito mais do que outras crianças de mesma idade em circunstâncias semelhantes, mesmo durante o sono. Porém, o fato de que crianças com TDAH não regulam ou não controlam seu nível de atividade, enquadrando-se às demandas do momento, é o que lhes causa maior problema. Por exemplo, crianças com TDAH podem ter muitos problemas diminuindo seu nível de atividade à medida que se movem de um ritmo acelerado, de uma brincadeira ativa no recreio, no *playground*, para uma atividade mais contida, calma e silenciosa em sala de aula. Nessas ocasiões, outros podem considerá-las como barulhentas, descontroladas, impetuosas, desordeiras e imaturas. Meus estudos iniciais em uma sala de atividades lúdicas, recém-descritos, mostraram que quando se solicitava que os meninos permanecessem em um canto da mesa e brincassem apenas com os brinquedos que estivessem sobre ela, os meninos com hiperatividade (TDAH) reduziam seu nível de atividade muito menos que os meninos sem TDAH. Em um estudo de 1983 que publiquei com Charles Cunningham e Jennifer Karlsson, fitas de áudio gravadas com conversações de crianças e suas mães mostraram que crianças com TDAH falavam aproximadamente 20% mais do que crianças sem TDAH. Uma surpresa para nós naquele momento era que as mães de crianças com TDAH também falavam mais do que as mães das crianças sem TDAH. Acreditávamos que a maior quantidade de conversa por parte das mães de crianças com TDAH era uma resposta à conversa excessiva de seus filhos. Comprovamos esse fato administrando o medicamento estimulante Ritalina nas crianças com TDAH e verificando a imediata redução de 30% em seu discurso. O nível de conversa de suas mães também foi imediatamente reduzido.

---

*N. de R.T. National of Mental Health.

Crianças com TDAH também são hiper-responsivas

O que é mais importante entender sobre crianças com TDAH não é simplesmente que elas se movem em demasia – é que *têm um padrão de resposta comportamental exacerbado*. Elas são muito mais propensas a responder a coisas a seu redor em qualquer situação, quando comparadas a crianças sem TDAH da mesma idade. Seu comportamento ocorre de forma rápida, vigorosa e facilmente em situações em que outras crianças se tornariam mais inibidas. Assim, um termo melhor para descrever crianças com TDAH é *hiper-responsividade*. Por serem essas crianças certamente mais ativas do que crianças sem TDAH, o termo *hiperatividade* acaba perdendo o seu valor. Seu nível maior de atividade realmente parece, em grande parte, derivado de sua maior taxa de comportamento ou resposta frente a uma dada situação.

Isso significa que a hiperatividade e a impulsividade observadas em crianças com TDAH são parte do mesmo problema subjacente – um problema com a inibição de comportamento. Eu acredito que muito de seu problema em sustentar a atenção se deve também à sua falta de inibição. Como o grande psicólogo William James escreveu em 1898, não é possível que humanos prestem atenção a qualquer coisa ou pessoa por mais de alguns poucos segundos. Todos nós nos mantemos ajustando nossos olhos e corpo conforme fazemos coisas, e geralmente desviamos nosso olhar para longe das coisas brevemente, retornando a elas. É esse contínuo esforço de resistir ao desejo de romper a atenção da tarefa para fazer alguma coisa a mais que cria nossa sustentação da atenção. O que pessoas com TDAH enfrentam não é que desviem sua atenção mais do que pessoas sem TDAH (embora também o façam), é que elas têm mais trabalho para retomar a atenção à tarefa que estavam fazendo antes de sua atenção ser desviada. Como a capacidade de voltar a manter a atenção nas coisas necessita que a pessoa também seja capaz de inibir seus desejos ou tendências para fazer outras coisas, o problema de manter a atenção em pessoas com TDAH pode, na realidade, ser parte de seu problema de inibir respostas frente a coisas a seu redor. Portanto, elas desviam a atenção mais do que outros e não conseguem resistir à tentação de abandonar uma tarefa desinteressante em troca de algo mais interessante e também mais estimulante. As pessoas com TDAH acham muito mais difícil resistir à tentação da distração e sustentar a inibição de seu desejo de fazer outras coisas enquanto estão trabalhando em uma tarefa mais longa. Também acham que são menos capazes de retornar à tarefa em que estavam trabalhando quando interrompidas, já que não podem inibir tão facilmente o desejo de responder a outras coisas a seu redor, que podem ser mais atrativas ou irresistíveis. Por esta razão, manter a atenção também é manter a inibição, e é o problema de inibição que pode estar na raiz do problema de atenção no TDAH.

Apenas recentemente diversos cientistas passaram a acreditar que a essência do TDAH é primariamente um problema de falta de inibição de comportamento. Ultimamente a doença pode ser renomeada refletindo essa nova visão, talvez como *transtorno de inibição de comportamento*.

Esse problema de sustentação de atenção pode até ser evidente em relação aos *video games*. Acredita-se comumente que crianças com TDAH são normais quando brincam em ritmo acelerado com esses jogos de recompensa imediata, rápidos e muito atraentes. Não é, no entanto, o que Rosemary Tannock e suas colegas do Hospital for Sick Children em Toronto verificaram em 1997, quando conduziram dois estudos comparando crianças com TDAH e sem TDAH – observando-as enquanto jogavam *video games*, e também estudando-as enquanto elas se envolviam em tarefas interessantes. Esses cientistas verificaram que as crianças com TDAH eram mais ativas, impacientes e desatentas que as crianças sem TDAH durante todas suas atividades, inclusive quando jogavam *video games*. Eles verificaram que todas as crianças eram menos ativas e mais atentas quando brincavam com *video games* do que assistindo à TV ou fazendo uma tarefa de laboratório enfadonha. As crianças com TDAH também se saíam pior do que outras crianças nos jogos de *video games*, experimentando mais falhas que as outras. Isso era freqüente porque não conseguiam inibir o movimento para frente de seus personagens no *video game* tão prontamente quanto as outras crianças, fazendo com que seus personagens batessem em obstáculos, o que lhes custava pontos ou requeria que reiniciassem o jogo. Durante uma entrevista de esclarecimento com os pais, Tannock e suas colegas aprenderam que talvez uma conseqüência dessas dificuldades é que crianças com TDAH tendem a não brincar com o *video game* na presença de outras, sendo capazes, no entanto, de fazê-lo sozinhas. Quando brincavam com *video games* na presença de outras geralmente ocorriam mais brigas e choros. Portanto, parece que enquanto crianças com TDAH podem ser mais atentas e menos impacientes enquanto brincam com *video games* do que quando engajadas em atividade menos interessantes, o seu desempenho e o seu comportamento não é normalizado nesses momentos. Ao contrário da crença popular, eles permanecem distintos daqueles de crianças normais.

Dificuldade em seguir instruções

Diz-se que crianças com TDAH sofrem de uma incapacidade em seguir completamente instruções e em aderir a regras se comparadas a outras de sua idade, o que psicólogos denominam de *comportamento guiado por regras*. Enquanto nosso comportamento é controlado mais por direções e instruções do que pelo que realmente acontece a nossa volta, crianças com TDAH freqüentemente acabam ficando "fora do ar" ou se engajam em atividades não-relacionadas às que foram solicitadas a fazer. Por exemplo, o professor dá a uma criança com TDAH a simples instrução de retornar a seu assento e começar sua lição de matemática. A criança pode começar a andar pelo corredor, algumas apenas para gastar o tempo, cutucando colegas, falando com outros, e perambulando lentamente para sua escrivaninha, escolhendo, geralmente, o caminho mais longo para voltar a ela. Uma vez em sua mesa, a criança pode pegar um lápis e começar a desenhar figuras de flores no caderno ou em sua lição de matemática, olhar pela janela outras crianças brincando ou pegar um brinquedo do bolso e começar a brincar com ele. A instrução dada à criança nesse caso teve, claramente, pouco impacto sobre o controle de seu comportamento.

"Minha filha não fará nada que eu pedir. Como eu posso fazer com que ela me escute?"

O problema de seguir completamente as regras e as instruções ficou mais evidente para mim quando comecei a estudar as interações entre pais e crianças com TDAH, há aproximadamente 20 anos, com Charles Cunningham, quando éramos estudantes na Oregon Health Sciences University. Cunningham e eu avaliamos as interações de um grupo de crianças com hiperatividade (TDAH) e seus pais, e comparamos essas interações com as de um grupo de crianças sem TDAH e seus pais. A cada par pai-criança foi solicitado, inicialmente, brincar em um salão de jogos com brinquedos como costumavam fazer em casa. Após esse período, demos aos pais uma lista de ordens para que seus filhos obedecessem, por exemplo recolher os brinquedos e colocá-los de volta nas prateleiras. Observamos as interações por trás de um espelho e gravamos como os pais e as crianças interagiam. Verificamos que as crianças com TDAH eram menos submissas às instruções de seus pais do que as outras crianças, e que isso era evidente especialmente durante o período de trabalho. Até o momento, é suficiente dizer que esssa descoberta foi confirmada em muitos outros estudos realizados mais recentemente.

Um estudo especialmente revelador, conduzido por Rolf Jacob, K. Daniel O'Leary e Carl Rosenblad, em 1978, da State University of New York em Stony Brook, examinou grupos de crianças com e sem hiperatividade (TDAH) em dois tipos de organização de sala de aula. No primeiro tipo, a classe era distribuída de forma mais informal, sendo dada a possibilidade de escolha à criança de quais atividades iria realizar durante os períodos de trabalho em sala de aula. Foi fornecida pouca estrutura pelo professor, exceto na hora de encorajar as crianças a selecionar o que iriam fazer com seu tempo a partir de um grande número de atividades acadêmicas. Mudou-se, então, os procedimentos em sala de aula, retomando a configuração de aula mais tradicional, com uma sala de aula formal. O professor direcionou o trabalho acadêmico das crianças, dando a lição em um papel branco, com breves instruções, com uma folha mimeografada ou ainda sendo necessário escutar a lição. O comportamento das crianças com e sem TDAH não diferiu muito na organização da sala de aula informal, mas quando a classe foi distribuída em estilo mais formal, as crianças sem TDAH foram capazes de reduzir o nível total de atividade e desatenção, ajustando seu comportamento para esse tipo de situação mais restrita. Já as crianças com TDAH não foram capazes de fazer o mesmo.

O resultado dessa desatenção é que outras pessoas têm sempre que lembrar às crianças com TDAH o que elas devem fazer. Os que supervisionam uma criança com TDAH acabam se frustrando e ficando irritados. Finalmente, a criança pode falhar, pode repetir de ano e, eventualmente, deixar de freqüentar a escola. Um adulto com TDAH pode até ser despedido ou não conseguir uma promoção. A impressão geral em relação aos outros, na melhor das hipóteses, é a de que a pessoa com TDAH é imatura e não tem auto-disciplina e organização, ou pior, implica que a pessoa com TDAH é intencionalmente preguiçosa, desmotivada e indiferente, ou está tentando evitar suas responsabilidades.

Acredito que essas dificuldades em seguir regras e instruções estão relacionadas ao problema subjacente de impulsividade. Não está muito claro se a impulsividade cria o problema por causar uma disrupção no seguimento das regras, quando se deseja mudar para uma atividade mais competitiva, ou quando a impulsividade é a base de uma capacidade debilitada de linguagem para guiar e controlar ou governar o comportamento. Luto com esse dilema por mais de uma década, e nunca fiquei realmente seguro sobre qual surgiu primeiro – a falta de inibição do comportamento ou a diminuição do controle de comportamento através da linguagem, especificamente regras ou instruções. Existem pesquisas amplas que mostram que a capacidade verbal e a impulsividade se relacionam. Indivíduos com a linguagem desenvolvida e com melhores habilidades verbais são geralmente muito menos impulsivos e mais reflexivos na realização de tarefas, se comparados àqueles com habilidades verbais menos desenvolvidas. Os dois problemas são interligados, pois crianças jovens aprendem a falar consigo mesmas quando pretendem controlar seu próprio comportamento para serem menos impulsivas, como mencionado anteriormente. Falar consigo mesmas ajuda-as a inibir seus desejos iniciais de responder de uma determinada maneira. Também disponibiliza tempo para que as crianças falem consigo mesmas em relação a certos detalhes da tarefa e às várias opções de como responder antes de escolher a melhor resposta.

Geralmente nos referimos a isso como *pensamento* ou *reflexão*. Em cada caso, é o uso do discurso autodirigido que está principalmente envolvido no auxílio do controle do comportamento da criança.

Esse problema de utilizar o discurso autodirigido para auxiliar a inibir o comportamento foi claramente demonstrado em um estudo por um amigo, Michael Gordon, do Upstate Medical Center (hoje Upstate Medical University) em Syracuse, Nova York. Gordon estudou a capacidade de crianças com e sem hiperatividade (TDAH) inibirem sua resposta a tarefas e aprenderem a esperar. Para tal propósito ele criou um pequeno computador e pediu que as crianças sentassem em frente a ele, apertassem um botão e, então, esperassem um pouco antes de apertar novamente. Eles ganhavam um ponto apenas quando esperavam 6 segundos ou mais. Os pontos podiam ser acumulados para a compra de doces ao final do experimento. As crianças não sabiam quanto tempo esperar a cada vez antes de apertar o botão, assim, elas tinham de descobrir o intervalo aprendendo. Gordon verificou que crianças com TDAH apertavam o botão muito mais freqüentemente do que as outras crianças e não eram capazes de esperar passar intervalos corretos de tempo. O mais interessante, entretanto, é que enquanto eles esperavam o tempo passar antes de apertar o botão, mais de 80% das crianças sem TDAH falavam consigo mesmas, contavam ou davam a si mesmas instruções verbais e estratégias para ajudar a passar o tempo. As crianças com TDAH, em contraste, cantavam, mexiam nos lados da caixa, viravam o botão na caixa, balançavam suas pernas um certo número de vezes, corriam ao redor da mesa, batiam o pé 16 vezes, mexiam os pés de 9 a 10 vezes, e assim por diante. Apenas 30% delas relataram o uso de alguma estratégia verbal como o que ocorria com as outras crianças. Quanto mais as crianças usavam comportamentos físicos para ajudar a passar o tempo, mais elas eram classificadas como hiperativas na escala de classificação de comportamento. Em outras palavras, as crianças sem TDAH provavelmente faziam uso de mais táticas verbais e de pensamento, ajudando-as a inibir seu comportamento e a esperar, enquanto as crianças com TDAH utilizavam-se de atividades mais físicas.

Como você verá no Capítulo 2, passo a acreditar que o problema de inibição de respostas, observado no TDAH, surge primeiro, interferindo com o desenvolvimento posterior do uso do discurso autodirigido para o autocontrole. Entretanto, como nos últimos anos não se acredita mais tanto no autodiscurso para auxiliar no controle de si mesmas, as crianças com TDAH provavelmente serão mais impulsivas do que as sem TDAH. Portanto, o fraco controle dos impulsos, embora surja primeiro, evita que as crianças com TDAH utilizem o autodiscurso tão eficientemente quanto outras crianças. Isso, então, coloca-os em atraso no seu desenvolvimento do controle de impulsos, do autocontrole e do uso de planos e metas para dirigir seu comportamento.

Fazendo um trabalho inconsistente

Um quinto e último sintoma que observo em crianças com TDAH é o trabalho inconsistente. Como a maioria das crianças com TDAH possuem inteligência de média a superior, sua incapacidade de produzir um trabalho aceitável de forma consistente deixa perplexas as pessoas a sua volta. Alguns dias ou em determinadas vezes, essas crianças parecem ser capazes de completar o trabalho estabelecido, facilmente, e sem ajuda. Outras vezes, ou em outros dias, elas não conseguem terminar nada ou completam muito pouco de seu trabalho, e podem até não fazer muito mesmo que sejam supervisionadas de perto. Com o tempo, cria-se um padrão errôneo de impressão de que uma pessoa com TDAH seja preguiçosa. Como disse uma vez um psiquiatra infantil: "As crianças (com TDAH) se saem bem na escola algumas poucas vezes, e nós já julgamos que isso seja possível pelo resto de suas vidas". Quando a criança com TDAH completa do seu trabalho sem assistência, ela pode fazer com que as pessoas pensem erroneamente que ela não tem problemas reais ou incapacidades. Mas o problema aqui não é elas *não poderem fazer o trabalho, mas elas não poderem manter um padrão consistente de produtividade de trabalho como as outras podem*. Isso levou, certa vez, o renomado neurologista, Marcel Kinsbourne, a caracterizar o TDAH como uma *doença variável*.

Os cientistas não estão certos sobre o porquê de crianças com TDAH exibirem mais esse padrão inconsistente em seu comportamento e especialmente na sua produtividade. Sabemos que usar nossa linguagem e nosso discurso autodirigido para guiarmo-nos permite uma consistência muito maior na forma como agimos e trabalhamos. Crianças com TDAH, como discutimos, são mais influenciadas pelo momento do que por um plano ou por uma regra preconcebida. Conseqüentemente, seu trabalho será altamente variável, dependendo das condições alternantes a cada dia.

É bem possível que a produtividade de trabalho inconsistente seja um subproduto de outros sintomas já descritos, particularmente da incapacidade central de controle de impulso. A produtividade de trabalho consistente demanda a capacidade de inibir impulsos para engajar-se a outras atividades que sejam imediatamente mais divertidas e recompensadoras, assim, quanto mais limitado e errático for o controle de impulso, mais variável será a produtividade de trabalho. A produtividade em crianças com TDAH depende mais das circunstâncias da situação imediata do que de autocontrole, autodiscurso e vontade, que eventualmente governará a produtividade em outras crianças.

ONDE ESTÁ O AUTOCONTROLE DE MEU FILHO? UMA NOVA VISÃO SOBRE O TDAH

Como foi visto neste capítulo, as capacidades de parar, pensar, planejar e, então, agir, bem como a de sustentar a ação face à distração – coisas que a maioria de nós fazemos para ajudar a controlar a nós mesmos – são um problema para as crianças com TDAH. Pesquisas cientificas atuais, entretanto, sugerem que todos esses problemas superficiais podem ser provenientes de um déficit central mais profundo de inibição de comportamento – um retardo do desenvolvimento de controle de impulsos. Cientistas algumas vezes denominam esse problema de *desinibição*, o que significa que o comportamento é liberado da inibição sob circunstâncias nas quais outros normalmente inibiriam tal conduta. Acredito que todas as cinco características primárias de TDAH refletem um problema sério de inibição de comportamento. Isso leva a um sério problema de autocontrole ou em relação à forma como o Eu age enquanto gerenciador dos padrões de comportamento. O Eu em crianças com TDAH não é um controlador, um regulador ou um gerenciador de comportamento tão bom quanto em outras pessoas. Portanto, os problemas das crianças com TDAH não se originam da falta de habilidades, mas da falta de autocontrole. Isso significa que o *TDAH não é um problema em relação ao que uma criança sabe fazer; é um problema relacionado ao fazer o que a criança sabe.*

Infelizmente, a maioria das pessoas acredita que autodisciplina, autocontrole e vontade estão inteiramente sob nosso próprio comando. Dessa forma, crianças sem autocontrole são vistas como não querendo controlar a si mesmas (são as "ervas daninhas") ou como não tendo aprendido a se controlar (encaradas simplesmente como "indisciplinadas" pelos pais). Francamente, essa visão está ultrapassada. Os cientistas estão nos mostrando que existem fatores neurológicos (cerebrais) que contribuem para o autocontrole e a vontade, aliados com o aprendizado e a formação. E quando esse sistema cerebral funciona de forma inapropriada ou se torna danificado, os níveis normais de autocontrole e de vontade se encontram alterados. Essas pessoas têm o TDAH. Elas têm um problema de base biológica de autocontrole e de execução de sua própria vontade. Essa nova visão é o tema do Capítulo 2.

Estudar o TDAH é dar uma olhada no desejo propriamente dito, e em como ele se torna tão poderoso enquanto um agente de autocontrole. Este poder de mostrar autocontrole para direcionar o comportamento para o futuro é exclusivamente humano; nenhum outro animal o possui. Acredito que as crianças com TDAH têm uma deficiência de desenvolvimento em tal poder. Como resultado, *ter o TDAH é ter uma deficiência de desejo e, conseqüentemente, um futuro duvidoso.* Isso é o que faz você, como pai, ficar preocupado e alarmado com o que você supõe esteja desviando o desenvolvimento comportamental e social de seu filho. Pode ser esse o motivo de você estar lendo este livro.

2
O Que Realmente Há de Errado com meu Filho? Autocontrole Fraco

O TDAH está, provavelmente, entre os transtornos psicológicos infantis mais estudados. Nosso conhecimento sobre a psicologia do TDAH também está longe de ser concluído. Sabemos, até então, que o TDAH representa um problema no modo como as crianças aprendem a controlar seus impulsos e a regular seu próprio comportamento, problemas esses que não se encontram perfeitamente definidos.

Como as crianças desenvolvem o autocontrole? Quais são os mecanismos e os processos psicológicos e comportamentais que formam a base de nossa habilidade, como seres humanos, para controlar nosso próprio comportamento melhor do que qualquer outra espécie? E quais desses processos estão comprometidos ou em atraso no TDAH? Como mencionado no Capítulo 1, estudos científicos têm mostrado que os problemas associados ao TDAH podem ser limitados à falta de atenção, à impulsividade e à hiperatividade, e que as duas últimas parecem fazer parte do mesmo problema – a diminuição da capacidade de inibir o comportamento. Como já vimos, se os problemas de atenção podem ser parte de transtornos psicológicos nas crianças, é o problema de inibição do comportamento que parece ser único do TDAH – o seu sintoma legítimo.

Até mesmo o que denominamos de problemas de atenção parece tratar-se de problemas de inibição de comportamento, ou seja, a inibição do desejo de uma criança de fazer algo em vez de executar a tarefa solicitada. Portanto, quando dizemos que as crianças portadoras de TDAH possuem baixa capacidade de atenção, queremos dizer que elas, na realidade, apresentam pouco interesse. De modo similar, quando as crianças sem TDAH amadurecem e se tornam melhores quanto a inibir seus desejos de mudar para atividades mais recompensadoras ou interessantes, dizemos que elas adquiriram uma maior capacidade de atenção, embora devêssemos dizer que apresentem uma capacidade mais desenvolvida de restringir seus impulsos e permanecer com um plano ou uma instrução. Crianças com TDAH são iguais a quaisquer crianças normais. O seu problema não parece estar tão relacionado à atenção quanto está à inibição. Ao que parece, os três problemas (a falta de atenção, a impulsividade e a hiperatividade) que se acreditava serem os principais sintomas do TDAH podem ser reduzidos a um só – ao atraso no desenvolvimento da inibição de comportamento.

TUDO PARA AQUELES QUE PODEM ESPERAR

Não sou o primeiro cientista a argumentar que o maior problema de crianças com TDAH se origina de um déficit fundamental em sua habilidade de inibir o comportamento. O médico inglês George Still fez essa afirmação em 1902. Herbert Quay, da University of Miami, costuma afirmar o mesmo em suas publicações científicas desde 1986 e, mais recentemente, também o fizeram Jaap van der Meere e Joseph Sergeant, da Holanda, e Edward Sonuga-Barke e seus colegas, em Londres. O que esses cientistas não fizeram foi explicar como esse problema de inibição leva a tantas incapacidades verificadas nos territórios acadêmico, social, ocupacional, mental, de linguagem, e emocional. Fazendo isso, apenas reforçariam a teoria de que a deficiência de inibição se situa na raiz do TDAH. Acredito que isso possa ser feito agora.

A visão comumente aceita do TDAH como um problema de falta de atenção e hiperatividade tem, com o passar do anos, tornado-se limitada para explicar muitos dos achados sobre as crianças com TDAH – o que denomino achados "órfãos", já que não possuem como "pai" responsável nenhuma teoria. Por exemplo:

- Sabemos que crianças com TDAH não se beneficiam com advertências sobre o que acontecerá mais tarde. Parecem basear seu comportamento no que se encontra ao seu alcance e não em informações sobre eventos futuros. Como explicar isso pelo fato de serem impulsivas?
- Estudos recentes também verificaram que o discurso que as crianças com TDAH usam tipicamente para falar com si próprias enquanto trabalham ou brincam é menos maduro que o de outras crianças. Por quê? O que isso tem a ver com não serem capazes de inibir seu comportamento?
- Sydney Zentall e seus colegas, da Purdue University, verificaram que crianças com TDAH não fazem aritmética tão rápido quanto outras crianças, a despeito do fato de não apresentarem problemas para entender matemática. Como essa deficiência é explicada por sua inibição imatura?
- Carol Whalen e Barbara Henker, da University of Califórnia, Irvine, verificaram que quando crianças com TDAH brincam ou trabalham com outras crianças em uma tarefa, a informação que elas comunicam a outras é menos organizada, menos madura e menos útil para realizar a atividade do que a informação comunicada por crianças da mesma idade sem TDAH. Stephen Hinshaw e seus alunos descobriram que crianças com TDAH são menos maduras em seu raciocínio moral. Novamente, como explicar esses problemas dizendo simplesmente que o TDAH representa um déficit de atenção ou inibição?

Essas são questões a serem respondidas se quisermos obter um conceito mais completo do TDAH.

Minha opinião de que todos esses problemas podem se originar de um problema com a inibição de comportamento repousa sobre minha descoberta de uma teoria levada a cabo há mais de 30 anos por Jacob Bronowski – filosofo, físico e matemático, autor de *A ascensão do homem,* livro aclamado pela crítica que se tornou seriado de televisão nos anos 1970. Bronowski discutiu como nossa linguagem difere tanto das formas de comunicação social ou das linguagens usadas por outros animais, especialmente nossos parentes, os primatas. Ele propôs que tudo que torne a linguagem única (e nós, humanos) surja da evolução da simples capacidade de impor um atraso entre um sinal, uma mensagem, ou um evento que experimentamos e nossa reação ou resposta a ele.

Temos a habilidade de esperar por períodos de tempo muito mais longos que outras espécies antes de responder. Esse poder de esperar se origina de nossa grande habilidade em inibir a ansiedade imediata de responder e, porque a inibição entra em ação, esperar não é um ato passivo. Ser capaz de inibir nossa ansiedade imediata para responder e esperar por um tempo, diz Bronowski, permite-nos (1) criar um senso de passado e, deste, um senso de futuro; (2) falar a nós mesmos e usar esse discurso para controlar nosso próprio comportamento; (3) separar emoções de informações frente à nossa avaliação de eventos e (4) quebrar as informações ou mensagens que chegam em partes e, então, recombinar essas partes em novas mensagens de saída ou respostas (*análise* e *síntese*). Entre a terceira e quarta habilidades, eu adicionaria mais uma: a capacidade de interiorizar emoções e usá-las para criar motivação interna para dirigir nosso comportamento em busca de objetivos. Se o TDAH é um problema relacionado à capacidade de uma pessoa em inibir suas respostas, então podemos presumir que alguém com TDAH apresente problemas nessas cinco habilidades mentais.

Um senso de passado e futuro

Bronowski argumenta que nossa habilidade de retardar respostas nos dá a capacidade de manter um evento ativamente vivo em nossa mente por algum tempo após ele ter ocorrido, isto é, somos capazes de prolongar o evento ou a informação que chega em nosso cérebro através da memória de curto prazo. Isso nos permite pensar sobre o evento, estudá-lo cuidadosamente, e compará-lo com nossa memória de experiências passadas. Ao fazê-lo, temos um senso de nossa história pessoal. Essas referências ao passado podem, então, nos guiar para o entendimento e para respostas aos eventos do momento. Assim, nossos aprendizados do passado informam nosso comportamento atual. Aprendemos com nossos erros e sucessos muito mais efetivamente que outras espécies.

Pensar sobre o nosso passado nos permite criar o que Bronowski denominou *futuros hipotéticos*. Fazemos suposições sobre o que está por acontecer a seguir, pois pensamos sobre nosso passado e o utilizamos para desenvolver idéias sobre o futuro. Dessa forma, podemos nos preparar melhor para os eventos previsíveis. Certamente, nossas suposições não serão sempre certas, mas faremos sempre suposições melhor instruídas do que simplesmente pensar no futuro de forma geral. Usamos, assim, nosso senso do passado para criar um senso de futuro. Aliada à habilidade de lembrar de imagens passadas, vem nossa capacidade para manipulá-las e combiná-las, o que forma nossa imaginação. E também por lembrar do passado e sentir o futuro, podemos dividir o senso do futuro com outros que raciocinam juntamente conosco; podemos fazer planos com outros e promessas a eles, usando o tempo como referência para fazer coisas como nenhuma outra espécie pode fazer.

Referir-se para trás (passado) e para frente (futuro) cria uma janela no tempo. Durante as horas em que estamos acordados, estamos quase que continuamente atentos a essa janela de tempo em movimento em nossa consciência. De nosso senso de eventos imediatamente passados, estamos continuamente inferindo o que pode acontecer no futuro imediato. Parece que fazemos isso quase sem esforços, e, portanto, julgamos óbvio.

Se o TDAH representa uma incapacidade de inibição de comportamento e de esperar para responder, como sugeri, então, a teoria de Bronowski afirma que pessoas com TDAH deveriam exibir um senso mais limitado do passado e, como resultado, um senso mais limitado do futuro. Sua janela mental no tempo deveria ser mais estreita. Qualquer um que tenha vivido com alguém com TDAH sabe que é esse realmente o caso. Como dizem freqüentemente os pais, crianças com TDAH não parecem aprender com os erros passados. Mais do que não aprender, acho que respondem muito rapidamente para se referir a suas experiências passadas e considerar o que elas poderiam ensinar-lhes sobre os eventos presentes. Em essência, isso significa que crianças e adultos com TDAH possuem uma visão míope do futuro. Eles podem ver e lidar apenas com eventos que estão facilmente à mão, e não com aqueles que se encontram muito à frente. Pode-se dizer que são cegos para o tempo, ou que apresentam algum tipo de síndrome de negligência temporal, estando menos cautelosos e atentos a durações do tempo e do futuro que se encontram à sua frente.

Aqueles com TDAH também estarão menos preparados para o futuro. Por não perceberem eventos que se aproximam, seguem na vida em ziguezague, de crise em crise. Quando ocorre uma catástrofe, e são surpreendidos de guarda baixa, reagem de acordo. São, sobretudo, criaturas do momento.

O lado bom, aqui, é que não parecem tão limitados pelo medo do futuro como muitos de nós. Às vezes, invejamos sua inocência quase infantil, sua natureza espontânea e sua atitude inconseqüente sobre o momento. Os portadores de TDAH também podem ter boas chances de render bem em situações nas quais outros ficariam para trás. A vida para (e com) pessoas com TDAH pode ser tornar mais excitante se vista como um resultado.

Falta de previdência pode, entretanto, ter conseqüências negativas e crônicas. Os efeitos podem, no mínimo, ser socialmente devastadores. Promessas quebradas, encontros desmarcados e prazos perdidos podem comprometer imediatamente o julgamento negativo e imperdoável de outros. A confiança, é, portanto, uma das características mais importantes de um adulto responsável em nossa sociedade. Adultos com TDAH ou com história infantil de hiperatividade e que tiveram problemas para controlar o dinheiro, organizar-se em casa, controlar horários de crianças e trabalhar independentemente em alguma coisa, seguem em ritmo bem mais lento em direção a seu *status* social e ocupacional – todos relacionados a seu senso diminuído de tempo e futuro.

Devido ao déficit neurológico na capacidade de inibir o comportamento, pessoas com TDAH não apenas não vêem o que se apresenta à sua frente e à frente dos outros, mas também *não conseguem* ter um desempenho tão bom quanto o deles. Em essência, culpá-los por seus problemas de antecipação e planejamento do futuro é como culpar um surdo por não ouvir ou um cego por não enxergar – é ridículo e não serve como propósito social construtivo. E ainda é exatamente o que nossa sociedade faz. Respondemos incrédulos quando nos dizem que uma pessoa com TDAH não entendeu completamente as conseqüências de seu comportamento, dizendo que é pretexto para não assumir sua responsabilidade. Rotulamos essas pessoas de descuidadas, negligentes, inseguras ou aventureiras e as enxergamos como imaturas. Julgamo-las responsáveis por sua aparência descuidada e punimo-las de acordo, por vezes severamente.

Não é de se espantar que tantos portadores de TDAH sejam tão desmoralizados ao atingir a adolescência ou a fase de adultos jovens. Eles começam a adotar uma visão da sociedade em si próprios, julgando-se culpados por falhas como os outros o fazem. Esse senso de desempenho abaixo do nível de seu quociente de inteligência e de julgarem-se fracassados para consigo próprios e para com suas famílias pode ser tão sério em adultos com TDAH que pode requerer outro tratamento psicológico além daquele necessário para lidar com os sintomas isolados de seu TDAH.

O senso alterado de tempo nos portadores de TDAH tem diversos efeitos interessantes. Primeiro, faz com que se sintam como se o tempo estivesse passando muito mais vagarosamente do que passa na realidade. Isso significa que a maioria das coisas parece levar mais tempo do que esperam, o que é sabidamente frustrante. Não é surpresa, então, que pessoas com TDAH parecem muito mais impacientes em várias circunstâncias. Sem senso de futuro, é difícil protelar a gratificação. Estudos de seguimento de crianças com TDAH até a vida adulta (ver Capítulo 4) proporcionam evidências claras de que eles provavelmente não escolherão, na vida, caminhos que envolvam sacrifício imediato para recompensas a longo prazo, muito maiores. Exemplos incluem aderir à educação superior e poupar dinheiro. Finalmente, não existem evidências de que esse senso diminuído de futuro faz com que portadores de TDAH sejam menos conscientes sobre a saúde do que outros. Um preço que pagamos por nosso senso de tempo é o senso que acompanha nossa existência limitada e eventual morte. Assim, a conclusão natural é que pessoas com TDAH não devem ter o mesmo senso de sua própria mortalidade como o restante de nós. Talvez não sejam parte da onda de apreciação progressiva sobre as conseqüências de nosso comportamento ligadas à saúde.

Considerando menos as futuras conseqüências frente a qualquer comportamento, os indivíduos com TDAH seriam mais suscetíveis do que outros em se envolverem em maus hábitos como comer demais, não fazer exercícios, fumar, ingerir bebidas alcoólicas em excesso, usar drogas ilegais e dirigir sem cuidado? Uma indicação de que isso possa ser verdade é que os estudos de seguimento de adolescentes e adultos jovens com TDAH verificaram que eles provavelmente se envolvem mais, com fumo, bebidas alcoólicas e assim por diante. Também são de maior risco para receber multas por velocidade e cometer acidentes de trânsito ao dirigirem do que outros da mesma faixa etária, como observado no Capítulo 1. Além disso, pesquisas recentes sugerem que adolescentes com TDAH são mais capazes de se tornar sexualmente ativos mais precocemente que adolescentes normais, são menos capazes de empregar métodos anticoncepcionais durante as relações sexuais e são mais capazes de engravidar ou contrair doenças sexualmente transmissíveis. Todos esses riscos ilustram os problemas que podem resultar da incapacidade de dar o devido valor ao futuro e às conseqüências posteriores às ações atuais.

Discurso autodirigido: a voz de nossa mente e nosso autocontrole

Outro resultado que aparece por sermos capazes de inibir ou retardar nossas respostas é dar tempo para falar com nós mesmos. Bronowski aponta que todas as outras espécies utilizam a linguagem para comunicação. Somente os humanos desenvolveram a capacidade de usar a linguagem para se comunicar consigo próprios também. Observamos essa habilidade se desenvolver em crianças. Elas evoluem do falar com outros quando bebês para o falar alto consigo próprias enquanto brincam durante seus últimos anos pré-escolares para, gradualmente, falar consigo mesmas subvocalmente (para que outros não ouçam) durante os anos escolares iniciais. Por fim, elas acabam temendo falar consigo próprias e com suas "vozes mentais" para que se não seja detectado nenhum autodiscurso – é o denominado *discurso internalizado*.

As alterações que esses discursos fazem sobre o comportamento à medida que se desenvolvem são bastante marcantes. Com a evolução do discurso direcionado apenas a outros para aquele dirigido a si próprio e, então, interiorizado, o indivíduo também passa do ato de apenas descrever as coisas para o de dar direções e instruções a si mesmo. Assim, abre-se um caminho para se falar não apenas sobre o mundo e sobre si mesmo, mas de conduzir e controlar o comportamento através de instruções auto-dirigidas. Essas instruções assumem progressivamente a condução do nosso próprio comportamento, libertando-o do controle dominador dos eventos imediatos a nossa volta. Como resultado, o autodiscurso nos auxilia a permanecer em nosso curso, direcionados a nossos planos e objetivos. Isso também nos auxilia a agir melhor da próxima vez que nos encontrarmos frente a uma tarefa porque, agora, formulamos algumas instruções a serem seguidas, baseados em nossas experiências iniciais com aquela mesma tarefa ou situação. Isso faz com que nos sintamos encorajados, passando com segurança pela situação presente, mesmo que seja enfadonha e desagradável. Assim, atingimos o nosso objetivo e as maiores recompensas, freqüentemente associadas a gratificações adiadas.

Psicólogos denominaram a habilidade de usar a linguagem para controlar o comportamento de *comportamento guiado por regras*. Quando desenvolvemos planos para o futuro, estabelecemos objetivos para nós mesmos e conduzimos nosso comportamento de acordo com esses planos e objetivos estamos usando, então, o comportamento guiado por regras. Essa capacidade está subordinada em grande parte ao nosso senso de liberdade de desejo. Reconhecemos que ele nos libera de ter nosso comportamento controlado pelas circunstâncias imediatas e momentâneas que controlam completamente o comportamento de outras espécies. Podemos exibir comportamentos controlados por regras, instruções, planos, e também *inventar* novas regras quando desconhecemos experiências passadas ou regras imediatamente disponíveis para serem seguidas. Quando inibimos nossa resposta e esperamos, podemos nos valer de regras antigas quebrando-as em partes e combinando suas instruções com as de outras regras, o que resultará em novas combinações, totalmente diferentes. Denominamos esse processo de *resolver problemas*, e muitos de nós, como humanos, somos mestres nessa atividade.

Pessoas que não conseguem inibir nem retardar suas respostas frente ao que acontece à sua volta devem ser menos aptas ou eficientes em comunicar regras e instruções e em utilizar essas regras e instruções para se controlar e imaginar soluções para problemas encontrados. Pesquisas atuais sobre o TDAH nos dão base suficiente para afirmar com segurança que as áreas de autodiscurso e comportamento guiado por regras são deficientes nos indivíduos com TDAH. Isso também pode ajudar a explicar o motivo pelo qual crianças com TDAH falam muito se comparadas a outras – seu discurso é menos interiorizado ou privado. Certamente, muitos de nós que trabalhamos na clínica, assim como pais e professores, comentamos sobre os problemas que elas apresentam com o uso da linguagem e regras a serviço do autocontrole.

Stephens Hayes, um psicólogo que escreveu extensivamente sobre a habilidade humana em usar o comportamento guiado por regras e suas conseqüências, identificou inúmeras condições que resultam de nossa capacidade de usar o autodiscurso e a regra que o comportamento permite. Essas condições se encontram diminuídas em pessoas com TDAH e apóiam a teoria de que as deficiências de autodiscurso e de comportamento guiado por regras são parte do TDAH.

1. Nosso comportamento em determinada situação deveria ser menos variável quando estamos seguindo regras do que quando sob influência dos eventos e do momento, ou quando controlados por eles. Como mencionado anteriormente, a realização do trabalho inconsciente é uma marca legítima de TDAH.
2. Uma pessoa que segue regras deveria ser menos suscetível ao controle por parte de conseqüências imediatas ou de eventos em uma determinada situação e às suas mudanças momentâneas e potencialmente imprevisíveis. No TDAH, entretanto, vemos, constantemente, pessoas "seguindo o fluxo", permitindo, aparentemente, que eventos os controlem.
3. É mais provável que a regra controle o comportamento quando ela entra em conflito com os desejos do momento. Em outras palavras, somos incapazes de aderir a um plano (como uma dieta) se a regra (o sorvete no congelador) é mais atraente no momento. A pessoa com TDAH é constantemente controlada pela promessa do que lhe parece mais recompensador no momento; é mais provável que ela ceda aos desejos ardentes pelo sorvete, mesmo que isso signifique abandonar a dieta.
4. Com o passar do tempo, o comportamento guiado por regras nos torna muito rígidos; a regra que seguimos é inapropriada para diversas situações específicas com as quais nos deparamos, embora a sigamos de qualquer forma. Por exemplo, preparamos um quitute a partir de um livro de receitas em que confiamos, pois o autor do livro é bem conhecido e deve estar correto. Mas, mesmo assim, o prato não sai tão gostoso porque, embora não percebamos, há erros na receita: as regras estão incorretas. Uma pessoa com TDAH pode experimentar a receita e modificá-la conforme seu gosto, mesmo que essas modificações não façam parte da receita. Por quebrar as regras e permitir-se guiar pelo próprio gosto (*feedback* imediato ou conseqüências), o prato pode sair até melhor. Portanto, em algumas circunstâncias, aqueles com TDAH podem ter, na verdade, uma vantagem sobre pessoas guiadas por regras.
5. Quando seguimos regras, devemos ser capazes de persistir no que estamos fazendo e nos comportar "apropriadamente", mesmo que as recompensas pelo que fazemos sejam adiadas, isto é, devemos ser capazes de protelar as gratificações. Por exemplo, uma criança deve ser capaz de aderir à lição de casa porque as recompensas mais distantes – a conseqüência de retornar ao trabalho no dia seguinte ou não – são mais importantes do que a recompensa momentânea por evitar a obrigação entediante. A criança com TDAH é provavelmente mais capaz de abandonar a tarefa (perder o caminho das regras) durante a lição de casa, procurando coisas que são mais recompensadoras naquele momento.
6. Finalmente, devemos observar um aumento estável na habilidade de usar o comportamento guiado por regras com o passar do tempo durante o desenvolvimento na vida adulta. Crianças com TDAH são vistas como imaturas, mais precisamente por serem mais fáceis de controlar pelos eventos momentâneos e conseqüências imediatas do que outros da mesma idade e porque ficam para trás na habilidade de seguir regras, falar consigo próprias, usar regras para controlar seu próprio comportamento e, eventualmente, criar suas próprias regras quando se encontram frente a problemas.

Separando fatos de sentimentos

Ser capaz de inibir ou de não ansiar por responder, esperando, dá tempo a nosso cérebro para dividir as informações que chegam em duas partes: o significado pessoal do evento (nossos sentimentos e reações emocionais) e a informação ou conteúdo do evento. Podemos lidar, então, com o conteúdo de forma objetiva, sem introduzir muito de nossa propensão pessoal na reação baseada em nossas emoções. Certamente não fazemos isso todo o tempo, embora tenhamos o poder de fazê-lo e constatar que exercitar essa habilidade nos permite lidar efetivamente com uma determinada situação. Por isso, falamos a nosso filhos para contar até 10 antes de reagir a uma frustração, assim terão tempo para avaliar o que aconteceu de forma mais racional e objetiva.

Sabemos, por experiência pessoal, que responder com comportamento emocional não é, obviamente, sempre favorável a nossos interesses. Nem sempre é ruim, também, mas esperar e avaliar melhor o que está acontecendo nos permite formular nossas reações, mesmo as emocionais, para que sejam mais adequadas à situação. Essa capacidade de retardar a resposta nos permite avaliar os eventos mais objetivamente, racionalmente e logicamente, como uma testemunha externa, neutra. Permite-nos perceber o mundo mais objetivamente do que outras espécies. Na verdade, se não pudéssemos separar os sentimentos pessoais sobre a informação da informação em si mesma, não seria possível exercer a ciência.

Isso não quer dizer que desenvolvemos um ponto de vista no qual não temos emoções ou somos inteiramente objetivos em nossas reações frente a eventos. Nada pode ser maior que a verdade. Nossas reações emocionais são parte essencial de nossa habilidade para avaliar o mundo à nossa volta e tomar decisões. Mas, por respondermos a eventos e decidirmos sobre eles, podemos ser afetados muito adversamente quando permitimos que as primeiras emoções que sentimos quando alguma coisa acontece nos governem. É a ansiedade emocional inicial que freqüentemente requer alguma resistência e um período de moderação para torná-la não apenas socialmente mais aceitável, mas também mais eficaz, auxiliando-nos a tomar decisões corretas.

Essa teoria parece explicar por que crianças com TDAH são tão emocionais se comparadas a outras. Por não inibirem suas primeiras reações face a uma situação, não se dão tempo para separar sentimentos de fatos. Vivem, com freqüência, arrependendo-se dessa impulsividade e de suas reações emocionais, pois seu comportamento as conduz de outra forma, resultando em hostilidade social, punição, rejeição e, eventualmente, perda de amizades. Passam a ter má reputação com professores e técnicos, prejudicam os relacionamentos com os pais e irmãos e, quando adultos, podem ter conflitos ainda maiores em casa e no trabalho.

Sua incapacidade de inibir seus sentimentos tão bem quanto outras crianças da mesma idade faz com que crianças com TDAH sejam vistas como emocionalmente imaturas. Uma criança de sete anos de idade com TDAH pode ter um acesso de raiva quando lhe é negado um lanche logo antes do jantar, por exemplo. Enquanto devemos aceitar essa reação para uma criança com quatro anos, deveríamos esperar que a maioria das crianças com sete anos fosse capaz de inibir a reação de raiva o tempo suficiente para se acalmar e avaliar a informação transmitida pela mãe: as razões por negar o lanche.

Infelizmente, não podemos forçar o menino de sete anos à maturidade pedindo simplesmente que iniba suas reações ou espere antes de responder. Como explicado no Capítulo 3, a força necessária para fazê-lo fica prejudicada devido a um problema nos centros cerebrais responsáveis pela inibição. Embora pessoas com TDAH sejam capazes de aprender conscientemente a inibir seu comportamento em determinadas circunstâncias, isso requer grande esforço.

Conseqüentemente, pessoas com TDAH terão dificuldade de adaptação em situações nas quais precisam ser frias, calmas, não-emocionais e objetivas. Infelizmente, nossa sociedade parece nos colocar em muitas dessas situações. Com certeza, é muito valorizada a habilidade de permanecermos calmos e racionais, e, freqüentemente, os que demonstram tal habilidade são recompensados com maior *status*, prestígio, responsabilidade e, até mesmo, maiores salários.

Existe um outro lado, entretanto: aqueles com TDAH serão demasiadamente passionais e emocionais em suas ações, podendo fazer o que fazem com muito mais confiança pessoal do que o restante de nós. Aqueles com TDAH podem fazer mais sucesso do que outras pessoas nas artes performáticas (como música e artes cênicas) ou nas humanidades (como escrever poesias ou ficção), nas quais a expressão emocional é uma vantagem. Nas áreas em que é desejável convicção apaixonada, como em negociações ou vendas, pessoas com TDAH podem brilhar. Por sua verbosidade e preferência pela socialização, em vez do trabalho solitário essas pessoas devem optar pelo trabalho com vendas. Lembre, não é seu intelecto que é incapaz. Pessoas com TDAH simplesmente não exercitam essa habilidade tão bem ou tão eficientemente nem a utilizam para guiar satisfatoriamente seu comportamento, pois respondem demasiadamente rápido. Por não controlarem seus impulsos ao agir, não têm tempo para separar os fatos dos sentimentos pessoais. Não quero dizer, aqui, que significa concluir que aqueles com TDAH são melhores do que outras pessoas nessas áreas em particular. Apenas quero dizer que podem estar em desvantagem consideravelmente menor do que em outras ocupações com ênfase em restrição emocional e objetividade. Serão menos defasados que outros nessas etapas da vida e, portanto, terão melhor chance de se sobressair.

Internalizando a motivação

Quando crianças normais desenvolvem autocontrole emocional, parte do que estão fazendo é internalizar suas emoções e mantê-las longe da exibição pública. A reação emocional existe, mas sua exibição púbica deve ser restrita. Essa habilidade de manter emoções cobertas ou internalizadas enquanto as experimentamos e tentamos moderá-las pode nos levar a modificá-las de acordo com o necessário antes de exibi-las a outros. Devemos ser capazes até de reduzir enormemente ou eliminar tais ansiedades emocionais iniciais tentando nos acalmar, pensar em alguma coisa mais positiva, ou falar com nós mesmos sobre a razão por que não seria bom expressar esse sentimento.

Embora tal internalização de emoções seja importante por outras razões, as emoções nos dizem se achamos algo positivo, negativo ou desagradável, ou apenas neutro. Assim, encorajam-nos a continuar o que estamos fazendo ou a parar, mudando para alguma coisa melhor. Isso é, elas nos motivam para seguir em busca de alguma forma de ação. Portanto, crianças que não podem internalizar suas emoções estão automaticamente desenvolvendo a habilidade para internalizar sua motivação. Essa facilidade é a origem do que muitas pessoas denominam *motivação intrínseca* e do que outros podem denominar *impulso, persistência, am-*

bição, determinação, força de vontade, ou *perseverança.* Quando criamos nossa motivação interna, precisamos de encorajamento, recompensas, pagamentos, ou outros incentivos que crianças mais novas requerem com freqüência quando precisam seguir em frente. Podemos persistir com nossos planos, segui-los em busca de nossos objetivos e resistir a coisas que podem ser distrativas, pois estamos usando nosso próprio estado de motivação interna para guiar nosso comportamento em direção ao objetivo. Podemos nos motivar amplamente na ausência de outros incentivos ou persuasões. Emoções individuais internalizadas se tornam a fonte de nossas motivações particulares, as quais podem apoiar nosso comportamento direcionado a objetivos e ao futuro e nos ajudar a mantermos o curso em direção a eles. Essa é uma grande parte do desejo humano.

Essa revelação nos auxilia a perceber por que crianças com TDAH têm tantos problemas com persistência, ou o que outros chamam de pequena capacidade de atenção. Não é realmente a atenção o problema, mas a automotivação. Elas não podem criar motivação individual, interna ou intrínseca tão bem como outros, e, por esse motivo, não podem persistir em atividades, planos, objetivos ou instruções tão bem quanto outros quando existe somente um pequeno incentivo ou motivação no ambiente ou uma tarefa para ajudá-los a se manter. Quanto mais enfadonha e não-recompensadora uma atividade, mais duro será para elas conseguirem o que crianças normais fazem: criar sua própria motivação para que permaneçam envolvidos na tarefa. Isso significa que precisam depender de fontes externas de motivação e que, quando não são fornecidas conseqüências externas, irão se despreocupar, abandonando o trabalho ou atividade – não porque sejam preguiçosos, mas devido a um problema biológico com o funcionamento dessa porção do cérebro. Obviamente, então, ajudar uma criança com TDAH a completar uma tarefa significa, geralmente, arrumar fontes adicionais de motivação, por vezes artificiais, como recompensa.

Fragmentando e recombinando a informação

A última habilidade mental importante que Boronowski atribuiu à capacidade de inibir nosso comportamento e esperar para responder se relaciona ao uso interno do discurso e consiste de duas partes: (1) a habilidade de quebrar a informação ou mensagem que recebemos em partes ou unidades menores (*análise*), e (2) a habilidade de recombinar essas partes em mensagens ou instruções inteiramente novas (*síntese*). Não tratamos instruções ou informações como um todo indivisível. Enquanto podemos tratar um sentença como uma unidade gramatical, reconhecemos que ela pode ser quebrada em substantivos, verbos, advérbios e outras partes do discurso. Da mesma forma, sabemos que a idéia transmitida pode ser quebrada em objetos da idéia, ações tomadas com os objetos, natureza física dos objetos (cor, formas, etc.) e assim por diante. Com essa habilidade mental, podemos inicialmente decompor e analisar as mensagens e informações que recebemos da mesma forma que podemos analisar gramaticalmente uma sentença. Secundariamente, podemos recombinar essas partes em um número praticamente infinito de formas, e então, escolher a mensagem de saída ou comportamento que poderia ser a mais adaptativa ou de melhor êxito naquele momento. Essa habilidade nos dá incríveis poderes de resolver problemas, imaginação e criatividade.

A menos que esperemos e disponhamos de tempo suficiente para que isso aconteça, esse processo, denominado por Boronowski como *reconstituição*, provavelmente não ocorrerá. Se o TDAH envolve um déficit na habilidade de inibir o comportamento e esperar antes de responder, então aqueles com TDAH não devem ser tão bons no processo de reconstituição como pessoas sem TDAH. Embora exista pouca pesquisa disponível sobre essa idéia que se aplique ao TDAH, tudo parece apoiar o fato de a reconstituição ser problemática para aqueles com TDAH. Os resultados de experimentos psicológicos nos quais crianças com TDAH têm sido requisitadas para tentar o máximo de soluções que possam pensar dentro de um curto período de tempo sugerem que elas não são capazes de fazê-lo tão bem quanto outras crianças. Outros estudos examinando a curiosidade de crianças com TDAH durante brincadeiras mostraram que elas não avaliam ou exploram objetos tão bem quanto as outras crianças da mesma idade. Os resultados sugerem que crianças com TDAH não analisam o que estão fazendo em tantos aspectos ou dimensões como o fazem crianças sem TDAH. Isso parece sugerir que o processo de reconstituição não é usado tão bem pelas crianças com TDAH quanto pelas outras crianças.

O DESENVOLVIMENTO DA INIBIÇÃO E SUAS HABILIDADES MENTAIS RELACIONADAS

Não possuímos o incrível poder de inibir nosso comportamento logo que nascemos ou durante o início do desenvolvimento. Estudos com crianças indicam que ele começa a se desenvolver próximo do fim do primeiro ano de vida e continua pelos próximos 20 a 30 anos. Com o amadurecimento, podemos atrasar nosso comportamento frente a situações por períodos de tempo cada vez mais longos antes de finalmente reagir. Uma vez que essa habilidade emerge, as outras quatro habilidades mentais por mim aqui discutidas provavelmente começam a amadurecer vagarosamente.

A Tabela 2.1 apresenta uma seqüência hipotética na qual essas habilidades mentais podem se desenvolver. Se presta apenas para ilustrar uma provável seqüência, mostrando que tais habilidades não se desenvolvem de uma só vez. Como você pode ver, cada processo mental se desenvolve em uma idade diferente mas se sobrepõe ao estágio anterior. Boronowski parece sugerir que a habilidade de inibir e separar emoções de informações ao reagir a eventos pode ocorrer após a inibição começar a se desenvolver. Talvez ela surja durante o segundo ou terceiro ano de vida. Logo depois, nosso senso de passado começa a amadurecer e, junto deste, inicia-se o senso de futuro. A habilidade de falar a nós mesmos e de usar o autodiálogo provavelmente se desenvolve em seguida e lentamente se torna internalizada, para que outros não mais nos ouçam fazendo isso. Pesquisas sobre desenvolvimento inicial da linguagem indicaram a iniciação do discurso autodirigido e interno provavelmente entre os três e cinco anos de idade. A próxima a emergir – também dependente dos estágios mais precoces – é a habilidade de criar emoções particulares. A última a se desenvolver é a habilidade para analisar e quebrar mensagens em unidades e, então, recombiná-las ou sintetizá-las em idéias totalmente novas ou mensagens de saída para outros. Não está claro quando essa habilidade começa a ocorrer no desenvolvimento da criança.

Tabela 2.1 Possível seqüência de desenvolvimento de inibição e autocontrole

Idade de surgimento	Habilidades mentais
1 ano	Inibir e retardar respostas
2-4 anos	Prolongar a imagem mental de um evento Desenvolver autoconsciência Desenvolver um senso de passado (percepção tardia do que deveria ser feito) Desenvolver um senso de tempo Desenvolver a imaginação Desenvolver um senso de futuro (prevenção) Trocar mensagens com outros sobre o futuro
	Inibir emoções Separar sentimentos de fatos Desenvolver uma perspectiva social Desenvolver a objetividade Regular emoções para cumprir objetivos Criar motivação para cumprir objetivos
3-5 anos	Internalizar a linguagem Seguir regras dadas por outros Seguir regras próprias Criar regras próprias Trocar regras com outros Diminuir o controle de comportamento através dos eventos do momento Aumentar o controle de comportamento pelo senso de futuro Organizar o comportamento direcionado ao futuro
7-12 anos	Tomar o mundo como separado de nossa mente Recombinar as partes em novas idéias Desenvolver a criatividade

Em minha opinião, futuros estudos científicos em crianças com TDAH mostrarão, provavelmente, que elas desenvolvem todas as quatro habilidades mentais mais tardiamente que crianças sem TDAH. Pesquisas futuras mostrarão também, provavelmente, que elas são menos hábeis nisso do que crianças da mesma idade sem TDAH. Isso ocorre porque elas não podem inibir seu comportamento em tempo suficiente para permitir que outros processos ocorram. Felizmente, para a maioria das crianças com TDAH, algumas pesquisas começam a mostrar que administrar medicação estimulante produz melhora temporária em sua habilidade para inibir e esperar antes de responder. Isso parece desencadear progressos nos outros poderes mentais. Assim, crianças com TDAH se comportam e pensam como crianças de idade semelhante sem TDAH enquanto fazem uso de medicação. Elas são, agora, capazes de mostrar autocontrole, direcionar seu comportamento para o futuro, libertando-se de serem controladas puramente por eventos do momento.

A conexão neurológica: repensando nossa visão de desejo

Sabemos que o TDAH envolve uma incapacidade da habilidade de um indivíduo em inibir respostas a situações ou eventos. Isto é, trata-se de um problema de autocontrole. E, assim, o termo *transtorno desenvolvimental de autocontrole* pode ser o nome mais preciso para o TDAH. O termo TDAH, enfocando déficit de atenção e hiperatividade, claramente não cumpre com o esperado. Sabemos, ainda, após anos de pesquisas, que a habilidade de inibir nosso comportamento é controlada por toda a porção frontal de nosso cérebro, numa área conhecida com córtex fronto-orbital. Por isso, não é surpresa ter aprendido nos últimos 15 anos de pesquisa que essa porção do cérebro não é tão ativa como para outros que não apresentam TDAH e que várias outras áreas são significativamente menores do que o normal (ver Capítulo 3 para maiores detalhes sobre o assunto). Mesmo assim, é um grande avanço para o conhecimento do TDAH poder contar com diversos estudos que documentam essa subatividade do cérebro e a relacionam à incapacidade de controlar impulsos ou inibi-los.

A teoria que discuti neste capítulo indica que essa porção frontal do cérebro, ou outras partes intimamente relacionadas, também devem estar envolvidas nos cinco processos mentais que fluem a partir da habilidade de inibir nosso comportamento. Portanto, é a porção frontal do cérebro que nos dá poderes para o autocontrole e a capacidade de direcionar nosso comportamento para o futuro. O tempo e novas pesquisas mostrarão a verdade. Mas, como mostrou Joaquim Fuster em seu livro *O córtex pré-frontal*, nosso conhecimento sobre pacientes humanos e primatas com lesões dessa porção do cérebro sugerem fortemente que se trata provavelmente disso mesmo. Finalmente, nosso conhecimento sobre o cérebro e sobre seu funcionamento se encaixa, agora, como um pedaço do quebra-cabeça, sobre o que entendemos da natureza do TDAH, outro pedaço do quebra-cabeça. Assim, acredito que possamos concluir que o TDAH envolve problemas do desenvolvimento e funcionamento da área frontal do cérebro.

A natureza neurológica desenvolvimental do TDAH contradiz diretamente nossas crenças fortemente mantidas de que autocontrole e o livre-arbítrio são totalmente determinados por indivíduos e sua formação. Acredito que tal contradição forma a base da maior parte da resistência da sociedade em admitir esse transtorno como parte da classe das incapacidades de desenvolvimento, pela qual temos grande empatia e em nome da qual fazemos especiais considerações e reivindicações. A sociedade já se debateu anteriormente com avanços científicos que contradizem o conhecimento popular do tempo e sofreu modificações para acomodá-los. Desejo que a sociedade faça o mesmo com o TDAH.

Curiosamente, enquanto esse entendimento do TDAH provoca empatia, não devemos parar de atribuir às crianças com TDAH a responsabilidade por seus comportamentos. Aqueles com TDAH são insensíveis às conseqüências de suas ações, mas têm problemas ao conectar conseqüências com seus próprios comportamentos devido ao atraso do tempo entre o comportamento e a conseqüência. Isso significa que, para ajudar portadores de TDAH, devemos torná-los mais responsáveis, não menos. Devemos planejar conseqüências mais imediatas, mais freqüentes e mais salientes do que normalmente fazemos em qualquer situação. Assim, podemos ajudá-los a compensar seu déficit e a viver uma vida mais normal e funcional.

A perspectiva apresentada aqui sobre o TDAH é a pedra fundamental deste livro. A idéia de que o TDAH é um transtorno de autocontrole, força de vontade, organização e direcionamento do comportamento para o futuro proporciona lógica para quase todos os tratamentos recomendados a seguir. Proporciona, também, maior estrutura para entender os resultados da pesquisa sobre o curso de desenvolvimento do TDAH, os problemas que freqüentemente estão associados a ele, e os problemas sociais, acadêmicos e ocupacionais causados por ele com o passar do tempo.

Essa nova perspectiva sobre o TDAH pode proporcionar a lógica fundamental para aceitar a incapacidade de seu filho, para adaptar as necessidades acadêmicas e sociais dele às suas (das crianças) incapacidades, para trabalhar a correção (quando possível) da fraqueza de seu filho no processo envolvido no desenvolvimento do autocontrole, e para advogar pelos direitos e necessidades de seu filho na busca de ajuda para resolver esse problema. Tal conhecimento o tornará capaz de agir como pai científico, executante e centrado em princípios para que, assim, possa criar uma criança com TDAH com sucesso.

3
O que Causa o TDAH?

O TDAH tem múltiplas causas. Nosso conhecimento das causas e de como estas influenciam o cérebro e o comportamento tem progredido dramaticamente desde a metade dos anos 80. Igualmente importante é termos aprendido que certas coisas antes pensadas como causa do TDAH não mais o são. Este capítulo revisa as principais causas do TDAH e põe fim a alguns mitos amplamente disseminados.

Enquanto você estiver lendo, tenha em mente como é difícil produzir provas científicas diretas de qualquer coisa que possa causar um problema de comportamento humano. Os experimentos necessários para dar evidências diretas e conclusivas de o TDAH ser, por exemplo, causado por danos na porção frontal do cérebro de uma criança em desenvolvimento são simplesmente impensáveis. Os cientistas não utilizam o cérebro de crianças apenas para verificar o que acontece. Portanto, os cientistas do comportamento que desejarem estudar as causas biológicas do TDAH estarão freqüentemente buscando informações altamente sugestivas para uma causa que não poderá nunca ser comprovada com absoluta certeza. Como um pai que tenta se manter lado a lado com a pesquisa, é extremamente importante que você entenda as possíveis fontes de informação e sua relativa credibilidade.

Uma dessas fontes são estudos que mostram uma *relação* constante entre um potencial agente causador e o TDAH ou seus problemas de comportamento característicos. Por exemplo, mães que fumam durante a gravidez apresentam associado um crescente risco de hiperatividade e falta de atenção no produto dessa gravidez. O fato de dois eventos ou condições ocorrerem juntos, entretanto, não prova que um cause o outro. É meramente sugestivo.

Outra fonte são estudos de acidentes naturais envolvendo a causa na qual estamos interessados. Por exemplo, quando nos interessa o papel das lesões cerebrais no TDAH, devemos estudar crianças que sofreram doenças que afetam o cérebro ou crianças com cortes profundos na cabeça ou outras lesões neurológicas. Esse tipo de evidência é mais forte, pois podemos observar que o acidente (lesão cerebral) altera a criança (criança com comportamento de TDAH), embora não seja, ainda, prova definitiva que tal lesão cerebral tenha causado o TDAH. Outros fatores associados a lesões podem ser os reais culpados e devemos lembrar que a maioria das crianças com TDAH não apresentam evidência alguma de lesão cerebral.

Uma terceira fonte de evidência vem de estudos nos quais o agente causador é determinado diretamente em animais, porém não em outros experimentos reais. Para observar como a exposição do feto ao álcool durante a gravidez pode causar hiperatividade, os cientistas administram grandes doses de álcool a um animal (camundongo, rato ou primata) durante a gestação. Eles estudam, então, o comportamento do animal nascido dessa gravidez, observando como o produto desses grupos difere do dos outros. Os cientistas também podem sacrificar animais e inspecionar diretamente o tecido cerebral buscando sinais de desenvolvimento anormal causado pelo álcool. Embora esses experimentos comprovem diretamente que alguns agentes causam hiperatividade ou TDAH nos animais, tais conclusões não podem ser definitivas para seres humanos. O cérebro de animais (especialmente primatas) e humanos são mais semelhantes que diferentes, porém não são idênticos. Portanto, é provável, mas não certo, que o que causa hiperatividade em animais possa ser o que causa também em humanos.

Com raras exceções – como testes diretos para certos alimentos ou químicos em nossa dieta que podem causar TDAH – os cientistas do comportamento dependem de evidências diretas para mostrar que um fator particular seja a causa do TDAH. Eles consideram a totalidade e o peso da evidência e sua constante lógica. Consideram, ainda, todas as possíveis explicações para que suas descobertas justifiquem suas conclusões para outros cientistas. Essa necessidade de convencer a maior audiência possível de cientistas trabalhando nessa mesma área através de evidências objetivas, explicações lógicas e debate público é a base do método científico. Através desse método, a evidência indireta tem sugerido que o TDAH seja o resultado de anormalidades no desenvolvimento cerebral, e que essas anormalidades estejam relacionadas mais a fatores hereditários do que a fatores ambientais.

AS CAUSAS: EVIDÊNCIA ATUAL

A pesquisa científica bem-fundamentada sobre as causas para o TDAH tem enfocado transtornos cerebrais – lesões cerebrais ou desenvolvimento cerebral anormal. Comecei esta seção discutindo a pesquisa sobre lesões cerebrais. Como se verificou relativamente poucas crianças com TDAH como portadoras de lesões cerebrais, concentrar-me-ei aqui em desenvolvimento anormal do cérebro. Revisarei inicialmente os achados neurológicos relacionados a deficiências de químicos cerebrais, atividade cerebral diminuída em determinadas regiões e defeitos cerebrais estruturais (regiões cerebrais menores em três áreas relacionadas à inibição e à preparação para a ação). Considerarei estudos buscando determinar as causas de tais anormalidades, os quais se concentraram em dois grupos de fatores: (1) agentes ambientais, como exposição fetal ao álcool e ao tabaco, e exposição precoce a altos níveis de chumbo; e (2) hereditariedade (especialmente, nos últimos tempos, genética molecular).

Pesquisas em lesões cerebrais e TDAH

Por quase cem anos, o cientistas suspeitaram que o que atualmente denominamos TDAH era causado por alguma lesão cerebral. Eles perceberam semelhanças marcantes de problemas de comportamento entre crianças com TDAH e pessoas que sofreram lesões na porção frontal do cérebro, logo atrás da testa, conhecida com *região fronto-orbital*. Essa região do cérebro é uma das mais desenvolvidas nos seres humanos se comparada a outros animais, e acredita-se que seja a responsável pela inibição do comportamento, pela manutenção da atenção, pelo emprego do autocontrole e pelo planejamento para o futuro.

Pesquisas em neurologia e neurofisiologia estão repletas de relatos de casos e de estudos de grandes grupos de pacientes que apresentaram lesões na parte frontal do cérebro em conseqüência de traumas, tumores cerebrais, derrames, doenças, ou lesões penetrantes (como lesões por arma de fogo). Um livro excelente sobre esse tópico, para o leigo, é *Descartes error* (1994), de Antonio Damasio, um renomado neurologista da University of Iowa. No início do século XX, as pesquisas convenceram os cientistas de que lesões cerebrais devidas a infecções como encefalites e meningites, traumas por queda, traumas no crânio ou complicações da gravidez ou parto eram as principais causas dos sintomas do TDAH. Há mais de 20 anos, entretanto, os cientistas perceberam que a maioria das crianças com TDAH não apresentavam história de lesões cerebrais óbvias ou significativas. No máximo, 5 a 10% desenvolveram TDAH devido a algum tipo de dano cerebral. Como discutido anteriormente neste capítulo, crianças com TDAH tendem a apresentar mais complicações na gravidez ou no nascimento que crianças sem TDAH, mas as evidências de que essas complicações causem lesões cerebrais, e por isso o TDAH, são inconclusivas.

Experimentos com animais serviram como uma segunda linha de pesquisa, produzindo evidências de que o TDAH pode surgir a partir de lesões cerebrais. Em tais estudos, primatas como chimpanzés são treinados para realizar certos testes psicológicos; então, os cientistas desabilitam a região frontal de seus cérebros, através de cirurgia ou outros meios, e os testes são repetidos. O comportamento natural dos animais em seu meio ambiente também pode ser observado. Estudos mostraram consistentemente que o comportamento dos primatas é bem semelhante ou mesmo idêntico ao observado em crianças com TDAH quando as regiões frontais do cérebro são alteradas. Os animais se tornam mais hiperativos, menos capazes de prestar atenção por longos períodos de tempo e mais impulsivos nos testes psicológicos. Eles também se tornam menos capazes de inibir seu comportamento ou de retardar suas respostas a eventos criados nos experimentos. Esses animais geralmente desenvolvem problemas significativos em seu comportamento social com outros animais. Os estudos mostram também que lesões criadas em outros locais do cérebro não produzem padrões de comportamento como o que ocorre no TDAH. Portanto, a área frontal do cérebro pode ser implicada na produção de sintomas de TDAH em primatas. Em menos que 10% de crianças com TDAH pode-se demonstrar a ocorrência de *lesões* cerebrais, embora deva haver algo disruptivo no *desenvolvimento* dessa porção do cérebro.

Desenvolvimento cerebral anormal no TDAH: achados neurológicos

Química Cerebral

Alguns cientistas sugeriram que certos neurotransmissores (substâncias químicas do cérebro que permitem que as células nervosas transmitam informações a outras células nervosas) se encontram diminuídos nos portadores de TDAH. Apoiando essa idéia existem diversas correntes:

1. Drogas estimulantes que reconhecidamente afetam os neurotransmissores (ver Capítulo 18) temporariamente melhoram o comportamento de crianças com TDAH.

2. Estudos em animais sugerem que tais drogas aumentam a quantidade dos neurotransmissores dopamina e norepinefrina no cérebro. Esses estimulantes produzem melhoras significativas no comportamento de portadores de TDAH. Isso implica que as drogas aumentam a quantidade dos dois químicos no cérebro e, assim, estes podem estar menos disponíveis para o cérebro em portadores de TDAH.
3. Quando as conexões cerebrais de animais jovens, como ratos e cães, que são ricas em dopamina são destruídas seletivamente por uma determinada substância química, esses animais se tornam extremamente hiperativos ao amadurecerem. Estudos também verificaram que essa hiperatividade pode ser reduzida administrando-se medicamentos estimulantes a esses animais – os mesmos medicamentos estimulantes usados para tratar crianças com TDAH.
4. Alguns estudos colheram amostras de liquor de crianças com TDAH para pesquisar se continham quantidades maiores ou menores de determinadas substâncias químicas relacionadas àquelas do cérebro. Esses estudos indicaram novamente a possibilidade de que uma menor quantidade de dopamina pode estar relacionada ao TDAH. Entretanto, evidências a partir de outros estudos que utilizaram amostras de sangue e urina não sugerem o mesmo.

Ao menos dois genes que regulam a dopamina foram identificados como associados ao TDAH. Um está envolvido na remoção de dopamina da *sinapse* (a pequena conexão entre os neurônios) e é denominado *mecanismo transportador de dopamina*, e o outro está envolvido na determinação da sensibilidade dos neurônios e é a própria dopamina. Indubitavelmente, mais genes serão identificados no futuro (ver "Hereditariedade e TDAH", a seguir).

Tal evidência parece ser sinal de um possível problema de quanto de dopamina (e possivelmente norepinefrina) é produzido no cérebro nos portadores de TDAH. Essa evidência, entretanto, não pode ser considerada conclusiva. Portanto, a idéia de que o TDAH seja causado pela quantidade reduzida de uma ou duas substâncias químicas cerebrais permanece promissora, mas não foi ainda comprovada definitivamente.

Atividade cerebral

Diversos estudos atuais mediram a atividade cerebral em indivíduos com TDAH e verificaram ser essa atividade mais baixa na área frontal do cérebro dessas pessoas do que no de pessoas sem TDAH.

Baixa atividade elétrica

Um grande número de estudos comparou a atividade elétrica no cérebro de crianças com TDAH e outras sem TDAH. Diversos estudos – facilmente realizados, sem dor, e usando-se um eletroencefalograma (EEG) em crianças portadoras de TDAH na posição sentada, em repouso e realizando certas tarefas mentais – verificaram que a atividade elétrica do cérebro de crianças com TDAH é menor que a observada em crianças sem TDAH, particularmente sobre a área frontal.

Em 1973, Monte Buschsbaum e Paul Wender, então no National Institute of Mental Health (NIMH), mediram a atividade de EEG mediante estimulação repetida para desencadear respostas evocadas. Quando comparadas 24 crianças com TDAH e 24 crianças normais, as crianças com TDAH responderam como as crianças sem TDAH mais novas. Suas respostas refletiram um padrão menos maduro de atividades elétricas do cérebro. Os pesquisadores também verificaram que, administrando medicamentos estimulantes a crianças com TDAH, tais diferenças eram reduzidas. Embora crianças com TDAH mostrem menor ativação em determinados tipos de atividade de EEG, isso não significa automaticamente que treiná-las visando a aumentar essa atividade seja uma terapia eficaz. (ver Quadro na p. 84)

Menor fluxo sangüíneo

Quanto mais ativas as regiões cerebrais, mais sangue é necessário. Em 1984, Hans Lou, Leif Henriksen e Peter Bruhn, trabalhando no Kennedy Institute, na Dinamarca, publicaram um estudo comparando o fluxo sangüíneo no cérebro de 11 crianças com TDAH (algumas das quais também apresentavam deficiência de aprendizagem) ao fluxo sangüíneo em nove crianças sem TDAH. Verificaram que as crianças com TDAH apresentavam menor fluxo sangüíneo na área frontal, particularmente no *núcleo caudado* – estrutura importante na conexão das regiões frontais do cérebro e estruturas medianas conhecidas como *sistema límbico*. O núcleo caudado é constituído por inúmeros feixes de fibras nervosas, região conhecida como *corpo estriado*. Essa região é importante na inibição do comportamento e na manutenção da atenção. O sistema límbico, ao qual está conectada, é responsável por diversas atividades humanas, dentre as principais estão o controle das emoções, a motivação e a memória. Através dessas conexões e pontes, o sistema límbico – na região mediana do cérebro – envia sinais à região frontal, que envia seus próprios sinais de volta, para baixo, ao sistema límbico como forma de regular e controlar o comportamento e a emoção. Em outro estudo, os cientistas compararam o fluxo sangüíneo de 9 crianças com TDAH ao de 15 crianças sem TDAH e obtiveram resultados semelhantes. Num terceiro estudo, os mesmos pesquisadores e seus colegas compararam 19 pacientes jovens com TDAH com 9 crianças sem TDAH. Novamente, os resultados mostraram fluxo sangüíneo diminuído nas áreas cerebrais frontais, especialmente na região do corpo estriado e no núcleo caudado. Quando foram administradas medicações estimulantes, semelhantes às usadas para tratar o TDAH, o fluxo sangüíneo dessas áreas de baixa atividade sofreu aumento próximo aos níveis normais. Tais descobertas foram reproduzidas recentemente por diversos grupos de pesquisa.

Atividade cerebral rebaixada em PET Scans

A evidência mais empolgante de que existe um problema no cérebro nos portadores de TDAH surgiu a partir de um recente estudo de Alan Zametkin e seus colegas no NIMH. Nesse estudo, a atividade do cérebro de 25 adultos com TDAH foi comparada à de 50 adultos sem TDAH usando-se um procedimento extremamente sensível conhecido como *tomografia de emissão de positrons* (PET). Nesse procedimento, injeta-se, na corrente sangüínea, glicose radioativa, o açúcar usado como combustível pelas células nervosas no cérebro. Um aparelho de PET *scan* faz fotografias do cérebro à medida que ele utiliza a glicose. Zametkin verificou que adultos com TDAH apresentavam menor atividade cerebral, particularmente na área frontal. O baixo nível de atividade foi temporariamente corrigido quando esses adultos tomaram drogas estimulantes similares às comumente utilizadas para tratar crianças com TDAH. Zametkin repetiu esse estudo com 20 adolescentes com TDAH e novamente verificou redução de atividade na região frontal, mais do lado esquerdo que do direito. Os resultados foram especialmente evidentes em meninas adolescentes com o transtorno quando comparados ao de meninas sem TDAH, e menor nos meninos com TDAH em relação aos de meninos normais.

EEG de *biofeedback* e *neurofeedback* podem auxiliar no tratamento do TDAH?

Se crianças com TDAH apresentam baixa atividade elétrica cerebral, ensiná-las a aumentá-la pode ajudar a aliviar seus sintomas de TDAH. Há mais de 20 anos os cientistas começaram a testar a teoria do uso de EEG de *biofeedback* e ainda hoje existem muitas solicitações dramáticas em busca desse tipo de tratamento. Você pode ver anúncios dizendo que o EEG de *biofeedback* é uma alternativa eficaz à medicação; que ele proporciona alterações permanentes na fisiologia do cérebro afetado pelo TDAH; que melhora o QI, as habilidades sociais e até as deficiências de aprendizado e que esses progressos podem durar até a vida adulta. Essas são afirmações fantásticas para qualquer tratamento. Em quanto disso você deve acreditar?

O termo *biofeedback* significa dar de volta informações sobre a atividade cerebral a uma criança através do uso de eletrodos, fixados ao couro cabeludo, que detectam ondas cerebrais que serão classificados por um programa de computador. Após um grande número de sessões, comumente 40 a 80 por 3 a 10 meses ou mais – a um custo de vários milhares de dólares –, a criança aprende, através de exercícios mentais e alguns sinais emitidos pelo equipamento de *biofeedback*, a aumentar a atividade cerebral desejada relacionada ao aumento de atenção e à diminuição de atividades indesejadas, como sonhar durante o dia ou distrair-se. O resultado é, supostamente, que a falta de atenção da criança, sua hiperatividade e impulsividade também melhorarão.

Infelizmente, até hoje não foram realizados estudos bem controlados com grandes grupos apoiando a eficiência do EEG de biofeedback *para crianças com TDAH*. Os estudos publicados relatam apenas pequena amostragem de casos e não esclarecem se o treinamento de *biofeedback* ou o aprendizado acadêmico e programas de recompensa são responsáveis pelos progressos escolares e pelo comportamento observado em casa. Um estudo empregando grandes amostragens de crianças não indicou esse tratamento como clinicamente eficaz. Além disso, embora não possamos descartar a possibilidade de que o treinamento de EEG de *biofeedback* tenha algum benefício, não podemos considerá-lo um tratamento cientificamente comprovado. Ainda mais, uma criança e sua família poderiam receber 12 anos de medicação estimulante, três anos de grupo de treinamento semanal para pais, aproximadamente três anos e meio de consultas de aconselhamento duas vezes por semana com um psicólogo, ou aproximadamente dois anos e meio de sessões com professores duas vezes por semana ao custo de seis meses desse tratamento, baseado nos gastos médios atualmente aplicáveis. Que escolha você faria para seu filho?

Comparando atividade cerebral no TDAH e em outros transtornos psiquiátricos

Em um estudo similar usando técnicas de imagem cerebral, Karl Sieg e colegas, da University of Kansas, em 1993, relataram ter verificado uma redução significativa na atividade metabólica do cérebro nas regiões frontais em 10 pacientes com TDAH, comparados a seis pacientes com outros transtornos psiquiátricos que não o TDAH. Tal estudo é importante, pois proporcionou algumas evidências de que a atividade cerebral frontal reduzida é específica de pacientes com TDAH e não acompanha todo transtorno psiquiátrico.

Medicações e atividade cerebral no TDAH

Algumas pesquisas relacionadas se somam à conclusão de que a atividade cerebral diminuída pode estar relacionada ao TDAH. Drogas como fenobarbital e dilantin, usadas no tratamento de crianças com transtornos de convulsões ou epilepsia – isto é, drogas que diminuem a atividade cerebral – aumentam os problemas de falta de atenção e hiperatividade em crianças que usam tais medicações. Considerando que muito poucas crianças com TDAH tomam essas drogas, elas não podem ser consideradas como a causa maior do TDAH na população. Entretanto, estudos em animais e uma série de 12 casos relatados por Larry Burd e colegas, da University of North Dakota, em 1987, forneceram a evidência experimental direta sobre a ligação entre a atividade cerebral e os problemas de comportamento característicos do TDAH. (Ambos os pais de crianças com TDAH e com epilepsia deveriam discutir cuidadosamente com o médico que trata de seu filho, determinando se a medição para as crises pode estar induzindo ou piorando o TDAH da criança.)

Em resumo, as descobertas científicas atuais de diversas linhas de pesquisa indicam claramente que a área anterior do cérebro, conhecida como *região frontal-orbital*, e suas diversas conexões através de feixes de fibras nervosas para a estrutura denominada *núcleo caudado* (parte do *corpo estriado*), que se conecta com a porção mais distante na parte de trás do cérebro chamada *sistema límbico*, pode ser responsável pelo desenvolvimento do TDAH. Como descrevi anteriormente, essas áreas do cérebro são as que nos auxiliam a inibir nosso comportamento, a mantermos a atenção e a inibir nossas respostas. Também nos permitem inibir e controlar emoções e motivação, bem como nos ajudam a usar a linguagem (regras ou instruções) para controlar nosso comportamento e planejar o futuro. Essas áreas são as mais ricas em dopamina, o que pode significar que ela não está sendo produzida suficientemente nessas áreas nos portadores de TDAH. A dopamina é uma substânica química conhecida por estar envolvida na inibição da atividade de outras células cerebrais. Essas descobertas científicas são bastante consistentes, do meu ponto de vista, para mostrar que um problema de inibição ou autocontrole é a marca registrada do TDAH e que isso é gerado pelo nível reduzido de atividade nas regiões do cérebro responsáveis por essas habilidades humanas.

Como é, muitos pais ainda perguntam, que crianças com TDAH, que são mais ativas e cheias de energia do que crianças sem TDAH, podem ter cérebros que são menos ativos? Lembre-se que a área do cérebro que não é tão ativa como deveria é a porção que inibe o comportamento, retarda respostas a situações e auxilia na manutenção da inibição (e, conseqüentemente, da atenção) por longos períodos de tempo. Quanto menos ativos esses centros inibitórios, mais ativo (e menos inibido) será o comportamento de uma criança.

A estrutura do cérebro

O fato de que a atividade cerebral diminuída se localiza no núcleo caudado, especialmente no estriado, justifica perguntar se podem existir defeitos estruturais. George Hynd, Richard Marshall e José Gonzalez, da University of Georgia, relataram em um encontro científico em 1993 no qual, usando imagens por ressonância magnética (MRI), verificaram que o núcleo caudado de 11 crianças com TDAH era levemente maior no lado direito do que no esquerdo, particularmente nos meninos – o oposto do que foi encontrado em pessoas sem TDAH. Isso pode significar que o lado esquerdo do núcleo caudado não seja tão desenvolvido como deveria ser nas crianças com TDAH.

Em dois outros estudos publicados em 1990 e 1991, Hynd e colegas mostraram que grupos de crianças com TDAH apresentavam áreas discretamente menores de substância cerebral na região frontal direita do que as crianças-controle, e que o *corpo caloso* (grande feixe de fibras nervosas que conecta os lados direito e esquerdo do cérebro, permitindo que compartilhem informação) era algo menor em crianças com TDAH do que em crianças normais. Esses estudos devem ser reproduzidos claramente, mas as descobertas dão consistência a outras informações científicas sobre a atividade cerebral, sugerindo que as regiões frontais do cérebro estão envolvidas no TDAH.

Mais recentemente, estudos conduzidos por Xavier Castellanos, Jay Giedd e colegas, do NIMH, e por Pauline Filipek e colegas, do Massachusetts General Hospital e da Harvard Medical School, produziram maiores evidências sobre regiões cerebrais menores nas crianças com TDAH. Tais estudos verificaram que a região frontal direita, diversas estruturas no gânglio basal (o estriado e globo pálido), e certas regiões no lado direito do cerebelo eram significativamente menores em crianças com TDAH se comparadas a crianças normais. Recentemente, outros pesquisadores também usaram MRI funcional para estudar a atividade cerebral em crianças com TDAH e notaram redução de atividade significativa na região frontal direita durante tarefas que necessitavam de inibição, em comparação com crianças normais. Todos esses resultados levaram os cientistas à conclusão de que o TDAH surge provavelmente a partir dessas regiões cerebrais menores e menos ativas (córtex direito pré-frontal, gânglio basal e cerebelo direito).

As causas de desenvolvimento anormal do cérebro

Sabe-se que determinadas substâncias químicas parecem estar alteradas e que certas regiões são hipoativas e hipodesenvolvidas nos portadores de TDAH, mas precisamos descobrir ainda o porquê. As teorias referentes ao meio ambiente e à hereditariedade, recentemente de maior interesse, serão discutidas a seguir.

Agentes do meio ambiente

Substâncias consumidas durante a gravidez

Nicotina do fumo de cigarros e bebidas alcoólicas consumidas durante a gravidez se mostraram como causa significativa de anormalidades de desenvolvimento no núcleo caudado e regiões frontais do cérebro de crianças. Um estudo de 1975, comparando mães de 20 crianças hiperativas e mães do grupo-controle, mostrou que as primeiras, que consumiram mais do dobro de cigarros que as segundas, tiveram filhos com deficiência de leitura.

Um estudo ainda maior, em 1992, verificou que a exposição direta ao fumo durante a gravidez ou a exposição indireta após a gravidez aumentou as chances de problemas de comportamento nas crianças dessas gestações. A combinação de exposições durante e após a gravidez aumentou a probabilidade de que as crianças dessas gestações pudessem apresentar problemas significativos de comportamento. Mais recentemente, Sharon Milberger e seus colegas, do Massachusetts General Hospital e Harvard Medical School, verificaram uma relação significativa entre a quantidade de cigarros fumados durante a gravidez e o risco para TDAH nos produtos dessas gestações, mesmo após pesquisas controlando a história familiar e a existência anterior de TDAH. Assim, algumas evidências científicas sugerem que a exposição ao fumo de cigarro se relaciona a um maior risco de problemas de comportamento semelhantes àqueles de portadores de TDAH.

Pesquisas indicam que crianças nascidas de mães alcoolistas têm maior probabilidade de apresentar problemas de comportamento com hiperatividade e falta de atenção e, mesmo, TDAH clínico. A quantidade de álcool consumida por suas mães durante a gravidez parece estar relacionada diretamente ao grau de risco de falta de atenção e hiperatividade em crianças de quatro a sete anos.

Tenha em mente, entretanto, que todos esses estudos proporcionam meramente evidências de *associação* entre tais substâncias e o TDAH, e associações podem ser enganosas. Sabemos, por exemplo, que o número de infartos do coração que as pessoas sofrem em uma região particular do país está associada ao grau de alcatrão no sistema de pavimentação das rodovias dessa área, que está derretendo. É uma forte relação, mas, ao contrário, é apenas superficial: os infartos do coração e as rodovias estão ambos relacionados a um terceiro fator (calor), que é a causa de ambos. Novamente, entretanto, Milberger e colegas controlaram em sua pesquisa a história familiar de fumo e o TDAH e, portanto, podemos ter maior certeza sobre a possibilidade de que o fumo durante a gravidez esteja provavelmente relacionado ao TDAH.

De forma semelhante, sabemos também que mulheres adultas com TDAH utilizam mais bebidas alcoólicas que outras mulheres, mesmo não estando grávidas. Sabemos, também, que o TDAH tem grande chance de ser herdado (como discutiremos a seguir). Portanto, certamente é a genética, e não o álcool, que causa o TDAH nessas crianças. Assim, sempre que ouvir afirmações sobre as causas do TDAH, tente determinar se os estudos simplesmente encontraram uma associação entre algum fator e o risco para o TDAH ou se realmente foi descoberta uma ligação específica entre ambos.

Com exceção desse importante ponto, os estudos em animais *mostraram* definitivamente que a nicotina e o álcool causam desenvolvimento anormal de determinadas regiões cerebrais e que essas anormalidades levam ao aumento de hiperatividade, ao comportamento impulsivo e à desatenção. Assim, talvez, a conclusão mais significativa seja a de que as mães aumentam o risco de seu filho ter TDAH pelo hábito de fumar e pelo consumo de bebidas alcoólicas durante a gravidez, e esse risco pode ser ainda maior se a própria mãe também for portadora de TDAH.

Exposição ao chumbo

Existem evidências específicas de que níveis altos de chumbo no organismo de crianças jovens podem estar associados a maior risco de comportamento hiperativo e desatenção. Essa relação parece existir especialmente quando a exposição ao chumbo ocorre entre os 12 e 36 meses de idade. Embora fraca, tal relação se mostra constante em diversos estudos. Por exemplo, em uma escala de 1 a 100, a relação entre chumbo e hiperatividade se encontra entre 6 a 15. Mesmo com altos níveis de exposição, um estudo realizado em 1979 verificou que menos de 36% de crianças com níveis elevados de chumbo foram classificadas pelos professores como desatentas, distraídas, impulsivas e hiperativas. Níveis altos de chumbo no organismo podem causar alguns casos de TDAH, pois estudos em animais e humanos mostram que exposição ao chumbo, em níveis moderados a altos, lesa o tecido cerebral. Portanto, o chumbo é uma toxina para o cérebro, assim como o álcool e a nicotina, devendo ser, portanto, encarado como causa potencial de desatenção, hiperatividade, ou mesmo TDAH clinicamente manifestado em alguns casos.

Hereditariedade e TDAH

O que mais pode causar alteração da química cerebral, atividade cerebral insuficiente e diminuição do volume das regiões cerebrais? Uma das áreas de pesquisa mais excitantes é sobre o TDAH e o papel da hereditariedade. Durante muitos anos, ficou claro que os familiares biológicos de uma criança com TDAH apresentavam problemas psicológicos dos mais diversificados – particularmente depressão, alcoolismo, transtornos de conduta ou comportamento anti-social e hiperatividade – do que os familiares de crianças sem TDAH. Tais pesquisas sugerem que deve haver predisposição genética para o transtorno.

Estudos familiares e de gêmeos

Evidência mais clara de que o TDAH pode ser herdado vem de estudos que avaliam diretamente todos os membros imediatos de uma família com TDAH e determinam o risco de outros membros da família, caso um deles seja diagnosticado como portador de TDAH. Joseph Biederman, Stephen Faraone e colegas, do Massachusetts General Hospital, conduziram diversos desses estudos. Em um deles, publicado em 1990, avaliaram 457 parentes de primeiro grau (mães, pais e irmãos) de 75 crianças com TDAH e compararam seus resultados à avaliação dos membros da família de 26 crianças-controle (p. ex., crianças sem alterações psiquiátricas) e 26 crianças com transtornos psiquiátricos que não o TDAH. Verificaram que mais de 25% dos parentes de primeiro grau das famílias de crianças com TDAH também apresentavam TDAH, embora essa taxa fosse de apenas 5% em cada um dos outros grupos. Os 5% é o que você pode esperar como chances de detectar o TDAH, em qualquer amostra de criança, já que se trata da prevalência da doença na população em geral. Perceba que, se uma criança apresenta TDAH, existe, então, um aumento de 500% de risco para os outros membros de sua família. Outros estudos obtiveram resultados semelhantes.

Estudos com gêmeos são ainda mais convincentes. Os cientistas verificaram que, se um gêmeo apresenta sintomas de TDAH, o risco do outro ter o transtorno é de 80-90%. Em um estudo publicado em 1992 por Jacquelyn Gillis e colegas, da University of Colorado, 79% de gêmeos idênticos apresentavam TDAH no momento em que um dos gêmeos já fora diagnosticado. Para gêmeos bivitelinos o quadro foi de apenas 32%, embora maior 6 a 10 vezes do que aquele observado para crianças não-relacionadas, em que a prevalência de TDAH é de apenas 3-5%.

Mais recentemente, diversos estudos de maior abrangência relacionando gêmeos foram capazes de determinar que a hereditariedade explica entre 55 e 97% da variação de hiperatividade e do comportamento impulsivo observado em crianças, com média de 80%. Fatores ambientais – como dieta, toxinas como o chumbo, ou complicações durante a gravidez e o nascimento – explicaram apenas 1 a 10% dos casos. Isso apóia, claramente, o enorme papel da hereditariedade na expressão do TDAH.

O que, exatamente, é herdado?

Os fatores específicos herdados no TDAH incluem, provavelmente, uma tendência a problemas de desenvolvimento do córtex frontal do cérebro e do núcleo caudado, embora haja muito por aprender. Os cientistas conduzem, atualmente, estudos que avaliam todos os membros da família de uma criança com TDAH, buscando determinar como esse transtorno é transmitido de uma geração a outra. Está envolvido um único gene ou vários? Há relação com o sexo da criança? É possível identificar a localização do gene (ou dos genes) em um determinado cromossomo? Isso pode indicar exames de sangue necessários para determinar quem apresentará riscos de desenvolver o transtorno? Essas questões serão possivelmente respondidas nos próximos 10 anos. O fato de um gene estar relacionado ao transtorno pode já ter sido identificado por Cook e colegas, em Chicago, e representa um passo muito promissor nessa direção. O trabalho de Joseph Biederman e seus colegas, do Massachusetts General Hospital, e de Jeffrey Gilger, Bruce Pennington, John DeFries e seus colegas, em Denver, vai no caminho dos trabalhos sobre a hereditariedade no TDAH e tem produzido significativos avanços no nosso conhecimento sobre esse tópico, não deixando dúvidas de que se deve continuar nessa direção.

Mais recentemente, inúmeros estudos confirmaram que ao menos dois genes podem estar relacionados ao TDAH. Um deles, denominado D4RD, está relacionado com a dimensão da personalidade conhecida como *buscador de novidades*. Crianças e adultos com TDAH são mais propensos a ter uma forma desse gene que revela essa busca por novidades em suas personalidades. Ou seja, eles exibem em maior grau um comportamento de buscador de sensações, de correr riscos, de impulsividade e de inquietação mais do que o típico para a população normal. Um segundo gene, o DAT1, também apresenta uma forma particular mais comumente associada ao TDAH do que poderia ser esperado ocorrer. Esse gene auxilia a regulação da atividade da dopamina no cérebro pela influência sobre a rapidez com que esta é removida da sinapse, a pequena conexão entre os neurônios (ver "Química Cerebral", anteriormente). Além desses dois genes, pelo menos seis outros, possivelmente relacionados ao TDAH, encontram-se em investigação hoje. Indubitavelmente, pesquisas verificarão que o TDAH resulta de múltiplos genes, ocorrendo em combinações particulares nas pessoas portadoras de TDAH quando comparado àquelas sem o transtorno, pois o TDAH é certamente uma combinação de um complexo de traços humanos, e esse complexo de traços é geralmente determinado por múltiplos genes.

Em seus estudos sobre o TDAH, certifique-se de verificar os novos relatos de outros cientistas que estudam a genética desse transtorno.

O TDAH é simplesmente uma forma extrema de um traço humano normal?

A explicação genética do TDAH tem uma importante implicação que pode ser facilmente negligenciada: *o TDAH pode representar simplesmente uma forma extrema de um traço humano, e não uma condição patológica em muitos casos.*

Como acabamos de ver, para nós o TDAH parece determinado mais pela genética que por fatores ambientais. Sabendo disso, o TDAH deve ser encarado da mesma forma que nosso peso, altura, inteligência, ou habilidade de leitura, citando apenas alguns dos inúmeros traços (não todos) geneticamente determinados. O traço de inibição de comportamento ou autocontrole representa uma dimensão ou um *continuum* das habilidades humanas e varia de acordo com o quanto nós herdamos, com o quanto nos diferenciamos em peso, altura, inteligência, ou habilidade de leitura. Todo traço considerado "anormal" é, simplesmente, o reflexo de uma linha muito tênue no *continuum*. Infelizmente, quando enquadramos indivíduos na extremidade inferior ou final desse *continuum* devido a um determinado traço, estamos rotulando-os como portadores de um transtorno. Esses rótulos obscurecem o fato de que portadores de TDAH são observados sob uma mesma dimensão de habilidades normais. Para colocar de outra maneira, todos nós apresentamos um certo grau desse traço de TDAH, e aqueles diagnosticados com TDAH simplesmente representam o extremo.

O termo *transtorno* também tende a sugerir uma condição patológica a muitos indivíduos preguiçosos. Pessoas podem ser geneticamente normais para um traço e "anormais" devido a apenas algumas lesões ou doenças, ou podem ser geneticamente "anormais". A evidência atual sugere que a maioria das pessoas com TDAH se encaixa no segundo grupo: elas apresentam mais uma forma de transtorno natural ou de desenvolvimento do que uma condição patológica ou doença. Isso significa que o TDAH não deveria ser considerado uma condição patológica em geral. Na realidade, não se trata de uma condição qualitativa ou categoricamente diferente do normal, mas provavelmente localizada no extremo mais distante do traço normal. Assim, a diferença é, realmente, apenas um problema de grau, mas não necessariamente qualitativamente diferente do normal.

Entender que o TDAH é apenas uma forma extrema de um traço que todos possuímos e algo pelo qual as pessoas "passam naturalmente" ajudaria a todos encarar o TDAH por uma perspectiva mais bondosa. Seu filho nasceu com o problema; não é culpa dele estar nessa posição dentro do *continuum*. Da mesma forma, não se culpe nem aceite a culpa de outros.

OS MITOS: O QUE NÃO CAUSA TDAH

Sem dúvida, você deve ter encontrado diferentes fatores já discutidos que causam TDAH. Alguns desses fatores foram originariamente verificados em testes hipotéticos, embora já tenham sido desaprovados. Outros são falsidade absoluta; nunca houve qualquer base científica para eles. Continuamos na busca de achados conclusivos sobre o TDAH e esperamos que o charlatanismo que circunda essa matéria se desfaça. Enquanto isso, use o que você sabe sobre o método científico para diferenciar fatos de ficção.

Não é algo que eles comem

Nos anos 70 e início dos 80, era popular encarar o TDAH como resultado da ingestão de produtos químicos e aditivos nos alimentos. Essa teoria se baseou principalmente na atenção dispensada pela mídia às afirmações de Benjamin Feingold, de que metade de todas as crianças hiperativas ficaram assim por comer alimentos contendo aditivos e defensivos químicos. A maior parte das pesquisas realizadas na década seguinte foi incapaz de comprovar a teoria de Feingold. Na realidade, apenas um pequeno número (5% ou menos) de crianças, principalmente pré-escolares, exibiram discreto aumento de atividade ou desatenção ao consumir essas substâncias. Nunca se provou que crianças normais desenvolviam TDAH por consumir essas substâncias ou que crianças com TDAH se tornavam consideravelmente piores por ingeri-las. Em 1983, Kenneth Kavale e Steven Forness, da University of Califórnia, publicaram uma revisão de 23 estudos de investigação sobre a dieta de Feingold. Concluíram que a modificação da dieta não era eficiente no tratamento da hiperatividade.

A despeito desse ponto de vista ter sido compartilhado entre muitos cientistas estudiosos do TDAH, a mídia popular continuou a propagar crenças infundadas. No final de 1986, na verdade, Ann Landers publicou e apoiou pessoalmente uma carta de um pai fazendo afirmações errôneas e orientando outros pais a escreverem para a Feingold Association nos Estados Unidos (*Worcester Telegram and Gazette*, 19 de Setembro, 1986). Infelizmente, para pais que leram esse absurdo e seguiram o conselho, nada poderia estar mais longe da verdade. Mais recentemente, o interesse científico por essa teoria tornou-se, assim como o interesse popular, quase insignificante.

"'O açúcar causa TDAH', ouço isso com muita freqüência."

Todavia, em seu lugar, o povo adotou uma visão popular de que o açúcar causava o TDAH. Essa idéia se tornou tão amplamente aceita que em janeiro de 1987 foi objeto de resposta correta para a afirmação "A maior causa de hiperatividade na América do Norte" no jogo popular de televisão *Jeopardy*. Não houve sequer um único estudo científico por parte dos patrocinadores que apoiasse tal afirmação. Desde 1987, um grande número de estudos científicos sobre o açúcar tem sido conduzido, e estes se mostraram geralmente negativos. Como exemplo, um estudo publicado em 1988 por Lee Rosen e colegas, da Colorado State University, mostrou que mesmo quando era administrado um refresco com o equivalente a dois tabletes de um doce como açúcar, crianças pré-escolares e em idade escolar apresentavam aumento discreto de sua atividade, embora não a ponto de ser detectado por seus professores ou experimentos durante o dia escolar. Não se verificou nenhum efeito do açúcar sobre o trabalho acadêmico das crianças. Apenas as meninas mostraram leve diminuição da atenção e aprendizado em um dos testes psicológicos realizados entre 20 e 30 minutos após terem tomado a bebida, mas isso foi uma mudança muito pequena, não percebida em nenhum dos índices ou nas observações dos professores. Os autores concluíram que o açúcar não causava alterações clinicamente significativas ou dramáticas no comportamento das crianças.

Mark Wolraich, Richard Milich, Phyllis Stumbo e Frederick Schultz, do University of Iowa Hospital School, conduziram, então, dois estudos com crianças hiperativas, os quais foram publicados em 1985. Eles estudaram, intensivamente, 16 meninos em cada grupo, admitidos no hospital-escola, por três dias, durante os quais o conteúdo de açúcar da dieta foi diretamente manipulado. Para evitar que as crianças e outros membros soubessem em que dia o açúcar fazia parte da dieta, os investigadores usaram aspartame (Nutrasweet) como placebo. Os cientistas avaliaram 37 medidas diferentes de comportamento e aprendizado e não verificaram efeitos significativos do açúcar sobre o comportamento ou aprendizado. Em 1986, Richard Milich, Mark Wolraich e Scott Lindgren publicaram uma revisão conduzida até aquele momento sobre os efeitos adversos do açúcar no comportamento de crianças. Eles concluíram que "a maioria dos estudos falhou ao verificar qualquer efeito associado à ingestão de açúcar, e os poucos estudos positivos verificaram que o açúcar melhorava o comportamento ao invés de piorá-lo" (p. 493).

Como explicar o fato de aproximadamente metade dos pais e professores indagarem que em um desses estudos seus filhos pareciam sensíveis ao açúcar? A resposta é conhecida pela psicologia há décadas: o poder da auto-sugestão. Para avaliar tal possibilidade, Daniel Hoover e Richard Mills, da University of Kentucky, publicaram um estudo em 1994 usando 31 meninos entre cinco e sete anos de idade, cujas mães relataram apresentar comportamento "sensível a açúcar". Quando mães e filhos compareceram à clínica, as mães foram avisadas que no dia da consulta seria dado à criança açúcar ou aspartame (como placebo, novamente) no Gatorade. Na verdade, entretanto, para nove das crianças não foi administrado nenhum açúcar na bebida. Na manhã da consulta, foi dito que metade de seus filhos havia recebido açúcar e outra metade aspartame. As mães e as crianças foram observadas interagindo durante um período, brincando livremente e realizando trabalhos juntos. As mães também avaliaram o comportamento de seus filhos no final dos períodos. Medidas diretas do nível de atividade das crianças também foram anotadas. Os cientistas verificaram que as mães que souberam que seus filhos tinham recebido açúcar classificaram-nos como sendo mais hiperativos do que as mães que ouviram a verdade (que foi administrado aspartame). As mães que acharam que seus filhos receberam açúcar também foram mais críticas quanto à atividade de seus filhos, mantiveram-se mais próximas da atividade física destes (em suspenso), e falaram mais freqüentemente com eles do que as mães que sabiam que seus filhos receberam aspartame. Esse estudo mostrou claramente que o que os pais acreditam como causa dietética para hiperatividade (no caso, o açúcar) não apenas influencia seus relatos, mas também muda a forma como tratam seus filhos. É válido ter em mente esse estudo da próxima vez que alguém lhe contar que alguma coisa que seu filho come pode torná-lo hiperativo ou causar TDAH.

> "Eu vi um médico num show de entrevistas dizendo que alergias alimentares causam TDAH. Você pode examinar meu filho para comprovar isso? Se não, onde posso fazer esses exames?"

Com o passar dos anos, foram feitas outras afirmações não-comprovadas sobre a influência da dieta no TDAH. Há quase 40 anos, diversos profissionais alegaram que grandes doses de vitaminas, particularmente B3, C, e piridoxina, seriam benéficas aos doentes mentais severamente afetados. Aproximadamente 20 anos mais tarde, outro profissional publicou afirmações sobre crianças com hiperatividade e deficiência de aprendizagem que se beneficiavam da assim chamada *terapia de megavitaminose* ou *psiquiatria ortomolecular*. Nenhuma dessas alegações foram verificadas por pesquisas cientificamente rigorosas. Na realidade, um estudo razoavelmente bem conduzido verificou que o comportamento de crianças com TDAH na verdade até piorou quando submetido ao programa de terapia de megavitaminose. Afirmações similares foram feitas em relação a grandes doses de minerais. Não existe evidência de que megadoses de vitaminas ou minerais possam ajudar crianças com TDAH nem que deficiências de vitaminas ou minerais causem o transtorno. *Os pais também devem estar atentos, sabendo que altas doses de vitaminas (especialmente vitaminas lipossolúveis) e minerais podem, na verdade, ser prejudiciais às crianças.*

Você já deve ter lido (ou visto na televisão em *talk shows*) que alergias a substâncias presentes nos alimentos e aditivos químicos, alvos de Feingold, podem causar sintomas do TDAH (e, incidentalmente, diversos outros sintomas). Novamente, estou atento a estudos não-cientificamente controlados que apóiam tais alegações. Nem mesmo a American Academy of Allergy and Immunology defende a investigação de alergias quando aparecem sintomas do TDAH.

Os americanos se fascinaram demais durante os últimos 35 anos sobre como os alimentos poderiam afetar a saúde humana, não sendo surpresa a existência de conexões entre dieta e TDAH que continuam a ser propostas mas, nesse ponto, tais alegações não podem ser levadas a sério. O fardo da prova que alimentos causam TDAH deve ficar a cargo daqueles as propõem como causa. Despendemos demasiadamente tempo científico valioso, recursos, dinheiro e horas humanas investigando afirmações infundadas sobre dieta que poderiam ser melhor gastas com a aquisição de linhas científicas de pesquisa mais promissoras sobre o TDAH.

Os hormônios têm relação com o TDAH?

Um estudo publicado no início de 1933 (por P. Hauser e colegas) mostrando ligação entre baixos níveis de hormônios da tireóide e TDAH receberam bastante publicidade graças ao interesse da mídia. Alguns alegaram até que o "gene" para TDAH fora descoberto, pois o gene para deficiência da tireóide já era conhecido e assumiu-se que os dois deveriam estar, de alguma forma, relacionados. Esses hormônios, substâncias químicas produzidas na tireóide (uma glândula no pescoço), são importantes no controle do crescimento humano e muitas outras das suas funções ainda não foram completamente entendidas. Poucos indivíduos podem apresentar uma condição rara de deficiência de tireóide geneticamente determinada. O estudo verificou que 70% das crianças e 50% dos adultos que apresentavam deficiência de hormônios da tireóide apresentavam TDAH. Desde então, essa ligação foi estudada por três publicações adicionais, e nenhuma verificou uma conexão significativa entre problemas de funcionamento dos hormônios da tireóide, hiperatividade e TDAH. Portanto, o estudo inicial parece ter falhado de alguma forma. Crianças com TDAH não deveriam ser examinadas rotineiramente para se buscar deficiências da tireóide nem mesmo o tratamento com hormônios da tireóide pode ser considerado promissor para o tratamento do TDAH até o momento.

Nenhum outro hormônio se mostrou relacionado ao TDAH.

Enjôo e TDAH

Durante muitos anos, Harold Levinson, de Great Neck, Nova York, tem guardado material da mídia que cobre sua teoria de que o TDAH, os transtornos de aprendizado e outros problemas de comportamento podem ocorrer devido a um problema no sistema vestibular do cérebro, afetando o equilíbrio, o senso de gravidade e a posição da cabeça. Esse sistema se localiza no ouvido interno e se conecta com partes do cérebro, especialmente o cerebelo, localizado na porção ínfero-posterior do crânio. Contrário ao que a maioria dos cientistas acredita, Levinson afirma que esse sistema também regula os nossos níveis de energia, pois qualquer impedimento em tal sistema pode levar à hiperatividade e ao comportamento impulsivo. Ele recomenda que crianças com TDAH ou transtornos de aprendizado tomem Dramin ou Dimenidrinato (medicamento antienjôo disponível sem receita médica), pois se sabe que possui efeitos sobre o sistema vestibular. Ele também fornece aos pacientes outras drogas, algumas das quais drogas psiquiátricas mais potentes, e outros suplementos vitamínicos ou extratos fitoterápicos.

Na revisão de 1994 sobre evidências disponíveis a respeito da teoria de Levinson e do tratamento por ele recomendado, dois psicólogos, Samuel Goldstein e Barbara Ingersoll, concluíram seguramente que a teoria não é consistente com o que se sabe sobre o TDAH, o sistema vestibular e suas funções. O sistema vestibular não parece estar envolvido de nenhuma forma no controle do impulso, na medida da atenção ou na regulação ou nível de atividade. Levinson afirma ter usado essa abordagem para tratar milhares de pacientes com TDAH e transtornos de aprendizado, com no mínimo 70-80% dos pacientes tendo respondido bem. Mesmo assim, ele nunca publicou nenhum estudo científico abalizado sobre esse assunto. Portanto, devemos considerar apenas sua palavra sobre quão útil seja o programa de tratamento para portadores de TDAH. Assim como os tratamentos dietéticos discutidos anteriormente, os pais devem evitar esses programas de tratamento e encará-los como totalmente não-confirmados por pesquisa científica legítima.

Fungos podem causar TDAH?

William Crook, pediatra e alergista do Jackson, Tennessee, foi o defensor da teoria dos fungos – particularmente aqueles como a *Candida albicans* que podem viver no organismo – como uma causa maior de muitas diferenças de aprendizado, comportamentais e problemas emocionais, especialmente o TDAH. Esses fungos são tipicamente controlados no organismo por outras bactérias e pelo sistema imunológico. Crook acredita que as toxinas liberadas pelos fungos irritam o cérebro e o sistema nervoso, enfraquecendo o sistema imunológico do organismo. Ele recomenda que crianças com TDAH sejam colocadas em dieta com baixas quantidades de açúcar, pois o açúcar pode estimular o crescimento de fungos. Como Feingold, ele também acredita que aditivos e outros produtos químicos de alimentos podem contribuir para o problema dos fungos no organismo, que devem, portanto, ser eliminados da dieta de crianças com TDAH. Ele acredita que algumas crianças podem até necessitar de tratamento com medicamentos antifúngicos como a nistatina, e que outras necessitem de vitaminas, minerais e outros suplementos dietéticos para controlar seu problema de comportamento.

Hoje, nem mesmo raras amostras de evidência clínica sugerem e apóiam a teoria de Crook. Sabe-se que a American Academy of Allergy and Immunology não verifica comprovação científica para a teoria de sensibilidade a fungos, sendo os pais encorajados a ignorar todo e qualquer conselho baseado nela. Certamente, as recomendações de Crook de que crianças devem tomar grandes doses de vitaminas e minerais, como citado anteriormente, podem ser potencialmente prejudiciais para elas.

Má condução de paternidade ou família caótica podem causar TDAH?

Teorias que culpam o meio ambiente como sendo a maior causa de TDAH não receberam muito apoio na literatura científica. Alguns escritores afirmaram que o comportamento hiperativo resulta do fraco controle paternal sobre as crianças; crê-se que pais muito permissivos não fornecem treinamento, estrutura ou disciplina suficientes. Nenhum estudo apóia tal ponto de vista. Estudei a vida de famílias e particularmente as interações entre pais e filhos com TDAH por mais de 24 anos, e minha pesquisa própria mostra que os pais de crianças com TDAH dão, provavelmente, mais ordens a seus filhos, sendo mais governantes e negativos com eles e, em alguns casos, menos atentos e menos responsivos a seus filhos do que os pais de crianças sem TDAH. Meus colegas e eu verificamos, ainda, que as crianças com TDAH eram menos submissas a ordens e diretivas de seus pais, mais teimosas, negativas e menos capazes do que crianças sem TDAH para manter-se submissas com o passar do tempo sob as ordens dos pais. É culpa dos pais se seus filhos agem dessa forma, ou da criança pelos pais reagirem assim? Simplesmente não podemos responder a essa questão com base em tais estudos.

> "Meus pais acham que eu estrago demais meu filho, que não o educo da forma que deveria e que é por isso que ele age assim. Como posso convencê-los de que ele realmente apresenta uma incapacidade?"

Para avaliar melhor essa questão, administramos medicação estimulante (Ritalina) e placebo durante algumas semanas a crianças com TDAH. Observamos, então, o que aconteceu nas interações mãe-filho. Nem as mães nem os filhos sabiam a semana em que estavam recebendo medicação real ou placebo. Verificamos que quando as crianças usavam o medicamento real, seu comportamento não-relacionado à sua mãe melhorava muito, mas também verificamos que o comportamento das mães em relação às crianças exibia melhora, fazendo-nos lembrar o comportamento das mães de crianças sem TDAH. Isso indica que o comportamento negativo das mães ocorria como *resposta* ao comportamento difícil das crianças e não como a causa dele. Por fim, mudar diretamente os sintomas de TDAH nas crianças usando medicação nos mostra que o comportamento de suas mães se torna muito mais "normal".

Você também deve ter lido afirmações sobre o fato de que a vida de uma família caótica ou "disfuncional" pode causar TDAH, baseado no fato de que pais de crianças com TDAH têm mais chances de apresentarem problemas psicológicos ou mesmo transtornos psiquiátricos. Estudos verificaram que os pais (e parentes imediatos) de crianças com TDAH são mais suscetíveis a apresentar problemas como alcoolismo e uso de drogas, comportamento anti-social e depressão, além de ter apresentado problemas escolares e hiperatividade quando crianças. Pais de crianças com TDAH também relataram mais estresse em seu papel como pais e mais problemas matrimoniais ou de casais do que outros pais. Além disso, as famílias de crianças com TDAH mudam-se mais freqüentemente que famílias sem esse tipo de criança. Isso tudo pode influenciar facilmente o andamento das coisas em casa, a organização dos pais em relação ao controle de suas vidas e da vida da família, e a sua capacidade de controle dos filhos. Essas influências disruptivas podem criar, também, muito mais estresse na criança do que pode ser experimentado na vida de famílias de crianças sem TDAH.

Na cabeça de muitas pessoas (incluindo de alguns profissionais), essa linha de raciocínio justifica as afirmações de que o TDAH pode surgir a partir da vida de famílias desorganizadas, disfuncionais, mas eu acredito que diversas linhas de raciocínio contradizem tal ponto de vista. Primeiro, os problemas observados em membros de famílias de crianças com TDAH podem ser facilmente associados com as evidências hereditárias descritas anteriormente. Deveríamos esperar ver mais TDAH e seus sintomas nos pais e membros da família de crianças com TDAH, e assim o vemos. Isso explica por que os membros da família de crianças com TDAH podem apresentar mais problemas em si próprios, podendo se mudar com mais freqüência, e ter, ainda, mais problemas matrimoniais ou de casais, além de apresentar um índice maior de divórcio que famílias sem essas crianças. Não é o problema psiquiátrico dos membros da família e o "mau" ambiente familiar resultante que causam o TDAH nas crianças, mas os genes que pais e filhos têm em comum.

Segundo, a pesquisa de Mark Stewart e Gerald August, da University of Iowa, e de Ben Lahey, da University of Chicago, e eu, dentre outros cientistas, contradiz essa teoria. Nós todos verificamos que tais problemas psiquiátricos nos membros de famílias de crianças com TDAH ocorriam mais freqüentemente apenas em um subgrupo composto de crianças que também apresentavam problemas sérios de comportamento agressivo, desafiador, e anti-social. Os pais e parentes desse subgrupo são mais suscetíveis a apresentarem problemas de abuso de drogas e álcool, depressão, e comportamento anti-social. Crianças que apresentam apenas TDAH, sem comportamento agressivo significativo, não parecem ter esses sérios problemas entre seus parentes com freqüência maior que crianças sem TDAH. Isso sugere que os problemas paternais e familiares estão ligados ao desenvolvimento de comportamento agressivo e anti-social na criança e não ao seu TDAH. Em outras palavras, a vida caótica e disfuncional de famílias com pais com problemas psicológicos pode contribuir diretamente para o risco de a criança apresentar comportamento agressivo e anti-social. Assim, embora as vidas familiares caóticas e os problemas psiquiátricos dos pais se associarem, podendo causar comportamento seriamente desafiador e agressivo, não podem ser considerados causadores do TDAH.

Finalmente, existem os achados de minha pesquisa em particular: meus colegas e eu gravamos em vídeo as interações entre pais e seus filhos com TDAH, e as comparamos às interações de crianças sem TDAH e seus pais. Também subdividimos as crianças com TDAH naqueles demasiadamente opositores e agressivos daqueles que não o eram. Descobrimos que as interações no grupo de crianças com TDAH não-agressivas não se mostravam diferentes das interações de famílias de crianças normais, na maioria dos aspectos. Somente no grupo agressivo verificamos interações mais negativas entre os pais e seus filhos. Ambos, as crianças agressivas com TDAH e seus pais, usaram mais insultos e respostas impertinentes contra o outro. Também se mostraram menos positivos em suas interações do que os outros dois grupos de crianças (não-agressivas com TDAH e crianças sem TDAH). As famílias de crianças agressivas relataram maior quantidade e intensidade de conflitos entre cada um, em casa. Os pais das crianças agressivas também relataram mais problemas psicológicos pessoais em si próprios do que os pais do outro grupo de crianças. Isso se compara aos resultados de que problemas psicológicos paternais são mais comuns em famílias de crianças agressivas com TDAH, confirmado em estudos de James Tallmadge (hoje na University of Vermont) e seus colegas e de Arthur Anastopoulos (hoje na University of North Carolina, em Greensboro) e colegas. Devemos lembrar, também, da afirmação anterior de que estudos de gêmeos verificaram que o ambiente da criança em casa ou o ambiente de criação não contribuem significativamente para a expressão do transtorno.

Todas essas evidências tornam altamente improvável que qualquer causa meramente social, como "má condução da paternidade" ou uma vida familiar disruptiva ou estressante crie TDAH na criança. Ao contrário, as pesquisas sugerem que crianças com TDAH podem gerar estresse em seus pais causando uma vida familiar algo disruptiva. Nos casos em que os cuidados paternais são pobres e a vida familiar disruptiva influenciam as crianças, isto parece ser um dos agentes contribuintes para o comportamento agressivo e desafiador, mas não para o TDAH.

Isso se deve ao excesso de televisão?

Nos últimos anos, o colunista John Rosemond, dentre outros, argumentou que o TDAH ocorria primariamente em crianças que passavam muito tempo assistindo à televisão – muito mais que as gerações anteriores. Essa idéia tem certo apelo superficial, pois é puro folclore popular que assistir à televisão em excesso diminua a atenção de uma pessoa. Que eu saiba, nunca existiram estudos científicos mostrando que tal folclore fosse verdadeiro. Nenhum estudo foi capaz de provar que crianças com TDAH assistem mais à televisão que crianças normais. A maior evidência contra a idéia de Rosemond, porém, vem de estudos com gêmeos, nos quais se comprova que o ambiente que gêmeos e irmãos dividem, crescendo juntos na mesma família, não contribui significativamente para as diferenças entre crianças com maiores graus de sintomas de TDAH. Assistir à televisão faz parte do ambiente compartilhado; portanto, esses estudos indicam que ver muita televisão não contribui para o TDAH.

QUEM TEM RISCO DE APRESENTAR TDAH?

Mesmo antes de uma criança nascer, certas características paternas ou familiares aumentam as chances de que a criança possa apresentar TDAH. Esses riscos podem não ser diretamente a causa do TDAH, mas sua presença indica que crianças nascidas em tais famílias terão maiores probabilidades de apresentar TDAH do que crianças nascidas de famílias sem esses fatores de risco.

Características dos pais e da família

Sabe-se que os estudos nos mostram que pais que apresentam TDAH são mais propensos a ter crianças com TDAH devido aos fatores hereditários. Na verdade, toda história familiar de TDAH aumenta as chances de uma criança ter TDAH. Por exemplo, ter um irmão com TDAH aumenta a probabilidade que outra criança na família venha a ter TDAH em 25-35%. Os cientistas estimam que o risco é de aproximadamente 13-17% para meninas e 27-30% para meninos, independente do sexo do irmão com TDAH. Não está claro por que meninos têm maior risco de ter TDAH do que meninas da mesma família. As razões podem se dever à genética – sabemos, por exemplo, que é possível que uma característica herdada pelos genes de meninos e meninas na mesma família possa se manifestar apenas nos meninos. O sexo masculino possui maiores riscos biológicos associados, e o TDAH pode ser um deles. Essas diferenças sexuais são evidentes não apenas no TDAH, mas também no retardo mental e nas deficiências de aprendizado, como a dislexia (transtorno de leitura). Independente da explicação, não é provável que isso seja atribuído a fatores sociais, como diferenças em como os pais tratam os meninos e as meninas em uma mesma família.

Outros fatores de risco familiares associados com desenvolvimento inicial e persistente de TDAH são (1) menor grau de instrução da mãe, (2) menor *status* socioeconômico dos pais, (3) pais solteiros, (4) abandono da família pelo pai. Entretanto, esses fatores produzem apenas pequena elevação do risco para o TDAH e obviamente não causam o TDAH nos filhos desses pais. Eles se associam a um maior risco para o TDAH, mais provavelmente devido a uma terceira condição que explica ambos os fatores de risco e o TDAH por si próprio – possivelmente devido à genética compartilhada por traços de TDAH.

Características da gravidez

Diversos estudos mostraram que mães que apresentaram complicações durante a gravidez ou no parto têm maior probabilidade de gerar crianças com TDAH do que mães sem essas complicações. O tipo de complicação não parece ser tão importante quanto o número total delas. Tais complicações podem causar TDAH por interferir no desenvolvimento normal do feto, ou por estarem envolvidas num terceiro fator: o TDAH da mãe. Nesse caso, o TDAH da mãe causaria poucos cuidados pré-natais e, portanto, maiores complicações; a causa do TDAH da criança seria herança genética. Esse é um exemplo de associação não-casual, discutido anteriormente neste capítulo.

O fato é que existe pouca evidência de que essas complicações causem, de fato, o TDAH. Em um grande estudo conhecido como Perinatal Collaborative Project, conduzido pelo governo norte-americano nos anos 70, foram verificadas as seguintes complicações antes ou durante o nascimento, aumentando (em pequeno grau) o risco de uma criança ter sintomas de TDAH: número de cigarros que a mãe fumava por dia, mães com convulsões, número de internações hospitalares da mãe durante a gravidez, problemas respiratórios na criança durante ou após o parto e peso e saúde da placenta inspecionada após o parto. Incidência maior de problemas nessas áreas aumentam as chances de uma criança ter sintomas de TDAH, e quanto piores os problemas das mães, piores os sintomas das crianças.

Estudos de bebês prematuros e de baixo peso têm mostrado freqüentemente que essas crianças apresentam, notadamente, maiores probabilidades de desenvolver TDAH mais tarde na infância – por vezes cinco a sete vezes mais que a população em geral. Um estudo recente sugeriu que isso se deve ao fato de esses bebês apresentarem alto risco de pequenas hemorragias cerebrais. Mais de 40% de bebês que apresentaram pequenos sangramentos cerebrais foram descobertos como portadores de TDAH (dentre outros problemas de desenvolvimento e aprendizado) mais tarde na infância, ao passo que aqueles sem sangramentos foram menos suscetíveis ao problema.

Características da infância e dos primeiros anos

Cientistas também identificaram algumas características no desenvolvimento inicial das crianças que podiam ser prognosticadas como de maior risco para o aparecimento tardio de TDAH. O Perinatal Collaborative Project verificou que retardos no desenvolvimento motor, menor tamanho da cabeça ao nascimento e aos 12 meses de idade, líquido amniótico corado por mecônio (fezes do intestino do feto), sinais de lesão nervosa após nascimento, problemas respiratórios após nascimento e baixo peso ao nascimento se relacionavam a risco de hiperatividade tardia. O risco ainda era bem baixo, embora existente, quando presentes esses sinais. Crianças menos saudáveis durante sua infância ou anos pré-escolares e que desenvolvem lentamente a coordenação motora também apresentam maior risco de sintomas iniciais e persistentes de TDAH tardiamente na infância.

Certamente, crianças excessivamente ativas, mesmo quando bebês, podem ter maior risco para apresentar TDAH. Também crianças atentas a objetos e a brinquedos por períodos mais curtos de tempo, que não persistem tão bem na procura por objetos em seu campo de visão, ou que mostram grande intensidade de reação quando estimuladas podem ter maior risco de apresentar TDAH. Crianças e bebês que necessitam muito de seus pais têm maior probabilidade de exibir TDAH mais tarde. Não acreditamos que essas características das crianças ou de seu desenvolvimento inicial causem os sintomas do TDAH tardio. Ao contrário, muitos psicólogos acreditam que esses são apenas os sinais precoces do próprio TDAH, que pode não estar totalmente formado em sua expressão nas idades mais precoces, como o início da infância. Crianças muito novas exibem apenas o comportamento que lhes é possível demonstrar pelos estágios iniciais de seu desenvolvimento cerebral. As "sementes" do TDAH podem estar nessas crianças, mas não aparecerão até que os estágios de desenvolvimento de diminuição da atenção, inibição e controle sobre a atividade e comportamento surjam naturalmente (ver Tabela 2.1, p. 76). Nesse ponto, as crianças com TDAH serão consideradas atrasadas em relação a outras crianças.

Características dos anos pré-escolares

Durante os anos pré-escolares (dois a cinco anos), o desenvolvimento de sintomas precoces e persistentes de hiperatividade e no contato com outras crianças é sinal de uma criança de risco para o TDAH. Também não é surpreendente que crianças novas com excessiva desatenção e dificuldades emocionais (como ira freqüente, explosões de temperamento ou predisposição para se tornar facilmente descontroladas) podem ter maior probabilidade de apresentar TDAH com o crescimento.

Mais uma vez, crianças mais jovens, cujo temperamento inicial é negativo e dependente têm maior probabilidade de serem diagnosticadas, mais tarde, como portadoras de TDAH. *Temperamento* se refere a padrões de características de personalidade iniciais e persistentes, incluindo nível de atividade, grau ou intensidade de resposta, diminuição ou persistência da atenção, demanda de outras pessoas, qualidade de humor (irritabilidade ou rapidez de enfurecer-se ou exibir emoção), adaptabilidade ou capacidade de ajustar-se a mudanças e ritmicidade ou regularidade de períodos de sono e despertar, comer, e eliminações (controle de intestinos e bexiga). Como prognóstico, essas características parecem tão importantes nos anos pré-escolares quanto na infância. Tais características, especialmente a hiperatividade, a alta intensidade, a desatenção, o humor negativo e a baixa adaptabilidade, também são prognósticas da continuidade do TDAH mais tarde na infância, uma vez que ele já tenha se desenvolvido. Certamente, crianças cujos sintomas de hiperatividade e desatenção são suficientemente severos para poder ser diagnosticadas como tendo TDAH no início da infância provavelmente continuarão a receber esse diagnóstico 5 a 10 anos mais tarde.

A presença de características de personalidade no início da vida é um forte prognóstico de risco para TDAH tardio. Por exemplo, Susan Campbell, da University of Pittsburgh, estudou 46 crianças cujos pais relataram serem elas excessivamente ativas, desatentas e desafiadoras aos 2-3 anos de idade. Ela também estudou 22 crianças que não apresentavam problemas de comportamento significativos desse tipo. Aos seis anos de idade, aproximadamente 50% das crianças com problemas precoces de comportamento ainda eram hiperativas ou apresentavam um diagnóstico formal de TDAH, o que sugere que crianças hiperativas e de difícil controle aos dois anos de idade têm, ao menos, 50% de chance de serem rotuladas como portadoras de TDAH ou hiperativas ao ingressar na escola aos seis anos.

Metade das crianças, porém, não persistiu com os problemas de comportamento. Campbell verificou que, em casos nos quais o padrão de hiperatividade precoce e comportamento desafiador se combinam a outros fatores na vida da criança, existe maior probabilidade de desenvolvimento de TDAH. Quais são as outras características? Dentre as mais importantes estão as características da personalidade dos pais, especialmente a presença de problemas psiquiátricos e psicológicos que podem interferir com os cuidados paternais e a criação da criança. Campbell estudou esse assunto e verificou que um estilo negativo, crítico e autoritário da mãe em controlar uma criança mais nova com hiperatividade é, provavelmente, mais prognóstico de problemas persistentes anos mais tarde. Pais muito hostis ou que têm problemas matrimoniais ou com parceiros também contribuem para o risco de TDAH em crianças pré-escolares de temperamento negativo. Assim, parece que o temperamento das crianças como um importante fator de risco inicial pode ser melhorado ou piorado pelo tipo de ambiente criado pelos pais em casa e a maneira como eles respondem a uma criança com dificuldades. Esse ambiente pode se associar aos problemas de temperamento inicial da criança, aumentando o risco de TDAH tardio. Os problemas dos pais não causam necessariamente o TDAH da criança. É possível que (1) o exacerbem em certo grau; ou (2) que um pai simplesmente reaja a uma criança que apresenta sintomas mais graves de TDAH, e é essa severidade que determina a persistência do TDAH da criança durante o desenvolvimento, mas não o comportamento dos pais. Mais importante, esses fatores de paternidade podem aumentar o risco de uma criança desenvolver transtorno desafiador de oposição (discutido no Capítulo 1).

Juntamente com um psicólogo, Terri Shelton, e outros colegas da University of Massachusetts Medical School completei recentemente um estudo de cinco anos com crianças pré-escolares e de risco para TDAH. Triamos a maioria das crianças com 4, 5 e 6 anos de idade ingressando na escola pública no jardim da infância em Worcester, Massachussetts, apresentando níveis elevados de sintomas de TDAH e agressividade. Realizamos, então, com essas crianças, uma avaliação completa e verificamos que mais de 65% delas se qualificavam para um diagnóstico de TDAH – um quadro que se alterou muito pouco nos três anos seguintes, quando seguimos e reavaliamos anualmente tais crianças.

Esses achados de pesquisa, tomados em conjunto, sugerem que é possível identificar crianças com risco de desenvolver um padrão inicial e persistente de sintomas de TDAH antes de iniciar a pré-escola e talvez até precocemente, aos 2 ou 3 anos. Uma combinação de fatores nas crianças e variáveis paternais parece a mais útil no prognóstico. Os fatores descritos a seguir, em ordem decrescente de importância, parecem mais úteis como prognóstico potencial de aparecimento precoce e persistente de TDAH nas crianças:

1. O aparecimento precoce de alto nível de atividade e de demanda na infância ou nos anos pré-escolares de uma criança.
2. Comportamento crítico/autoritário dos pais nos anos iniciais da criança quando combinados ao Item 1 (que pode refletir uma reação a sintomas mais severos de TDAH numa criança).
3. História familiar de TDAH.
4. Fumo e uso de bebidas alcoólicas durante a gravidez, ou má saúde da mãe.
5. Número de complicações maior que o normal durante a gravidez (especialmente parto prematuro e/ou baixo peso ao nascimento associado a pequenos sangramentos cerebrais).
6. Pai ou mãe solteira e com menor grau de instrução do que o normal (o que pode ser indicativo de possíveis sintomas de TDAH nos pais).
7. Má saúde da criança e retardos de desenvolvimento motor e de linguagem.

Se qualquer um desses itens parece contradizer as determinações anteriores neste capítulo de que o TDAH não é *causado* pela maneira como os pais controlam e criam uma criança, entenda que o que quero dizer aqui é que a forma como os pais respondem e controlam uma criança pode contribuir para a persistência do TDAH. (Esses estudos ainda não comprovaram que o que os pais fazem *causa* a persistência do TDAH). As pesquisas sugerem que, uma vez desenvolvidos os sintomas de TDAH numa criança, sua severidade e o quanto deles persistirá se relaciona parcialmente com a maneira como os pais controlam a criança. Em outras palavras, os pais não causam, a princípio, o problema, pela forma como criam a criança, mas podem tornar o problema melhor ou pior pelo modo como respondem a ele. Também é provável que as próprias habilidades de controlar crianças por parte dos pais esteja comprometida pelo seu próprio TDAH, em um ou ambos pais, e isso quer dizer que a presença genética do TDAH no(s) pai(s) contribui para o TDAH da criança e o fraco comportamento paternal, mais do que apenas os fracos cuidados paternais isoladamente ou em conjunto.

RESUMO

Para resumir, fatores biológicos (anormalidades no desenvolvimento cerebral) estão mais intimamente associados e talvez sejam causadores do TDAH. Até o momento, os estudos indicam que existe contribuição genética muito forte para essas anormalidades – maior que a contribuição dos agentes ambientais ou fatores puramente sociais. Tudo que sabemos aponta para a idéia de que as crianças com TDAH possuem menor atividade cerebral nas regiões frontais – precisamente os centros cerebrais conhecidos por estarem envolvidos com inibição do comportamento, persistência nas respostas, resistência à distração e controle do nível de atividade. A causa precisa dessa insuficiente atividade pode ser a quantidade de cérebro diminuída nessas regiões. Tais achados serão demonstrados, um dia, como o resultado da combinação dos genes descritos inicialmente como prováveis contribuintes para o transtorno.

Nos casos em que os fatores puramente sociais parecem importantes, como no caso da fraca habilidade dos pais em controlar as crianças, pode-se prognosticar quais crianças apresentarão formas mais severas e persistentes de TDAH – e especialmente quais crianças terão risco de apresentar comportamento mais agressivo ou desafiador. Mesmo a existência dessa relação, entretanto, não significa que o modo pelo qual os pais controlam uma criança com TDAH seja a causa do aumento da severidade ou persistência do transtorno da criança.

Temos muito mais a aprender sobre o TDAH e suas potenciais causas. Grandes avanços, porém, foram feitos nas últimas décadas sobre o entendimento das possíveis causas do TDAH. Toda evidência, hoje, aponta os fatores neurológicos geneticamente determinados como a causa mais importante na explicação da extensão do TDAH na população. Quando houver compreensão total sobre o que causa esse transtorno, talvez possamos descobrir como curá-lo. Enquanto isso, a informação disponível, aliada ao que sabemos sobre a natureza do TDAH (ver discussão no Capítulo 4), permite-nos controlar com sucesso o TDAH – assunto das Partes II a IV (Capítulos 6-19).

4
O que Esperar: A Natureza do Transtorno

Como sabem todos os pais, o TDAH é uma doença complicada, que pode tornar o dia-a-dia um grande desafio. Por sua natureza, parece criar relações adversas entre a criança portadora do TDAH e todos à sua volta. As rotinas mais comuns de um dia normal podem parecer uma série de batalhas. É possível tornar a vida mais fácil desistindo de lutar contra o inevitável. Saiba tudo que puder sobre a natureza do transtorno – o que pode ou não ser alterado.

Verifica-se o TDAH em aproximadamente 3-5% das crianças. Isso significa que mais de 2 milhões de indivíduos com idade inferior a 18 anos nos Estados Unidos podem apresentar o transtorno – de várias formas, pois o rótulo TDAH é relativo. No Capítulo 3, discutiu-se a idéia de que a maioria dos casos representa apenas uma extremidade de um *continuum* para um traço normal que todos nós temos. Isso significa que existem variados graus do transtorno na população; algumas pessoas apresentam TDAH leve ou mesmo limítrofe, enquanto outros apresentam TDAH moderado ou severo. Tipicamente, as pessoas hoje são diagnosticadas com TDAH quando seus sintomas ocorrem com mais freqüência e em maior magnitude do que em 93% de indivíduos da mesma idade e sexo e, mesmo dentro desse grupo, a freqüência e severidade dos sintomas pode variar. Como os profissionais determinam a severidade da condição em qualquer um dos casos será explicado no Capítulo 7.

"Eu ouvi que em outros países não existe tanto TDAH como aqui. Isso é verdade? Por que na Inglaterra eles raramente diagnosticam TDAH e nunca utilizam medicamentos?"

Também sabemos que a definição de TDAH evolui constantemente. Outros países podem até não reconhecer o transtorno dessa forma. Na Inglaterra, ele pode ser chamado de *problema de conduta*, ou as crianças podem ser simplesmente estigmatizadas como indisciplinadas como na Europa Ocidental e nos países da antiga União Soviética. Infelizmente, esses rótulos perpetuam a falta de consciência sobre o TDAH como um problema de caráter individual. O TDAH é uma doença neurologicamente determinada (com suas prováveis raízes genéticas) e encontrada no mundo inteiro. Quando se fala em diagnóstico, entretanto, os métodos de qualificação dos sintomas variam.

É DIFÍCIL DE SE QUANTIFICAR O TDAH

Para se obter um quadro geral do total de casos de TDAH, uma abordagem comum é conduzir um levantamento de dados de pais e professores sobre as crianças sob seus cuidados, usando escalas de comportamento que medem os sintomas do TDAH. O número de crianças nessa população que provavelmente apresentam o transtorno será, então, determinado por um ponto de corte nas contagens dos questionários, acima dos quais uma criança poderá ser considerada portadora de TDAH. Isso não é o mesmo que fazer uma avaliação cuidadosa de cada criança em determinadas regiões, o que não seria cabível, mas é uma forma de ter uma idéia grosseira de quantas crianças se qualificam para a doença. Tais estudos chegaram, finalmente, a uma média de menos de 1% a um máximo de 14%. Obviamente, embora os pesquisadores coloquem pontos de corte nas escalas de avaliação, eles poderão determinar quantas crianças são rotuladas como portadoras de TDAH.

Claro que o TDAH nunca deve ser diagnosticado simplesmente tendo por base os escores de uma criança nas escalas de comportamento completadas por pais ou professores. Como explicarei mais adiante neste livro (Capítulo 7), uma avaliação mais completa é necessária para fazer o diagnóstico e uma criança deve se enquadrar em todos os critérios recomendados para o transtorno antes que o diagnóstico seja interpretado por um profissional. O comportamento da criança não deve ser muito diferente dos padrões de comportamento exibidos por outras crianças (como indicado pelo uso de escalas de avaliação), mas esses problemas também devem ter se desenvolvido durante a infância, durado no mínimo 6 a 12 meses e produzido incapacidade em um ou mais domínios de atividades maiores na vida, como na escola ou no funcionamento de grupos. Quando todos esses critérios são usados para fazer um diagnóstico, os estudos indicam que a prevalência de TDAH é aproximadamente 2-4% das crianças em idade escolar. O transtorno é três vezes mais comum em meninos que em meninas e, segundo indicam as pesquisas, ocorre em aproximadamente 1-3% das meninas e 3-8% dos meninos.

Histórias populares sobre o TDAH sugerem que o transtorno é apenas verificado entre as crianças norte-americanas. Essas histórias afirmam que não se faz diagnóstico em outros países com a mesma freqüência que nos Estados Unidos, mas essas afirmações são altamente enganosas. Só porque um país não diagnostica com a mesma freqüência e extensão como fazemos aqui, nos Estados Unidos, não significa que as crianças não apresentem o transtorno. Significa, com freqüência, que os profissionais daqueles países não têm conhecimento sobre o transtorno ou ignoram a literatura científica sobre sua existência e legitimidade. Os pais deveriam ter em mente que os Estados Unidos lideram o mundo em pesquisa e em publicações sobre transtornos mentais em crianças; como conseqüência, os profissionais dos Estados Unidos provavelmente estão mais atualizados com pesquisas mais recentes de conduta clínica para os transtornos em crianças do que os profissionais de muitos outros países. Progressos recentes no Canadá, na Austrália, na Inglaterra, na Holanda e nos países escandinavos apóiam esta conclusão: como os profissionais e pais desses países se tornaram mais instruídos sobre a natureza e existência do TDAH em seus filhos, os índices de diagnóstico e o uso de medicamentos no tratamento do transtorno aumentaram acentuadamente.

Estudos realizados em muito países durante as duas últimas décadas verificaram que o TDAH existe em todos os países e grupos étnicos estudados até hoje.

Esses estudos produziram, por exemplo, os seguintes quadros de prevalência: Nova Zelândia, 2-7%; Alemanha, 4%; Índia, 5-29%; China, 6-9%; Japão, 7-8%; Holanda, 1-3% dos adolescentes (crianças não foram estudadas), e Brasil, 5-6%.

A média desses índices produzidos por inúmeros estudos que examinaram populações nos Estados Unidos e Canadá é de aproximadamente 5% das crianças em idade escolar. Deve-se lembrar, ainda, que a incidência é maior nos meninos e menor nas meninas. A média estimada é a de que aproximadamente uma entre cada 20 a 30 crianças será hiperativa ou portadora de TDAH. Isso torna o TDAH uma das doenças mais prevalentes em crianças. Dado que 50-65% dessas crianças continuarão a ter a doença sob a forma completa na vida adulta, o TDAH deve estar presente em aproximadamente 2-3% dos adultos, ou 1 a cada 33 a 50 indivíduos. Essa estatística é muito semelhante àquela de 3-4% verificada por Kevin Murphy e eu em nosso estudo de uma grande amostra de adultos na região central de Massachusetts. Os problemas de estimar a percentagem de adultos com TDAH se tornam mais difíceis pelos recentes achados de que o critério usado para diagnóstico – *Manual Estatístico e Diagnóstico de Transtornos Mentais*, quarta edição (*DSM-IV*) – pode não ser tão sensível para o transtorno como é para a detecção de casos na infância. Isso porque o critério foi desenvolvido para uso em grande escala e, portanto, os sintomas descritos no DSM-IV são principalmente problemas de autocontrole que as crianças podem exibir, não tanto aqueles que os adultos poderiam demonstrar. Provavelmente, no futuro, o critério usado para diagnóstico incluirá mais sintomas que refletem como os problemas de autocontrole podem ser mais evidentes na vida adulta.

O TDAH é observado em todas as classes sociais, grupos étnicos e nacionalidades nos Estados Unidos. Como já mencionado, parece ser mais freqüente em indivíduos do sexo masculino que feminino – três vezes mais freqüente. Clínicas de saúde mental que se especializam na doença podem receber seis a nove meninos para cada menina encaminhada: as pessoas tendem a encaminhar as crianças que são mais agressivas e difíceis de controlar, e meninos com TDAH são tipicamente mais agressivos que meninas. Uma lição óbvia disso é que mais meninas com TDAH podem seguir não sendo reconhecidas nem tratadas.

MUDANÇAS NO TDAH COM O DESENVOLVIMENTO

Um dos aspectos mais inquietantes do TDAH para os pais é que ele evolui com o crescimento da criança. O que funcionou aos 6 anos pode não funcionar com a idade de 16. Até 80% das crianças em idade escolar com diagnóstico de TDAH continuarão a ter a doença na adolescência e, entre 30 e 65% continuarão a apresentá-la na vida adulta, dependendo de como o transtorno é definido em cada caso em particular. Os pais percebem o problema quando a criança tem três ou quatro anos de idade, às vezes antes disso. Algumas crianças com TDAH, entretanto, podem ser difíceis de serem cuidadas por serem ativas, irritáveis e temperamentais desde o início da infância. Outras podem não ter demonstrado essas dificuldades até ingressar na pré-escola ou mesmo no ensino fundamental. No último caso, a criança provavelmente apresentou algumas características do transtorno anteriormente, mas não demonstrou problemas que interferissem na realização das tarefas de desenvolvimento relativamente simples.

Crianças pré-escolares com TDAH

Uma grande quantidade de pesquisas mostra que até 57% das crianças pré-escolares têm maiores probabilidades de serem rotuladas como desatentas por seus pais até a idade de quatro anos. Até 40% dessas crianças pode ter problemas suficientes de desatenção, preocupando ainda mais seus pais e professores. Além disso, a grande maioria dessas crianças melhoram dentro de três a seis meses. Mesmo entre crianças cujos problemas podem ser suficientemente severos para receber um diagnóstico clínico de TDAH, apenas metade terá o mesmo diagnóstico na infância mais tardia ou na adolescência precoce. Isso indica que o aparecimento dos sintomas na idade de três ou quatro anos, por si só, não garante que o TDAH persistirá. Entretanto, para a maioria das crianças, esse padrão precoce de TDAH durará no mínimo um ano, e o TDAH provavelmente continuará durante a infância e a adolescência. Isso indica que ambos os graus de sintomas precoces de TDAH e o quanto eles duram na adolescência determinam quais crianças serão mais propensas a exibir um TDAH de curso crônico.

Crianças com padrão persistente de TDAH, nessa faixa etária, são descritas pelos pais como impacientes, sempre "a toda", agindo como que dirigidos por um motor, freqüentemente subindo pelas paredes e se intrometendo nas coisas. Persistentes em suas vontades, necessitados da atenção paternal e geralmente instáveis quanto à sua curiosidade sobre o ambiente, os pré-escolares portadores de TDAH geram um desafio definitivo às habilidades de manejo de crianças por parte de seus pais, particularmente por suas mães. Essas crianças requerem um monitoramento muito mais freqüente e próximo com a evolução de sua conduta, se comparadas a outros pré-escolares. Às vezes até devem ser contidas, para permitir que os pais completem suas tarefas domésticas que requerem atenção total. As crianças com TDAH exibem, também, tristeza, tornam-se irritadas com rapidez e têm baixa adaptação, mostrando-se, provavelmente, aflitivas para suas mães. Desobediências a instruções de suas mães é comum e ao menos 30-60% são bastante desafiadoras ou opositivas, especialmente se forem meninos. Mesmo que os ataques de comportamento sejam comuns para pré-escolares normais, eles ocorrem mais freqüentemente e com maior intensidade nas crianças portadoras de TDAH mais novas.

Embora as mães de pré-escolares portadores de TDAH relatem, provavelmente, sentimentos de competência no controle dessas crianças, essa confiança declinará progressivamente quando as crianças ficarem mais velhas, e os pais verificarem que as técnicas costumeiramente utilizadas para controlar outras crianças serão, então, menos eficazes com seus filhos.

Colocar uma criança com TDAH em creche ou pré-escola provavelmente trará mais angústia aos pais. Provavelmente os membros da equipe começarão a reclamar do comportamento disruptivo da criança e não é raro que a criança mais ativa e agressiva seja expulsa da creche ou pré-escola. Portanto, a trajetória de ajustamento de problemas na escola aflige muitas dessas crianças durante sua escolaridade obrigatória. Outras crianças com TDAH, especialmente aquelas não-opositivas ou agressivas, ou aquelas com casos mais leves, e, talvez, aquelas mais brilhantes intelectualmente, podem não ter problemas na creche, particularmente quando se trata apenas de um programa de meio-turno, com poucos dias a cada semana. Muitas mães de crianças mais novas portadoras de TDAH também nos contaram sobre a dificuldade de encontrar babás, o que limita severamente a mobilidade dos pais – um problema particularmente difícil para pais solteiros. Não é de se admirar que pais de crianças com TDAH geralmente nos relatem que os anos de pré-escola são demasiadamente estressantes e exigentes em suas vidas como pais.

Crianças com TDAH em idade escolar

Quando as crianças com TDAH ingressam na escola, deposita-se sobre elas um peso social maior que durará no mínimo pelos próximos 12 anos. Ficará provado que se trata da área de maior impacto para suas incapacidades, criando uma fonte de angústia maior para muitas delas e para seus pais. As habilidades de sentar quieto, atender, escutar, obedecer, inibir um comportamento impulsivo, cooperar, organizar ações e seguir completamente as instruções, bem como dividir, brincar de maneira adequada e interagir de forma agradável com outras crianças são essenciais para conquistar uma carreira acadêmica de sucesso. Não é surpresa que a grande maioria das crianças com TDAH seja identificada como diferente em seu comportamento por ingressar em escolas especiais, particularmente no ensino fundamental. Os pais terão, agora, de combater não apenas os problemas de evolução do comportamento em casa, mas também o peso de auxiliar seu filho a se ajustar às necessidades acadêmicas e sociais da escola. Lamentavelmente, os pais precisarão tolerar as queixas de muitos professores que observam os problemas da criança na escola como fruto dos problemas em casa ou pela fraca habilidade de criar crianças por parte dos pais. Geralmente, aqui, os pais devem se confrontar com decisões sobre manter ou não uma criança na pré-escola devido ao seu comportamento "imaturo", e possivelmente seu baixo rendimento escolar. O fato de muitas escolas determinarem, atualmente, lição de casa, mesmo para alunos de ensino fundamental, gera uma demanda adicional por parte dos pais e da criança para realizarem tais tarefas juntos. O tempo de lição de casa se torna mais uma área de conflito. Para 20-25% das crianças com TDAH que provavelmente apresentam um transtorno de leitura, isso será notado à medida que as crianças tentarem dominar as primeiras tarefas de leitura na escola. Essas crianças são duplamente impedidas em sua *performance* acadêmica pela combinação dessas incapacidades. Para crianças que desenvolvem transtornos em matemática e escrita, tais problemas geralmente passarão despercebidos até muitos anos mais tarde, quando já estiverem no ensino fundamental. Mesmo sem apresentarem dificuldades para leitura, quase todas as crianças com TDAH serão perseguidas por sua *performance* educacional extremamente irregular.

Em casa, os pais se queixam freqüentemente de que seus filhos com TDAH não aceitam tarefas domésticas e responsabilidades tão bem quanto outras crianças da mesma idade. Eles precisam de ajuda nessas tarefas, assim como para se vestir e tomar banho. Enquanto a freqüência dos ataques de temperamento declina em crianças sem TDAH, provavelmente as crianças com TDAH exibirão esse comportamento quando frustradas e com maior freqüência que crianças normais. Geralmente, crianças com TDAH são simplesmente toleradas ou expulsas de atividades sociais como clubes, aula de música, esportes, escotismo. O padrão geral de rejeição social começará a aparecer nos anos escolares, caso ainda não tenha ocorrido. Oprimidas, intrometidas e com aversão a outros, as crianças portadoras de TDAH que tentam aprender habilidades sociais mais apropriadas tornam-se confusas pela rejeição de seus pares e, mais tarde, desenvolverão, via de regra, baixa auto-estima. Entretanto, nem todas as crianças com TDAH apresentarão baixa auto-estima. Na verdade, muitas delas podem apresentar uma imagem irrealisticamente positiva de si próprias em relação a outros e, nesse sentido, foi verificado que superestimam suas habilidades e a capacidade de obter êxito em uma tarefa quando solicitadas de antemão. Enquanto isso pode parecer arrogante, pesquisas de Richard Milich e colegas, da University of Kentucky, sugerem que possa se tratar de autoproteção, isto é, crianças com TDAH desejam apresentar uma visão mais positiva de si próprias do que na própria realidade. Esforçando-se para serem mais queridas e avaliadas mais positivamente pelos outros, temem admitir que não são boas como acreditam e sentem-se obrigadas a assumir essa tarefa. Todavia, muitas crianças com TDAH colocarão a culpa por suas dificuldades em seus pais, professores, ou pares devido à limitação de sua autoconsciência.

Na infância tardia e na pré-adolescência, os padrões de conflito social se tornarão bem estabelecidos para muitas crianças portadoras de TDAH. Entre 7 e 10 anos, ao menos 30-50% desenvolverão, provavelmente, sintomas de transtorno de conduta e de comportamento anti-social, como mentir, praticar pequenos furtos e resistir à autoridade. Vinte e cinco por cento ou mais podem apresentar problemas de brigas com outras crianças. Aqueles que não desenvolveram outros transtornos psiquiátricos, acadêmicos, ou sociais até essa altura representam a minoria, e terão, provavelmente, melhores resultados na adolescência, experimentando, primariamente, problemas em relação à *performance* acadêmica e eventuais realizações. A maioria das crianças com TDAH, a essa altura, será submetida a um estudo com medicação estimulante, e mais da metade participará de algum tipo de terapia individual ou familiar. Aproximadamente 30-45% também receberá assistência de educação especial ao final da sexta série.

Adolescentes com TDAH

Estudos de seguimento publicados desde o final dos anos 70 fizeram de tudo para afastar a idéia de que o TDAH é tipicamente superado com o crescimento nos anos da adolescência. Setenta a oitenta por cento das crianças clinicamente diagnosticadas como portadoras de TDAH continuarão, provavelmente, a demonstrar sintomas e de 25 a 35% dos adolescentes demonstrarão comportamento anti-social ou transtornos de conduta. Até 30% pode experimentar ou abusar de drogas como álcool e maconha, 58% repetirão, no mínimo, um ano de escola e serão suspensos ou expulsos da escola ao menos três vezes mais do que os não-portadores de TDAH. Aproximadamente 35% das crianças com TDAH abandonam a escola antes de concluí-la. Seus níveis de conquistas acadêmicas nos testes-padrão estão bem abaixo do normal em matemática, leitura e ortografia.

As mesmas questões que tornam esses anos difíceis para os indivíduos sem TDAH – identidade, aceitação pelo grupo, namoro e desenvolvimento físico – surgem como uma segunda fonte de necessidades e ansiedades para os adolescentes com TDAH. Desenvolve-se, igualmente, na minoria dos casos, tristeza e depressão, baixa auto-estima, diminuição de expectativas de sucesso futuro e preocupações sobre a conclusão dos estudos e aceitação social. Como mencionado anteriormente neste livro, meus próprios estudos de seguimento com Mariellen Fischer também demonstraram que adolescentes com TDAH podem começar suas relações sexuais mais precocemente, usando, provavelmente, menos métodos de controle de natalidade. Conseqüentemente, verificamos que mais de 38% de nossa amostra se envolveu em gravidez na adolescência e mais de 15% foi tratada para doenças sexualmente transmissíveis por volta dos 19 anos. Documentamos, também, um maior risco de problemas de direção de veículos nos adolescentes com a doença, verificando-se, provavelmente, três a quatro vezes mais multas por excesso de velocidade e acidentes automobilísticos. É preciso que os pais sejam mais vigilantes, monitorando as atividades de seus filhos adolescentes nessas duas áreas e que discutam formas de prevenir resultados negativos.

Adultos com TDAH

Pesquisas atuais sugerem que 50-65% das crianças com TDAH continuam a apresentar sintomas quando atingem a vida adulta. Embora muitas delas possam trabalhar e ser auto-suficientes, seu nível de instrução e seu *status* socioeconômico tendem a ser inferiores se comparados a outros, mesmo entre seus próprios irmãos. O comportamento anti-social pode ser problemático, provavelmente, para no mínimo 20-45%, com até 25% se qualificando como adulto com diagnóstico de transtorno de personalidade anti-social – padrão de comportamento anti-social repetitivo que se inicia na adolescência.

Apenas 10-20% das crianças com TDAH atingem a vida adulta livres de qualquer diagnóstico psiquiátrico, com bom desempenho, e sem sintomas significativos da doença. O restante continua a apresentar muitos dos mesmos problemas que tiveram quando crianças e adolescentes, e quando lidar com esses problemas por tanto tempo pode trazer um trágico tributo. É honesto dizer que talvez 25% se torne persistentemente anti-social na vida adulta: adultos portadores de TDAH cometeram, provavelmente, quatro vezes mais atos de agressão física contra outras pessoas nos últimos três anos se comparados a outros.

Nos trabalhos menos exigentes de meio período, típicos de adolescentes, indivíduos com TDAH atuam tão bem como seus pares sem TDAH. Nos trabalhos do mundo adulto, entretanto, eles terão, provavelmente, problemas que se somam à fraca relação de trabalhos e ao baixo *status* de trabalho se comparados a outros adultos. Meu próprio estudo de seguimento de crianças com TDAH mostrou que conforme evoluem para a vida adulta mudam de trabalho mais freqüentemente que outros adultos sem TDAH e são, provavelmente, mais despedidos do trabalho em conseqüência de seu comportamento e fraco autocontrole. Como sua *performance* na escola, o desempenho em ocupações para os portadores de TDAH na vida adulta é marcado por problemas significativos de capacidade de trabalho no que diz respeito à supervisão, à pontualidade, aos prazos, às escalas de trabalho, à persistência e à produtividade no cumprimento das funções designadas.

Também nossos estudos de seguimento de crianças com TDAH quando adultos nos revelam que, juntamente com estudos de adultos que foram diagnosticados somente na vida adulta, a natureza do transtorno é bem parecida. Como as crianças, os adultos apresentam problemas consideráveis de desatenção, fraca inibição, dificuldade de resistir à distração e, geralmente, autocontrole ou autodisciplina fracos. Enquanto não são declaradamente hiperativos como quando eram crianças, freqüentemente descrevem a si próprios como impacientes e sempre "a mil", necessitando sempre de uma ocupação. Alguns até dizem que se sentem mais impacientes, mais tensos e agitados do que outros. O que torna os adultos diferentes, claro, é o impacto desses sintomas sobre sua atuação em situações adultas em que lidam com as responsabilidades dos adultos. Crianças novas com TDAH não apresentam problemas de direção veicular, atividade sexual, controle de dinheiro, casamento, relacionamentos ou empregos por não poderem se engajar nessas atividades por serem novas demais. Portanto, o efeito que a doença tem sobre o manejo das responsabilidades e necessidades da vida muda mais do que a natureza fundamental da própria doença. As conseqüências dos sintomas de TDAH na vida adulta são mais difusas e sérias, e isso se deve ao aumento de diversidade, importância e tipo de responsabilidades que enfrentarão.

De forma geral, a abordagem do tratamento é a mesma para adultos portadores de TDAH que para crianças com a doença. Instruir-se sobre a doença é sempre o primeiro passo no tratamento após o recebimento de um diagnóstico cuidadoso. Então, pode ser útil usar o mesmo tipo de medicação utilizada nas crianças, embora as doses devam ser maiores para os adultos. E, obviamente, será importante combinar as medicações com os ajustamentos mais adequados à fisiologia do adulto. As situações nas quais os ajustes serão necessários diferem muito, mas a natureza dos ajustes é geralmente a mesma, como já recomendei neste livro ao tratar das estratégias de controle em casa e na sala de aula.

Não devemos, por exemplo, colocar um adulto com TDAH e que tenha problemas no local de trabalho em um sistema simbólico de jogo de azar, isto é, não podemos abandoná-lo à sua própria sorte, pensando estarmos ajudando-o a desempenhar mais tarefas. Isso seria uma infantilidade. Mas, seguindo os mesmos princípios e usando as mesmas recomendações, poderíamos tentar aumentar sua confiança em relação a seus supervisores de forma mais imediata, freqüente e silenciosa. Faríamos com que o adulto dividisse seu trabalho em passos menores, determinando objetivos para o período matutino de trabalho junto a seu supervisor e, de antemão, fazendo também com que seu supervisor o encontrasse freqüentemente durante a manhã para rever progressos e fazer de certas conseqüências do trabalho meras contingências na busca de realizações.

Sabemos há muito tempo que as crianças diagnosticadas como portadoras de TDAH têm um número adicional de problemas significativos para combater à medida que se tornam mais velhas. Alguns desses problemas podem ser prevenidos através do tratamento prolongado, mas tenha em mente que crianças com TDAH não devem ser discriminadas por terem pouca ou nenhuma possibilidade de futuro. Não está claro, até o momento, o que determina quem superará o TDAH com o crescimento. Certamente, crianças cujo TDAH era bem leve na infância parecem ter melhores chances de superá-lo. Sabemos que as crianças com TDAH tiram proveito das mesmas vantagens que as crianças sem TDAH: inteligência, carência de agressão ou rebeldia, bons cuidados e supervisão por parte dos pais – que não devem ter, eles próprios, sérios problemas psicológicos –, e riqueza suficiente para ter acesso aos recursos econômicos e comunitários.

OS SINTOMAS DE TDAH SE ALTERAM CONFORME A SITUAÇÃO

Para tornar a vida dos pais de crianças com TDAH ainda mais desafiadora, todos os sintomas primários de TDAH se alteram não apenas com o crescimento de uma criança, mas também conforme as situações: onde a criança se encontra, o que é pedido que ela faça e quem deve cuidar da criança. A Tabela 4.1 mostra os resultados de um estudo que realizei no final dos anos 70, quando examinei situações em que as crianças com hiperatividade (portadoras de TDAH no momento) apresentavam, provavelmente, mais problemas quando em presença de seus pais. A tabela ilustra que quanto menos restritivo o ambiente e menos exigente a tarefa solicitada, menos distinguíveis serão as crianças com TDAH das crianças sem TDAH.

De maneira interessante, também, a tabela indica que crianças com TDAH são mais submissas e menos disruptivas com seus pais do que com suas mães. Existem várias razões possíveis para isso, que serão discutidas no Capítulo 5.

Pesquisas também mostraram que crianças com TDAH obtêm melhor resultado sob as condições descritas a seguir.

Entornos não-familiares ou novas tarefas

As crianças com TDAH se saem muito melhor no início do ano acadêmico, quando os professores, amiguinhos de classe, salas de aula e instalações da escola são novos. Seu controle comportamental se deteriora durante as semanas inicias do ano letivo. Da mesma forma, elas podem se tornar menos desagradáveis quando visitam seus avós que não as vêem freqüentemente. Provavelmente, os avós lhes dão mais atenção do que os pais, que são mais exigentes quanto ao autocontrole da criança. A essa altura, é provável que as crianças com TDAH estejam no seu auge. Pesquisas mostram, também, que os materiais escolares mais coloridos, brilhantes, altamente estimulantes, alegres, divertidos e diferentes do formato habitual de simples cadernos brancos e áridos ou do livro de tarefas podem ser importante em auxiliar a criança com TDAH para que obtenha um melhor desempenho na escola.

Tabela 4.1 Percentagem de crianças hiperativas – e grupo-controle – exibindo problemas em 14 situações no lar e avaliação da severidade média em cada situação

Situação	Grupo hiperativo		Grupo-controle	
	Percentagem	Severidade Média*	Percentagem	Severidade Média
Enquanto brinca sozinha	40,0	4,3	0,0	0,0
Brincando com outros	90,0	5,4	10,0	1,6
Hora das refeições	86,7	4,7	13,3	3,0
Se vestindo	73,3	6,1	10,0	2,3
Se lavando/tomando banho	43,3	5,1	16,7	1,2
Quando os pais estão ao telefone	93,3	6,6	33,3	1,3
Enquanto assiste à televisão	80,0	5,0	3,3	2,0
Quando há visitantes em casa	96,7	6,1	30,3	1,6
Quando visita outros	96,7	5,4	13,3	1,5
Em lugares públicos	96,7	5,4	23,3	2,7
Quando o pai está em casa	73,3	3,9	6,7	2,5
Quando solicitada a fazer tarefas domésticas	86,7	5,6	36,7	2,0
Na hora de dormir	83,3	5,0	20,0	1,5
Enquanto está no carro	73,3	4,8	20,0	1,7

Nota: A partir de R. A. Barkley (1981).
*Severidade foi atribuída pelos pais numa escala de 1 (leve) a 9 (severa).

Recompensa imediata por corresponder a instruções

Crianças com TDAH são, freqüentemente, mais capazes de prestar atenção e persistir em *video games* do que em outras tarefas como lição de casa ou trabalho escolar. Mesmo durante a *performance* em *video games*, entretanto, seu comportamento é distinguível daquele de crianças normais, como discutido anteriormente. Elas se distraem e tornam-se ainda mais desatentas, menos capazes de inibir suas ações impulsivas, menos coordenadas nas manobras exigidas pelo *video game* se comparadas a crianças normais. Saem-se melhor quando são prometidas recompensas especiais como dinheiro, imediatamente após a conclusão da tarefa, talvez tão bem quanto um criança sem TDAH. Entretanto, quando a regularidade e a quantidade de recompensa são alteradas, o comportamento das crianças com TDAH piora significativamente. Essas alterações dramáticas levaram os cientistas a questionar se o TDAH era realmente um déficit de atenção, como discutido no Capítulo 2.

Atenção individual

Durante encontros individuais com outras pessoas, as crianças com TDAH parecem menos ativas, desatentas e impulsivas. Em situações de grupo, as crianças com TDAH podem apresentar o seu pior. Novamente, elas podem se dar melhor com os avós, que provavelmente lhes darão atenção individualizada. Elas trabalham de modo mais eficiente quando supervisionadas de perto e quando as instruções são repetidas com maior freqüência.

Lista de tarefas mais exigente pela manhã

A fadiga ou a hora do dia determinam quão problemáticos podem ser os sintomas de uma criança com TDAH. Crianças com TDAH parecem se sair melhor nas tarefas escolares no período da manhã do que crianças sem TDAH. Isso significa que os educadores devem obter melhor sucesso escalonando para o período da manhã as tarefas mais repetitivas, enfadonhas ou difíceis e que necessitem de maior poder de atenção e autocontrole, pois tentar fazer a lição de casa com uma criança portadora de TDAH no fim de tarde ou ao anoitecer certamente resultará em problemas

OUTROS PROBLEMAS ASSOCIADOS AO TDAH

É raro, na prática clínica, ver crianças que apresentam apenas uma doença. Provavelmente menos que 20% das crianças que compareçam à minha clínica de TDAH, por exemplo, apresentam apenas TDAH. Ser diagnosticada como portadora de TDAH aumenta as suas chances de também apresentar vários outros problemas – um fenômeno denominado co-morbidade. Indivíduos com TDAH são particularmente mais suscetíveis que outros a problemas médicos adicionais – de desenvolvimento, emocionais – e dificuldades acadêmicas.

Inteligência

Crianças com TDAH representam, provavelmente, o espectro completo de desenvolvimento intelectual. Alguns estudos, embora não todos, verificaram que crianças com TDAH ficam para trás no desenvolvimento mental ou intelectual geral, se comparadas a crianças sem TDAH e em grau não muito grande, mas cientificamente significativo. Crianças com TDAH ficam, em média, 7 a 10 pontos abaixo nos testes de inteligência, se comparadas a outras, e essa diferença se deve mais provavelmente ao reflexo dos problemas impostos pelo TDAH nas habilidades de realizar testes do que na própria inteligência.

Existem algumas evidências de que os testes de QI para crianças com TDAH podem baixar de 7 a 10 pontos com o passar dos anos, mas o real rebaixamento pode estar associado à falta de complementação escolar, que previne que eles continuem no mesmo ritmo de seus pares. Dessa forma, a queda gradual do QI deve ser prevenida através de projetos e da adaptação do ambiente escolar para que se enquadrem nas necessidades da criança, embora essa teoria não tenha sido testada.

Desempenho na escola

Uma área de grande dificuldade para crianças portadoras de TDAH é a *performance* acadêmica – a quantidade de trabalho escolar que elas são capazes de realizar e sua conduta geral na sala de aula. (*Realizações*, em contraste, significa o nível de dificuldade do trabalho que elas são capazes de concluir). A maioria das crianças com TDAH encaminhada a clínicas vai mal na escola. Essas crianças parecem apresentar, no mínimo, dois problemas principais com trabalho escolar: (1) Não conseguem fazer o mesmo que outras crianças fazem ou o que seria esperado por suas conhecidas habilidades e, portanto, terão notas menores e repetências mais freqüentemente. (2) Seu nível de habilidades está abaixo do de crianças sem TDAH e pode até baixar mais durante os anos escolares. Conseqüentemente, não é surpresa verificar que 40% ou mais de crianças com TDAH podem, eventualmente, ser colocadas em programas de educação especial para crianças com deficiência de aprendizado ou para crianças com transtorno comportamental. Nem é inesperado que até 35% repitam ao menos um ano no mínimo uma vez antes de atingir o ensino médio. Por serem desatentas e impulsivas, uma situação em que manter o autocontrole e os esforços são cruciais para o sucesso, como na escola, pode ser desastrosa para essas crianças.

Crianças com TDAH são, também, provavelmente, mais suscetíveis a apresentar deficiências de aprendizado (DA). Uma DA é uma discrepância significativa entre a inteligência de uma criança e seus outros escores em testes de desempenho acadêmico. Entre 20 e 30% de crianças com TDAH apresentam ao menos um tipo de DA, em matemática, leitura ou ortografia.

Por que as crianças com TDAH apresentam DAs aproximadamente três a cinco vezes mais que crianças sem TDAH? Os cientistas não estão certos, mas possíveis explicações têm surgido a partir de estudos da genética do TDAH e DAs. Ambos os transtornos têm uma grande predisposição hereditária. Estudos recentes sugerem que pelo menos para transtornos de leitura, os dois não tendem a ser herdados conjuntamente; isto é, os genes para o TDAH não são os mesmos que os de um transtorno de leitura.

Embora os cientistas não estejam ainda certos do porquê da ocorrência dos transtornos de leitura principalmente em portadores de TDAH, uma hipótese intrigante foi levantada por um estudo conduzido por Joseph Biederman e colegas, do Massachusetts General Hospital e Harvard Medical School. Eles verificaram que adultos com TDAH provavelmente terão crianças com parceiros que apresentam DAs, como transtornos de leitura, e vice-versa. Isso é conhecido como pareamento *não-randomizado*, no qual pessoas com certas características têm uma probabilidade maior de se unir a outras pessoas que apresentam outras características particulares. Os seres humanos geralmente não se unem de maneira randomizada, mas são seletivos ao escolherem parceiros com fim de ter filhos. Isso é particularmente verdadeiro para mulheres. Dentre as características que as pessoas parecem usar para selecionar um parceiro, temos o grau de instrução, provavelmente por ser um indicador geral, embora imperfeito, de inteligência. Ambos, TDAH e transtornos de leitura, são amplamente hereditários. E ambos provavelmente impedem o progresso de uma pessoa na escola. Como conseqüência, pessoas com esses transtornos têm probabilidades maiores de se encontrarem no mesmo círculo social, já que provavelmente apresentarão níveis de educação comparáveis. Isso aumenta a probabilidade de escolha de cada um como um par potencial e, portanto, aumenta a probabilidade de seu produto ter os genes de ambos os transtornos. Certamente mais pesquisas sobre essa fascinante explicação serão realizadas antes que ela seja aceita com precisão maior mas, por enquanto, essa visão fornece uma explicação razoável sobre o porquê de os transtornos de leitura e o TDAH geralmente ocorrem nas crianças.

No caso de transtornos de ortografia e escrita, um estudo recente de Bruce Pennington e seus colegas, da University of Colorado, sugeriu que os genes para TDAH e esses tipos de DAs podem, na verdade, ser os mesmos. Entretanto, mais e mais pesquisas serão necessárias sobre essa matéria antes que tal relação possa ser comprovada. Ninguém observou ainda a herança de transtornos de matemática; portanto, não temos informações sobre como estes podem coexistir com o TDAH.

Embora a maioria das crianças com TDAH não seja seriamente atrasada no seu desenvolvimento de linguagem, tais crianças apresentarão, provavelmente, mais problemas específicos de desenvolvimento da fala do que crianças normais. Crianças com TDAH terão, provavelmente, problemas de expressão de linguagem e fluência. Essas características podem ser explicadas por novas teorias, discutidas no Capítulo 2, mas isso é apenas uma suposição.

Outras habilidades mentais

Crianças com TDAH também tendem a ser menos hábeis no uso de estratégias complexas e habilidades organizacionais para resolver problemas intelectuais e sociais. Sua impulsividade é uma desvantagem para eles na maioria das situações de resolução de problemas, como discutido no Capítulo 2. Elas também usam estratégias menos eficientes de procura em suas memórias quando necessitam pensar sobre como reagir a uma situação. Nós geralmente nos referimos a isso como percepção tardia e, novamente, o Capítulo 2 discute como acredito que o TDAH impede o uso de percepção tardia adequada. Crianças com TDAH não têm dificuldades com a memória, visto que podem armazenar prontamente e recuperar informação tão bem quanto as outras. Entretanto, como notado em capítulos anteriores, elas têm problemas com um tipo especial de memória, conhecido como *memória de operação*. Memória de operação é lembrar fazer algo, especialmente em um momento posterior e nessa área aqueles com TDAH têm problemas substanciais. Seu problema para realizar um trabalho intelectual aparece quando eles necessitam aplicar estratégias cuidadosas em seu trabalho – quando devem inibir a urgência de responder e refletir sobre o problema.

Não surpreende, então, que muitos estudos também mostrem que crianças com TDAH são menos organizadas ou planejadas em suas abordagens para aprender a realizar trabalhos escolares em geral.

Desenvolvimento físico

Diversos estudos relativamente grandes indicam que crianças com TDAH apresentam mais problemas de desenvolvimento físico que crianças sem TDAH. A Tabela 4.2 resume um estudo realizado por Carolyn Hartsough e Nadine Lambert, da University of Califórnia, em Berkley, em que, em 1985, publicaram seus achados sobre a história médica de 492 crianças com hiperatividade (com TDAH no momento) na área leste da Baía de San Francisco. As percentagens de crianças hiperativas, crianças-controle ou normais com problemas de desenvolvimento, são apresentadas na Tabela 4.2. Um "sim" aparecendo ao lado do item problema, significa que as diferenças são consideradas estatisticamente significativas – o que significa simplesmente que os grupos podem ser considerados como seguramente diferentes naquele item. Onde aparece um "não", mesmo que os números não sejam os mesmos, os grupos devem ser considerados como semelhantes. Esse estudo verificou que crianças hiperativas eram mais propensas a apresentar mais problemas que outras crianças em relação a 19 dos 30 problemas listados, mas devemos ter em mente que outros estudos discordam desses resultados. Vejamos alguns problemas individuais.

Problemas congênitos

A Tabela 4.2 mostra que as mães de crianças hiperativas provavelmente experimentaram mais complicações de gravidez do que as mães das crianças-controle. As crianças hiperativas provavelmente também experimentaram mais problemas médicos logo após o nascimento (problemas congênitos) e problemas de saúde geral durante a infância.

Audição e fala

Enquanto não há evidências de que crianças com TDAH são igualmente suscetíveis a apresentar dificuldades de desenvolvimento de audição em comparação a crianças sem TDAH, alguns estudos mostram que um maior número delas apresentarão otite média ou infecções de ouvido médio do que outras crianças; o que pode reduzir a audição, criando problemas no desenvolvimento da linguagem. Entretanto, esses achados não são muito consistentes em relação a outros estudos.

Tabela 4.2 Percentagem de crianças hiperativas e grupo-controle apresentando problemas médicos

Problemas médicos	Grupo hiperativo	Grupo-controle	Diferença significativa?
Problemas na gravidez/nascimento			
1. Saúde precária da mãe	26,4	16,2	Sim
2. Mãe jovem (abaixo dos 20 anos)	16,3	6,7	Sim
3. Pelo menos um aborto anterior	21,1	24,4	Sim
4. Primeira gravidez	42,7	32,8	Sim
5. Incompatibilidade de fator RH (sangue)	14,9	12,4	Não
6. Parto prematuro (abaixo de 8 meses)	7,9	5,4	Não
7. Pós-maturidade (acima de 10 meses)	7,9	1,5	Sim
8. Trabalho de parto longo (13 ou mais horas)	24,8	15,7	Sim
9. Toxemia ou eclâmpsia durante a gravidez	7,8	2,5	Sim
10. Sofrimento fetal durante o trabalho de parto ou o nascimento	16,9	8,0	Sim
11. Parto anormal	26,6	20,2	Não
12. Baixo peso ao nascimento (abaixo de 2.500 g)	12,2	7,8	Não
13. Problemas congênitos	22,1	13,2	Sim
14. Problemas no estabelecimento de rotinas durante a infância (comer, dormir, etc.)	54,6	31,7	Sim
15. Problemas de saúde durante a infância	50,9	29,2	Sim
Marcos de desenvolvimento			
16. Atraso ao sentar	0,4	0,0	Não
17. Atraso ao engatinhar	6,5	1,6	Sim
18. Atraso ao andar	1,5	0,5	Não
19. Atraso ao falar	9,6	3,7	Sim
20. Atraso no controle da bexiga	7,4	4,5	Não
21. Atraso no controle de esfíncteres	10,1	4,5	Sim
Doenças e acidentes na infância			
22. Problemas de saúde crônicos	39,1	24,8	Sim
23. Uma ou mais doenças agudas na infância	78,0	79,0	Não
24. Quatro ou mais acidentes graves	15,6	4,8	Sim
25. Mais de uma cirurgia	27,3	19,5	Não
Estado de saúde na infância			
26. Saúde geral fraca	8,9	2,4	Sim
27. Audição fraca	11,1	7,6	Não
28. Visão fraca	21,6	13,4	Sim
29. Coordenação pobre	52,3	34,9	Sim
30. Problemas de fala	26,6	14,8	Sim

Nota: Adaptado por C. S. Hartsough e N. M. Lambert (1985), "Medical factors in hyperactive and normal children: Prenatal, developmental, and health history findings." *American Journal of Orthopsychiatry, 55*, p. 190-201. Copyright 1985 by the American Orthopsychiatric Association. Adaptado com permissão.

Visão

Crianças com TDAH parecem um pouco mais suscetíveis a problemas de visão do que crianças sem TDAH, mas, novamente, os achados de pesquisa são inconsistentes.

Habilidades motoras

Hartsough e Lambert verificaram sua amostra de crianças hiperativas como sendo levemente mais atrasada ao engatinhar que a crianças-controle (6,5 *versus* 1,6%), mas mais de 93% de crianças hiperativas não apresentaram tais atrasos. Todavia, mais de 52% das crianças com TDAH amostradas, comparadas a mais de 35% de crianças sem TDAH, apresentaram coordenação motora mais pobre – especialmente coordenação motora fina, como abotoar, amarrar os calçados, desenhar e escrever.

Aparência física

Um dos achados mais fascinantes é que crianças com TDAH parecem apresentar mais deformidades discretas ou menores em sua aparência física que crianças sem TDAH. Pode-se incluir aqui um dedo indicador mais longo que o dedo médio, um quinto dedo curvado, um terceiro dedo do pé tão ou mais longo quanto o segundo, as orelhas com implantação discretamente abaixo do normal na lateral da cabeça, ausência dos lobos das orelhas ou língua repleta de sulcos. Entretanto, pesquisas recentes sugerem que todas as crianças com transtornos psiquiátricos tendem a apresentar mais dessas anormalidades; portanto, essas anormalidades não são sinais exclusivos de TDAH isoladamente.

Saúde e problemas médicos

Crianças com TDAH parecem apresentar mais problemas de saúde geral que crianças sem TDAH. Até 50% foram descritas por suas mães como apresentando saúde ruim durante a infância, se comparadas a menos da metade desse número para crianças sem TDAH. Não entendemos, ainda, por que crianças com TDAH são mais suscetíveis a problemas médicos, mas crianças com outros transtornos psiquiátricos também têm maior tendência de problemas de saúde geral.

De maneira similar, urinar na cama (enurese) e problemas de treinamento de necessidades fisiológicas incomodam mais as crianças com TDAH que as outras crianças e pode-se dizer o mesmo para todas as crianças com problemas psiquiátricos.

Os pais reclamam, geralmente, que seus filhos com TDAH não dormem bem, e, de fato, diversos estudos confirmaram que essas crianças levam mais tempo para ficarem prontas para ir pra cama ou para adormecerem, que acordam mais freqüentemente durante a noite e que podem estar surpreendentemente mais cansadas ao acordar.

Alguns estudos verificaram que crianças com TDAH são mais propensas a acidentes que crianças sem TDAH. Estudos recentes com grupos maiores de crianças verificaram que isso era mais verdade para as crianças que também eram mais desafiadoras e teimosas do que aquelas que apresentavam TDAH "leve".

Função adaptativa

Mark Stein, hoje no Children's Medical Center em Washington, DC, demonstrou juntamente com seus colegas que crianças com TDAH apresentam atrasos significativos da função adaptativa – responsabilidade adequada de cuidar de si próprias no dia-a-dia, interagir com outros e se tornar independentes. Função adaptativa inclui habilidades de auto-ajuda (como se vestir, tomar banho, alimentar-se e ir ao banheiro), bem como de linguagem e habilidades interpessoais (como dividir, cooperar, manter promessas, seguir ordens e dedicar-se à segurança pessoal), além das habilidades relacionadas a tornar-se membro independente da comunidade (como entender de dinheiro, de transações comerciais, conhecer os recursos da comunidade e saber como utilizá-los). Stein verificou que crianças com TDAH se encontram notadamente abaixo do nível de desenvolvimento esperado para essas áreas a despeito de seu desenvolvimento intelectual normal. Terri Shelton e eu, juntamente com outros colaboradores, examinamos esse assunto em nosso projeto de triagem na pré-escola mencionado anteriormente. Como Stein, verificamos, também, que crianças com TDAH ficaram, geralmente, bem atrás de crianças normais em níveis de desenvolvimento de função adaptativa. Quando examinamos as crianças com TDAH que se encontravam entre os 10% mais inferiores no desenvolvimento normal para essas áreas, descobrimos que elas apresentavam riscos maiores de desenvolver transtornos de conduta e outras formas de comportamento agressivo e anti-social e que, também, eram as mais atrasadas em suas habilidades acadêmicas de ingresso na escola; além disso, seus pais relatavam muito mais estresse em casa e mais conflitos em suas interações com elas do que em crianças sem TDAH, que se desenvolviam normalmente nessas áreas. Após acompanhar tais crianças durante um período de três anos, verificamos que o fato de apresentarem baixa função adaptativa continuava a predizer a mesma variedade de problemas de comportamento anti-social, *performance* escolar fraca e maiores problemas paternais e conflitos familiares. Isso nos indica que crianças pré-escolares com TDAH que não se desenvolvem bem em suas funções adaptativas podem ser mais suscetíveis a experimentar problemas significativos mais tarde na escola, em casa e em sua função na comunidade do que outras crianças com TDAH.

Problemas emocionais e comportamentais

Freqüentemente se associa o TDAH com outros transtornos comportamentais e emocionais. Desde o início da infância, crianças com TDAH são descritas como mais necessitadas e difíceis de se cuidar devido a seu temperamento geral do que crianças sem TDAH (ver Tabela 4.2). Até 45% de crianças com TDAH apresentam ao menos um outro transtorno psiquiátrico acompanhando o TDAH, e muitas têm mais um ou dois transtornos. Crianças com TDAH também exibem mais sintomas de ansiedade e depressão, o que não as qualifica para diagnóstico psiquiátrico formal se comparadas a outras crianças.

É largamente aceito pelos cientistas que crianças com TDAH têm mais dificuldades de comportamento opositivo e desafiador. Até dois terços (ou mais) podem ser bem teimosas e discutir com seus pais mais que outras crianças. Muitas dessas crianças desafiadoras também são agressivas em relação aos outros. Podem se tornar rapidamente irritadas, atacar verbalmente ou mesmo fisicamente os outros mais do que outras crianças da mesma idade. Esses problemas de conduta podem evoluir a formas mais severas de comportamento anti-social, como mentir, roubar, brigar, fugir de casa, destruir propriedades e outros comportamentos delinqüentes ou criminosos. Minhas próprias pesquisas mostram que até 65% terão eventualmente um diagnóstico de transtorno desafiador de oposição (ver Capítulo 1) e até 45% podem evoluir para um diagnóstico mais severo de transtorno de conduta.

COMO CRIANÇAS COM TDAH LIDAM COM OUTRAS CRIANÇAS?

Em geral, crianças com TDAH não se dão muito bem com seus pares. William Pelham e Mary Bender, da University of Pittsburgh Western Psychiatric Institute, estudaram os relacionamentos sociais de crianças com TDAH e estimaram que mais de 50% apresentavam problemas significativos em suas relações com seus pares. Pesquisas mostram que o comportamento desatento, disruptivo, desligado, imaturo e provocativo de crianças com TDAH provoca, rapidamente, um padrão de controle e comportamento autoritário por parte de seus pares quando precisam trabalhar juntos. E, a despeito de falarem mais, crianças com TDAH tendem a responder menos a questões e interações verbais de seus pares. Minha própria teoria de TDAH, bem como algumas pesquisas recentes de relações de pares, sugere que crianças com TDAH são menos capazes de cooperar e dividir com outras crianças e de fazer e manter promessas de trocas mútuas de favores. Isso é conhecido como *reciprocidade* ou *trocas sociais*: encontra-se bem no coração do desenvolvimento das amizades e corresponde à demonstração de relacionamentos interpessoais eficazes com outros. É fácil observar a razão pela qual muitas crianças com TDAH têm poucos parceiros ou nenhum amigo para brincar.

Isso pode ser muito doloroso para o testemunho dos pais. Todos queremos que nossos filhos sejam queridos por outros, que tenham amigos, que sejam convidados por outras crianças para sair e que desenvolvam relacionamentos íntimos com seu grupo. Sabemos que esses relacionamentos podem nos apoiar em outras dificuldades que possamos vir a experimentar com o crescimento. Quando os pais percebem que seus filhos com TDAH estão tendo grandes problemas na formação e na manutenção de amizades, eles têm razões para se preocupar.

UMA NOTA FINAL

Este capítulo deve ter lhe mostrado que crianças com TDAH não são todas iguais. Algumas exibem padrões diferentes de comportamento, desenvolvimento e riscos tardios. Algumas apresentarão apenas o TDAH; outras terão esse transtorno aliado a problemas de aprendizado, agressividade, conduta anti-social e péssima relação com os amigos. Todas compartilham o problema da habilidade reduzida de inibir seu comportamento e de manter esforços para sustentar atividades. E, com certeza, todas as crianças necessitam de nossos cuidados, apoio, orientação, educação e amor, embora possam ser um desafio para se criar e nem sempre pareçam agradecidas por nossos esforços em orientá-las e criá-las para a vida adulta.

5
O contexto da Família de uma Criança com TDAH

Crianças portadoras de TDAH não existem num vácuo. Elas ocupam lugares específicos nos diversos estratos ou sistemas sociais, sendo a família o mais imediato. Perdoe-me por afirmar o óbvio mas, tradicionalmente, nossas teorias, abordagens e tratamento dessas crianças parecem enfocá-los tão severamente como indivíduos cujo comportamento é isolar-se de outros que nos esquecemos desse importante assunto. Ninguém pode estimar completamente o transtorno – suas causas, danos, evolução, e resultados – sem ônus a tal ambiente social e à interação de uma criança com ele. O diagnóstico real de TDAH depende de nosso conhecimento sobre o assunto. Relatos de outros inseridos nesse meio social são determinantes sobre qual criança será encaminhada, diagnosticada e tratada. O prognóstico do TDAH para qualquer criança certamente se reflete sobre este fator também. Para entender quem desenvolve TDAH, quem continua a apresentar TDAH ao longo do tempo, qual criança com TDAH desenvolverá problemas adicionais, qual terá sucesso a despeito de seus problemas e quais indivíduos se sairão mal na vida adulta é necessário fazer referência a esse sistema social. Assim, saber se as crianças apresentam TDAH é de limitada importância para predizer seu futuro ou para elaborar tratamentos. Faremos referência mais adiante sobre vários contextos nos quais crianças específicas vivem e interagem, com quem interagem, e quem, em troca, age sobre elas.

Sabendo do impacto que crianças com TDAH exercem sobre suas famílias, como suas famílias agem sobre elas e como seu comportamento é conduzido pelos pais, você poderá entender não apenas seu filho, mas a si próprio e à sua família como um todo. A jornada de descobertas que o levaram a ler este livro deve ser também uma jornada de auto-exploração como pai ou mãe. Ao ler este capítulo, considere como você responde tipicamente ao comportamento de seu filho, especificamente ao comportamento inapropriado, disruptivo ou exigente. Considere também como seu filho lhe trata, que reações ele faz surgir em você e a total qualidade de seu relacionamento. Examine, então, por outro lado, como seu filho afeta outros membros da família e como estes tratam essa criança. Você é casado ou mora com um parceiro? Em caso afirmativo, tem problemas conjugais que comprometem seu relacionamento com a criança, particularmente com a criança com TDAH? Ou seu casamento ou relacionamento é uma fonte de energia para que você possa lidar com a demanda do dia-a-dia ou criar uma criança e manter as tarefas do lar? Você trabalha fora de casa? Isso gera estresse em sua casa e afeta seu relacionamento com seu filho? Ou seu trabalho também é uma fonte de crescimento pessoal e sucesso que alimenta sua força como pai?

Apesar de eu descrever aqui os resultados da pesquisa sobre as interações de famílias de crianças com TDAH, o propósito final deste capítulo é encorajá-lo a examinar sua própria família em relação a esses achados científicos. Veja se há coisas sobre sua família que você gostaria de mudar. Comprometa-se em mudá-las. Os últimos capítulos deste livro destinam-se a ajudá-lo a alcançar esses objetivos. De qualquer maneira, deve ser óbvio que você está, no mínimo, buscando alterar a qualidade de relacionamento com seu filho, ou provavelmente não teria começado a ler este livro.

O contexto familiar de uma criança com TDAH é de importância crítica para o entendimento sobre a criança, por diversas razões. Primeiro, as interações pai-filho e irmãos-criança numa família de uma criança com TDAH mostraram-se hereditariamente mais negativas e estressantes para todos os membros da família do que as interações típicas em outras famílias. A despeito do ponto de vista considerado neste livro, de que o desenvolvimento de TDAH possui predisposição biológica forte (basicamente hereditário), nem mesmo a maior defesa desse ponto de vista poderia negar os poderosos efeitos que essa diferença nas interações sociais deve produzir na expressão do TDAH em uma criança.

Segundo, existem muitas evidências de que os familiares e irmãos de uma criança com TDAH são mais suscetíveis a experimentar suas próprias angústias psicológicas e transtornos psiquiátricos do que pais e irmãos de uma criança sem TDAH. De fato, existe aproximadamente 40% de chance de que ao menos um dos pais de uma criança com TDAH também apresente o problema. Essas dificuldades que outros membros da família experimentam influem certamente sobre o modo como a criança com TDAH é percebida, conduzida, criada, amada e, então, lançada para a vida adulta. Essa influência age de forma singular, apresentando efeitos de longa duração sobre o adolescente e o adulto resultantes dessa criança. Talvez inicie um ciclo vicioso como segue:

1. Pais que estão tendo problemas pessoais freqüentemente percebem seu filho com TDAH exibindo um comportamento ainda mais disruptivo e com maior dificuldade para ser conduzido do que pais sem os mesmos problemas.
2. Essas percepções afetam o modo como os pais reagem ao comportamento da criança, resultando por vezes em punições severas desnecessárias ou uma irritabilidade geral em relação à criança, a despeito do que ela faz.
3. A criança também recebe muito menos encorajamento, elogios e carinho do que, do contrário, receberia.
4. Esse tratamento da criança influencia no modo como ela se comporta em relação aos pais, talvez aumentando o nível de rebeldia, teimosia, argumento e conflito geral.
5. Pode reforçar a visão dos pais de que a criança é um problema ou é difícil de manejar.
6. O ciclo começa novamente.

Isso não significa que um dos pais, ou ambos, sejam a causa-mestre do TDAH da criança ou do seu comportamento desafiador; isso sugere apenas que o relacionamento pai-filho pode afetar a severidade dos problemas de uma criança e as percepções de um pai de como é estressante criar esse filho.

Desde 1980, aproximadamente, um grande número de estudos científicos têm sido publicados sobre comportamento de crianças com TDAH em relação a seus pais e às reações destes para com elas. Devotei muito de minha carreira científica ao estudo dessas interações paternais e de como elas são alteradas por várias formas de tratamento. O que dizem as pesquisas?

AS INTERAÇÕES DE CRIANÇAS COM TDAH E SUAS MÃES

Os primeiros estudos de observação direta de interações de mães e seus filhos com TDAH foram realizados por Susan Campbell, da University of Pittsburgh, em 1975. Campbell observou que meninos com hiperatividade (atualmente TDAH) iniciaram mais interações do que outros meninos quando trabalhando com suas mães, necessitando também de mais ajuda. A curto prazo, essas crianças pareciam necessitar de mais atenção, mais conversa e solicitavam mais intensamente a ajuda de suas mães durante a interação com elas. As mães de crianças portadoras de TDAH deram mais sugestões, aprovação, reprovação e orientações relacionadas ao controle de impulsos do que as mães de outras crianças. Em outras palavras, as mães de crianças com TDAH controlaram mais o comportamento de seus filhos e se envolveram no autocontrole de seus filhos mais do que mães de crianças sem TDAH. Com o passar do tempo, esse grau de interação pode ser bastante estressante para as mães.

Em meus estudos iniciais, verifiquei que crianças com TDAH eram muito menos submissas, mais negativas, mais capazes de se abster de tarefas e menos capazes de persistir em concordar com as diretrizes impostas por suas mães. Suas mães deram mais ordens, foram também mais negativas e, por vezes, menos responsivas às interações de seu filho se comparadas ao observado em relação a mães de outras crianças. Verifiquei também, como Campbell, que crianças com TDAH falavam mais durante essas trocas.

Mais tarde, verifiquei que esses conflitos de interações mudavam com a idade (embora não com o sexo). Crianças mais novas com e sem TDAH apresentavam muito mais conflitos do que crianças mais velhas em ambos os grupos. Entretanto, em nenhuma das idades estudadas as crianças com TDAH se comportaram como seus semelhantes sem TDAH – e, obviamente, nenhum dos dois grupos de mães se comportou de maneira semelhante. Assim, existe esperança de que os relacionamentos dessas famílias melhorem um pouco, mas há evidências de que não se tornarão completamente normativos.

AS INTERAÇÕES DE CRIANÇAS COM TDAH E SEUS PAIS

"Eu tenho muitos problemas para controlar meu filho, mas meu marido tem bem menos problemas. Por quê?"

Uma das coisas que ouvi repetidamente de mães de crianças com TDAH é que as crianças parecem se comportar melhor com os pais. Quando James Tallmadge e eu comparamos interações gravadas entre mães e crianças com TDAH com aquelas entre pais e crianças, não encontramos muita diferença no total. Notamos, porém, que as crianças eram menos negativas com seus pais e mais capazes de permanecer em tarefas do que quando com suas mães.

Não estou certo da razão disso. Deve haver algo relacionado ao fato típico de que as mães carregam ainda mais a responsabilidade de interagir com crianças com TDAH do que os pais no ambiente de casa – especialmente em orientar trabalhos e executar tarefas domésticas, mesmo quando as mães trabalham fora de casa. Um pai que reprova os déficits de comportamento de uma criança com TDAH terá claramente conflitos maiores com essa criança (veja exemplo claro descrito no Capítulo 17). As mães também parecem contar mais com razão e afeto para conquistar a submissão de seu filho através de instruções. Como as crianças com TDAH não seguem instruções muito bem e não são sensíveis a elogios, essa abordagem parece motivá-las bem menos. Os pais podem racionalizar e repetir menos ordens, podendo impor punição imediata pela não-submissão. Talvez, então, um pai que age rapidamente proporcionando alguma conseqüência ao bom e ao mau comportamento da criança consiga obter mais submissão. Não podemos também descartar o fato do tamanho físico e da maior força do pai, que podem ser intimidadores para uma criança com TDAH.

Embora exista discrepância, o fato de sua existência pode causar problemas matrimoniais para os pais ou de relacionamento para um dos pais. Nesse caso o pai pode julgar exagerados os relatos da mãe ou decidir que a criança piorou de comportamento pelos resultados maternos – por a mãe ter sido muito permissiva. Ele pode concluir que é a mãe, e não a criança, que necessita de assistência profissional. Ouvi, também, cenas semelhantes se desenrolarem no consultório do pediatra. Quando um médico do sexo masculino não tem dificuldades para lidar com uma criança com TDAH, ele rotula a mãe de histérica e incompetente. É hora de os pais e profissionais do sexo masculino perceberem que crianças, especialmente aquelas com TDAH, diferem em suas respostas diante de mães e pais. Qualquer mãe ou pai que duvide disso deveria permitir que o pai assumisse a responsabilidade maior de cuidar do dia-a-dia da criança com TDAH por um tempo e constatar que seu ponto de vista sobre os problemas de comportamento da criança se assemelham aos da mãe.

AS INTERAÇÕES DE CRIANÇAS COM TDAH E SEUS IRMÃOS

O relacionamento de crianças com TDAH com seus irmãos e irmãs também parece diferir daquele observado em outras famílias. Crianças com TDAH argumentam mais, divertem-se mais disruptivamente, gritam mais com seus irmãos e são mais suscetíveis a encorajarem-se por um comportamento inapropriado ou danoso; portanto, não é surpresa que o conflito seja maior que o normal. Novamente, essa diferença é mais marcante quando as crianças com TDAH são mais novas.

> "Como fazer nossos outros filhos entenderem por que sua irmã age da forma que ela age, o que a diferencia deles?
> Eles acham que ela é sortuda devido a todo o auxílio que ela consegue."

Como se sentem os irmãos sem TDAH? Irmãos e irmãs tendem a crescer cansados e exasperados por viver com essa força disruptiva e instável. Alguns se ofendem com o grande peso da tarefa que carregam, se comparados a uma criança com TDAH. Certamente, o maior tempo e atenção que a criança com TDAH recebe dos pais é freqüentemente fonte de inveja, especialmente quando os irmãos sem TDAH são mais novos.

Existe pouca pesquisa adicional sobre como essas interações com os irmãos poderiam contribuir para problemas entre a criança com TDAH e seus irmãos.

Mas não nos esqueçamos de que os irmãos de uma criança com TDAH têm aproximadamente uma chance em três ou quatro de apresentar TDAH eles próprios. Caso ocorra, ele exacerba o problema para toda a família.

COMO O TDAH AFETA AS INTERAÇÕES ENTRE PAIS E FILHOS

Que efeito o TDAH apresenta sobre as interações entre pais e filhos? A resposta não pode ser dada com muita certeza neste momento, mas uma colocação óbvia inicial são os próprios sintomas do TDAH. Os padrões de comportamento desatento, impulsivo e hiperativo de crianças com TDAH geralmente entram em conflito com a demanda que todos os pais devem receber de seus filhos. Muitas tarefas diárias envolvem pesadas exigências sobre a habilidade de uma criança em manter a atenção. Quando uma criança com TDAH apresenta problemas de submissão, os pais não podem ajudar reagindo com maior direcionamento, controle, sugestão, encorajamento e, finalmente, raiva. Mesmo quando nenhuma tarefa é solicitada pela criança, o comportamento excessivo, a atividade, a fala e os ruídos orais são mais provavelmente encarados como inoportunos e aversivos, especialmente em períodos de tempo prolongado.

Portanto, quem estaria causando esse ciclo de interação? Ambos, a criança e os pais, contribuem para o crescente aumento do conflito, mas a criança contribui mais do que os pais poderiam imaginar. Tenha em mente, obviamente, que a criança não faz isso intencionalmente. Pesquisas sobre interações de crianças com TDAH e outros adultos e crianças fora da família, como professores e colegas, mostram que quando a criança com TDAH é colocada em uma classe, tanto os professores quanto as mães aumentam, provavelmente, suas ordens, repressão e a disciplina da criança. Da mesma forma, quando crianças com TDAH entram pela primeira vez em um grupo novo, as outras crianças começam a agir como "pequenas mães" – dando mais ordens, sugestões e auxiliando a criança com TDAH. Quando isso não silencia o comportamento hiperativo e alterado, a outra criança pode se tornar irritada, provocada ou insultar a criança com TDAH. Caso falhe, afastar-se-á, buscando paz longe desses indivíduos rebeldes, intrometidos e dominadores.

Estudos mostram que quando crianças com TDAH são submetidas à medicação estimulante, o uso de ordens pelas mães, professores e colegas, a reprovação e o controle geral diminuem em relação a crianças que não apresentam TDAH, e as interações se tornam geralmente mais positivas. Se os pais de crianças com TDAH fossem a maior causa do conflito, medicar seus filhos produziria pouca alteração em seu comportamento ou pequeno declínio nos conflitos. Isso ocorreu raramente em nossos estudos.

COMO OS PAIS PARECEM REAGIR DIANTE DA CONDUTA INAPROPRIADA DA CRIANÇA AO LOGO DO TEMPO

Embora haja pouca pesquisa sobre o assunto, tenho me impressionado clinicamente com pais de crianças portadoras de TDAH, que podem dar vários passos em busca de esforços para controlar o comportamento disruptivo de seus filhos. Quando uma estratégia não funciona, eles seguem adiante nessa seqüência. Minha experiência sugere que os pais inicialmente tentam ignorar ou sonegar a atenção a seus filhos quando estes exibem comportamento disruptivo. Talvez acreditem que algo desse comportamento se destine meramente a chamar atenção e, assim, ignorar a criança deveria poderia diminuir o problema. Mas o comportamento da criança não é meramente resultado da obtenção de atenção; portanto, essas técnicas provavelmente não terão sucesso. Com a continuidade ou intensificação do comportamento disruptivo, os pais passam a dar mais ordens e direções, especialmente aquelas voltadas a controlar os impulsos da criança. Essas ordens são geralmente restritivas, pedindo para que a criança pare de fazer o que está fazendo – e os pais irão repeti-las freqüentemente.

A certa altura, pode resultar nos pais frustração e exasperação devido a repetidas ameaças e diretivas. Quando essa abordagem falha (como freqüentemente acontece) em motivar a criança com TDAH a ouvir e obedecer, os pais podem evoluir para o uso habitual da disciplina física ou outras formas de punição (perda de privilégios ou intervalos) para retomar controle sobre o comportamento rebelde da criança. Alguns pais podem, simplesmente, desistir nesse ponto, concordando com a criança e talvez fazendo as tarefas da criança eles próprios ou simplesmente fugindo, deixando a tarefa por fazer. Se a criança começa a obedecer, mas se a qualidade da obediência for fraca, os pais seguirão auxiliando a criança a realizar a tarefa doméstica.

Com o passar do tempo, os pais não partem do início dessa seqüência quando tem de avançar e controlar seus filhos portadores de TDAH. Ao contrário, eles podem seguir diretamente à última estratégia de condução que produziu algum sucesso parcial. Isso pode levar prontamente a reações negativas imediatas ou à severa disciplina física quando a criança começar a mostrar os mínimos sinais de comportamento disruptivo. Alguns pais parecem ter atingido um estado de fracasso na condução de seu filho que poderia ser melhor descrito como sendo um estado de "impotência aprendida". Eles fazem mínimo ou nenhum esforço para dar ou reforçar ordens a seus filhos, deixando-os fazer o que lhes agrada. Eles começam a se libertar da criança, finalmente proporcionando a ela pouca ou nenhuma supervisão. Nesse ponto, muitos pais relatam depressão, baixa auto-estima em seu papel como pais e pouca satisfação com o envolvimento em suas responsabilidades paternas. Em alguns casos, os pais podem alternar desprendimento completo e reações demasiadamente severas diante da má conduta de seus filhos, dependendo do seu próprio humor e da irritabilidade no momento. Resumindo, viver com uma criança portadora de TDAH pode comprometer seriamente a saúde mental dos pais e seu compromisso com a paternidade. Se esse pai já convive com problemas emocionais, isso pode até piorá-los.

PROBLEMAS PSIQUIÁTRICOS DOS PAIS

Pais e parentes de crianças com TDAH têm, na verdade, maior probabilidade de apresentar problemas psicológicos do que aqueles de crianças sem TDAH. Alguns desses problemas surgem da dificuldade de conviver com alguém que apresenta TDAH; outros, estão biologicamente determinados.

Estresse paternal

Não há duvida que pais de crianças com TDAH, especialmente mães, e particularmente quando a criança é nova, experimentam maior estresse do que pais de crianças sem TDAH. Mães de crianças com TDAH nos contam que apresentam níveis mais baixos de auto-estima materna e experimentam, notadamente, mais depressão, autocensura e isolamento social do que mães de crianças sem TDAH. Quanto mais severos os problemas de comportamento da criança, mais intenso o estresse. Obviamente, outros fatores que afetam o bem-estar psicológico da mãe podem distorcer o modo como ela enxerga seu filho e, assim, o quanto de estresse sente, mas nossos estudos mostram que a maior fonte do estresse da maternidade é proveniente de uma criança com TDAH e seu disruptismo, mais do que de outras fontes na família.

> "Estou perdendo minha razão com ele. Estou com medo de machucá-lo. Ele está me deixando louca e não me ouve. Eu não posso lidar mais com ele. Eu quero me livrar dele."

Verificamos também que o estresse de criar uma criança com TDAH e o risco maior de problemas emocionais pessoais podem comprometer bastante um casamento ou relacionamento, especialmente quando a criança tem um comportamento seriamente opositivo, desafiador e agressivo. Eu e meus colegas verificamos, durante um período de mais de oito anos, em um grande número de famílias de crianças portadoras de TDAH, que seus pais tinham três vezes mais probabilidade de se separar ou se divorciar do que em relação a famílias de crianças sem TDAH.

Pais de crianças com TDAH também podem se ver privados de coragem, calor e assistência de uma família que os apóia. Eles nos relatam que têm poucos contatos com os outros membros de sua família, se comparados a famílias sem crianças portadoras de TDAH e que esses contatos são pouco úteis a eles como pais, sendo mais aversivos e desagradáveis. Portanto, pais de crianças com TDAH podem experimentar uma forma de isolamento social em detrimento de suas habilidades de cuidados com seu filho e seu próprio bem-estar emocional.

Transtornos psiquiátricos

Como mencionei, os pais biológicos de crianças com TDAH são, eles próprios, mais suscetíveis a apresentar TDAH ou ao menos uma forma residual de características do transtorno. Aproximadamente 15-20% das mães e 20-30% dos pais de crianças com TDAH podem apresentar TDAH ao mesmo tempo que seus filhos. Os irmãos biológicos dessas crianças também dividem o risco: aproximadamente 26% de irmãos e irmãs podem apresentar o problema. Geralmente, o risco de TDAH entre os parentes biológicos de primeiro grau de crianças com TDAH é de 25 e 33%.

Pais de crianças com TDAH são também mais suscetíveis a experimentar uma variedade de outros transtornos psiquiátricos, sendo os mais comuns problemas de conduta, comportamento anti-social (25-28%), alcoolismo (14-25%), alterações de humor ou reação excessiva a desapontamento (10-27%) e incapacidade de aprendizado. Mesmo quando não abusam do álcool, pais de crianças com TDAH consomem mais álcool do que pais de crianças sem TDAH. Deve-se lembrar, porém, que esses transtornos psiquiátricos estão associados principalmente a agressividade e comportamento anti-social da criança e não tanto com o TDAH dessa criança, por si mesma. Quanto mais agressivo e anti-social for o comportamento da criança, maior o número e a severidade dos transtornos psiquiátricos entre os familiares. Apenas o TDAH e uma história de problemas escolares parecem mais comuns nos membros da família de crianças com TDAH que não são tão seriamente agressivas ou anti-sociais. Isso sugere, certamente, que os transtornos psiquiátricos de pais e da família podem fazer surgir comportamentos agressivos e anti-sociais nos casos em que uma criança com TDAH testemunha tais alterações. Isso se dá pela influência que os problemas paternos exercem sobre a criança – a capacidade de construção dos pais e o clima emocional da vida familiar no lar.

O QUE TUDO ISSO SIGNIFICA PARA VOCÊ COMO PAI?

Toda a informação precedente pode ser resumida pelo simples fato de que ter uma criança com TDAH deposita grande estresse sobre os pais, particularmente sobre as mães. Esse estresse é maior que aquele experimentado por pais de crianças autistas, transtorno bem mais sério que o TDAH. O comportamento excessivo, exigente, intrometido e geralmente bastante intenso de uma criança com TDAH, assim como seu evidente prejuízo de autocontrole, desencadeiam naturalmente maiores esforços por parte dos pais para direcionar, auxiliar, supervisionar e monitorar – esforços maiores do que para pais de crianças sem TDAH. Pais com mais de uma criança com TDAH podem ter certeza que seus níveis de estresse serão maiores que o dobro do que qualquer outra família com apenas uma criança dessas. É fácil, portanto, saber como você poderia se tornar oprimido pelas necessidades da criança ou de seu peso como pai. Estou seguro que você está ciente de que, quando pessoas são expostas a altos níveis de estresse crônico, elas se tornam mais suscetíveis a desenvolver problemas médicos, especialmente relacionados a doenças imunes, como gripes, resfriados e outras infecções. Assim, você pode se ver afetado de forma semelhante e ter seus níveis de energia diminuídos pelo fato de ter uma criança com TDAH.

Simplesmente colocar seu filho portador de TDAH para adoção, o que ninguém sugeriria, não é o caminho, pois, existem várias formas de tornar a vida em casa mais fácil do que consideramos nas Partes II e III deste livro (ver Capítulos 6-19). Sobretudo, não deixe de ser pai. Crianças com TDAH têm um lado positivo, e criar uma criança dessas pode proporcionar a você grande satisfação, devido ao aprendizado de lidar com estresse extra que a paternidade traz consigo. Use os sete princípios de paternidade verdadeira discutidos na Introdução, e, particularmente, não ignore oportunidades de renovação pessoal (ver Capítulo 10). Esforce-se para ser um pai baseado em princípios, executante e científico e verificará que o estresse de criar uma criança com TDAH se tornará substancialmente reduzido.

Parte II

Assumindo responsabilidades: como ser bem-sucedido no papel de pai executante?

6

Seu Filho Portador de TDAH: a Busca pela Avaliação Profissional

A decisão de buscar avaliação profissional para uma criança é muito importante para um pai. A maioria dos pais atinge esse ponto ao descobrir que os problemas de seu filho excedem a capacidade da família e da escola em conseguir resolvê-los e quando sua frustração, ao tentar auxiliar e buscar ajuda, atingiu um pico. Conseqüentemente, muitos pais que dão esse primeiro passo tênue em direção ao auxílio ainda se sentem oprimidos. O objetivo deste capítulo é tornar mais suave a transição da auto-ajuda ao auxílio profissional.

QUANDO VOCÊ DEVE CONSIDERAR A BUSCA DE AVALIAÇÃO PROFISSIONAL?

Muitos pais percebem por si próprios, durante os anos pré-escolares, que seu filho parece se comportar de forma diferente de outras crianças. A hiperatividade, a falta de atenção e de controle de emoções, a agressividade, a excitabilidade e os outros sintomas descritos no Capítulo 1 se tornam difíceis de serem ignorados. Às vezes, também é óbvio que os métodos de tentativa e erro usados para conduzir outras crianças com alterações de comportamento e temperamento não estão surtindo mais efeito. Geralmente, quando esses dois fatores convergem e os pais compreendem a necessidade contínua de auxiliar seu filho mais do que outros pais precisam, concluem que alguma coisa está errada.

Em muitos casos, os problemas da criança são apontados pela equipe da escola. Pais geralmente aprendem que seu filhos se comportam de modo diferente e disruptivo antes da pré-escola ou da creche. Por vezes, entretanto, os funcionários não dizem nada e os pais, que apenas suspeitam de um problema, não buscam assistência imediata. Na verdade, é no ambiente escolar, geralmente durante o primeiro ou segundo ano, que a grande maioria dos pais toma conhecimento de que seu filho tem um problema de comportamento e que necessita de atenção. No ambiente mais estruturado dos primeiros anos de escola, uma criança que não consegue parar sentada quieta quando necessário é impossível de se supervisionar. Numa pequena, porém significativa, minoria de casos, os pais não buscam auxílio profissional para o TDAH de seu filho ou não foram aconselhados a fazê-lo quando a criança já estava há anos na escola. Em algum ponto, esses pais se deparam com relatos na mídia sobre crianças com TDAH e reconhecerem que seu próprio filho poderia ser portador do transtorno. Geralmente, os pais ligam para nossa clínica de TDAH após me assistirem ou me ouvirem num programa de TV ou rádio ou depois de ler um artigo, desesperados por ajuda, agora que finalmente fazem alguma idéia do que pode estar errado com seu filho.

Em algum momento na vida de seus filhos, os pais começam a suspeitar de um problema no seu desenvolvimento e, provavelmente, confiam inicialmente em amigos e parentes. Podem também visitar uma biblioteca, buscando as últimas informações sobre o desenvolvimento de crianças. Invariavelmente, começam a ouvir uma série de folclores sobre o TDAH. Tentam diminuir a ingestão de açúcar da criança, submetem-na a testes para alergias, exercem disciplina rígida – tudo em vão.

Caso tenham sorte, por acaso se depararão com um informativo ou artigo real sobre o TDAH, ou com um professor de educação infantil ou de ensino fundamental astuto o suficiente para reconhecer sinais de TDAH. Como resultado, os pais buscam auxílio com o clínico da família, que pode reconhecer as características mais marcantes da alteração e fazer o diagnóstico de TDAH. Mas, freqüentemente, o médico suspeita que a criança pode apresentar TDAH e a encaminha a outro profissional – psicólogos infantis, psiquiatras, pediatras, neurologistas pediátricos – que podem ser mais indicados na abordagem e no diagnóstico desse transtorno. O médico também pode sugerir, para crianças em idade escolar com problemas significativos de comportamento na escola e no lar, que os pais solicitem uma avaliação escolar para determinar se a criança deveria receber educação especial.

Caso você comece a suspeitar que seu filho tem um problema que pode ser TDAH, não o ignore com esperanças de que irá desaparecer espontaneamente. Considere a busca de avaliação profissional quando ocorrer qualquer uma das seguintes condições:

1. A criança exibe vivacidade, desatenção e impulsividade bem maior do que outras crianças da mesma idade há no mínimo seis meses.
2. Há alguns meses outros pais têm lhe sugerido que seu filho tem um autocontrole mais precário ou é muito mais ativo, impulsivo e desatento se comparado a crianças normais.
3. É necessário muito mais de seu tempo e energia para conduzir a criança e mantê-la segura do que a outros pais.
4. Outras crianças não gostam de brincar com seu filho e o evitam por seu comportamento hiperativo, emocional ou agressivo.
5. Um membro da creche ou professor de escola informa que seu filho tem apresentado problemas significativos de comportamento há vários meses.
6. Você perde o controle com seu filho freqüentemente; sente-se como no limite para usar disciplina física excessiva ou para agredir a criança; fica extremamente fadigado, exausto, ou mesmo deprimido por conduzir e criar essa criança.

QUE TIPO DE PROFISSIONAL VOCÊ DEVE PROCURAR?

Geralmente, o profissional requisitado deve ser um de sua região e que pareça saber o máximo sobre TDAH. Consultar um pediatra, psicólogo infantil, psiquiatra infantil, neurologista pediátrico, assistente social, psicólogo da escola, clínico de família ou outro profissional de saúde mental parece importar menos do que encontrar alguém que esteja familiarizado com a literatura científica e profissional substanciosa sobre o TDAH. Grupos de apoio para pais em sua região, como o

CHADD ou ADDA (ver "Serviços de apoio aos pais" no final do livro), podem fornecer recomendações baseadas em sua experiência. Se não houver um órgão local, solicite ao professor de seu filho ou ao médico que o encaminhem a alguém que tenha sólida reputação em lidar com TDAH.

Em circunstâncias especiais, entretanto, será necessário um tipo particular de profissional.

Médicos

Qualquer criança avaliada como portadora de TDAH deveria fazer, inicialmente, um *check-up* pediátrico básico para descartar causas médicas dos sintomas. Epilepsia é relativamente raro, mesmo em crianças com TDAH; portanto, não busque de rotina uma avaliação neurológica só porque uma criança apresenta TDAH. Mas caso existam outras indicações de que seu filho pode estar tendo um problema médico como convulsões, marque uma consulta com um pediatra ou neurologista pediátrico. Se já está claro que ocorrem convulsões, leve seu filho a um serviço de emergência para avaliação.

Às vezes, você precisa consultar um médico após seu filho ter sido diagnosticado como portador de TDAH. Se estiver trabalhando apenas com psicólogos, assistentes sociais e educadores, você precisará encontrar um médico que tenha sólidos conhecimentos sobre o TDAH e o uso de medicamentos para o transtorno, caso considere medicar seu filho (ver Capítulo 18 e 19). Nem todos os pediatras, neurologistas pediátricos e psiquiatras infantis possuem conhecimento nessa área; portanto, sua melhor escolha talvez seja contatar um psiquiatra infantil especializado em medicamentos pediátricos ou um pediatra comportamental ou de desenvolvimento que saiba sobre o TDAH. Então, ao marcar uma consulta, pergunte à secretária se o médico atende a uma grande quantidade de crianças com TDAH e se conhece sobre o uso de medicamentos para TDAH.

Psicólogos e outros terapeutas ou conselheiros

Psicólogos não são treinados apenas para avaliar problemas psicológicos em crianças, mas também para aplicar testes psicológicos, de aprendizado ou neuropsicológicos que podem ajudar na indicação do tipo de problema de aprendizado ou do comportamento que a criança apresenta. Por essa razão, a maioria dos pais busca auxílio para a avaliação de seus filhos consultando um psicólogo.

Se seu filho já foi apropriadamente avaliado e diagnosticado, mas você ainda busca um tipo particular de tratamento, então, com certeza, precisará de um profissional especializado nesse tipo de terapia. Existem poucos, apenas para citar, conselheiros de família, psicoterapeutas, terapeutas de grupo e conselheiros escolares.

Antes de escolher....

Novamente, certifique-se de contatar apenas as pessoas que sabem algo sobre o TDAH e seu tratamento. Faça as seguintes perguntas:

- "Você é licenciado?" (Se necessário contate o órgão responsável para ter certeza.)
- "Você atende crianças com TDAH freqüentemente?"
- "Você se considera bem-informado sobre o transtorno e bem-treinado para conduzi-lo?"
- "Que tipos de tratamentos para TDAH você emprega de rotina?" (Se a resposta não incluir as que você busca, tente em outro local.)
- "Existem queixas contra sua pessoa?"

Não se envergonhe de perguntar. Busque outro profissional caso o que você interroga sinta-se ofendido.

E os custos?

Você vai querer obter o melhor auxílio profissional que se enquadre em sua situação particular, mas, na prática, deve considerar os gastos. Siga estes passos para evitar surpresas desagradáveis:

1. Ao contatar um consultório para marcar uma consulta, pergunte o valor. A maioria dos profissionais aceita convênios, poucos não, lembre-se de perguntar.
2. Entre em contato com seu convênio para ter certeza que ele cobrirá a consulta. A maioria dos convênios classifica uma avaliação para TDAH como serviço de saúde mental e limita o valor reembolsado pelo serviço, geralmente U$ 500 e U$ 1.000 por ano. Raras são as empresas que não têm limite de cobertura, enquanto outras não cobrem nada.
Casos seu seguro informe que não cobrirá a avaliação de seu filho e/ou o tratamento para TDAH, indague se possui cobertura para outras doenças mentais. Pergunte especificamente se cobre os transtornos discriminados na quarta edição do *Manual diagnóstico e estatístico de transtornos mentais*, conhecido pelos profissionais como *DSM-IV*, publicado pela American Psychiatric Association.* Caso cubra, mas insista em não cobrir a consulta de avaliação de seu filho, tente explicar (diplomaticamente, óbvio): por acaso o convênio não está a par de que o TDAH foi recentemente reconhecido como uma deficiência pelo Individuals with Disabilities in Education Act (Ato Educacional de Indivíduos com Deficiências – IDEA), que determina o fornecimento de serviços de educação especial para crianças em escolas públicas; pelo Social Security Administration; e pelo Office of Civil Rights (OCR), com leis que protegem os deficientes contra discriminação devido à sua incapacidade. Se a companhia cobre outras doenças de saúde mental, mas não o TDAH, informe que isso constitui discriminação contra portadores de TDAH devido à sua deficiência. O IDEA e o Americans with Disabilities Act (Ato Americano para Deficientes) consideram o TDAH uma deficiência e protegem as crianças portadoras de TDAH de discriminação. Tudo indica

---

*N. de R. Publicado em português pela Artmed Editora.

que você deve contatar um órgão de defesa de direitos civis ou uma delegacia, fazendo queixa de discriminação contra uma determinada companhia, pois sua política não cobre serviços para TDAH. A companhia pode mudar de idéia pois pode simplesmente não estar a par dos recentes progressos legais. Caso a companhia ainda negue proporcionar cobertura, formalize queixa num escritório regional de direitos civis (OCR).
3. Se você tem convênio médico, terá de pagar por um profissional de sua escolha se não ficar satisfeito com os especialistas disponíveis na rede credenciada. Normalmente, devemos primeiramente consultar um profissional conveniado. Às vezes, pode ser necessária a autorização prévia ou uma permissão especial de cobertura de despesas e, se não houver, você pagará integralmente a conta.

A equipe de profissionais da escola de seu filho

Seu filho já entrou na escola, e a escola pode ser uma das maiores fontes de auxílio profissional. Antes de marcar uma consulta com um profissional, ou enquanto aguarda por uma, pergunte, na escola de seu filho, sobre uma possível avaliação sem custos no caso do desempenho da criança na escola estar sendo afetado significativamente pelo TDAH ou por outro comportamento ou problemas de aprendizado. Pergunte, na escola, sobre seus direitos perante a lei criada para incrementar a legislação federal. Essa avaliação será realizada por vários profissionais especialistas nas áreas em que seu filho apresenta problemas. Geralmente, seu filho será avaliado pelo psicólogo da escola, assistente social ou professor, pelo diretor da escola ou membro de uma escola especial que faça parte dessa equipe. Muitas vezes fazem parte dessa equipe professores com treinamento especial em transtornos de aprendizado e comportamento.

"Eu quero para meu filho uma educação especial. Ele necessita de auxílio na escola. A escola diz que ele não se qualifica para tais serviços. Isso é verdade? Como posso obter o auxílio de que ele necessita na escola?"

Se essa avaliação parecer um esforço extra para você, entenda que provavelmente nenhuma escola pública fornecerá educação especial e outros serviços, sem esforços. Na verdade, você deve obter uma avaliação escolar antes de buscar auxílio profissional externo, para que os testes psicológicos de inteligência de seu filho, de habilidades de aprendizado e de outras áreas do desenvolvimento psicológico sejam realizados pela escola, sem nenhum custo. Se já obteve essa avaliação, envie-a ao profissional que irá atender seu filho antes da data da consulta, para que ele possa averiguar seu conteúdo preliminarmente.

Se estiver insatisfeito com a avaliação da escola ou com a recomendação baseada nela, certifique-se de relatar sua insatisfação ao chefe da equipe, buscando a correção dos problemas. Caso contrário, você deverá apelar da decisão da equipe ao superintendente regional da escola. Informe-se sobre seus direitos e os passos a serem dados no processo. Você pode, ainda, solicitar uma segunda opinião ou avaliação de um profissional externo. Alguns distritos escolares (a minoria) pagam por uma segunda opinião, assegure-se disso.

Pais entrevistados por mim relataram uma grande variedade de experiências na obtenção de avaliação de assistência escolar para seu filho com TDAH. Alguns relataram um procedimento honesto e sensível por parte da equipe da escola, que iniciara a avaliação em um mês ou dois, tratara os pais como semelhantes e como membros da equipe de avaliação, assegurando-se de que estes entendessem seus achados para que conseguissem obter recomendações razoáveis e rapidamente. Outros relataram experiências muito diferentes. Com problemas de orçamento escolares e limitações na equipe de educação, não é surpresa que os pais tenham verificado, por vezes, avaliações finalizadas apenas seis meses após terem sido solicitadas, fazendo com que a criança não obtivesse nenhum auxílio até o ano escolar seguinte. Os membros da escola foram mal-educados, insensíveis, condescendentes, desrespeitosos, e/ou agiram de má vontade ao descrever os procedimentos, achados e recomendações da avaliação nos termos que um pai pode compreender. Aliado a isso, existe o fato de que algumas escolas norte-americanas ainda negam que o TDAH seja um problema real para as crianças e continuam se recusando a assumir responsabilidades e a auxiliá-las. Alguns membros de escolas são completamente ignorantes ou desatualizados sobre o TDAH, e existe pouca disposição por parte de alguns pais em sentirem-se compelidos a mover uma ação judicial contra escolas por terem violado seus direitos e os das crianças com TDAH de terem uma educação pública *apropriada*.

Dicas úteis para uma avaliação escolar eficaz

O que você pode fazer para tornar o processo de avaliação da escola mais positivo e a experiência mais construtiva?

1. Solicite que a escola de seu filho forneça informações, descrevendo os procedimentos seguidos para iniciar a avaliação de uma criança em educação especial. Essa literatura explicará as leis estaduais e federais que orientam o processo de avaliação, seus direitos e os de seu filho, os horários que a escola deve aderir na condução da avaliação, e o processo de apelação. A maioria das escolas tem essa literatura já preparada; assegure-se de tirar vantagens dela.
2. Leia o *ADD and the Law*, e *Learning Disabilities and the Law*, dos advogados Peter e Patrícia Latham (ver "Sugestão de leitura e de vídeos" no final deste livro) para maiores informação sobre os direitos de seus filhos nas escolas (e em outras áreas, como empregos e seguros). Se seu filho ou filha está na faculdade, você dever ler o livro de Michael Gordon e Shelby Keiser *Accomodations in ligher education under the americans with disabilities act* (*ADA*) (ver "Sugestão de leitura e de vídeos").
3. Fale com os professores sobre seus interesses na *performance* de seu filho na escola e peça-lhes que tomem nota. Isso fará com que seja fornecida informação específica a qualquer administrador de escola que questione o propósito e os objetivos da avaliação.
4. Uma vez iniciada a avaliação, monitore a escola quanto à aderência aos horários requisitados. Se a escola não cumpre prazos, interrogue-a imediatamente sobre isso. Não concorde em assinar termos de desistência, a menos que a escola possua uma razão muito boa para descumprir prazos.
5. Durante a avaliação, seja cooperativo mas também firme em suas convicções de que seu filho necessita de atenção especial. Por exemplo, se as tarefas escolares não-concluídas estão sendo mandadas para casa, peça

para pararem com isso, pois se seu filho não consegue completar a lição na sala de aula, o problema é da escola, na qual deve ser buscada a solução. Não permita que a escola transfira o encargo de corrigir o problema para você.

6. Compareça à reunião da equipe convocada para revisar os resultados de todas as diferentes avaliações profissionais com gravador na mão. Tenha em mente que será mais fácil absorver tudo se se enfocar apenas em escutar, sem ter de anotar. Todavia, tome algumas poucas notas durante os encontros – muitos pais acham que isso ajuda a relaxar, permitindo algum tempo para pensar. Sempre questione sobre os termos de esclarecimento; é trabalho desses profissionais comunicar resultados de forma clara e eficaz a você.

7. Preste particular atenção às recomendações da equipe: elas se enquadram em suas impressões quanto ao tipo de assistência de que seu filho necessita? Certifique-se de perguntar sobre as datas de implementação dessas recomendações. O que a escola está recomendando? Quando começará? Quem implementará as recomendações? Como o progresso será monitorado durante as intervenções? Antes de interromper as reuniões, estabeleça uma data para se reunir novamente após as recomendações terem surtido efeito por alguns meses para discutir como seu filho está respondendo ao programa de tratamento.

8. Sempre inicie o processo de avaliação docilmente, cooperando e sendo o mais diplomático possível. Mesmo se tiver razão para ser algo hostil, começar a avaliação fazendo perguntas, desafiando as autoridades da escola e insultando o pessoal pode tornar demasiadamente lento o processo e rotulá-lo como o causador do problema – uma reputação que pode afetar sua eficiência com o sistema escolar, podendo vazar sobre o tratamento de seu filho na escola. Traga todas as preocupações à atenção dos administradores da escola através de uma discussão franca, diplomática, aberta à discussão e, ainda, firme de suas convicções de que seu filho pode necessitar de auxílio.

9. Caso esteja infeliz com o processo de avaliação, busque uma segunda opinião. Consiga um profissional clínico externo ao sistema escolar e que seja experiente em avaliação de crianças com TDAH e deficiências de aprendizado para participar da reunião da escola com você quando os resultados da avaliação forem discutidos. Permita que esse profissional defenda as necessidades de seu filho. Em muitos casos, o pessoal da escola é mais inclinado a respeitar melhor as opiniões de outro profissional do que as dos pais.

10. Caso não esteja satisfeito com os resultados da avaliação, requeira uma apelação junto à administração da escola, seguindo as orientações estabelecidas publicadas na literatura fornecida pelo distrito escolar.

SEGUINDO EM FRENTE

Arme-se com o máximo de informação possível sobre as fontes locais, você pode escolher o que julga o melhor campo de atuação para avaliação de seu filho. O próximo capítulo descreverá o que esperar da avaliação de um psicólogo ou de um médico e como será realizado o diagnóstico.

7
Preparando-se para a Avaliação

Uma avaliação completa e detalhada é o trampolim para o sucesso na condução do TDAH de seu filho. Caso esteja buscando uma avaliação profissional no lugar de uma avaliação escolar ou como resultado dela, tente não adiar essa ação. Muitos profissionais têm longas filas de espera, e você vai querer, com certeza, a pessoa mais apropriada e o mais cedo possível. Enquanto espera pela data da consulta, há muito o que fazer para assegurar que a avaliação do psicólogo – assim como do *check-up* médico – corresponda a todas as suas preocupações e sirva às particulares necessidades de seu filho.

PREPARANDO-SE PARA UMA AVALIAÇÃO PSICOLÓGICA OU PSIQUIÁTRICA

Sente-se e faça uma lista de respostas ao questionário a seguir para ajudar a esclarecer seus pensamentos sobre as dificuldades de seu filho. Executar essa tarefa antecipadamente pode tornar o processo de avaliação mais suave e rápido, talvez até menos custoso. (Profissionais geralmente cobram por hora de serviço.)

1. O que mais o preocupa sobre seu filho? No alto da página, escreva cabeçalhos tais como "casa", "escola", "vizinhança", "colegas" e outras áreas nas quais você observa problemas. Então, sob cada um, liste exatamente o que o preocupa, fixando-se nos maiores problemas que ocorrem com mais freqüência ou em maior grau do que deveria ocorrer com crianças da mesma idade. Se não estiver seguro de que esses desvios são normais para a idade de seu filho, anote o fato ao lado de cada item desse resumo. Guarde essa lista para levar no dia da consulta.
2. No verso dessa folha ou em outra folha em branco, escreva os cabeçalhos "Problemas de saúde", "Inteligência ou desenvolvimento mental", "Desenvolvimento motor ou coordenação", "Problemas dos sentidos", "Habilidade de aprendizado acadêmico", "Ansiedade e medo", "Depressão", "Agressão voltada a terceiros", "Hiperatividade", "Deficiência de atenção" e "Comportamento anti-social". Liste tudo o que vier à mente que indique problemas médicos, problemas de acuidade visual, audição e assim por diante; problemas com leitura, matemática, etc.; mentir, roubar, atear fogo, ou fugir de casa. Você já deve ter listado alguns desses problemas na questão anterior, mas pode ajudar na avaliação de seu filho reconhecendo-os nessas novas categorias.

3. Preencha o questionário de situações no lar, exibido na Figura 7.1. Então, em outra folha de papel, liste cada situação para cada "Sim" que circulou, e escreva brevemente que problema surge em tal situação. Por exemplo, se você disse "Sim" para "Quando você está ao telefone", o que seu filho faz nesse momento? Interrompe? Foge do alcance de seu controle? Briga com os irmãos? Anote ainda o que você tenta fazer para controlar a situação. Faça uma cópia desse questionário preenchido e leve junto com suas descrições das situações-problema para a consulta.
4. É compreensível, algumas vezes, que os pais retenham informações que julgam embaraçoso divulgar a um estranho. Mas a maioria das pessoas é reticente sobre problemas familiares em que um ou ambos os pais acreditam estar contribuindo para o problema da criança – alcoolismo ou uso de drogas na família, conflitos matrimoniais ou de casais que se excedem sobre os maus-tratos da criança, disciplina excessiva, punição física ou suspeita de abuso sexual, por exemplo. Não importa quão difícil seja falar sobre esses problemas, você precisa entender que guardar essas informações aumenta a possibilidade de erros de diagnóstico, na

---

Nome da criança _____ Data _____
Nome do responsável pelo preenchimento deste formulário _____

Instruções: Seu filho tem problemas em submeter-se a instruções, ordens ou regras em qualquer uma dessas situações? Em caso afirmativo, circule a palavra *Sim* e um número ao lado dessa situação que descreve quão severo é o problema para você. Se seu filho não apresenta problemas em determinada situação, circule *Não* e passe à próxima situação no formulário.

Situações	Sim/Não (Circule uma)	Leve		Caso Sim, quão severo? (Circule um)					Severo
Brincar sozinho	Sim Não	1	2	3	4	5	6	7	8 9
Brincar com outras crianças	Sim Não	1	2	3	4	5	6	7	8 9
Hora das refeições	Sim Não	1	2	3	4	5	6	7	8 9
Vestir-se / tirar a roupa	Sim Não	1	2	3	4	5	6	7	8 9
Lavar-se e tomar banho	Sim Não	1	2	3	4	5	6	7	8 9
Quando você está ao telefone	Sim Não	1	2	3	4	5	6	7	8 9
Assistindo à televisão	Sim Não	1	2	3	4	5	6	7	8 9
Quando há convidados em casa	Sim Não	1	2	3	4	5	6	7	8 9
Quando você visita a casa de terceiros	Sim Não	1	2	3	4	5	6	7	8 9
Em locais públicos (restaurantes, lojas, igrejas, etc.)	Sim Não	1	2	3	4	5	6	7	8 9
Quando o pai está em casa	Sim Não	1	2	3	4	5	6	7	8 9
Quando solicitado a executar tarefas domésticas	Sim Não	1	2	3	4	5	6	7	8 9
Quando solicitado a fazer a lição de casa	Sim Não	1	2	3	4	5	6	7	8 9
Na hora de dormir	Sim Não	1	2	3	4	5	6	7	8 9
No carro	Sim Não	1	2	3	4	5	6	7	8 9
Com uma babá	Sim Não	1	2	3	4	5	6	7	8 9

Figura 7.1 Questionário de situações no lar. A partir de Barkley (1997).

formulação de questões importantes relacionadas ao caso e no planejamento do tratamento. Esses problemas têm relação direta com o completo entendimento do caso.
5. Se possível, fale com o professor ou com os professores de seu filho e escreva suas maiores preocupações sobre a adaptação de seu filho na escola. Novamente, guarde essa lista para levar à consulta.
6. Agora, pegue mais uma folha de papel e faça uma lista de qualquer problema que você acha que ocorre em sua família ao lado daqueles que ocorrem com seu filho. Use os seguintes cabeçalhos para ajudar: "Pessoal" (coisas que o incomodam sobre você próprio), "Matrimonial" ou "Casal", "Dinheiro", "Parentes", "Trabalho" (seu ou de sua parceira ou parceiro), "Outras crianças", e "Saúde" (sua e de sua parceira ou parceiro). Leve a lista à consulta.
7. *Tenha certeza de levar a caderneta do bebê.* Ela fornecerá informações valiosas sobre a gestação e o nascimento da criança, bem como as idades nas quais a criança atingiu marcos importantes do desenvolvimento. Se você não tiver a caderneta do bebê, escreva as informações que consegue lembrar: (a) problemas durante a gravidez; (b) problemas no parto; (c) peso da criança ao nascimento; (d) problemas logo após o nascimento; (e) problemas de saúde, problemas médicos, alterações que seu filho apresenta desde o nascimento; e (f) atrasos para sentar, engatinhar, andar, aprender a falar ou treinamento para necessidades fisiológicas.

O QUE ESPERAR

Provavelmente, os componentes mais importantes de uma avaliação profissional abrangente para uma criança com TDAH são:

1. A entrevista clínica com os pais e a criança.
2. O exame médico (se necessário).
3. A conclusão e os resultados na escala de comportamento completada pelos pais.
4. Uma entrevista com o(s) professor(es) da criança.
5. O preenchimento de escalas semelhantes de comportamento sobre a criança feitas pelo(s) professor(es).
6. Possivelmente, testes de QI para habilidades e realização acadêmicas, se não forem realizados pelo sistema escolar.

Conforme a possibilidade, recomendo que a avaliação também inclua métodos de medição de objetividade de sintomas de TDAH, tais como observações diretas sobre o comportamento da criança na escola durante o trabalho escolar. Entretanto, esses passos adicionais não são críticos na obtenção do diagnóstico.

Antes de qualquer criança ser diagnosticada como portadora de TDAH, o profissional deve coletar uma grande quantidade de informações sobre a criança e sua família, analisar cuidadosamente as informações buscando os sintomas do TDAH, determinar quão sério será o problema e descartar outros comprometimentos ou problemas. Espere por uma avaliação com duas a três horas de duração – mais longa se seu filho necessitar também de testes educacionais ou psicológicos de aprendizado ou desenvolvimento de problemas.

AO MARCAR UMA CONSULTA

Ao ligar para marcar uma consulta, você será questionado sobre informações básicas – nome e endereço, sexo da criança e data de nascimento, em que grau ou nível a criança se encontra na escola e assim por diante – e possivelmente sobre suas razões para buscar uma avaliação. Você pode ser questionado também para:

1. Permitir que informações de avaliações prévias sejam liberadas.
2. Permitir que o profissional contate o médico de seu filho para maiores informações.
3. Fornecer os resultados mais recentes (caso haja) de avaliações na escola de seu filho.
4. Iniciar uma avaliação escolar, se esta ainda não foi realizada.
5. Completar e retornar um formulário sobre o comportamento de seu filho antes da consulta.
6. Permitir que o professor de seu filho complete formulários semelhantes.
7. Permitir que o profissional obtenha informação de qualquer serviço que tenha trabalhado com seu filho.

Você deve concordar com essas solicitações em todos os casos, exceto, possivelmente, quando em busca de uma segunda opinião caso discorde demasiadamente da primeira. Nesse caso, você pode pedir ao profissional que não solicite os dados da primeira avaliação – e explique por quê – mas nunca negue acesso aos professores de seu filho, mesmo se não concordar com eles. A informação dos professores é muito importante para ser simplesmente omitida; apenas mencione que não concorda de antemão.

Nesse contato inicial ao telefone, fique atento a profissionais que tentam passar tratamentos específicos ou conselhos ao telefone, ou dizem que apenas eles são os profissionais especialistas para avaliar seu filho e ridicularizam os outros de seu meio, prometendo uma cura e/ou marcando uma avaliação que leva apenas uma hora ou menos. Em todos esses casos, busque outro profissional.

O DIA DA CONSULTA

Muitas coisas ocorrerão durante a consulta: um psicólogo entrevistará você e seu filho e realizará testes caso necessite de informação sobre a inteligência da criança, sua linguagem, habilidades acadêmicas ou outras capacidades mentais. Se um médico conduzir a avaliação, provavelmente seu filho não receberá nenhum teste psicológico longo e sua entrevista poderá ser bem curta (talvez de 30 minutos a uma hora). Por outro lado, seu filho pode ser examinado mais detalhadamente, podendo ser encaminhado para exames de visão e audição caso não tenham sido realizados há alguns anos.

Sua entrevista

Sua entrevista é indispensável. Quando possível, ambos os pais devem participar, pois cada um tem perspectiva própria. Caso não seja possível, o pai que não puder estar presente pode escrever suas preocupações e opiniões que devem ser levadas à avaliação.

Sua entrevista serve para diversos propósitos: (1) Ela estabelece a harmonia necessária entre você, o examinador e seu filho. (2) Ela fornece ao profissional sua visão sobre os problemas aparentes em seu filho e estreita o enfoque sobre estágios anteriores da avaliação. Quanto mais informação proporcionar, melhor a apreciação que o profissional poderá fazer de seu filho e mais apurado será o diagnóstico. Utilize as listas que fez para não esquecer de discutir nada. (3) Ela mostra o quanto os problemas da criança afetam a família e fornece ao profissional certo senso de integridade psicológica. (4) Pode revelar importantes informações sobre sua relação com seu filho, indicando potenciais contribuições ao problema dele. (5) O propósito mais importante, porém, é determinar um diagnóstico do(s) problema(s) de seu filho e proporcionar recomendações de tratamento razoáveis.

O examinador tomará nota durante a entrevista, incluindo suas observações e como você lida com seu filho enquanto está na clínica. Um profissional esperto saberá, entretanto, que o comportamento de seu filho, particularmente na clínica, não é similar ao comportamento típico em outros locais. Pesquisas mostram que muitas crianças com TDAH se comportam normalmente durante a avaliação. Caso isso aconteça, não aceite nenhuma colocação que signifique que seu filho é normal.

> "O pediatra diz que minha filha não tem TDAH. O dia em que nós a levamos a uma consulta, o médico levou apenas 20 minutos para examiná-la, e ela se comportou muito bem. Por que você diz que ela tem TDAH quando outros médicos dizem que ela não tem? Por que você discorda?"

Alguns profissionais gostam de ter a criança presente. Isso é positivo até o ponto em que o assunto discutido não incomode a criança nem a faça sentir-se desconfortável. Certifique-se de relatar seus sentimentos sobre esse assunto.

A entrevista deve começar com uma explicação dos procedimentos a serem aplicados, o tempo de duração, a estimativa de custos e a forma de pagamento (caso ainda não tenha sido discutida). O que é dito deve permanecer confidencial (muitos estados têm leis que requerem que os profissionais relatem maus-tratos ou abuso de menores aos serviços sociais).

Informações sobre seu filho

A entrevista prosseguirá, provavelmente, com uma discussão sobre suas preocupações em relação ao seu filho. Suas anotações são importantes aqui. O profissional perguntará sobre exemplos específicos de comportamentos que o preocupam, como o comportamento impulsivo de seu filho.Você também pode ser questionado sobre como tem tentado conduzir os problemas de comportamento de seu filho e se sua parceira/parceiro usa uma abordagem diferente. Você será questionado, certamente, sobre quando percebeu inicialmente os problemas de seu filho. Isso leva, naturalmente, a questões sobre toda assistência profissional já recebida. Alguns examinadores gostam de perguntar aos pais o que eles acreditam que tenha levado seus filhos a desenvolver esses problemas. Sinta-se à vontade para dar sua opinião, mas também não hesite em dizer que não sabe.

Se você completou e retornou os formulários de escalas de comportamento antes da consulta, o profissional pode querer revisar algumas respostas agora, especialmente as obscuras. De forma semelhante, *você* também pode perguntar se o profissional tem alguma questão sobre suas respostas. Você também pode ser questionado sobre algumas respostas nos formulários enviados ao(s) professor(es) de seu filho. Se for curioso, peça para ver as respostas dos professores nos formulários; é seu direito vê-las. Peça ao profissional que explique o que você julgar confuso nos formulários.

O examinador também perguntará sobre os problemas de desenvolvimento que seu filho apresenta. Eu costumo perguntar sobre o desenvolvimento da criança em relação à saúde física, às habilidades sensoriais e motoras, à linguagem, ao pensamento, ao intelecto, às conquistas acadêmicas, à capacidade de auto-ajuda como vestir-se e tomar banho, ao comportamento social, aos problemas emocionais e aos relacionamentos com a família. Muitos profissionais também revisam com você uma variedade de problemas de comportamento ou sintomas de outros problemas psiquiátricos para ver se seu filho também pode estar tendo essas dificuldades. Seja honesto simplesmente e indique se outros sintomas estão presentes ou não e em que grau.

O examinador pode perguntar sobre sintomas de TDAH discutidos no Capítulo 1. Caso não o faça, pergunte educadamente ao examinador se ele usa rotineiramente as orientações do DSM-IV para diagnosticar TDAH (ver quadro na p. 146-147). A maioria dos profissionais hoje utiliza o DSM. Peça ao profissional para revê-lo com você, apenas para assegurar que todos os critérios foram cobertos. Creio que um profissional também deve ter o cuidado de perguntar sobre quaisquer resistências ou interesses que seu filho apresente. Caso não pergunte, mencione algum. Essa informação não apenas proporciona um quadro mais completa de seu filho como também fornece informação útil a ser utilizada mais tarde no tratamento.

Em algum ponto da entrevista o profissional deve conduzir uma revisão cuidadosa do desenvolvimento, da história médica e da história escolar de seu filho.

Sempre pergunto aos pais sobre seu relacionamento com o pessoal da escola. Sabendo se são amigáveis, incentivadores ou repletos de conflitos e se a comunidade se encontra aberta e razoavelmente esclarecida ou limitada e hostil estarei melhor preparado para futuros contatos com o pessoal da escola, caso necessário.

Informações sobre você e sua família

Os profissionais sabem que muitas famílias de crianças com TDAH se encontram sob maior estresse do que outras famílias e que os pais podem apresentar problemas pessoais mais que a maioria. Não se ofenda se for questionado sobre suas questões pessoais. Essa informação pode ser de grande valia para entender os problemas de seu filho e desenvolver orientações terapêuticas mais úteis para você. Você será questionado, provavelmente, sobre seu próprios antecedentes, educação e ocupação, assim como aqueles de sua parceira/parceiro. O examinador pode perguntar se sua parceira/parceiro, ou seu outro filho, tiveram algum problema psiquiátrico, de aprendizado, de desenvolvimento ou de doenças crônicas.

Antes que a entrevista termine, reveja suas anotações. Compartilhe qualquer coisa ainda não-abordada ou qualquer informação que julgar necessária. A vasta maioria de profissionais respeitará e apreciará sua positividade.

A entrevista com seu filho

O profissional entrevistará seu filho durante a consulta e fará algumas observações informais sobre a aparência, o comportamento e a habilidade de desenvolvimento de seu filho. Quanto tempo ele ou ela se devotam a isso dependerá da idade e inteligência da criança. Novamente, nem você nem o profissional devem dar muita importância à informação obtida nessa entrevista, uma vez que muitas crianças se comportam de maneira atípica no consultório de um profissional.

Geralmente os profissionais de saúde mental perguntam às crianças uma série de questões gerais, como:

- A razão pela qual estão visitando um profissional hoje – seus próprios sentimentos e o que seus pais contaram sobre a consulta.
- Seus *hobbies* favoritos, *shows* de televisão e esportes que apreciam ou se possuem animais de estimação.
- Nome de sua escola, quem são seus professores, matérias de que mais gostam e as razões por que tem alguma dificuldade específica.
- Se percebem ter qualquer problema na sala de aula e que tipo de sanção eles recebem por má conduta.
- Como acham que são aceitos pelos outros na escola.
- Suas percepções em relação a quaisquer problemas que os pais relataram.
- O que eles desejam ver mudado ou melhorado em casa ou na escola.
- Se ele se vêem como tendo os sintomas de TDAH (como incluído no critério do DMS-IV e/ou em termos gerais).

Com crianças pequenas, particularmente, alguns examinadores acham útil permitir que eles brinquem, desenhem ou simplesmente perambulem pelo consultório durante a entrevista. Outros podem solicitar que as crianças preencham espaços em branco em uma série de sentenças incompletas.

A entrevista com o(s) professor(es)

Poucos adultos dedicam tanto tempo ao seu filho como os professores; portanto, a opinião de um professor é parte crítica da avaliação. Se a criança tem mais de um professor, estes devem ser entrevistados, principalmente aqueles com quem ela passa a maior parte do tempo. Os profissionais perguntarão ao(s) professor(es), pessoalmente ou por telefone, sobre os problemas acadêmicos atuais e de comportamento, sobre o relacionamento com os colegas de classe e sobre o comportamento em várias situações na escola (não só os que envolvem trabalho, como aqueles com supervisão limitada ou sem supervisão, como recreio, almoço ou atividades extraclasse). O profissional deve descobrir também o que o professor ou os professores fazem atualmente para conduzir os problemas de seu filho, devendo mencionar qualquer avaliação realizada.

O EXAME MÉDICO

É essencial que as crianças avaliadas como portadoras de TDAH se submetam a exame físico pediátrico completo. Isso é realizado, freqüentemente, como parte da atividade física anual da escola ou em acampamentos de verão, mas deve ser repetido com maior atenção e cuidado, buscando problemas médicos que possam contribuir para as dificuldades atuais de seu filho.

Critérios diagnósticos para o TDAH: simples diretrizes ou lei?

A maioria de profissionais baseia seu diagnóstico de TDAH nas orientações do *Manual diagnóstico e estatístico de transtornos mentais* da American Psychiatric Association, quarta edição (*DSM-IV*), publicado em 1994. As diretrizes do DSM-IV estão impressas a seguir apenas para sua informação; elas se destinam ao uso de profissionais clínicos bem-treinados.

As diretrizes diagnósticas de TDAH a partir do DSM-IV

A. (1) e/ou (2):

1. seis (ou mais) dos seguintes sintomas de **desatenção** persistiram por pelo menos seis meses em grau mal-adaptativo e inconsistente com o nível de desenvolvimento mental:

   Desatenção

   a) freqüentemente deixa de prestar atenção a detalhes ou comete erros por descuido em atividades escolares, de trabalho ou outras;
   b) com freqüência tem dificuldades para manter a atenção em tarefas ou atividades lúdicas;
   c) com freqüência parece não escutar quando lhe dirigem a palavra;
   d) com freqüência não segue instruções nem termina seus deveres escolares, tarefas domésticas ou deveres profissionais (não se devendo a comportamento de oposição ou incapacidade de compreender instruções);
   e) com freqüência tem dificuldade para organizar tarefas e atividades;
   f) com freqüência evita, antipatiza ou reluta em envolver-se em tarefas que exijam esforço mental constante (como tarefas escolares ou deveres de casa);
   g) com freqüência perde coisas necessárias para tarefas ou atividades (p. ex., brinquedos, tarefas escolares, lápis, livros ou outros materiais);
   h) é freqüentemente distraído por estímulos alheios à tarefa;
   i) com freqüência apresenta esquecimento em atividades diárias.

2. seis ou mais dos seguintes sintomas de **hiperatividade/impulsividade** persistiram por pelo menos seis meses, em grau mal-adaptativo e inconsistente com o nível de desenvolvimento:

   Hiperatividade

   a) freqüentemente agita as mãos ou os pés ou se remexe na cadeira;
   b) freqüentemente abandona sua cadeira em sala de aula ou em outras situações nas quais se espera que permaneça sentado;
   c) freqüentemente corre ou escala em demasia, em situações nas quais isso é inapropriado (em adolescentes e adultos, pode estar limitado a sensações subjetivas de inquietação);
   d) com freqüência tem dificuldade para brincar ou se envolver silenciosamente em atividades de lazer;
   e) está freqüentemente "a mil" ou muitas vezes age como se estivesse "a todo vapor";
   f) freqüentemente fala em demasia.

   Impulsividade

   g) freqüentemente dá respostas precipitadas antes de as perguntas terem sido completadas;
   h) com freqüência tem dificuldade para aguardar sua vez;
   i) freqüentemente interrompe ou se mete em assuntos de outros (p. ex., intromete-se em conversas ou brincadeiras).

B. Alguns sintomas de hiperatividade/impulsividade ou desatenção que causaram prejuízo estavam presentes antes dos sete anos de idade.

C. Algum prejuízo causado pelos sintomas está presente em dois ou mais contextos (p. ex., na escola [ou trabalho] e em casa).

(Continua)

(Continuação)

> D. Deve haver claras evidências de prejuízo clinicamente significativo no funcionamento social, acadêmico ou ocupacional.
> E. Os sintomas não ocorrem exclusivamente durante o curso de transtorno invasivo do desenvolvimento, esquizofrenia ou outro transtorno psicótico, e não são melhor explicados por outro transtorno mental (p. ex., transtorno do humor, transtorno de ansiedade, transtorno dissociativo ou um transtorno da personalidade).
>
> Codificar com base no tipo:
>
> 314.01 Transtorno de déficit de atenção/hiperatividade, tipo combinado: se tanto o critério A1 quanto o critério A2 são satisfeitos durante os últimos seis meses.
>
> 314.00 Transtorno de déficit de atenção/hiperatividade, tipo predominantemente desatento: se o critério A1 é satisfeito, mas o critério A2 não é satisfeito durante os últimos seis meses.
>
> 314.01 Transtorno de déficit de atenção/hiperatividade, tipo predominantemente hiperativo-impulsivo: se o critério A2 é satisfeito, mas o critério A1 não é satisfeito durante os últimos seis meses.
>
> **Nota para codificação**: para indivíduos (em especial adolescentes e adultos) que atualmente apresentam sintomas que não mais satisfazem todos os critérios, especificar "Em remissão parcial".
>
> *Nota*: Da American Psychiatric Association (1994), *Manual diagnóstico e estatístico de transtornos mentais* (4 ed.). Washington D.C.: Author. *Copyrigth* 1994 pela American Psychiatric Association. Reimpresso com permissão do *Manual diagnóstico e estatístico de transtornos mentais*, Quarta Edição.
>
> Como um pai científico, você deve preocupar-se em entender o papel que esses critérios têm no diagnóstico. *Nunca veja essas regras como pedra fundamental, elas são meramente sugestivas para que os clínicos possam identificar a criança como portadora de TDAH no momento.* As regras têm vários problemas:
>
> 1. Os critérios no DSM-IV não sofrem correções em relação à idade. Visto que crianças têm menos probabilidade de demonstrar os comportamentos listados à medida que amadurecem, se for usado um único ponto de corte para todas as idades muitas crianças mais novas e muito poucas crianças mais velhas serão diagnosticadas como portadoras de TDAH;
> 2. As regras não sofrem correções quanto ao sexo, apesar de se saber que meninas pequenas exibem os comportamentos descritos com menor freqüência que meninos pequenos. Assim, meninas pequenas têm de apresentar comportamento mais severo – se comparado a outras meninas a fim de que possam ser diagnosticadas como portadoras de TDAH – do que meninos – comparados com outros meninos;
> 3. O DSM-IV requer que os transtornos de comportamento se apresentem em dois dos três ambientes: casa, escola e trabalho. Na prática, isso significa que pais e professores devem concordar quanto ao fato de a criança ser portadora de TDAH antes que ela tenha sido diagnosticada – e a experiência mostra que a discordância entre pais e professores é muito comum;
> 4. Os critérios no DSM-IV não nos informam quão diferente do normal pode ser o comportamento de desenvolvimento inapropriado de uma criança, o que torna o diagnóstico difícil em casos limítrofes ou leves;
> 5. O DSM-IV classifica crianças com apenas um déficit de atenção (o que denomino TDA) como apresentando apenas outro tipo de TDAH, mas acredito fielmente que as diferenças são significativamente suficientes para classificar TDAH e TDA como transtornos distintos. (Ver quadro "A diferença entre TDAH e TDA", p. 149)
>
> Existem, com certeza, algumas formas de compensação das falhas nesses critérios. Em minha clínica, por exemplo, é suficiente que a criança se enquadre em todos os critérios segundo o pai *ou* o professor. Eu e meus colegas, como muitos outros cientistas, utilizamos nossas próprias escalas de comportamento para auxiliar a resolver o problema do quanto de TDAH é suficiente para se fazer o diagnóstico: comparamos os índices de comportamento de crianças com tabelas de pontos de crianças normais e classificamos como desenvolvimento inapropriado índices que posicionam a criança acima do percentil 93 para idade e sexo. Ainda é importante lembrar que essa e outras medidas são arbitrárias. Portanto, a resposta à questão colocada no título desta coluna é que esses critérios são melhor considerados diretrizes e, certamente, não leis.

A entrevista

A entrevista médica com seu filho será semelhante à sua entrevista com o psicólogo. Entretanto, o médico dedicará mais tempo revendo os antecedentes genéticos da criança; eventos da gravidez e do nascimento; a história médica; a a saúde atual, o estado nutricional e o desenvolvimento sensório-motor geral.

O principal obstáculo, entretanto, é diferenciar o TDAH de outros transtornos médicos possíveis, particularmente aqueles passíveis de tratamento. Em casos raros, o TDAH se desenvolve como resultado de um problema médico evidente, como a síndrome de Reye, após inalações ou afogamentos graves, após traumas cranianos, ou recuperação após infecção ou doença cerebral. Em outros casos raros, o TDAH pode estar associado a altos índices de chumbo no organismo da criança ou envenenamento por metais ou tóxicos. Qualquer um deles pode necessitar de tratamento independente do TDAH. Se seu médico tem forte suspeita de que seu filho apresenta um transtorno de convulsão, podem ser solicitados exames adicionais, como EEG ou tomografia e ressonância magnética.

Além de pesquisar causas específicas, o médico avaliará completamente outras alterações coexistentes que necessitem de orientação médica, especialmente problemas como falta de coordenação motora, incapacidade de controlar a urina e as fezes e infecções do ouvido médio, para as quais crianças com TDAH apresentam alto risco. O médico determinará se a criança apresenta alterações físicas que poderiam contra-indicar o uso de medicamentos no tratamento do TDAH.

As recomendações escritas pelo médico serão solicitadas para documentar a necessidade de terapia física ou ocupacional na escola. Por essa e outras razões, o papel do médico de seu filho na avaliação do TDAH não deve ser subestimado. Portanto, é geralmente inadequado fazer o diagnóstico de TDAH por conta própria.

O exame físico

Durante o exame físico da criança, o médico buscará identificar achados a partir da entrevista, pesquisando doenças da tireóide, envenenamento por chumbo, anemia ou outras doenças. O médico fará ainda um breve exame neurológico para triar transtornos neurológicos gerais. Serão medidos peso, altura e circunferência da cabeça e comparados a tabelas de valores para crianças normais. Serão examinados também audição, visão e pressão sangüínea.

Não se surpreenda se os resultados de exames físicos, peso, altura e exame neurológico de rotina forem todos normais. Anormalidades nessas áreas não são necessariamente sinais de TDAH; o objetivo é descartar casos raros de déficits visuais, auditivos ou outros sintomas que podem simular o TDAH.

Exames de laboratório

Iludidos por relatos de pesquisas sobre exames laboratoriais que verificam diferenças entre crianças que apresentam ou não TDAH e pelo fato de o TDAH ser de base biológica, muitos pais solicitam que sejam realizados exames para confirmar o diagnóstico de TDAH. Atualmente, não existem exames laboratoriais ou medidas de valor diagnóstico para o TDAH; assim, os exames de sangue, análise de urina, estudo de cromossomos, EEGs, média de respostas evocadas, ressonância magnética, e tomografia computadorizada (TC) não devem ser usados como rotina na avaliação de crianças com TDAH.

Serão necessários certos testes caso seu filho esteja sob uso de medicamentos (ver Capítulo 19), mas não para os estimulantes mais populares, como a Ritalina (metilfenidato), Dexedrina (*d*-anfetamina), ou Adderall (uma combinação de anfetaminas).

A diferença entre TDAH e TDA

Devido ao fato de algumas crianças apresentarem problemas de atenção, mas não serem hiperativas, a American Psychiatric Association criou, em 1980, dois subtipos de transtornos de atenção (TDA): TDA com e sem hiperatividade. O DSM-IV publicado em 1994 conservou a noção de subtipos – incluindo agora três tipos (um tipo predominantemente hiperativo-impulsivo, um tipo predominantemente desatento e um tipo combinado). Entretanto, ele utiliza o termo Transtorno de déficit de atenção/hiperatividade (TDAH) para se referir a todos os subtipos, incluindo o tipo predominantemente desatento (no qual não se verifica o critério de hiperatividade/impulsividade). Isso não é somente confuso, mas pesquisas sugerem que déficit de atenção sem hiperatividade e os outros dois tipos de TDAH como definido pelo DSM-IV são, na verdade, duas variedades de transtornos. Este livro se concentra no TDAH que inclui hiperatividade como sugere o termo. Na verdade, minha nova teoria apresentada no Capítulo 2 não se aplica em nada ao que continuo denominar de TDA – o que o DSM-IV denomina TDAH tipo predominantemente desatento.

Crianças com TDA são descritas, freqüentemente, como mais passivas ou mais medrosas e apreensivas sobre as coisas do que outras crianças de sua idade. Elas também são mais sonhadoras ou "espaçosas" que as outras, agindo como se estivessem sempre em confusão mental e não muito atentas ao que está acontecendo à sua volta. Pais de crianças com TDA nos relatam que elas não apenas não são hiperativas, mas são, na realidade, letárgicas, indolentes ou morosas se comparadas a outras crianças. As crianças parecem se desviar de suas vidas diárias participando, apenas, de metade dos eventos à sua volta, agindo como professoras distraídos. Como resultado, perdem, geralmente, muito da informação em situações que outras crianças estão participando e parecem "fora de sintonia". Cometem mais erros do que outras crianças ao seguir instruções orais ou escritas – não porque se dedicam impetuosamente ou obstinadamente a seu trabalho cometendo erros impulsivos, como fazem crianças com TDAH. Crianças com TDA parecem apresentar um problema para filtrar a informação dada em instruções, seu filtro mental parece menos capaz de separar o relevante do irrelevante. Diferentemente de crianças com TDAH, elas são aparentemente calmas enquanto trabalham, ainda que mentalmente "não estejam ali por inteiro" – não processando completamente a tarefa e as instruções.

Em um estudo em nossa universidade. Drs. George DuPaul, Mary McMurray e eu, verificamos que crianças com TDA diferiam das portadoras de TDAH por apresentar, consideravelmente, menos problemas de agressão, impulsividade e hiperatividade em casa e na escola. A criança com TDA também apresenta bem menos problemas em seus relacionamentos com outras crianças. Verificou-se, entretanto, que crianças com TDA se saíram muito pior nos testes que envolvem velocidade perceptivo-motora ou coordenação mão – olho e velocidade. Elas também cometeram mais erros em testes de memória. Apresentaram, em particular, mais problemas em recordar consistentemente informações aprendidas com o passar do tempo. Esses problemas não foram observados em crianças com TDAH. Tais achados nos informam que TDA pode ser um problema mais de velocidade perceptivo-motora e da velocidade na qual o cérebro processa a nova informação em geral. Em contraste, a crianças com TDAH mostram muito mais problemas de impulsividade e distração durante o trabalho aliados à sua hiperatividade. Ambos os grupos podem ir mal na escola, mas as crianças com TDAH terão mais problemas sociais devido a seu comportamento impulsivo e agressivo. Pesquisas por Dr. José J. Bauermeister e colegas na Universidade de Porto Rico indicam que crianças com TDAH demandam mais e, por isso, causam maior estresse ao serem criadas que crianças com TDA, gerando muito mais conflitos nas famílias do que as crianças primariamente desatentas.

Infelizmente, atualmente sabe-se menos sobre o tratamento de TDA do que de TDAH. Existem poucas pesquisas realizadas sobre as medicações estimulantes que mostram que uma dose menor é mais útil em TDA, ao passo que parece que doses maiores são mais eficazes em TDAH. Mais significativo foi o achado de que 30% ou mais daqueles com TDA não respondem nada a estímulos se comparados a menos de 10% daqueles com TDAH. Crianças com TDAH também demonstraram resposta terapêutica muito maior às medicações do que aqueles com TDA.

O PASSO FINAL: FAZENDO UM DIAGNÓSTICO

Durante a avaliação, o profissional que você escolheu coletou uma série de informações sobre seu filho e sua família. O profissional já fez, provavelmente, um diagnóstico diferencial – passo preliminar, em que empregou as regras do DSM-IV para diferenciar os transtornos que seu filho poderia apresentar diferentes daqueles que seu filho parece não ter. Agora, utilizando as escalas de comportamento preenchidas anteriormente ou durante a consulta, bem como aquilo que foi selecionado nas entrevistas e observações, o profissional fará a melhor suposição possível sobre o(s) transtorno(s) que seu filho apresenta. Como mencionado no quadro das páginas 146-147, um diagnóstico de TDAH se baseará, aos menos em parte, nos critérios do DSM-IV, mas diagnosticar transtornos psiquiátricos em crianças não é ciência exata. A ausência de métodos totalmente objetivos de avaliação, e a confiança nas observações e opiniões de pais e outros, introduz alguma incerteza no processo diagnóstico.

Você deve saber que, na primavera de 2000, a American Academy of Pediatrics publicou diretrizes, pois os pediatras desejavam dar seguimento à avaliação de crianças com TDAH (*Pediatrics*, mar. 2002, vol. 105, p. 1158-1170). Essas diretrizes são bastante consistentes com os passos anteriormente recomendados neste capítulo sobre a avaliação apropriada de crianças com TDAH. As regras incluem o forte estímulo dos pediatras para o uso de critérios diagnósticos a partir do DSM-IV (ver quadros anteriores, p. 146-149) e para obter informações diretamente de pais e professores sobre o comportamento da criança e adaptações no lar e na escola. As regras também sugerem que o médico considere o uso das escalas de comportamento bem desenvolvidas e completadas pelos pais e professores. É digno notar que tais diretrizes também não encorajam o uso de exames neurológicos ou de laboratório como parte da avaliação diagnóstica, já que esses testes não são válidos para tal fim. Se a avaliação de seu filho começa com o pediatra, esteja ciente da existência dessas normas de procedimento hoje em dia e, caso necessário, cientifique o pediatra sobre elas.

Durante a avaliação, o pediatra também formulará possíveis recomendações de tratamento, que serão apresentadas a você junto do diagnóstico. Você e o profissional devem discutir qual dos tratamentos você concorda em empregar. Como um pai executante, você julga o profissional como um consultor. Como um pai científico, você pesa a informação recebida contra o próprio senso que tem de seu filho e as informações coletadas sobre o TDAH, você determina se as conclusões e recomendações fazem sentido e então questiona sobre aquilo que o confunde ou preocupa. Certifique-se de pedir ao profissional que defina todas as suposições diagnósticas, pois o que o profissional denomina TDAH ou TDA pode não coincidir com a forma como uso os termos neste livro (ver quadro na p. 149). Se ficar com muitas dúvidas sobre o diagnóstico, agradeça ao profissional e procure uma segunda opinião.

Como um pai baseado em princípios, você passará por todo o processo de avaliação com dignidade e diplomacia, guiado pelos sete princípios de Covey (resumidos na Introdução), não apenas em relação a seu filho, mas em suas interações com outros.

8
Lidando com o Diagnóstico de TDAH

COMO É PROVÁVEL QUE VOCÊ REAJA

Ter seu filho avaliado foi um grande passo, você investiu suas energias mentais, físicas e emocionais e fez isso corretamente. Agora recebeu um diagnóstico: seu filho é portador de TDAH. O que mais acontecerá?

Primeiro, pare e tente reconhecer como você se sente. Dos milhares de pais que tenho aconselhado pessoalmente sobre o TDAH, bem como dos milhares de outros que já ouvi em minhas palestras públicas, descobri que as reações emocionais de pais em face da informação sobre o TDAH são parte importante de sua adaptação ao transtorno de seus filhos. Eles também influenciam a qualidade do investimento que serão capazes de fazer para auxiliar e defender seus filhos.

Negação ou alívio?

Alguns pais podem, inicialmente, engajar-se na *negação* do rótulo, do diagnóstico ou da base neurológica. Eles mantêm, desesperadamente, seu ponto de vista original de que nada está errado que não possa ser corrigido através de conselhos ou métodos mais simples para controlar o comportamento. Essa reação ocorre, provavelmente, quando os pais não suspeitam que muita coisa estava errada com seu filho, ou mesmo se o pai de um amiguinho levanta a possibilidade de existir algum problema. Quando os pais são os últimos a saber que seu filho é portador de TDAH, é natural negar ou minimizar a extensão do problema até que possam reavaliar a informação que receberam sobre o problema de seus filhos, pensando por si próprios. Se você é resistente a um diagnóstico, a melhor forma de tirar suas dúvidas é buscar uma segunda opinião de alguém em quem confie e que tenha conhecimento sobre o TDAH.

Outros pais aceitam, desejosamente, a informação que recebem sobre o TDAH, abraçando sua mensagem como resposta à busca desesperada de longa data. Finalmente, eles têm uma denominação para as preocupações com seu filho e podem buscar formas de auxílio.

Essas famílias dão, geralmente, boas-vindas ao *alívio* do peso que carregam quanto à incerteza e à culpa. Sabendo que o TDAH é de base biológica, libertam-se da idéia prévia que criaram sobre o problema.

Ira

Para alguns pais, um diagnóstico de TDAH provoca *ira* – ira voltada a todos que asseguraram que nada estava errado; ira àqueles que culpam os pais pela falta de controle do problema de seus filhos. Com freqüência, os médicos no meu campo de atuação castigam e envergonham pais com questionamentos e depositam a culpa sobre estes. Quando os pais descobrem, finalmente, que não são os culpados, ira e ressentimento não são reações exageradas.

Tristeza

É natural e saudável uma leve reação de *tristeza* diante da informação sobre o TDAH de seu filho. Quase todos os pais, quando confrontados com a novidade de que seu filho é algo deficiente, afligem-se com a perda do estado de normalidade. Alguns pais se entristecem com os futuros riscos de seus filhos; outros reagem às mudanças que a família tem de fazer para se acomodar ao TDAH.

Para a maioria das pessoas, essa tristeza se resolve ao recomporem a visão sobre o problema de seus filhos. Outros me contam, entretanto, que nunca resolveram completamente essa tristeza. Eles se adaptam por um tempo e a deixam para trás ao se confrontarem com as responsabilidades do dia-a-dia em relação ao crescimento da criança. Mas quando a criança segue particularmente bem por um longo período e, então, apresenta uma regressão ou crise significativa, os sentimentos de discreto pesar retornam. Isso pode acontecer com você também. Caso aconteça, falar com outros pais de crianças com TDAH pode ajudar, talvez através de grupos de apoio para pais na região. Se a reação de tristeza persistir, considere a possibilidade de se submeter a um aconselhamento de curto prazo com um profissional informado sobre o TDAH, ou a uma terapia com pais de crianças deficientes.

Aceitação

O resultado natural e desejado de lidar com a informação sobre o TDAH é a *aceitação* – aceitação do que seu filho é e como pode se tornar e, igualmente importante, do que seu filho não é nem nunca se tornará. Ocorre, nesse estágio, a paz da mente, como se uma nuvem se elevasse, permitindo que os pais vejam os problemas de seu filho e suas próprias reações em face desses problemas mais claramente. Dessa nova perspectiva, você pode claramente perceber que seu filho apresenta um problema que não pediu para ter, não pode evitar e que necessita de seu auxílio para lidar com ele, inclusive protegendo-o daqueles que não o entenderão. A criança necessita de seu amparo para obter o que é legalmente dela dentro na comunidade e na escola. Essa alteração de perspectiva pode ser profunda e comovente para pais que a experimentam e para qualquer um que tenha o privilégio de testemunhar essa experiência, como eu.

Se você atingiu esse estágio, deve estar sedento, agora, por conhecimentos sobre como pode auxiliar melhor seu filho. Talvez se motive, agora, a entrar para um grupo de apoio, aconselhamento ou grupo formal de treinamento para condução de filhos que o ensine habilidades e técnicas que podem ajudar no desenvolvimento de seu filho. Você também se verá em busca de formas de modificar o ambiente, não a criança. Para seu filho, um "aparelho protético" apropriado pode ser um quadro de aviso, assim como um sistema de pontos caseiro e não uma cadeira de rodas; para ele, acesso significa um esquema para mantê-lo sentado e não uma rampa de acesso a uma porta de entrada. Em ambos os casos, o objetivo é permitir que a criança se desenvolva, dadas as circunstâncias.

Aceitação também significa, entretanto, reconhecer que algumas coisas simplesmente não podem ser modificadas, permitindo que crianças com TDAH se desenvolvam ao máximo ou se adaptem tão bem como crianças não-portadoras de TDAH. Não aceitar certas limitações de seu filho pode gerar intolerância, raiva e frustração em você, bem como exercer pressão inadequada sobre a criança.

O fundamental é que sua aceitação do TDAH de seu filho – e tudo o que poderá acarretar – o liberte para cumprir o papel tão crucial no progresso de seu filho. Mais que outros pais, você deve apoiar ativamente a auto-estima de seu filho, talvez por vias menos tradicionais, considerando que crianças sem TDAH constroem sua própria auto-estima através de sucesso acadêmico e social. Você precisará exercitar criatividade para encontrar saídas felizes para seu filho, seja em esportes, artes, *hobbies* ou projetos de ciência ou mecânica. Uma vez que tenha aceitado verdadeiramente o TDAH de seu filho, você pode enxergar adiante das limitações dele e ver – como ninguém – seus esforços e talentos únicos.

ENTENDENDO OPÇÕES DE TRATAMENTO

Como ficará claro nas Partes II a IV deste livro, a maioria necessita de uma combinação de tratamentos comportamentais (psicológicos), educacionais e medicamentosos para obter os melhores resultados. Existe, indubitavelmente, uma minoria de casos nos quais as medicações isoladamente podem ser suficientes, mas minha experiência pessoal e de vários outros cientistas estudiosos do TDAH mostram que isso não é verdade para a maioria. Algumas crianças simplesmente não respondem à medicação. E mesmo entre as que respondem, metade não tem inteiramente normalizado seu comportamento, *performance* escolar ou relacionamento com colegas, quando em uso da medicação. E, até, em alguns casos, quando são talvez normalizados, as medicações estimulantes têm ação curta e geralmente não podem ser usadas durante a noite em muitas crianças. Portanto, esse e outros casos necessitarão de outras formas de tratamento de suporte. Além disso, como explicado no Capítulo 4, muitas crianças com TDAH apresentarão, provavelmente, transtornos psicológicos e de aprendizado adicionais, além do TDAH. Os transtornos adicionais não serão propriamente o alvo das medicações usadas para o TDAH. Deficiências de aprendizado não desaparecerão com tratamento medicamentoso; tampouco problemas sociais de habilidade com grupo de colegas, comportamento desafiador e anti-social, se presentes, ou conflitos familiares devidos a fatores outros que não apenas à criança com TDAH. Assim, para a maioria das crianças com TDAH será, provavelmente, mais útil um pacote de tratamento com múltiplas intervenções.

Muito interessante, entretanto, um estudo recente, denominado Estudo multimodal de tratamento para o TDAH (patrocinado pelo National Institute of Mental Helth), indicando que medicações podem ser a opção de tratamento mais eficaz para crianças com TDAH. O estudo envolveu mais de 500 crianças de diferentes regiões dos Estados Unidos. Tais crianças foram avaliadas completa e cuidadosamente, e foram randomizadas e divididas em quatro grupos de tratamento – um constituído por crianças encaminhadas pela comunidade com permissão de continuar utilizando seus próprios tratamentos; um recebendo apenas medicação; um recebendo apenas tratamentos psicológicos; e um recebendo medicação e tratamento psicológico. Embora o grupo de pesquisadores não tenha terminado de avaliar o banco de dados resultante do estudo, este parece sugerir de forma geral que a medicação, em dose apropriada e com monitoração, exerce potentes efeitos sobre os sintomas e outros problemas associados ao TDAH. Combinar medicações com tratamento psicológico pode produzir benefícios adicionais e talvez resultar em menor necessidade de medicação ou na diminuição de doses. Tratamentos psicológicos isolados podem ser eficientes, mas não podem produzir resultados equivalentes àqueles obtidos com medicação.

INSTRUINDO-SE SOBRE O TDAH

Felizmente, a aceitação leva à sede de conhecimentos, e instruir-se é a tarefa mais fundamental do pai executante e cientista. Nos milhares de casos de TDAH observados na clínica de TDAH da University of Massachusetts Medical School, aprendemos, na realidade, que a única intervenção mais importante que fornecemos foi a informação atualizada sobre o problema. Seguem, aqui, algumas coisas que você pode fazer para obter informação e permanecer instruído sobre o TDAH e os últimos avanços de tratamento:

1. Leia o maior número possível de livros sobre o TDAH. Alguns dos melhores, do meu ponto de vista, estão relacionados no final deste livro ("Sugestão de leitura e vídeos"). Lembre-se, a verdade é construída. Quanto mais puder ler e aprender sobre o TDAH, mais próximo da verdade sobre sua natureza e tratamento adequado estará. Você pode obter muitos destes livros nas livrarias locais. A maioria também se encontra disponível na ADD Warehouse (ver seção "Fornecedores" em "Sugestão de leitura e vídeos"), ou dirija-se à biblioteca local, tendo em mente que pequenas bibliotecas raramente dispõem de livros atualizados. Se um livro foi publicado há mais de 10 anos, fique sabendo que a informação não é suficientemente atualizada. Para artigos científicos atualizados e livros profissionais sobre o TDAH, cheque em uma biblioteca universitária ou em centros médicos. Busque pelo nome de pesquisadores citados neste livro e pelos últimos estudos científicos. Alguns profissionais de escolas também desenvolveram bibliotecas para empréstimo de material aos pais; pergunte se sua escola tem alguma coisa sobre TDAH, TDA e hiperatividade.
2. Assista a vídeos desenvolvidos especialmente sobre esse assunto. Alguns encontram-se relacionados no final deste livro, incluindo sete de minha autoria (disponíveis a partir da Guilford Press ou da ADD Warehouse), mas caso os gastos sejam proibitivos, veja se sua escola possui alguns volumes para emprestar. Verifique, ainda, em bibliotecas e em videolocadoras, algumas têm, hoje em dia, prateleiras com coleções sobre saúde, auto-ajuda, vídeos de programas de psicologia, etc.

3. Consulte um especialista sobre o assunto para obter opiniões e material educacional para empréstimo. Prepare-se para pagar pelo tempo gasto, ou que isso seja cobrado de seu seguro médico como uma sessão de terapia ou consulta com o profissional.
4. Você pode, ainda, associar-se a um grupo de apoio para pais em sua região, como o CHADD ou ADDA (ver "Serviços de apoio aos pais" no final deste livro). Ambos publicam boletins informativos e trazem especialistas convidados para reuniões freqüentes. Seu grupo pode também receber brochuras e notícias sobre seminários e *workshops* em sua região. Apesar desses *workshops* se destinarem apenas a audiências profissionais, os pais podem obter permissão para participar. Peça a um dos profissionais com quem você trabalha para que ele o informe também sobre esses eventos.
5. A entidade nacional que congrega as associações de grupos de apoio para pais também é boa fonte. Ambos, a CHADD e a ADDA, conduzem convenções anuais de dois a quatro dias, quando você pode assistir a diversos palestrantes sobre a maior parte dos aspectos na criação de uma criança com TDAH. Peça às entidades que divulguem datas e locais em que essas conferências acontecerão. Pode ser muito inspirador e tranqüilizador participar de uma conferência de três dias com centenas de outros pais de crianças portadoras de TDAH, todos tentando aprender mais sobre como criar essas crianças e como cuidar delas.

Durante esse processo de auto-educação, lembre-se de que seu filho luta com um transtorno de desenvolvimento, e que você está se incumbindo ao máximo dessa tarefa monumental para auxiliar a criança a transpor o máximo de problemas que a deficiência impõe. Escorado pela empatia que naturalmente flui com a aceitação e armado com todo o conhecimento que pode reunir, você está preparado para ajudar seu filho como ninguém mais. O próximo capítulo ensinará alguns princípios fundamentais para dar seguimento a essa empreitada.

9
Quatorze Princípios para Criar uma Criança com TDAH

Na Parte 1 (Capítulos 1-5) expliquei que o TDAH é uma deficiência de autocontrole que alguns profissionais denominam de funções executivas críticas de planejamento, organização e condução de comportamentos humanos complexos por longos períodos de tempo. Isto é, numa criança com TDAH, a porção "executiva" do cérebro, que supostamente deve estar organizada e controlando o comportamento, auxiliando a criança a planejar o futuro e a seguir planos, faz um trabalho muito pobre. A criança não sofre de falta de habilidades ou conhecimentos; portanto, mostrar à criança como fazer algo para corrigir seus problemas não será muito útil. Contrariamente, você observará que é mais eficaz dar instruções claras, reorganizar o trabalho para que seja mais interessante e motivador, redirecionar o comportamento da criança a objetivos futuros *versus* gratificação imediata e proporcionar recompensa imediata por ter completado uma tarefa ou por ter aderido a regras.

Parece simples? É relativamente simples – teoricamente. Na prática, não é sempre fácil de ser estabelecido. Ao longo de 24 anos de experiência clínica, percebi que os pais se beneficiam enormemente dos 14 princípios fundamentais a partir de nosso conhecimento atualizado sobre o TDAH. Como pedras fundamentais no manejo diário do comportamento de crianças com TDAH, esses princípios serviram bem aos pais para projetar um programa de condução dessas crianças no lar e na sala de aula. Serão dadas, aqui, breves ilustrações sobre alguns dos princípios; técnicas específicas serão detalhadas no Capítulo 11.

Lembre que os cuidados paternais de uma criança com TDAH baseados em princípios significam (1) fazer intervalos antes de reagir a erros de má conduta da criança, (2) usar o tempo desse intervalo para refletir sobre os princípios contraindicados neste livro e (3) escolher uma resposta para a criança que seja consistente com esses princípios. Para se manter ligado a essa abordagem ao criar seu filho, sugiro que faça uma cópia da lista de princípios fornecida no final deste capítulo (p. 165) e a fixe no espelho do banheiro ou na porta da geladeira. Você pode colocar também uma cópia na parede no seu local de trabalho, caso trabalhe fora de casa, como eu. Olhe os 14 princípios logo ao acordar e olhe para eles durante o dia, isso fará com que se lembre levemente daquilo pelo qual você está lutando.

1. DÊ RESPOSTAS E RESULTADOS MAIS IMEDIATOS A SEU FILHO

Como Virginia Douglas, renomada psicóloga canadense, especialista em TDAH, e outros há muito destacados, crianças com TDAH parecem muito mais sob o controle do momento do que as crianças normais. Ou você se torna parte desse momento, ou terá pouca influência sobre seu filho com TDAH.

Como explicado, quando confrontados com trabalhos que julgam tedioso, maçante ou não-recompensador, as crianças com TDAH sentem necessidade de achar algo diferente para fazer. Caso você queira que permaneçam na tarefa, terá de se organizar para respostas e resultados positivos que tornem a tarefa mais recompensadora, bem como conclusões negativas mais leves para interromper a atividade. De forma semelhante, quando você tenta mudar comportamentos negativos, deve proporcionar recompensas e respostas rápidas por seu filho ter se comportado bem e trocar conseqüências negativas por ele ter agido inapropriadamente.

Respostas positivas podem ser dadas sob a forma de elogios ou cumprimentos, mas de forma que você determine expressamente que aquilo que a criança fez foi positivo. Também podem ser dadas sob a forma de afeição física. Em algumas circunstâncias, deverá envolver recompensas como privilégios extras, ou sistemas pelos quais a criança ganha pontos em busca de privilégios, pois seus elogios não serão suficientes para motivar a criança a permanecer fixada à tarefa designada. Qualquer tipo de resposta, entretanto, quanto mais imediatamente for fornecida, mais eficiente será.

Por exemplo, se uma criança com TDAH tem problemas normalmente ao brincar com o irmão mais novo, o esforço mais eficiente de cooperação para brincar deve ser para você estar atento a qualquer situação de cooperação, divisão e bondade exibido pela criança com TDAH – e fazer elogios imediatos quando presenciar isso. Da mesma forma, a criança deve receber respostas e resultados negativos leves e imediatos após brigar com a criança mais nova. Conte à criança exatamente o que ela acabou de fazer (não grite) e diga por que isso não é aceitável; remova, então, um privilégio ao qual a criança teve acesso até aquele dia, ou algumas fichas num programa de fichas (ver Capítulo 11).

2. DÊ RESPOSTAS MAIS FREQÜENTES A SEU FILHO

Crianças com TDAH necessitam de respostas e resultados não apenas imediatos, mas também freqüentes. Resultados ou respostas imediatos podem ser úteis mesmo quando dados ocasionalmente, mas são mais benéficos quando freqüentes. Reconhecidamente, ir muito longe com isso pode ser irritante para seu filho e cansativo para você, mas é necessário fazê-lo tanto quanto o seu tempo, o seu planejamento e a sua energia permitirem – especialmente quando tentar mudar alguma forma significativa de mau comportamento. Por exemplo, em vez de agradar uma criança que apresenta problemas consideráveis para terminar a lição de casa quando finalmente toda a lição fica pronta, ou punir a criança por não terminar após várias horas quando deveria levar apenas 20 minutos, é preferível instruir a criança que ela pode ganhar pontos por ter completado cada problema de matemática, e que os pontos se somam até que ela possa conquistar um privilégio. Um tempo limite razoável – 20 minutos – também deve ser estabelecido para toda tarefa designada e, quando o tempo acaba, a criança é multada e perde um ponto por cada problema não-resolvido. Durante o período de trabalho, você elogia a criança freqüentemente pelas tarefas ainda por fazer e diz palavras de encorajamento para manter o trabalho com empenho, ao mesmo tempo em que registra pontos.

Os pais geralmente ficam bastante ocupados com suas próprias responsabilidades do lar e se esquecem de verificar freqüentemente a criança. Um meio que pode ajudá-lo a se lembrar é a colocação de pequenos adesivos com sorrisos pela casa, nos locais onde você pode deparar-se com eles com maior freqüência – no espelho do banheiro, no relógio da cozinha e assim por diante. Sempre que olhar para um adesivo, comente com a criança o que você gosta que ela faça a cada momento – mesmo se for apenas sentar calmamente para assistir à televisão. Você pode programar um relógio para intervalos breves ou utilizar aparelhos denominados MotivAider, que devem ser usados no cinto ou bolso, vibrando em intervalos programados. Esses aparelhos se encontram disponíveis na ADD Warehouse (ver seção "Fornecedores" na "Sugestão de literatura e vídeos" no final deste livro).

3. UTILIZE RESULTADOS MAIS POTENTES E ABRANGENTES

Seu filho com TDAH requer resultados mais potentes e abrangentes do que outras crianças para encorajá-lo a realizar trabalhos, seguir regras ou se comportar bem. Isso pode incluir afeição física, privilégios, lanches e divertimentos especiais, fichas ou pontos, recompensas materiais como pequenos brinquedos ou itens para colecionar e, ocasionalmente, dinheiro.

Isso parece violar o conhecimento geral de que a criança não deve ser recompensada materialmente com muita freqüência, pois essas recompensas poderiam substituir recompensas intrínsecas como o prazer da leitura, o desejo de satisfazer os pais e amigos, o orgulho de conduzir um trabalho ou atividade nova ou a estima dos colegas por sair-se bem em um jogo. Essas formas de reforço ou recompensa, porém, são muito menos capazes de influenciar a criança portadora de TDAH para se comportar bem. Eles também não motivam consistentemente essas crianças a iniciar trabalhos, a inibir suas necessidades de fazer coisas inapropriadas e a persistir em sua tarefa. A natureza da deficiência de seu filho indica que você deve utilizar resultados mais abrangentes, mais significativos e, às vezes, materiais para desenvolver e manter comportamentos positivos de seu filho.

4. UTILIZE INCENTIVOS ANTES DE PUNIR

É comum, aos pais, lançar mão de punições quando a criança se comporta mal ou desobedece. Isso pode ser bom para crianças sem TDAH, que se comportam mal apenas ocasionalmente, recebendo, portanto, apenas pequena quantidade de punição. Não é justo para uma criança com TDAH, que provavelmente não se comporta, receber grande quantidade de conseqüências negativas. Punição, quando usada isoladamente ou na relativa ausência de recompensa e respostas positivas, não é muito eficiente para mudar o comportamento. Freqüentemente, isso gera ressentimento e hostilidade em seu filho e, eventualmente, a criança passa a evitá-lo. Às vezes, pode levar a tentativas de controle: seu filho tenta descobrir formas de contra-atacá-lo, retaliá-lo, ou nivelá-lo com ele próprio devido ao excesso de punições.

Deve-se evitar a tendência habitual de punir primeiro. Lembre-se freqüentemente desta regra: *positivos antes de negativos.* Pode ser útil lembrar que seu filho recebe reprimendas mais que o necessário, punições e rejeições de outros que não entendem a deficiência da criança, e que apenas recompensas e incentivos ensinam o que você espera que seu filho faça.

A regra de usar positivos antes de negativos é simples: quando você quer mudar um comportamento indesejável, decida primeiro qual comportamento positivo quer substituir com ele. Isso o levará instintivamente a iniciar uma observação dos comportamentos positivos. Quando ocorrer, você será mais capaz de elogiá-lo e recompensá-lo.

Apenas depois de ter recompensado esse novo comportamento consistentemente por, no mínimo, uma semana, comece a punir o comportamento oposicionista indesejável. De vez em quando, tente utilizar punições brandas, como a perda de privilégios ou atividades especiais ou um breve intervalo, e mantenha as punições em equilíbrio com as recompensas: apenas uma punição para cada duas ou três situações de elogio e recompensa. Puna consistentemente, porém seletivamente, apenas para a ocorrência desse comportamento particularmente negativo. *Não puna seu filho por tudo aquilo que ele faz errado.*

Observemos o exemplo de uma criança que o interrompe freqüentemente, intromete-se e faz comentários impensados durante o jantar. Fale com a criança pouco antes da próxima refeição com a família, diga o que você gostaria que ela fizesse à mesa: tente não falar demais, espere que os outros terminem antes de falar e fale apenas depois de acabar de mastigar a comida. Explique que a criança pode ganhar pontos por seguir essas regras. Ignore as violações de regra por uma semana ou mais e, então, deixe a criança saber, pouco antes da próxima refeição, que, de agora em diante, quebrar as regras significa perder um ponto. Lembre-se que uma multa ou penalidade não deve ser imposta mais que uma vez a cada duas ou três recompensas.

5. EXTERIORIZE TEMPO E PONTES DE TEMPO QUANDO NECESSÁRIO

Como minha teoria de TDAH explica, crianças com TDAH são atrasadas em seu desenvolvimento quanto ao senso interno de tempo e de futuro. Por não terem o mesmo senso de tempo que uma criança normal, não podem responder a demandas que envolvem limites de tempo e preparação para o futuro como as outras. Elas necessitam de alguma referência externa sobre o período de tempo permitido para uma determinada tarefa. Por exemplo, se é dado a seu filho 20 minutos para limpar seu quarto, você terá de programar um relógio para 20 minutos, colocá-lo em local visível no quarto da criança e direcionar a atenção dele ao relógio. Você pode usar também um relógio com *timer* e alarme, ou um toca-fitas para gravar uma contagem regressiva com intervalos de tempo especificados, indicando cada minuto ("10 minutos para o final, 9 minutos para o final", e assim por diante). Use qualquer meio para exteriorizar o intervalo de tempo e para dar à criança uma forma mais precisa de marcar o tempo durante o período de trabalho.

Para tarefas que envolvam intervalos de tempos mais longos, como relatórios de livros ou projetos de ciências como lição de casa, você deverá elaborar uma ponte – isto é, quebre a tarefa em pequenas porções diárias, para que seja feita um pouco a cada dia. Ao fazer uma ponte de tempo, você está dando pequenos passos sobre a lacuna de tempo entre quando o trabalho foi designado e quando ele deve ser entregue (daqui a poucas semanas ou até alguns meses).

Sem esses métodos, a criança deixa, provavelmente, de fazer o trabalho até o último minuto, o que torna geralmente impraticável a realização de um bom trabalho.

6. EXTERIORIZE A INFORMAÇÃO IMPORTANTE NO PONTO DE *PERFORMANCE*

Como o trabalho de memória ou a habilidade de manter informações necessárias em mente para completar tarefas estão prejudicados significativamente em uma criança portadora de TDAH, percebi ser muito útil colocar informações importantes em formato físico no ponto em que o trabalho deve ser realizado. Denomino esse ponto de *ponto de performance* – uma frase que Sam Goldstein inventou para se referir ao local e tempo crítico para realização de uma tarefa. Se seu filho tem lição de casa para fazer na mesa da cozinha (onde pode ser supervisionado durante o preparo do jantar, por exemplo), coloque diante dele um cartão com regras e lembretes importantes como "Permaneça fazendo sua tarefa, não saia e peça ajuda se precisar", ou "Leia as instruções cuidadosamente, faça toda a lição e, quando acabar, volte ao começo e cheque novamente todas as respostas para ver se ficou tudo completo e correto". Esses lembretes devem ser elaborados sob medida, para se dirigir a problemas que cada criança apresenta naquele determinado ponto de *performance*. Se sua filha geralmente tem problemas quando uma amiga vem brincar em casa, leve-a a um canto antes de a amiga chegar e revise as regras sociais que ela deve seguir, como "Divida seus brinquedos, controle seu temperamento, espere sua vez nos jogos e pergunte à sua amiga sobre os interesses dela". Você pode até escrever isso tudo em um cartão e revisar algumas vezes com sua filha, em particular, enquanto a amiga dela está em casa. Novamente, quanto mais informação importante puder tornar presente nos pontos de *performance*, mais provável é que a criança se lembre da informação e utilize-a para conduzir seu comportamento.

7. EXTERIORIZE A FONTE DE MOTIVAÇÃO NO PONTO DE *PERFORMANCE*

Como sugerem minhas teorias, crianças com TDAH apresentam problemas para interiorizar não apenas tempo e regras, mas também motivação. Elas não são capazes de reunir forças de motivação interna freqüentemente necessárias para permanecer em tarefas que consideram enfadonhas, tediosas, trabalhosas ou demoradas. Esse déficit de motivação intrínseca pode ser sobrepujado, em alto grau, dando-se à criança um empurrão de motivação externa como um incentivo, recompensa ou reforço por ter se comportado, limitado sua atividade e seguido as regras – tudo que for difícil para a criança naquele ponto de *performance*. Stephen R. Covey se refere a essa característica como a criação de uma situação de vitória em seus sete hábitos para pessoas altamente eficazes (ver a Introdução). Esse incentivo pode ser oferecido ao se permitir que a criança ganhe algo quando o trabalho for realizado (um lanche ou divertimentos especiais), tenha um privilégio que gosta (tempo extra de TV ou *video games*), ou ganhe algumas fichas ou pontos que podem ser guardados para um privilégio posterior.

8. TORNE MAIS FÍSICOS O PENSAR E A RESOLUÇÃO DE PROBLEMAS

Crianças com TDAH não parecem capazes de lidar tão bem com informações mentais quando têm de parar e pensar sobre uma situação ou um problema. Elas respondem impulsivamente, sem dar valor a suas opções. Creio que pode ser útil, assim, buscar formas de representar um problema e suas soluções alternativas de forma mais física. Por exemplo, se sua filha precisa escrever uma história curta para a escola e não parece estar respondendo bem a essa determinação, faça com que ela use um editor de texto do computador para escrever tudo aquilo que lhe vier à mente num curto período de tempo. Dessa forma, cada pensamento capturado é melhor do que ser perdido no esquecimento, e a criança pode então expandir e lidar com as idéias sob uma forma física em vez de mental. A mesma coisa pode ser feita utilizando-se cartões índice ou desenhando pequenas figuras ou símbolos numa folha de papel em branco, na qual cada figura representa uma idéia não mantida em mente para resolver o problema.

Isso pode ser a forma de informação mais difícil de se exteriorizar, mas parece particularmente eficaz com trabalhos escolares. Portanto, sempre que um problema deve ser resolvido, veja se consegue pensar em alguma forma de tornar esse problema e as suas partes em uma possível solução física, para que seu filho possa tocá-los, manipulá-los, movê-los e, então, organizar os pedaços de informação de forma a ajudá-lo a resolver o problema. Os dois descobridores do DNA, Francis Watson e James Crick, parecem ter feito o mesmo diante da perplexidade da estrutura do DNA. Eles colocaram em pedaços de papel as várias porções envolvidas no DNA e, então, divertiram-se, movendo-as em diferentes arranjos até que, por acidente, a distribuição correta se tornou aparente.

9. LUTE POR CONSISTÊNCIA

Você deve utilizar a mesma estratégia para controlar sempre o comportamento de seu filho. Usar consistência significa considerar quatro pontos importantes: (1) ser consistente com o tempo, (2) não abandonar muito cedo um programa de mudança de comportamento que apenas tenha começado, (3) responder da mesma forma mesmo quando as situações se modificam e (4) ter certeza que os dois pais utilizam os mesmos métodos. Ser imprevisível ou capcioso ao dar ordens é convite comum ao insucesso, assim como perder as esperanças quando seu novo método de controle falha, produzindo resultados imediatos desastrosos. Pratique um programa de alteração de comportamento por pelo menos duas semanas antes de decidir que não funciona. Não seja vítima da armadilha que engana muitos pais: responder a comportamentos de uma forma em casa, mas de forma totalmente diferente em locais públicos. Finalmente, tente manter o quanto puder um fronte paterno unificado, admitidas as inevitáveis diferenças de estilo dos pais.

10. NÃO FALE MUITO, AJA!

Sam Goldstein, psicólogo e especialista em trabalhos clínicos com TDAH (ver princípios 1 a 6), afirmou, de forma muito bonita, quando aconselhou os pais a parar de falar e a utilizar as conseqüências: *aja, não fale muito!* Como mencionado no início deste capítulo, seu filho não apresenta falta de inteligência, de habilidades ou de raciocínio; portanto, simplesmente falar à criança não alterará o problema neurológico que a torna tão desinibida. Seu filho é muito mais sensível a conseqüências e respostas que você usa e muito menos sensível a seu raciocínio do que uma criança não-portadora de TDAH. Assim, aja rápido e freqüentemente, e seu filho se comportará melhor para você. Continue falando e obterá pioras, não submissão.

11. PLANEJE-SE COM ANTECEDÊNCIA PARA SITUAÇÕES PROBLEMÁTICAS

Tenho certeza que você já deve estar familiarizado com este cenário: você está numa loja, e seu filho com TDAH começa a abrir embalagens e a puxar as coisas das prateleiras, causando, geralmente, certa destruição, apesar de suas repetidas ameaças e comandos. Você fica perturbado e frustrado, incapaz de pensar rápido e claramente, ilude-se por uma solução. Seu desânimo é ainda mais intensificado pelo olhar fixo e arrogante do vendedor da loja e dos outros consumidores, e você tenta sair da loja, puxando seu filho, que vem berrando atrás de você.

Freqüentemente fico chocado com a capacidade dos pais, quando pressionados, de predizer onde seus filhos costumam não se comportar. Assim, surpreende-me como poucos parecem fazer bom uso dessa informação. Por que não utilizá-la para se preparar para que tais problemas não surjam novamente? Você pode se poupar de muita ansiedade se aprender a antecipar situações problemáticas; por isso, considere antecipadamente como lidar melhor com elas, desenvolva um plano de ação antes de ingressar na situação-problema, divida o plano com seu filho de antemão e, então, dê seguimento a seu plano caso surja um problema. As pessoas acham difícil acreditar que mesmo apenas dividir o plano com a criança antes de encarar uma situação potencialmente problemática reduziria a possibilidade do surgimento de problemas de comportamento. Mas funciona!

Tente estes cinco passos simples antes de encarar qualquer situação problemática:

Passo 1: *Pare* logo antes de entrar no local com chances de um problema potencial, como lojas, restaurantes, igrejas ou casa de amigos.

Passo 2: *Revise com seu filho duas ou três regras* em que ele geralmente tem problemas para seguir nessa situação. Para uma loja, as regras podem ser "Fique perto de mim, não peça nada e faça o que eu disser". Sem explicações cansativas, apenas uma breve determinação das regras. Peça, então, à criança que repita essas simples regras.

Passo 3: *Aprimore a recompensa ou incentivo* – pare para um sorvete no caminho de volta para casa, por exemplo – que seu filho pode ganhar por obedecer às regras.

Passo 4: *Explique a punição* que pode ser usada, como a perda de pontos ou de um privilégio.

Passo 5: *Siga seu plano* quando adentrar a situação e lembre-se de dar respostas imediatas e freqüentes a seu filho enquanto estiver lá. Se precisar, puna prontamente seu filho por qualquer ato que viole as regras.

12. MANTENHA UMA PERSPECTIVA DA DEFICIÊNCIA

Por vezes, quando em face de dificuldades de condução de uma criança com TDAH, os pais podem perder as perspectivas quanto ao problema imediato. Podem se tornar enfurecidos, irritados, confusos ou, por muito menos, frustrados quando suas tentativas iniciais de controle não funcionam. Podem até se rebaixar ao nível da criança e argumentar sobre a questão de como outra criança se portaria. Lembre sempre que *você é um adulto*; é o professor e técnico dessa criança deficiente. Se alguém precisa manter o juízo, esse alguém deve ser você.

Uma forma de se manter calmo em determinadas circunstâncias é tentar manter alguma distância psicológica dos problemas de seu filho. Finja que é um estranho, para que possa observar a situação como ela realmente é – a tentativa de um pai de lidar com uma criança com deficiência comportamental. Se puder fazê-lo, reagirá, provavelmente, mais razoável, verdadeira e racionalmente com seu filho em vez de deixar que os problemas dele lhe perturbem.

Isso é difícil, lembre-se, portanto, a cada dia, da incapacidade de seu filho – talvez várias vezes ao dia, especialmente quando tenta lidar com o comportamento disruptivo.

13. NÃO PERSONALIZE OS PROBLEMAS OU TRANSTORNOS DE SEU FILHO

Não permita que seu senso de autopreocupação e dignidade pessoal tornem-se notícia caso você "vença" um argumento ou conflito com seu filho. Ninguém, aqui, está contando pontos. Fique calmo e, se possível, mantenha o senso de humor sobre o problema e siga de toda a forma os outros princípios aqui descritos quando responde a seu filho. Às vezes, isso pode até significar deixar a situação por um momento, dirigindo-se a um recinto diferente para recompor seu juízo e retomar o controle de seus sentimentos. Não conclua que você é um pai maldoso quando uma situação sai errada ou não acontece como você desejava.

14. PRATIQUE O PERDÃO

Praticar o perdão é o princípio mais importante, mas geralmente o mais difícil de empregar consistentemente na vida diária. Significa três coisas: primeiro, cada dia, depois que seu filho é colocado na cama ou antes que você durma, gaste apenas um momento para rever o dia que passou e desculpar seu filho pelas transgressões. Deixe ir embora a ira, o ressentimento, o desapontamento, ou outras emoções destrutivas que surgiram durante o dia devido a má conduta ou disrupções de seu filho. A criança não consegue controlar sempre o que faz e merece ser perdoada.

Não interprete mal esse ponto essencial. Isso não significa que seu filho não deve ser responsabilizado pelas más ações. Significa que você deve deixar para trás qualquer mágoa por isso.

Segundo, concentre-se em perdoar outras pessoas que possam ter interpretado mal o comportamento inapropriado de seu filho nesse dia e que agiram de maneira ofensiva contra você e a criança, ou simplesmente rejeitaram seu filho como sendo preguiçoso ou moralmente defeituoso. Você sabe mais; não se preocupe com o que os outros pensam sobre seu filho. Tome qualquer atitude corretiva necessária e continue a proteger seu filho, mas esqueça mágoa, raiva e ressentimento que essas circunstâncias possam ter lhe causado.

Finalmente, você deve aprender a perdoar-se por seus próprios erros ao controlar seu filho nesse dia. Crianças com TDAH têm a capacidade de trazer à tona o pior em seus pais, o que com freqüência resulta em pais se sentindo terrivelmente culpados de seus próprios erros, sem se permitirem cometer os mesmos erros repetidamente sem conseqüências. Deixe ir embora a autodepreciação, a vergonha, a humilhação, o ressentimento ou a raiva que acompanham esses atos de auto-avaliação. Substitua-os por uma avaliação franca de sua *performance* como pai nesse dia, identificando áreas a serem melhoradas e assumindo um compromisso pessoal de luta para torná-lo mais justo nos dias seguintes.

Você irá perceber que estes princípios são os mais difíceis de se aderir, mas os mais fundamentais à arte de conduzir seu filho com TDAH pacífica e eficientemente.

1. Dê respostas e resultados mais imediatos a seu filho.
2. Dê respostas mais freqüentes a seu filho.
3. Utilize resultados mais potentes e abrangentes.
4. Utilize incentivos antes de punir.
5. Exteriorize tempo e pontes de tempo quando necessário.
6. Exteriorize a informação importante no ponto de *performance*.
7. Exteriorize a fonte de motivação no ponto de *performance*.
8. Torne mais físico o pensar e a resolução de problemas.
9. Lute por consistência.
10. Não fale muito, aja!
11. Planeje-se com antecedência para situações problemáticas.
12. Mantenha uma perspectiva da deficiência.
13. Não personalize os problemas ou transtornos de seu filho.
14. Pratique o perdão.

10
Somente para Pais: Como Cuidar de Si Próprios

Indubitavelmente, você já sabe como é estressante criar uma criança com TDAH. Essas crianças requerem muito mais monitoramento e supervisão que outras crianças ao se lançarem de ponta-cabeça na vida e em todos os riscos que ela oferece. Elas podem ser necessitadas, desafiadoras, espalhafatosas, egoístas e agressivas; até mesmo sua fala incessante mais benigna chama a atenção. Um estudo recente mostrou que pais de crianças portadoras de TDAH, especialmente aquelas em idade pré-escolar, sofrem maiores níveis de estresse, depressão e autopunição que pais de crianças não-portadoras de TDAH. Outro estudo mostrou, na verdade, que pais de crianças com TDAH resistem aos mesmos níveis de estresse que pais de crianças com deficiências de desenvolvimento severo, como retardo mental e autismo. Para piorar os problemas, muitos pais acabam também por se isolar socialmente, pois parentes, amigos e vizinhos tentam evitar contato com a família.

Como tenho observado freqüentemente, esse padrão pode levar os pais a uma decadência em espiral que os torna consumidos e exaustos, desmoralizados e desesperados. Tomaram tanto cuidado com seus filhos que não lhes resta nada para si mesmos e, ultimamente, isso os deixou sem condições de tomar conta de seu próprio filho. Obviamente, essa é uma situação que não serve para ninguém.

Posso simular o fornecimento de uma panacéia para todos os males que podem acometer uma família que luta com o TDAH. Um certa quantidade de estresse é inevitável. Não deve, no entanto, destruí-lo ou a qualquer um de sua família. Portanto, este capítulo é apenas para você: algumas dicas específicas e sugestões gerais para prevenção de eventos estressantes, minimização do impacto dos eventos inevitáveis, que podem lhe dar a chance de ter o próprio tempo que tanto merece.

PREVENINDO EVENTOS ESTRESSANTES

A primeira coisa que você deve fazer para reduzir o número de eventos estressantes com os quais tem de lidar é identificar as fontes exatas de seu estresse. Muitos pais com quem trabalhei parecem se preocupar mais com suas reações diante do estresse do que com as fontes desse estresse. Eles confundem, na verdade, um com o outro e julgam que precisam eliminar os sentimentos de depressão, tristeza, fadiga e dores de cabeça mais que os eventos que precipitam essas reações. Mas há eventos que não podem ser evitados – mais para você do que para pais de crianças sem TDAH. Para esses eventos, você tem de lançar mão de técnicas de redução de estresse, como métodos de relaxamento, meditação, exercícios e até medicamentos em casos extremos. Mas em outros casos – você pode se surpreender com quantos – você pode identificar e evitar ou ao menos reduzir a fonte de estresse e eliminá-la. Tente este simples método:

1. Quando tiver um tempo calmo, sente-se com papel e lápis na mão e pense sobre as vezes, nas semanas que se passaram, em que sentiu reações de estresse – irritabilidade, raiva, ou hostilidade. Enumere, então, os fatores de estresse – não como se sentiu, mas os eventos que precederam imediatamente cada reação de estresse. O que seu filho ou alguma pessoa fez para desencadear essa reação negativa em você? O que os outros fizeram a seu filho? O que sua esposa lhe pode ter feito? O que aconteceu para sentir-se daquela forma? Deixe algumas linhas em branco depois de cada fator de estresse identificado.
2. Observe, agora, de perto, o primeiro evento. O que você poderia ter feito para evitar ou eliminar esse evento ou problema? Sua reação piorou a situação? Será que um dos sete princípios de Covey poderia ter lhe auxiliado a eliminar o fator de estresse? Ou um dos 14 princípios para criar uma criança com TDAH (ver Capítulo 9) ajudaria a evitar a situação? Você pode perceber como qualquer um desses princípios pode ajudar a eliminar ou evitar o fator estressante da próxima vez? Ou, simplesmente, você pode planejar evitar todo evento ou pessoa estressante? Anote pelo menos um método de combate depois de cada evento estressante enumerado.
3. Concentre-se, agora, em um (ou, no máximo, dois) desses fatores de estresse e decida evitá-lo futuramente ou, se inevitável, use seu método de combate da próxima vez que o evento surgir. Feche os olhos e se veja respondendo diferente e mais eficientemente apenas nessa situação particular.
4. Lembre-se de seu plano colocando pequenas notas pela casa e em seu local de trabalho.
5. Gaste alguns minutos a cada dia para praticar visualizando o uso desse novo plano. Essa prática reforça a confiança de que você pode, na verdade, prevenir a fonte de estresse quando ela ameaçar reaparecer.
6. Uma vez que você tenha estabelecido confiança ou que tenha tentado, na verdade, pôr em prática o novo plano, siga em frente para um ou dois fatores de estresse novos. Trabalhe apenas um ou dois fatores de estresse a cada vez até conseguir vencer ou eliminá-los e, então, siga a mais um ou dois.

LIDANDO COM O INEVITÁVEL

Como o estresse parece ser parte da vida de cada um de nós nos dias de hoje, diversas técnicas de redução de estresse têm sido recomendadas para diminuir seu impacto negativo. Qualquer profissional com quem você trabalhe pode orientá-lo com mais informações sobre o assunto, bem como consultar bibliotecas ou livrarias próximas de você. Você pode achar até fitas de áudio e vídeo que ensinarão alguns dos métodos mais conhecidos. Por limitações de espaço, ficaria impossível o aprofundamento sobre isso, aqui, nessa questão; por isso, seguem apenas algumas sugestões breves.

Protele sua resposta

A maioria de nós responde de forma rápida e impulsiva a eventos estressantes. Quando provocados emocionalmente – com irritação ou ansiedade – nos tornamos, também, fisicamente provocados: nosso pulso acelera, experimentamos rubor facial, e a adrenalina nos deixa prontos para "lutar ou fugir". Infelizmente, nenhum desses fatores contribui para agilidade mental. De modo geral, acabamos por nos arrepender das respostas impulsivas. Assim, às vezes, a melhor coisa a fazer é não fazer nada. Se a única forma de retardar nossa resposta é fugir, deixe o recinto por um breve período de tempo ou dispense seu filho com um calmo "Discutirei isso com você dentro de alguns minutos".

Quando em frente de uma situação estressante com sua criança tente, simplesmente, esperar que sua mente participe da situação e de suas possibilidades. Isso não significa encher sua cabeça com pensamentos tipo "Oh, o que farei? O que farei?" ou "Isso não vai funcionar, não tenho opções nem sei o que fazer". Tente ficar calmo e deixe que sua mente se incumba do problema. Essa é uma das maravilhas da mente humana: a única coisa a fazer para ajudar a ter idéias é não interferir com a habilidade natural de resolução de problemas. Dê um pequeno tempo.

Pratique relaxamento

Muitas pessoas utilizam, de rotina, técnicas de relaxamento para diminuir seus níveis de estresse. Como essas técnicas têm efeito preventivo considerável, elas lhe serão úteis quando se deparar com eventos estressantes futuros que não podem ser evitados. Por exemplo, digamos que a escola o convocou para contar que seu filho foi mandado pra casa por ter iniciado uma briga com outra criança, e você terá de falar com o diretor no dia seguinte. Provavelmente antes da reunião desenvolver-se-á o estresse ao se ponderar sobre as possíveis repercussões. Praticar técnicas de relaxamento progressivo dos músculos pode poupá-lo de piorar a situação além das proporções. Existem diversos livros que resumem esse e outros métodos (Jon Kabat-Zinn, de nossa universidade, escreveu um *best-seller* sobre relaxamento e meditação denominado *Full Catastrophe Living* – algo a ver com sua casa?). Relaxamento muscular progressivo envolve respiração profunda e relaxamento de cada grupo muscular, acompanhado de uma imagem mental de você relaxando, de lugares exóticos, paradisíacos, etc. É bem fácil aprender, porém mais eficaz quando já se tem alguma prática; portanto, antecipe o estresse e comece a praticar já.

Amplie sua visão

Outra forma de evitar piorar as coisas além das proporções desejáveis é ampliar sua visão quando se vê envolvido em uma situação estressante. Tente não se concentrar em pequenos detalhes, mas enxergue a situação da perspectiva de sua própria vida ou da de seu filho. Geralmente, isso pode ajudar a perceber que o evento estressante não é tão importante como parece e, por isso, pode ser controlado – e caso não se saia bem, não era um grande negócio como pensava. Na reunião da escola, no exemplo anterior, você poderia ouvir os detalhes que o diretor diz enquanto se concentra no fato de que se trata apenas de uma reunião de escola e que as opiniões expressas não serão a palavra final nem causarão destruição em sua vida ou na de seu filho, pois, como pai executante, você é o responsável, em última instância, pela reunião e pelo que pode vir a acontecer com seu filho.

Comece tendo o fim em mente

Antes e durante uma situação estressante, visualize como quer que a situação se reverta em prol de seu filho. Ter objetivos positivos em mente diminui o impacto de observações negativas, diminui a intensidade de suas próprias reações e evita que se intensifique o conflito, piorando o resultado final.

PRATICANDO RENOVAÇÃO PESSOAL

Criar uma criança com TDAH demanda grandes esforços mentais, corporais, de coração e de espírito. Para se reabastecer emocionalmente, sinta-se mais com o controle de sua própria vida e prepare-se melhor para suportar eventos estressantes. Considere as seguintes sugestões. Já deve ter ouvido muitas delas anteriormente, mas sempre há lugar para novidades. Você merece se cuidar como cuida de seu filho, e isso significa estabelecer um tempo para si próprio. Se quiser insistir que não tem tempo, veja as sugestões no quadro (p. 171).

Tire um fim de semana prolongado de folga longe de casa

Algumas vezes, a única forma de renovar suas energias é viajar. Não hesite em fazê-lo. Vá por conta própria e deixe sua parceira ou parceiro tomando conta de seu filho. Visite um amigo, vá a um *spa*, fique à toa numa praia com um bom livro ou faça alguma coisa que se refira única e exclusivamente a você. Recarregar suas baterias emocionais e colocar o sono em dia compensa o trabalho de organizar essa saída. Se houver alguém em quem confia para tomar conta de seu filho, tente, de vez em quando, viajar também com sua parceira ou parceiro, pois relacionamentos também precisam de renovação.

Encontre um *hobby* ou atividade social

A última coisa de que uma criança com TDAH precisa é de um mártir como pai – alguém que sacrifique todos seus prazeres pessoais e tempo de recreação, passando todo o tempo com ela. Esse pai ficará cansado, exausto, estressado e freqüentemente mal-humorado e irritado. Você deve a si próprio e a seu filho o fato de ter de encontrar algo que possa proporcionar um senso mínimo de gratificação e realização pessoal.

Conheci um pai que era produtor amador de vinhos e formou um pequeno clube de entusiastas que se encontravam periodicamente para produzir vinhos novos, estudar a fabricação de vinhos e viajar para degustar vinhos. Outros se filiaram a ligas de boliche, equipes de corrida, grupos de música instrumental, clubes de leitura e equipes esportivas. Existem, também, grupos de encontros informais, como juntar-se com amigos num café e jantares em que cada um dos participantes traz um prato. Existem *hobbies* particulares, como trabalhos em madeira, aeromodelismo, construção de miniaturas, coleção de antigüidades, pintura, costura, leitura... a lista é infindável. O ponto é que, caso você goste, um interesse pessoal pode proporcionar a mesma sensação de renovação que uma viagem curta.

Administrando o tempo: uma chave para a sobrevivência

A administração do tempo não surge naturalmente para a maioria das pessoas, pois, na verdade, o tempo não se administra. O tempo não pode ser manipulado ou gerenciado. O gerenciamento do tempo é um autogerenciamento, uma habilidade a ser conquistada. Envolve prática e esforços, mas a recompensa é enorme – especialmente em famílias afetadas pelo TDAH quando os pais têm muitas atribulações.

Existem diversos livros excelentes nas bibliotecas e livrarias que podem dar detalhes sobre como administrar o tempo de forma eficaz. Iniciam, freqüentemente, explicando que seu primeiro passo deve ser o de estabelecer objetivos específicos, bem definidos e razoáveis a curto e longo prazos. Fazendo isso, conseguirá delinear um plano diário, semanal, mensal – um plano que pode seguir realisticamente, com senso de satisfação por ter obtido o que planejava. Uma criança com TDAH, naturalmente desorganizada e disruptiva, pode fazer com que você se sinta como se sua vida não tivesse ordem; portanto, esse senso de realização é particularmente importante para você.

Especialistas sobre o gerenciamento do tempo dividem o uso do tempo em cinco categorias: importante e urgente; importante, mas não-urgente; urgente, mas não-importante; ocupação com trabalho e tempo desperdiçado. Saber a diferença pode ajudá-lo a identificar onde recairá seu trabalho e pode mostrar-lhe como alterar a natureza de sua atividade atual em casa e no trabalho para que atinja seus objetivos.

1. *Importante e urgente*. Tarefas que devem ser realizadas imediatamente ou no futuro muito próximo. Por serem urgentes e importantes, são freqüentemente realizadas. Geralmente, não é aqui onde se desperdiça o tempo.
2. *Importante e não-urgente*. Aqui, pais eficientes podem ser prontamente diferenciados de pais ineficientes. Essas são tarefas que você ou outros consideram importantes de realizar, mas não urgentes. Quase sempre, não há, simplesmente, tempo para fazê-las. O gerenciamento do tempo pode elevar suas prioridades pessoais a um *status* de maior urgência para conseguir realizá-las.
3. *Urgente e não-importante*. Geralmente coisas triviais que outros tornam urgentes segundo seus próprios prazos, embora, se refletido, são de apenas modesta importância. Como urgentes, você pode dar mais atenção a elas que a seus objetivos mais importantes, porém menos urgentes.
4. *Ocupação com trabalho*. Tarefas sem grande importância, como trabalho doméstico, retornar telefonemas e incumbir-se de recados. Você pode fazê-las antes das tarefas importantes, pois são rápidas e diversificadas, proporcionando sensação de produtividade, mas raramente contribuem para seus objetivos reais consigo próprio e com seu filho portador de TDAH.
5. *Tempo desperdiçado*. Assistir a fracos programas de TV, a um filme ruim ou participar de reuniões desnecessárias. Esse tipo de atividade faz, geralmente, com que você se sinta como se devesse gastar melhor seu tempo. A maioria das pessoas julga que essa é a causa de seu fraco gerenciamento do tempo, mas os especialistas afirmam, geralmente, que a causa real é distribuir a maior parte do tempo nas categorias 3 e 4 e não o suficiente na categoria 2. Veja como você gasta seu tempo. Isso se aplica a você?

Fique atento também ao reais desperdícios de tempo: indecisão, culpar terceiros por sua falta de tempo, preocupar-se com a perfeição em vez da excelência, sair da linha por distrações e permitir que pequenas lacunas de tempo de espera se tornem vazias.

Torne-se membro ativo de um grupo de apoio

Talvez a última coisa a fazer quando precisa se revigorar seja encontrar um grupo de pessoas que têm os mesmos problemas, mas participar de reuniões de grupos de apoio regularmente traz múltiplos benefícios. Verdade, grupos de pais são grande fonte de informação e conselhos, e muitos pais acabam por fazer grandes amigos. Alguns grupos também têm cooperativas de babás; veja se o seu pensa em ter uma.

Busque o conforto de amigos

Não se esqueça de reatar as amizades com amigos antigos. A maioria de nós permite que essas relações se desfaçam por estarmos ocupados, mas todos nós necessitamos dos "refúgios seguros" que Aristóteles denominou os amigos de verdade. Desabafar com amigos íntimos tem grande valor terapêutico; alguém que conhece e se preocupa com você pode proporcionar não apenas um ombro para recostar, mas também uma nova perspectiva de seus problemas.

Pratique divisão dos cuidados paternos

Se tomar essas sugestões soa como acostumar-se mal e você acha que não tem tempo para elas, fale com sua parceira ou seu parceiro visando a redistribuir parte do peso de criar seu filho portador de TDAH. A divisão geralmente desproporcional dessa carga recai sobre a mãe e, mesmo não sendo esse o caso em sua casa, você pode se beneficiar, provavelmente, concordando que cada um de vocês assumirá as responsabilidades de tomar conta da criança em dias alternados (ou, se ambos trabalham fora de casa, em noites alternadas). Isso lhe permite um tempo predeterminado para satisfazer seus interesses pessoais, bem como tempo para respirar fundo e ter um breve tempo livre.

Preste atenção aos momentos

Os grandes filósofos e mestres religiosos nos aconselharam a ter nossas mentes voltadas para a beleza da natureza, alegria, paz e admiração do mundo à nossa volta, a qualquer hora. Mas nos tornamos bastante entretidos nos preparando para eventos futuros, perdendo, geralmente, as maravilhas do momento presente. Meu colega, Jon Kabat-Zinn, escreveu um livro que recomendo muito, *Wherever you go, there you are*. Um dos temas principais desse livro é que se concentrar no momento – em sua riqueza sensorial, texturas e extensão, ambos amplos e diminutos – retribui em cem vezes nosso investimento de tempo na renovação de nossa energia pessoal, perspectiva mental, balanço emocional e controle. Pode também diminuir enormemente a sensação de estresse, tempo e urgência que os pais de crianças com TDAH sentem diariamente.

Identifique e altere padrões de pensamentos estressantes

Em grande parte, e ao menos emocionalmente, você é o que você pensa. Você percebe que enquanto age e se sente humilhado pelo, digamos, mau humor que seu filho com TDAH causa em lojas, outros pais parecem controlar a má conduta de seus filhos, praticamente semelhante, sem alarme ou angústia. Bem, você deve pensar, talvez eles possam estar calmos, pois seus filhos não agem dessa forma toda vez que entram em uma loja, enquanto o seu age.

Não necessariamente. Muito anos atrás, um famoso psicólogo, Albert Ellis, desenvolveu uma teoria que determina como nos sentimos em determinada situação quando pensamos sobre esses eventos ou pessoas. Quando pensamos negativo, ou temos pensamentos dolorosos e de autocrítica, inflamamos as chamas de nossas emoções negativas. Mas se identificarmos esses padrões de pensamento negativo e os trocarmos por pensamentos construtivos, de auto-ajuda, poderemos, na verdade, diminuir ou mesmo eliminar as reações emocionais negativas.

Portanto, quando seu filho tiver um acesso de raiva numa loja, você pode pensar:

"Como meu filho pode me embaraçar dessa maneira? Todos devem estar observando. O que estarão pensando de mim? Eles devem pensar que sou um pai terrível, pois não consigo controlar meu filho apropriadamente. Eu sabia que deveria ter ficado em casa. Como essa criança pode ter a coragem de me humilhar dessa maneira? Agora, nunca mais poderei voltar aqui. Por que sou um pai tão ruim?"

Os outros pais que observou se comportando tão calmamente diante da mesma situação podem estar pensando:

"Não vou usar a força para conter os ataques de meu filho. Ele sabe as regras, e contei a ele antes de chegarmos aqui que não compraríamos nenhum brinquedo ou doce nesse passeio. Sou o professor dessa criança, e ele deve aprender com linha dura. Infelizmente, ele tem de ser desagradável consigo mesmo dessa maneira e perturbar outras pessoas que fazem compras. Vi muitos pais disciplinando seus filhos por esse tipo de acesso. Na verdade, muitas crianças agem dessa maneira em lojas. Mas, se ceder a ele agora, dar-lhe-ei a lição errada."

Você pode aprender a identificar padrões de pensamentos negativos mantendo um pequeno livro de notas para escrever o que você diz ou pensa de si próprio quando ocorre um evento que desencadeia uma reação emocionalmente inquietante.

Exercite-se regularmente

Já ouvimos esse conselho antes, mas quando a preocupação é a vida estressante deve-se ter cautela; portanto, vale dizer novamente: exercícios regulares diminuem o estresse, aumentam a resistência e o tornam mais capaz de cumprir as tarefas do dia. Se acha que não pode perder tempo, tente combiná-lo a outra atividade de auto–renovação: convide um amigo como parceiro de pedaladas de bicicleta, junte-se a ele para uma partida de futebol ou planeje uma caminhada no final de semana com velhos amigos (e veja a coluna sobre gerenciamento do tempo). Mas tenha em mente que você só terá benefícios se fizer, ao menos, uns 20 a 30 minutos de exercícios leves, três vezes por semana, conforme especialistas em atividades físicas.

Evite drogas

Novamente, você já ouviu isto antes: álcool, cafeína, e nicotina causam mais danos que benefícios. Todos sabemos sobre os efeitos do fumo, mas o consumo de álcool e cafeína parecem ser mais questão de quantidade. Muito simples: moderação é essencial se quiser preservar energias. O álcool é um sedativo; quando em excesso e de maneira crônica, pode resultar em fadiga, irritabilidade, baixa tolerância à frustração e fuga de responsabilidades. Nicotina e cafeína são estimulantes; aumentam a freqüência cardíaca, a pressão sangüínea, a freqüência respiratória, a atividade cerebral, o tônus muscular, a agitação e o nervosismo ou estresse evidentes numa situação. A última coisa que você precisa nesse momento é agir alterado, espero que concorde. Gaste, então, um minuto para avaliar seus hábitos e ver se eles agem a seu favor.

Parte III

Conduzindo a vida com TDAH: como lidar bem no lar e na escola

11
Oito Passos para Ter um Melhor Comportamento

Quando uma criança apresenta TDAH, a família chega freqüentemente à conclusão de que seu lar é mais um campo de batalha que um paraíso. A criança viola as regras da casa, negligencia as tarefas domésticas, opõe-se à lição de casa e geralmente perturba a paz. Não há cura para o TDAH, mas existem alguns princípios confiáveis através dos quais você pode trabalhar com seu filho para melhorar o comportamento dele, seus relacionamentos sociais e o ajuste geral em casa. Este capítulo apresenta os princípios de condução que ensinamos em nossa clínica de TDAH na University of Massachusetts Medical School. Mais de 70% das famílias que comparecem à nossa clínica julgam que os princípios as auxiliam significativamente, melhorando o comportamento de seus filhos e seu relacionamento completo com eles.

As táticas aqui descritas são elaboradas para reduzir a teimosia e a hostilidade ou o comportamento opositivo enquanto aumentam a cooperação de uma criança. O resultado, na grande maioria dos casos, é que a criança encontra mais sucesso nas sessões diárias de trabalho e na convivência dentro de uma unidade familiar maior, adquirindo uma grande variedade de comportamentos positivos que contribuem para o sucesso na escola, na comunidade e na sociedade integralmente.

Segue, aqui, o que você pode esperar alcançar aplicando esses princípios:

1. Reforçar o relacionamento pai-filho através de respeito mútuo, cooperação e apreciação, tornando o relacionamento mais amoroso e amigável.
2. Reduzir os conflitos diários, discussões, argumentos e explosões de humor – seus e de seu filho – que podem permear suas interações diárias.
3. Melhorar a gama de comportamentos apropriados e socialmente aceitáveis de seu filho, em vez de você diminuir a confiança da criança em comportamentos anti-sociais e socialmente inaceitáveis.
4. Preparar seu filho para que se torne socializado. A variedade de problemas de comportamento para os quais este programa de tratamento pode ser aplicado se estende muito além do lar – para todas as situações nas quais os pais esperam que seus filhos se comportem de modo pró-social (útil e socialmente adequado). São os pais que devem incentivar as interações sociais positivas e cooperativas entre crianças e adultos, assim como devem confiar no fato de que as crianças serão capazes de levar a cabo suas responsabilidades familiares e sociais.

Quando crianças pequenas aprendem a atender aos pedidos e a obedecer às regras de seus pais, elas estão adquirindo uma atitude básica de cooperação social, tornando-se acessíveis na hora de aprender com os adultos, o que é absolutamente essencial para dar continuidade ao desenvolvimento e à posterior adaptação social na fase adulta. E você terá cumprido um dos papéis mais importantes de um pai na sociedade: preparar a criança para se socializar dentro do grande grupo familiar e da comunidade em geral. Não se engane a respeito da importância da responsabilidade paterna. A pesquisa psicológica é clara nesse sentido: a criança pequena que aprende que a desobediência, a resistência aos apelos dos pais, a teimosia, os acessos de raiva e o comportamento agressivo (que são meios de sucesso para não atender aos pedidos dos adultos e às responsabilidades sociais impostas), corre um grande risco de desenvolver atividades anti-sociais e criminosas no futuro, de fracassar na escola, de ser rejeitada pelos colegas e pela comunidade, e de envolver-se precocemente com drogas. Esse programa é destinado a tratar desse risco diretamente, a aperfeiçoar a acessibilidade da criança para que seja socializada pelos pais e por outros adultos, com espírito de cooperação às regras e aos critérios da sociedade.

ESSE PROGRAMA LHE SERVE?

Esse programa pode auxiliá-lo a controlar o comportamento de seu filho com TDAH que:

- Se encontra entre os 2 e 10 anos de idade.
- Apresenta desenvolvimento de linguagem geralmente normal.
- Não é seriamente opositivo ou desafiador (ver quadro, p. 179).
- Provavelmente não tentará agredi-lo ou tornar-se seriamente destrutivo quando você tentar estabelecer limites quanto ao comportamento.

Não tente esse programa se:

- O desenvolvimento de linguagem de seu filho se encontra abaixo da média para os dois anos de idade.
- Seu filho tem 13 anos ou mais (o programa descrito no Capítulo 14 pode ser mais apropriado).

Tente esse programa apenas com o auxílio de um profissional se seu filho:

- Foi diagnosticado como apresentando um transtorno de desenvolvimento invasivo (como autismo), um transtorno psicótico (como esquizofrenia) ou uma depressão severa.
- É seriamente desafiador (ver quadro a seguir).

Uma palavra final de cautela: se você não está pronto para mudar seu próprio comportamento para auxiliar seu filho, esse programa não lhe serve. Para alguns pais, os princípios demandam alterações significativas na interação pai-filho e, se você não estiver preparado para cumprir com o programa totalmente, certamente ele não funcionará.

Quão desafiador é seu filho?

Circunde um dos itens a seguir que você acredita que seu filho apresenta em grau excessivo ou inapropriado para uma criança dessa faixa etária e que esteve presente por no mínimo seis meses. Ele freqüentemente:

1. Perde o controle;
2. Disputa ou argumenta com adultos;
3. Rebela-se ativamente ou recusa regras e solicitações de adultos;
4. Faz coisas deliberadamente, aborrecendo outras pessoas;
5. Culpa os outros por suas próprias más ações;
6. Cansa ou aborrece facilmente os outros;
7. Fica ressentido e irritado;
8. Torna-se malvado ou vingativo.

Se você circundou no mínimo quatro desses itens, seu filho apresenta um grau significativo de hostilidade ou comportamento opositivo, podendo apresentar transtorno desafiador de oposição. Você deve considerar que um profissional de saúde mental o ajude com esse programa. Certamente, se você circundou seis ou mais itens, você está a caminho de um grande pacto de resistência com seu filho e não deve tentar o programa sem o auxílio de um profissional.

Se seu filho apresentar mais ou menos que quatro dos problemas de comportamento descritos anteriormente, circunde qualquer um dos seguintes itens que seu filho tem exibido durante os últimos 12 meses. (Esta lista se aplica, obviamente, a crianças acima dos 18 anos ou mais velhas.)

1. Freqüentemente intimida, incomoda ou ameaça os outros;
2. Freqüentemente inicia lutas físicas com outros (não incluído brigas com irmãos);
3. Utiliza armas que podem causar danos físicos sérios a outros (p. ex., bastão, tijolo, garrafa quebrada, faca, revólver);
4. É fisicamente cruel com pessoas (p. ex., amarra e abandona uma vítima, sistematicamente corta e queima uma vítima);
5. Rouba, em confronto com a vítima (p. ex., assalto, bate carteira, extorsão ou roubo armado);
6. Força pessoas a manterem relação sexual;
7. Freqüentemente mente ou rompe promessas para obter favores ou itens, ou para evitar débitos ou obrigações (p. ex., conluio com outras pessoas);
8. Rouba itens de valor significativo, sem confronto com a vítima (p. ex., rouba lojas, pratica arrombamento ou falsificação);
9. Freqüentemente fica fora de casa à noite, sem permissão (tendo iniciado isso antes dos 13 anos de idade);
10. É fisicamente cruel com animais;
11. Destrói deliberadamente a propriedade de outros (além dos casos de atear fogo);
12. Ateia fogo deliberadamente, com o propósito de causar danos sérios;
13. Foge de casa à noite ao menos duas vezes (ou uma vez sem voltar pra casa por um período prolongado);
14. Freqüentemente é preguiçoso na escola (tendo iniciado antes dos 13 anos de idade);
15. Arromba casa, apartamento ou carros.

Se seu filho apresentou três ou mais desses problemas no ano passado, busque assistência de um profissional para o programa. Seu filho pode apresentar um transtorno de conduta, um padrão de comportamento anti-social sério com violação dos direitos de outros. Famílias com crianças que exibem esses problemas de comportamento necessitam de mais auxílio profissional do que este livro pode proporcionar.

Para encontrar auxílio profissional, pergunte se o profissional de saúde mental ou médico com que você tem trabalhado conhece programas de *treinamento comportamental para pais ou programas de controle de crianças*. Em caso negativo, peça um encaminhamento a um profissional que ensine um desses programas ou contate uma associação ou grupo de apoio de pais de crianças com TDAH ou psicólogos da escola, para obter nomes dos profissionais que empregam programas de treinamento em sua clínica. Um programa completo a ser conduzido por um profissional é detalhado no meu texto *A Clinician's manual for parent training* (ver "Sugestão de leitura e vídeos"). O ideal é encontrar alguém que tenha usado esse programa particular.

COMO UTILIZAR O PROGRAMA

Esse programa levará aproximadamente oito semanas a fim de que seja completado. (Os oito passos do programa são dados no quadro na p. 181). Planeje gastar no mínimo uma semana em cada passo antes de seguir em frente. Não passe ao passo seguinte até que se sinta confortável com o passo que você praticou na semana. Seu filho levou meses (e até anos) para desenvolver os padrões de comportamento atuais em relação a você; portanto, não espere que mude rapidamente. Cada passo desse programa se baseia no anterior; portanto, você deve aplicá-los na ordem estabelecida. *Nunca* pule os três primeiros passos indo direto ao método que envolve disciplina ou punição. Para ser eficaz, os passos sobre disciplina, no final, *devem* ser precedidos pelos passos anteriores. Lembre-se da regra que você aprendeu no Capítulo 9: *recompensa antes de punições*.

PASSO 1: APRENDA A PRESTAR ATENÇÃO POSITIVA A SEU FILHO

Propósitos e objetivos

A atenção que você dá a uma criança é uma recompensa ou conseqüência extremamente poderosa. É por isso que seu filho o procura, luta para ter sua atenção e goza do brilho de qualquer atenção positiva que você dá a ele. Essa atenção não tem de ser positiva, entretanto, deve ser desejável para uma criança. Na ausência de atenção positiva, a atenção negativa – reprimendas, críticas ou gritos – pode ter seu valor, pois alguma atenção é melhor que nenhuma. Uma criança que é repreendida por interromper uma chamada telefônica pode obedecer à ordem de parar naquele momento, mas provavelmente irá interromper da próxima vez.

Mesmo a atenção positiva é por vezes inútil. Quando pais combinam elogios e críticas em saudações não-sinceras, como "Você fez um bom trabalho limpando seu quarto, mas por que você não pode fazer isso todo dia sem ser solicitado?", eles reduzem enormemente o poder de sua atenção para reforçar o comportamento positivo de seu filho.

Aprender quando dar atenção e quando conter seu filho são objetivos importantes do programa. É importante, também, *como* você presta atenção a seu filho, o tema do primeiro passo do programa. Retornaremos a isso também no segundo passo.

Caso não acredite que o como e o quando você presta atenção a seu filho exercem poderosa influência sobre a obediência da criança e sobre outros aspectos do comportamento, faça o exercício do quadro (p. 182-183). O objetivo desse passo do programa é auxiliá-lo a se tornar um pai com as características do melhor supervisor de trabalho que você já teve. O propósito é alterar o *seu* comportamento. As mudanças em seu filho devem seguir vagarosa e naturalmente a partir de suas próprias mudanças.

> Passo 1: Aprenda a prestar atenção positiva a seu filho.
> Passo 2: Use sua poderosa atenção para conquistar obediência.
> Passo 3: Dê comandos mais eficazes.
> Passo 4: Ensine seu filho a não interromper suas atividades.
> Passo 5: Estabeleça um sistema de fichas caseiro.
> Passo 6: Aprenda a punir a má conduta construtivamente.
> Passo 7: Aumente seu uso de intervalos.
> Passo 8: Aprenda a controlar seu filho em locais públicos.

Instruções

O primeiro passo do programa envolve aprender como prestar atenção ao comportamento desejável de seu filho durante o lazer. Caso seu filho se encontre abaixo dos nove anos, selecione um período de 20 minutos a cada dia como seu "tempo especial" com ele – após a saída das outras crianças para a escola, logo de manhã, no caso de ter um filho em idade pré-escolar, ou após a escola ou o jantar, para crianças em idade escolar. Nenhuma outra criança deve estar envolvida! Se seu filho tem nove anos ou mais, você não deve escolher um tempo-padrão. Ao contrário, escolha um tempo a cada dia quando acontecer de seu filho parecer estar gostando de se divertir sozinho em uma atividade. Pare, então, o que estiver fazendo e junte-se ao divertimento da criança, seguindo as instruções fornecidas aqui.

Se você estabeleceu um tempo-padrão, simplesmente diga "Agora é nosso tempo especial para brincarmos juntos. O que você gostaria de fazer?". A criança escolhe a atividade para se divertir, obedecendo certos limites (televisão, como é inatividade, não vale). Se você não estabeleceu um tempo-padrão, simplesmente pergunte se pode se juntar a ele.

Em qualquer caso, não assuma o controle da brincadeira nem a coordene. Relaxe e assista sem compromisso ao que seu filho está fazendo antes de se juntar a ele. Obviamente, você não deve tentar usar esse tempo especial quando está perturbado, demasiadamente ocupado ou planejando deixar o lar em breve por alguma incumbência ou passeio. Sua mente estará preocupada com esses afazeres e a qualidade de sua atenção será pobre demais.

Após a observação de seu filho brincando, descreva em voz alta o que seu filho está fazendo para se mostrar interessado. Em outras palavras, narre, ocasionalmente, a brincadeira de seu filho. Tente manter o que diz de forma ativa e excitante, não seja frouxo nem enfadonho. Crianças mais novas realmente gostam disso. Com crianças mais velhas, você pode ainda comentar, mas bem menos.

Não faça perguntas nem dê ordens! Isso é crítico. Questionamento é disruptivo e deve se limitar a tentar esclarecer quando não estiver seguro do que seu filho está fazendo. Lembre-se que esse é o tempo especial de seu filho para relaxar e curtir sua companhia, não um tempo para ensinar ou assumir a brincadeira dele.

Forneça, ocasionalmente, a seu filho declarações de elogio, aprovação ou um retorno positivo. Seja preciso e honesto, não excessivamente lisonjeiro. Por exemplo, "Gosto quando brincamos calmamente dessa forma", "Eu realmente gosto de nosso tempo especial juntos", e "Veja como você fez aquilo bem" são todos comentários positivos e apropriados. Caso esteja sem palavras, tente alguns destes:

Sinais não-verbais de aprovação:

Abraço.
Tapinha na cabeça ou ombro.
Cafuné.
Envolver a criança nos braços.
Sorrir.
Um beijinho.
Um sinal de positivo com o polegar.
Uma piscada.

Sinais verbais de aprovação:

"Eu gosto quando você..."
"É bom quando você..."
"Com certeza você é um/a grande garoto/a por..."
"Foi incrível a forma como você..."
"Bom trabalho!"
"Legal!"
"Incrível!"
"Super!"
"Fantástico!"
"Nossa, você agiu como gente grande quando..."
"Você sabe, seis meses atrás você não podia fazer isso tão bem como agora – você está crescendo rápido realmente!"
"Bonito!"
"Opa!"
"Espere até que eu conte à mamãe/ao papai como você fez bem...!"
"Que coisa bonita de se fazer..."
"Você fez tudo por conta própria – da forma certa!"
"Como você se comportou bem, eu e você iremos...."
"Fico muito orgulhoso de você quando..."
"Eu sempre gosto quando nós... desse jeito".

Você é o melhor ou o pior supervisor que pode imaginar?

1. Divida uma folha de papel em duas colunas, e escreva "Pior supervisor" à esquerda e "Melhor supervisor" à direita.
2. Agora, lembre-se da pior pessoa para quem você já trabalhou e pense como essa pessoa tratou você. O que o supervisor faz ou diz que o faz não gostar desse estilo de gerenciamento ou interação? É uma pessoa para quem você não gostaria de trabalhar novamente caso pudesse evitar a possibilidade? Por quê? Descreva na coluna da esquerda ao menos cinco características diferentes. Os pais geralmente dão declarações como "Não gosta do que eu faço", "Não parece ouvir meu ponto de vista", "Desonesto", "Muito mandão ou controlador", "Interrompe meu trabalho sem se desculpar", "Age como se eu fosse seu escravo", "Temperamento quente", "Critica muito os outros".
3. Pense sobre a melhor pessoa para quem já trabalhou – alguém para quem você gostaria de trabalhar novamente. Se essa pessoa lhe pedisse para fazer algum trabalho extra além de sua função, você teria prazer em auxiliá-lo voluntariamente. Por quê? Descreva

(Continua)

(Continuação)

> na coluna da direita cinco características positivas. Freqüentemente, os pais me dão respostas como "Honesto", "Gosta de meu trabalho, mesmo das pequenas coisas", "Se interessa por mim e por minhas opiniões", "Encoraja meus esforços para melhorar o trabalho", "Respeita meu tempo e meu trabalho", "Muito positiva e otimista sobre si própria e nosso trabalho juntos".
> 4. Agora, observe as informações nas duas colunas e decida, honestamente, em qual delas seu filho o colocaria.
>
> Mais de 90% de pais com quem trabalhei em nossa clínica ficam chocados ao descobrir que é mais provável estarem agindo com seus filhos como o "Pior supervisor" e não como o "Melhor supervisor". *A forma como você dá atenção a seus filhos ao supervisioná-los pode criar os mesmos sentimentos neles que em você em relação a seu supervisor.*

Se seu filho começa a não se comportar, simplesmente vire-se e olhe para algum outro lugar por alguns momentos. Se o mau comportamento continuar, diga a seu filho que o tempo especial acabou e saia do quarto. Diga a ele que brincará mais tarde quando ele se comportar melhor. Caso seu filho se torne extremamente disruptivo ou abusivo durante a brincadeira, discipline a criança normalmente.

Cada pai deve passar 20 minutos com a criança nesse tempo especial de brincadeiras. Durante a primeira semana, faça isso a cada dia ou, ao menos, três a quatro vezes por semana.

Não se preocupe em dar muitas ordens, fazer questionamentos ou poucos comentários positivos inicialmente. Tente apenas melhorar suas habilidades de prestar atenção da próxima vez. Você deve passar esse tipo de tempo especial com outras crianças em sua família, uma vez que tenha melhorado suas habilidades com a criança com problemas.

Se seu exercício com a criança segue razoavelmente bem, você perceberá, provavelmente, que seu filho gosta de sua companhia. Seu filho pode até pedir que permaneça e brinque por um tempo mais longo após seu "tempo especial" ter acabado. Em raras ocasiões, você pode até perceber que seu filho irá elogiá-lo pelas coisas que você faz bem ou que faz por ele.

Caso ainda não se sinta confortável agindo dessa forma com seu filho, passe outra semana exercitando suas novas habilidades de prestar atenção antes de evoluir para o passo 2. Você está pronto para seguir ao próximo passo quando puder observar e brincar com seu filho enquanto comenta suas atividades, sem controlar ou dirigir a brincadeira e perguntar uma série de coisas desnecessárias. Você também pode perceber que é relativamente fácil elogiar e dar um retorno positivo a seu filho pelas boas coisas que você observa quando ele brinca e interage com você. Caso gaste a maior parte do tempo com brincadeiras, sem dizer nada a seu filho, você precisa praticar os exercícios da semana por pelo menos mais uma semana. Para os passos 1 a 4, você saberá que estará pronto devido à mudança de seu próprio comportamento, e não pela boa melhora do dele. Você não deve esperar muitas mudanças em seu filho durante esses quatro passos.

Dicas

1. Mostre sempre sua aprovação imediatamente. *Não espere!*
2. Seja sempre específico sobre o que gosta.
3. Nunca faça um falso elogio.

PASSO 2: USE SUA PODEROSA ATENÇÃO PARA CONQUISTAR OBEDIÊNCIA

Propósito e objetivos

Agora, tome o costume de prestar atenção exercitado durante a brincadeira e o estenda para quando seu filho lhe obedece ou concorda com suas instruções. É o mesmo costume, diferindo-se apenas de enfoque quanto à sua atenção. Seu objetivo é melhorar a maneira de funcionamento de seu trabalho de supervisão, esperando que ela aumente a disposição de seu filho para o trabalho com você (obedecer) e que melhore a forma como ele trabalha.

Instruções

Quando der uma ordem, ofereça um retorno imediato à criança sobre como ela está se saindo bem. Não vá embora simplesmente; fique, preste atenção e comente sobre a obediência se seu filho (ver a lista de sinais verbais de aprovação, anteriormente).

Não dê mais ordens nem pergunte qualquer coisa enquanto seu filho trabalha lhe obedecendo. É muito freqüente pais que dão ordens múltiplas ou fazem perguntas desnecessárias, o que distrai a criança da tarefa designada.

Uma vez percebida a obediência de seu filho, deixe-o por alguns minutos, se preciso, mas esteja seguro de retornar com freqüência para prestar atenção e elogiar a submissão dele.

Se julgar que seu filho fez um trabalho ou uma pequena tarefa sem ser solicitado, faça elogios especialmente positivos, até mesmo dê um pequeno privilégio para ajudar que ele se lembre das regras e as siga, trabalhando sem necessidade constante de ser avisado. Mesmo as crianças com TDAH, a despeito de sua incapacidade, podem melhorar sua capacidade de lembrar e seguir regras e instruções, e uma forma de ajudá-los é gratificando-os quando o fazem espontaneamente.

Comece a usar atenção positiva com seu filho, essa semana, para toda ordem que, virtualmente, der. Escolha ainda, duas ou três ordens para que seu filho siga inconscientemente, faça um esforço especial para elogiá-lo e preste atenção a ele quando começar a cumprir essas ordens particulares. Resumindo, "Surpreenda-o sendo bom!".

Estabelecendo períodos de treinamento de obediência

É muito importante que durante as próximas uma ou duas semanas você gaste alguns minutos para treinar a obediência de seu filho. Selecione um momento em que seu filho não está muito ocupado e peça-lhe que faça pequenos favores, como "Me passe um lápis", ou "Dá pra você alcançar aquela toalha pra mim?". Chamamos isso de *comandos de busca*, eles exigem apenas poucos e simples esforços de seu filho. Dê aproximadamente cinco ou seis desses comandos, mas apenas uma por vez e durante poucos minutos. À medida que seu filho for seguindo cada uma, certifique-se de fazer elogios específicos, como "É muito bom quando você faz como eu peço" ou "Obrigado por fazer o que eu pedi". Então, deixe que ele faça mais alguma coisa.

Tente fazer isso várias vezes ao dia. Como as solicitações são muito simples e breves, a maioria das crianças irá realizá-las (mesmo crianças com problemas de comportamento). Isso proporciona uma excelente oportunidade para "surpreender seu filho sendo bom" e elogiar sua obediência. Caso seu filho não obedeça a uma das ordens, avance e faça outra solicitação breve. Seu objetivo, nesse ponto, não é confrontar ou disciplinar a não-obediência, mas surpreender e observar a submissão e recompensar seu filho por isso. Agindo assim, você aumenta a probabilidade de que seu filho cumpra as suas outras instruções necessárias.

Você sabe que está pronto para passar ao passo seguinte quando se sentir confortável para apontar as pequenas coisas que seu filho faz bem para você, quando ele cumpre a maioria de suas solicitações durante o período de treinamento de obediência e quando você verifica que é muito fácil elogiar a obediência por cada uma das tarefas.

Após uma semana desses exercícios, muitos pais contam que começam a perceber uma diferença notável, porém não dramática, no comportamento de seus filhos e em relação a eles.

PASSO 3: DÊ COMANDOS MAIS EFICAZES

Propósito e objetivos

O propósito do terceiro passo é melhorar a maneira como você pede a seu filho que trabalhe para você ou obedeça a suas instruções. Em meu trabalho com crianças que apresentam problemas de comportamento, percebi que se os pais simplesmente mudam a forma de dar ordens a seus filhos, eles podem obter melhoras significativas na obediência da criança.

Instruções

Quando você está próximo de dar uma ordem ou instrução a seu filho, assegure-se de fazer o seguinte.

Certifique-se de que você está falando sério

Nunca dê ordens que você não pretende seguir. Planeje recuar qualquer solicitação com conseqüências apropriadas para mostrar que você entende do que fala. É melhor se enfocar em umas poucas ordens que compreende bem do que "cuspir" centenas e seguir apenas metade delas.

Não apresente a ordem como se fosse um questionamento ou favor

Determine a ordem simples e diretamente e em tom de voz de negócios. Não diga, "Por que não pegamos esses brinquedos agora? " ou "É hora do jantar. Lave suas mãos, certo?" Essas são ordens-questões ou ordens-favores. A modulação no final da determinação pede que a criança aceite, o que é muito menos eficaz do que uma determinação mais direta, como "Pegue os brinquedos agora", ou "É hora do jantar; lave as mãos". Não precisa gritar, apenas seja firme e direto.

Não dê muitas ordens de uma só vez

A maioria das crianças é capaz de seguir apenas umas ou duas instruções de cada vez. Se uma tarefa que você quer que seu filho faça é complicada, fracione-a em partes pequenas e dê apenas um passo de cada vez.

Certifique-se de que seu filho está prestando atenção em você

Certifique-se de fazer contato ocular com seu filho. Se necessário, vire ligeiramente a criança em sua direção para se assegurar de que ela está ouvindo e vendo.

Reduza todas as distrações antes de dar a ordem

Um erro muito comum que os pais cometem é o de tentar dar instruções enquanto está ligado o aparelho de TV, o som, ou o *video game*. Os pais não devem esperar que seus filhos prestem atenção quando alguma coisa mais interessante está acontecendo. Desligue essas distrações você mesmo ou peça à criança para fazê-lo antes de dar a ordem.

Peça à criança que repita a ordem

Pedir a criança pra repetir a ordem é útil quando você não está seguro de que seu filho ouviu ou entendeu sua ordem. Além disso, repetir uma ordem parece aumentar a probabilidade de que uma criança com pequena capacidade de atenção a realize satisfatoriamente.

Faça cartões para pequenas tarefas

Se seu filho é crescido o suficiente para fazer tarefas domésticas e ler, considere a possibilidade de fazer um cartão de tarefas domésticas para cada trabalho. Simplesmente descreva em um cartão os passos envolvidos para fazer as tarefas domésticas corretamente. Então, quando quiser que a criança faça a tarefa doméstica, simplesmente entregue o cartão à criança e determine que é isso que você quer que seja feito. Os cartões podem reduzir enormemente as discussões sobre o fato de a criança não ter feito o trabalho apropriadamente.

Estabeleça prazos

Você também deve indicar nos cartões quanto tempo cada tarefa doméstica deve levar. Regule o relógio da cozinha para que a criança saiba exatamente quando deve terminar.

Usando ou não os cartões de tarefas domésticas, dê prazos específicos a seu filho, para um futuro imediato. Não diga, " Você deve levar o lixo pra fora algumas vezes hoje, ", ou " Você deve limpar seu quarto antes do meio-dia ". Em vez disso, espere até o momento de o trabalho ser feito e diga: "É agora a hora de levar o lixo. Você tem 10 minutos para fazer o trabalho. Estou preparando o *timer* do forno para 10 minutos. Veja se consegue fazer antes de o relógio terminar de marcar esse tempo".

Procure dar ordens eficazes na semana seguinte, continuando também a fazer os exercícios a partir dos dois passos anteriores. Você dever ter uma sensação de que está pronto para seguir adiante quando fizer a maioria de suas solicitações ou der ordens de forma neutra, autoritária e não como um favor ou questionamento. Você deve perceber também que suas ordens são mais simples quanto à forma. Antes de passar ao passo seguinte, pergunte a si próprio se você revisou as tarefas domésticas de rotina para seu filho para ver se o cartão de tarefas domésticas com limites de tempos predeterminados foi necessário para ajudar em qualquer uma das tarefas. Você está agora estabelecendo um limite de tempo para a maioria das tarefas designadas? Dar ordens explícitas, mantê-los de forma relativamente simples e estabelecer limites de tempo para o cumprimento das tarefas são os três indicações principais de que você está pronto para passar ao próximo passo.

PASSO 4: ENSINE SEU FILHO A NÃO INTERROMPER SUAS ATIVIDADES

Propósito e objetivos

Muitos pais de crianças com problemas de comportamento reclamam de que são incapazes de falar ao telefone, cozinhar o jantar ou visitar um vizinho sem serem interrompidos por seus filhos. O quarto passo o auxiliará a ensinar seu filho a brincar independentemente de você quando você se encontra ocupado. Muitos pais despendem muita atenção com uma criança que está interrompendo continuamente e quase nenhuma atenção quando a criança fica fora, brinca independentemente e não interrompe. Nenhum garoto prodígio interrompe tanto os pais!

Instruções

Quando você for se ocupar de algumas atividades, como chamadas telefônicas, dê a seu filho uma ordem direta em duas partes – uma parte falando à criança o que fazer enquanto você estiver ocupado, e outra que diz especificamente à criança para não o interromper nem incomodar. Por exemplo, você pode dizer, "Eu tenho de falar ao telefone; portanto, quero que fique em seu quarto assistindo à televisão. Não me perturbe.". A tarefa dada à criança *não* deve ser uma tarefa doméstica, mas uma atividade interessante, como pintar, brincar, assistir à televisão ou cortar figuras. Pare, então, de fazer o que você está fazendo e, por um momento, dirija-se a seu filho e elogie-o por ter ficado longe e não ter interrompido. Lembre à criança que deve permanecer na tarefa designada e não perturbá-lo; volte, então, ao que estava fazendo. Espere alguns momentos antes de se dirigir a seu filho e elogiá-lo novamente por não tê-lo perturbado. Retorne a sua atividade, espere mais um pouco e elogie mais uma vez a criança. Com o tempo você se tornará gradualmente capaz de reduzir a freqüência para elogiar seu filho, aumentando o tempo de permanência em sua própria tarefa. Inicialmente, você terá de interromper a si próprio para elogiar seu filho com muita freqüência, digamos a cada um ou dois minutos. Depois de tê-lo feito algumas vezes, espere três minutos antes de elogiar seu filho. A seguir, espere mais cinco minutos, e assim por diante. A cada vez, retome aquilo que estava fazendo por um tempo discretamente mais longo antes de voltar a elogiar seu filho. A mesma abordagem deve ser aplicada ao ensinar qualquer novidade a seu filho: comece com atenção e elogios bastante freqüentes e, então, reduza gradualmente a freqüência com que você elogia o novo comportamento.

Se parecer que seu filho está próximo de abandonar a atividade e pode voltar a perturbá-lo, pare imediatamente o que está fazendo, dirija-se a seu filho, elogie-o por não interrompê-lo e redirecione a criança para que permaneça em alguma tarefa.

Assim que terminar de fazer o que estava fazendo, dirija elogios especiais à criança por permitir que você completasse sua tarefa. Você até pode dar pequenos privilégios a seu filho, periodicamente, ou recompensas por ter lhe deixado sozinho enquanto trabalhava em seu projeto.

Para essa semana, escolha uma ou duas atividades para exercitar – preparar uma refeição, falar com um adulto, escrever uma carta, realizar um projeto especial, usar o telefone, ler ou assistir à televisão, burocracias em geral, falar à mesa do jantar, visitar a casa de amigos, limpar a casa. Caso escolha falar ao telefone, você precisa conseguir alguém que ligue para você uma ou duas vezes ao dia, apenas para praticar. Assim, quando entrarem chamadas telefônicas importantes, você já teve oportunidade de treinar seu filho para que possa conduzir as tais chamadas com menos interrupções.

Depois de uma semana de prática, pergunte a si próprio se você acha fácil, agora, parar o que está fazendo para elogiar seu filho por deixá-lo sozinho e com que freqüência você se lembra de dar a seu filho alguma coisa para fazer quando você não quer ser interrompido. Se esses exercícios estão se tornando parte das interações típicas entre você e seu filho, você está pronto para prosseguir.

PASSO 5: ESTABELEÇA UM SISTEMA CASEIRO DE FICHAS

Propósito e objetivos

Crianças com problemas de comportamento necessitam, geralmente, de programas mais fortes do que apenas elogios para motivá-las a fazer tarefas domésticas, seguir regras, ou obedecer a ordens. Uma forma para se equiparar obediência com uma forte recompensa é lançar mão de um programa caseiro usando fichas de pôquer (para crianças de 4 a 8 anos) ou um sistema caseiro de pontos (para crianças acima dos 9 anos). Apesar de provavelmente estar buscando resultados rápidos, é provável que as mudanças positivas no comportamento de seu filho não durem tanto se você parar de usar esses programas muito cedo; portanto, planeje aderir aos programas por aproximadamente dois meses.

Instruções para um programa de fichas

Adquira um jogo de fichas de pôquer feitas de plástico, sente-se com seu filho e comece seu programa de recompensa usando tom bem positivo. Diga que sente que seu filho não foi devidamente recompensado por fazer coisas boas em casa e, portanto, quer estabelecer um programa para que ele possa ganhar privilégios por se comportar de maneira apropriada. Para uma criança de 4 ou 5 anos, explique que cada ficha, apesar de sua cor, vale uma ficha, um ponto, uma unidade. Para crianças de 6 a 8 anos, designe diferentes valores ou denominações para cada cor (p. ex., branca = 1 ficha, azul = 5 fichas e vermelho = 10 fichas). Então, cole uma ficha de cada cor em um pequeno pedaço de papel cartão, etiquete-os com seus pontos e coloque o cartão onde seu filho possa ter fácil acesso para usá-lo como referência.

Você e seu filho devem construir um pequeno "banco" – uma caixa de sapato, uma lata de café (com borda não-cortante), uma jarra plástica, ou qualquer outro recipiente – para guardar as fichas que ele for ganhando. Divirta-se decorando o banco com seu filho.

Agora, copie uma lista de privilégios que seu filho ganhará com a soma das fichas de pôquer. Aqui, podem ser incluídos não apenas privilégios especiais ocasionais (ir ao cinema, patinar, comprar um brinquedo), mas também privilégios do dia-a-dia que seu filho ganha de qualquer maneira (televisão, *video games*, brincar com brinquedos já presentes no lar, andar de bicicleta, ir à casa de colegas, etc.). Certifique-se de listar no mínimo 10, preferencialmente 15 itens. Eles não têm de custar dinheiro; você pode incluir qualquer atividade caseira que for do agrado de seu filho.

Faça, agora, uma lista de trabalhos e tarefas domésticas que você pede freqüentemente que seu filho faça – colocar a mesa para uma refeição, limpar a mesa após uma refeição, limpar o quarto, fazer a cama, esvaziar latas de lixo e outras tarefas domésticas típicas de cuidados do lar. Liste, também, tarefas de auto-ajuda que causam conflitos, como se vestir para a escola, ficar pronto para dormir, lavar-se, tomar banho e escovar os dentes.

Em seguida, decida quanto vale cada trabalho ou tarefa doméstica em fichas. Para uma criança de 4 a 5 anos, designe 1 a 3 fichas para a maioria das tarefas e talvez cinco fichas para trabalhos realmente grandes. Para uma criança de 6 a 8 anos, use em média de 1 a 10 fichas e talvez uma quantidade maior para trabalhos grandes. Lembre-se: quanto mais duro o trabalho, mais fichas você pagará.

Calcule, agora, quantas fichas você acha que seu filho consegue ganhar num dia típico se ele faz a maioria das tarefas geralmente designadas; escreva esse número num bloco de rascunho. Sugerimos, geralmente, que dois terços das fichas diárias de uma criança sejam gastos em privilégios comuns e um terço seja economizado para adquirir recompensas especiais. Se seu filho pode ganhar aproximadamente 30 fichas por dia por fazer o trabalho diário, por exemplo, 20 delas devem ser gastas com privilégios diários. A forma mais fácil de se fazer isso é começar designando um preço para cada privilégio diário e, então, somá-los para ver se totalizam aproximadamente dois terços dos ganhos diários da criança. Se o total for mais alto, volte e reduza o preço dos privilégios até que eles somem até aproximadamente dois terços. Não se preocupe com números exatos; use apenas o julgamento e seja justo.

Volte atrás, agora, e designe um preço para os privilégios especiais. Pergunte a si próprio quão freqüentemente você acha que seu filho deveria ter acesso a eles, multiplique, então, o número de dias que você sente que seu filho esperaria para ter cada privilégio de longo prazo, pelo número de fichas poupadas (um terço da entrada diária). Se seu filho ganha 30 fichas por dia e você deseja que ele seja capaz de alugar um *video game* a cada duas semanas, o preço daquele privilégio deve ser 14 dias vezes 10 fichas, ou 140 fichas. Faça isso para privilégios de longo prazo, não se preocupando, novamente, com quantidades exatas. Um exemplo de programa de fichas caseiro é dado na Tabela 11.1.

Tabela 11.1 Exemplo de um programa de trabalho caseiro com fichas e lista de privilégios para um criança de 6 a 8 anos

Trabalho	Pagamento	Recompensa	Custo
Vestir-se	5	Assistir à televisão (30 minutos)	4
Lavar as mãos/rosto	2	Jogar *video game* (30 minutos)	5
Escovar os dentes	2	Brincar no quintal	2
Fazer a cama	5	Andar de bicicleta	2
Separar as roupas sujas	2	Usar um brinquedo especial	4
Recolher os brinquedos do chão	3	Sair para uma lanchonete	200
Levar os pratos sujos à pia depois de comer	1	Alugar um *video game* ou um filme	300
Tarefa escolar (por 15 minutos)	5	Jogar futebol/basquete ou patinação	400
Dar água nova ao cachorro	1		
Tomar banho/chuveiro	5	Ficar acordado depois da hora de ir para cama (30 minutos)	50
Pendurar o casaco	1	Convidar um amigo para brincar	40
Não brigar com os irmãos		Convidar um amigo para dormir em casa	150
do Café até o almoço	3	Ir a um fliperama	300
do Almoço até o jantar	3	Ganhar mesada (semanal)	100
do Jantar até a hora de dormir	3	Escolher uma sobremesa especial	20
Usar voz calma com o pai/a mãe ao pedir alguma coisa	1	Brincar na casa de um amigo	50
Vestir o pijama	3		
Aparecer quando for chamado	2		
Dizer a verdade quando questionado sobre um problema	3		
Atitude positiva	Bônus		

Nota: Estimei que a criança poderia ganhar 50 fichas a cada dia por fazer apenas as tarefas rotineiras de um dia de escola típico. Certifiquei-me, então, de que 30 dessas fichas poderiam ser necessárias para comprar os privilégios diários de televisão (1 ½ hora), *video games* (1 hora), brincar fora da casa, andar de bicicleta e brincar com um brinquedo especial a que a mãe ou o pai costumam controlar o acesso (como um carrinho a controle remoto, um carrinho de corrida de autorama, um trem elétrico, um quartel de soldadinhos, uma boneca com roupas e acessórios, um toca-fitas ou *diskman*, patins ou *skate*). Os privilégios restantes tiveram seu preço determinando a freqüência que a criança deveria ter acesso à essa recompensa – isto é, quantos dias de espera e poupança teriam de haver.

Certifique-se de contar a seu filho que ele terá uma chance de ganhar bônus em fichas quando forem feitas as tarefas domésticas com boa atitude, isto é, se a tarefa doméstica for feita prontamente e de forma agradável, você dará fichas extras a seu filho, dizendo que você gosta da atitude positiva dele no trabalho. Você não deve dar essas fichas todo o tempo.

Certifique-se de dizer à criança que as fichas serão dadas apenas para trabalhos realizados na primeira solicitação. Se necessitar repetir a ordem, a criança não receberá nenhuma ficha.

Finalmente, certifique-se de sair da rotina nessa semana e dê fichas à vontade por qualquer pequeno comportamento apropriado. Lembre-se, você pode recompensar uma criança mesmo por bons comportamentos que não se encontram na lista de trabalhos. Fique alerta para oportunidades visando a recompensar a criança.

Não desperdice fichas por má conduta durante essa semana!

Uma vez que seu filho ganhou fichas, ele tem o direito de gastá-las. Existirão, com certeza, momentos como a hora de dormir, quando não é razoável ou conveniente para uma criança ter esses privilégios, mas a criança deve ser capaz de perguntar quando poderá ter essa recompensa para que você possa programá-la para o próximo momento conveniente.

Instruções para sistema de pontos caseiro

Divida um caderno em cinco colunas como um caixa-controle – dia, item, depósitos, retiradas e saldo atualizado. Quando seu filho for recompensado com pontos, escreva o trabalho no "item" e coloque a quantidade conquistada em "depósito". Adicione ao saldo diário da criança. Quando seu filho compra um privilégio, anote o privilégio no devido "item", coloque a quantidade na coluna das retiradas e deduza essa quantia do "saldo". Somente os pais devem utilizar esse caderno e escrever nele. A criança pode ler o caderno a qualquer momento, porém não pode escrever nada.

O programa funciona como o sistema de fichas, exceto pelo fato de você gravar os pontos no caderno em vez de dar fichas de pôquer e usar números maiores para o valor de cada trabalho. Usamos geralmente um média de 5 a 25 pontos para a maioria dos trabalhos e até 200 pontos para cada trabalho grande. Uma boa regra para se manejar é dar aproximadamente 25 pontos para cada 15 minutos de esforço que um trabalho pode necessitar.

Dicas

1. Reveja a lista de recompensas e trabalhos a cada semana e adicione novos itens se julgar necessário.
2. Você pode recompensar seu filho com fichas ou pontos por praticamente toda forma de bom comportamento. Eles podem até ser usados em conjunto com o passo 4 para recompensar seu filho por não ter interrompido seu trabalho.
3. Não desperdice fichas ou pontos antes de a criança ter feito o que foi determinado que fizesse, mas seja o mais rápido possível ao recompensá-la pela obediência.
4. Ambos os pais devem usar o sistema de fichas ou pontos visando a torná-lo o mais eficaz possível.
5. Ao dar pontos ou fichas pelo bom comportamento, sorria e diga à criança que você gostou do que ela fez.

PASSO 6: APRENDA A PUNIR A MÁ CONDUTA CONSTRUTIVAMENTE

Propósito e objetivos

O sexto passo é a parte mais crítica do programa. O uso desse método de disciplina com crianças que se comportam mal ou falham ao se submeter a ordens requer grande habilidade, visto que seu objetivo é o de reduzir o comportamento desafiador da criança, sua recusa à obediência e outros maus comportamentos.

"Se o TDAH está causando a desobediência em meu filho", você deve perguntar, "como os métodos de disciplina auxiliam?". O TDAH *não* causa, diretamente, recusa ou afronta às suas solicitações. Causa, entretanto, problemas com o cumprimento das tarefas designadas caso sejam muito longas, maçantes, repetitivas ou entediantes. Causa, também, maior distração durante a tarefa. Recusar-se, inicialmente, a obedecer a uma solicitação não é um comportamento de TDAH. Trata-se de comportamento desafiador e pode ser bastante reduzido com a utilização desse programa.

Em primeiro lugar, por que crianças com TDAH se tornam desafiadoras? Em parte devido a todas as críticas que recebem por sua falta de persistência; aprendem a empacar em circunstâncias nas quais temem falhar. Alguns adultos treinam, involuntariamente, essas crianças para serem opositivas, acreditando apenas no uso de críticas excessivas e conseqüências negativas. Essa é uma das razões por que esse programa enfatiza atitudes de incentivo em vez de punições. Os pais também treinam crianças com TDAH para que se tornem desafiadoras, ensinando à criança que resistência, desafio e negatividade são meios eficazes de se evitar trabalho. Lembre, também, que pesquisas sobre cooperação social, altruísmo e preocupação com terceiros mostram que esses comportamentos se desenvolvem quando a pessoa espera interagir com outras pessoas, novamente, no futuro. Assim, uma criança que possui um senso limitado de futuro, como as portadoras de TDAH, é menos preocupada e motivada a cooperar com os outros.

Sua resposta a essas estratégias iniciais de resistência determinarão quão excessivo e severo se tornarão essas crianças. Conseqüentemente, por responder a desafios da maneira aqui descrita, você pode reduzir bastante tais comportamentos em uma criança com TDAH.

Instruções para multar seu filho

Após ter usado o sistema de pontos ou fichas por uma ou duas semanas, você pode começar a usá-lo ocasional e seletivamente como uma forma de disciplina. Diga a seu filho apenas que se ele for solicitado a executar uma tarefa doméstica ou instrução, ele pode ser multado por não lhe dar ouvidos ou por não dar seguimento à tarefa. Daqui em diante, quando der uma ordem a seu filho e ele não responder ou obedecer, diga: "Se não fizer como eu disse até eu contar até três, você vai perder – fichas [ou pontos]". Conte até três. Se a criança ainda não começou a se submeter, deduza da conta ou livro de pontos a quantidade que ela terá de pagar por não cumprir o trabalho. Se o trabalho não estiver na lista de tarefas domésticas, escolha uma multa que lhe pareça razoável para a severidade do mau comportamento.

Você pode usar multas para qualquer forma de mau comportamento dessa semana em diante. Seja bem cuidadoso para não multar excessivamente ou muito freqüentemente, ou você vai acabar zerando a conta de seu filho rapidamente, e o programa não funcionará mais. De modo geral, use a regra de três pra um – para cada três oportunidades de recompensa, você pode multar a criança uma vez apenas. Se acabar multando a criança com muita freqüência, interrompa o programa por um mês ou mais. Quando começar novamente, certifique-se de não multar tanto seu filho.

Instruções para o uso de sanções

As sanções são usadas freqüentemente como forma de punição por maus comportamentos mais sérios, pois é necessário que se leve a criança para um local mais silencioso e isolado, para servir como uma penalidade. Use as sanções apenas para uma ou duas formas de mau comportamento durante a próxima semana. Escolha um tipo de mau comportamento que não está respondendo muito bem ao sistema de fichas estabelecido no passo anterior.

Nunca dê uma ordem se não pretende apoiá-la com conseqüências para mostrar que o trabalho foi feito. *Sempre* dê sua primeira ordem a uma criança com voz firme, neutra e agradável. *Não grite* com ela, mas também não peça favores. Você pode adicionar "por favor" à sua ordem ou solicitação, mas não coloque como um favor ou questionamento.

Depois de ter dado a ordem, conte até cinco. Pode contar alto, mas se perceber que seu filho se torna habituado a esse procedimento e espera até o último momento da contagem até cinco antes de lhe obedecer, guarde a contagem para si próprio.

Se a criança não fez nenhum movimento para obedecer, faça contato ocular direto, eleve o tom de voz, assuma uma postura firme e ereta e diga, "Se você não fizer o que eu peço, vai sentar naquela cadeira!" (aponte para uma cadeira no canto). Uma vez feita a advertência, conte até cinco novamente. Se a criança não começar a obedecer dentro de cinco segundos, pegue-a firmemente pelo pulso ou braço e pergunte, "Você não fez como eu pedi; portanto, deve ir para a cadeira!".

Você deve afirmar isso de forma mais alta e com o mesmo tom de voz firme, mas não com raiva. Você estará aumentando o volume de voz para obter a atenção da criança, não se trata de perda de controle emocional. Leve a criança, então, à cadeira de sanção. A criança deve ir pra cadeira imediatamente, a despeito de qualquer promessa que ela venha a fazer. Se resistir, use força física leve e conduza-a se necessário. Por exemplo, agarre seu filho firmemente pelo braço ou ombro e acompanhe-o até a cadeira. Se necessário, segure-o pela calça, na altura da cintura, por trás, e pela parte de trás da camisa ou colarinho e guie a criança a cadeira *sem causar danos físicos*. A criança não deve ir ao banheiro nem beber água ou levantar-se para argumentar. Ela deve ser levada imediatamente até a cadeira de sanção.

Coloque a criança na cadeira e diga de modo firme: "Fique aqui até eu dizer para se levantar!". Você pode dizer à criança que não voltará à cadeira até que ela fique quieta, porém não diga isso mais de uma vez. Não discuta com a criança nem permita que qualquer um fale com ela durante esse período. Ao contrário, retorne a seu trabalho, mas certifique-se de ficar de olho no que a criança está fazendo na cadeira.

Seu filho deve permanecer em período de sanção até que três condições aconteçam:

1. A criança sempre deve ser penalizada com uma "sentença mínima" de um a dois minutos de acordo com cada idade – um minuto para mau comportamento de leve a moderado e dois minutos para um mau comportamento sério.
2. Uma vez terminada a sentença mínima, espere até que a criança fique quieta. Isso pode levar de alguns minutos a uma hora ou mais na primeira vez que seu filho for mandado à cadeira de sanção. Não se dirija à criança até que ela tenha ficado quieta por aproximadamente 30 segundos ou mais, mesmo se isso significar que a criança deve permanecer em intervalo por até uma a duas horas por estar discutindo, apresentando um acesso de raiva, gritando ou chorando alto e forte.
3. Uma vez que a criança se calou por alguns minutos, ela deve concordar em fazer o que lhe foi solicitado. No caso de uma tarefa doméstica, ela deve concordar em realizá-la. Se ela fez alguma coisa que não pode corrigir, como jurar ou mentir, a criança deve prometer não fazer aquilo

novamente. Se a criança falha em concordar com o que foi solicitado, instrua-a para sentar na cadeira até que você dê permissão para ela se levantar. A criança deve, então, cumprir uma sentença mínima, ficar quieta e concordar em fazer o que lhe foi solicitado. A criança não deve deixar a cadeira até que concorde em obedecer a ordem originalmente dada. Quando a criança obedecer, diga em tom de voz neutro: "Gosto quando você faz como eu digo".

Observe o próximo comportamento apropriado de seu filho e elogie-o. Isso assegura que a criança sempre receberá tanto recompensa quanto punição e mostra que você não está irritado com ela, mas com seu comportamento inapropriado.

O que acontece se a criança deixar a cadeira sem permissão?

Muitas crianças testarão a autoridade de seus pais, quando a sanção for usada pela primeira vez, tentando escapar da cadeira antes que termine o tempo. Geralmente, considera-se que uma criança deixou a cadeira se ambas as nádegas se levantam do assento. A criança não precisa ficar voltada para a parede. Consideramos também que balançar a cadeira e virá-la é sinônimo de abandonar o móvel. A criança deve ser advertida para não fazer nada disso.

Na primeira vez que a criança deixar a cadeira, ponha-a de volta e diga alto e firme: "Se você levantar da cadeira novamente, vou multá-la!". Quando ela deixar novamente a cadeira, retire um grande número de fichas ou pontos – um quinto do ganho típico diário – da conta do banco da criança. Torne a colocar a criança na cadeira e diga: "Agora fique aí até que eu diga que pode levantar!".

Depois disso, multe a criança cada vez que ela deixar a cadeira, mesmo se for colocada em período de sanção novamente por outro mau comportamento. Se ela deixar a cadeira sem permissão, *não* faça novamente a advertência, multe direto. Não multe seu filho, entretanto, mais que duas vezes durante esse episódio por deixar a cadeira. Em vez disso, pense em usar uma das seguintes penalidades por escapada: (1) coloque-o na cadeira e fique atrás dele empurrando-o para baixo apenas com força suficiente para restringir seus ombros, não causando dor ou agressão física ou (2) mande a criança passar o período de sanção no quarto dela. Certifique-se de remover todos os brinquedos, *video game*, TV, aparelho de som e outras fontes de entretenimento ou brincadeira do quarto dela. Se não for possível limpar o quarto de todos os materiais atraentes, certifique-se de restringir a mobilidade da criança sentando-a na cama.

Alguns pais e profissionais acreditam que usar a cama da criança como local para intervalo pode resultar em problemas posteriores de sono, mas estou ciente de que não há nenhuma evidência científica sobre esse fato.

Onde a cadeira deve ser colocada?

A cadeira deve ser colocada com as costas voltadas para um canto, longe o suficiente da parede, para que a criança não possa chutá-la. Não deve haver objetos ou brinquedos próximos, e a criança não pode conseguir assistir à televisão de onde está. A maioria dos pais usa um canto da cozinha, da lavanderia, um vestíbulo ou o meio ou final de um longo corredor, ou um canto de uma sala de estar (não ocupado por outras pessoas). Você deve ser capaz de observar a criança enquanto continua seu trabalho. Não use banheiros, *closets*, ou o próprio quarto da criança (inicialmente). Às vezes, a criança pode ser avisada para sentar no primeiro degrau de uma escada que sobe para o segundo andar. Não use os degraus que descem ao porão, pois muitas crianças mais novas têm medo de porões.

O que você pode esperar durante essa semana?

Normalmente, as crianças se tornam bem desconcertadas quando são sancionadas. Elas podem se tornar bastante irritadas e falantes ou podem chorar, pois tiveram seus sentimentos feridos. Para muitas crianças, esse mau-humor apenas prolonga o primeiro período de sanção; podendo passar de 30 minutos a uma ou duas horas até que fique quieta e concorde em fazer o que foi solicitado antes da primeira sanção. Seu filho passará, gradualmente, a obedecer suas primeiras ordens ou, no mínimo, suas advertências sobre a sanção, fazendo com que a freqüência de sanções diminua eventualmente. Isso, entretanto, pode levar várias semanas. Tente se lembrar, durante a primeira semana, de não agredir seu filho, mas de ajudá-lo, ensinado-o a ter melhor autocontrole, respeito pela autoridade paterna e habilidade de seguir regras.

O que acontece se você se tornar frustrado?

A maioria dos pais se irrita por ter de repetir solicitações ignoradas muitas vezes por um longo período de tempo. Poucos pais que conheço se viram perturbados pelos uso desse programa, pois há pouco tempo entre a primeira falha da criança em obedecer e a próxima ação que, supostamente, deve tomar. Caso sinta-se, entretanto, emocionalmente perturbado, considere as seguintes causas possíveis:

- Você está repetindo suas solicitações muito freqüentemente antes de impor uma conseqüência pela não-obediência? Você está levando tão longe essa interação que há tempo para gerar raiva?
- Você está permitindo que outros problemas em sua vida estejam prejudicando suas interações com seu filho? Em caso afirmativo, sente e tente pensar quais as formas de lidar diretamente com o problema. Permitir que eles afetem seu relacionamento com seu filho é totalmente injusto com ele e com você.
- Você está se tornando consistentemente deprimido ou ansioso? Esse estado emocional pode tornar suas reações mais amargas, hostis, ou irritáveis. Busque auxílio de um psicólogo, psiquiatra ou outros especialista em saúde mental para avaliação e possível tratamento.

Dicas

1. A criança não deve deixar a cadeira de sanção para usar o banheiro, tomar uma bebida ou fazer uma refeição (ela pode comer na cadeira, se necessário). Não faça esforços para preparar um lanche especial mais tarde para compensar uma refeição perdida, pois o que torna o intervalo eficaz é o que seu filho perde enquanto estiver na cadeira.

2. Se quiser usar o método de sanção para comportamentos problemáticos na hora de ir pra cama, precisará dobrar o período de penalidade, pois a criança não está perdendo muito da hora de dormir sentando na cadeira.
3. Não use procedimentos de punição fora de casa pelas próximas duas semanas.
4. Certifique-se de continuar os exercícios a partir dos passos anteriores, especialmente o sistema de moedas.

PASSO 7: EXPONDO O USO DE SANÇÕES

Propósito e objetivos

Continue usando as sanções e o programa de multas. Se o mau comportamento, que era particularmente o objetivo de sua utilização das sanções, estiver diminuindo, tenha como alvo um ou dois novos tipos de mau comportamento nessa semana. Lembre-se, o objetivo não é o uso de punições excessivas. Não exponha o uso de sanções para qualquer mau comportamento se ainda as estiver usando de modo satisfatório e freqüente (mais que duas ou três por semana) pelo último mau comportamento.

Passe para o próximo passo quando já estiver usando sanções por, no mínimo, duas a três semanas e tiver verificado que os maus comportamentos que tinha como alvo estão diminuindo de freqüência. Você não precisa eliminar ou reduzir todos os problemas de comportamento em casa para seguir para o próximo passo. Se a criança não responde, e os conflitos pioraram desde que começou o uso de sanções, retorne a seu profissional de saúde mental para aconselhar-se ou descubra um especialista em métodos de controle de comportamento de crianças, como os utilizados aqui.

PASSO 8: APRENDA A CONTROLAR SEU FILHO EM LOCAIS PÚBLICOS

Propósito e objetivos

Quando julgar que o comportamento de seu filho está sob controle razoável em casa, você pode utilizar esses métodos em lojas, restaurantes, igrejas, na casa de outras pessoas e em outros lugares. Durante essa semana, seu objetivo é começar a reduzir o mau comportamento de seu filho fora de casa. Você pode fazer isso de maneira fácil e satisfatória, utilizando os métodos aprendidos até este ponto: (1) atenção positiva e elogios por bom comportamento; (2) elogios por submeter-se a ordens; (3) dar ordens de forma eficaz; (4) fichas ou pontos por bom comportamento; e (5) multas e sanções por mau comportamento.

Instruções

A chave do sucesso para controlar crianças em locais públicos é estabelecer um plano e assegurar-se que seu filho esteja ciente do plano *antes* que você se dirija aos locais públicos. Esse método foi introduzido no Capítulo 9. Siga estes fáceis exemplos:

Regra 1: Estabeleça as regras antes de adentrar o local

Pouco antes de entrar num ambiente público, *pare* e reveja com seu filho as importantes regras de conduta. Dê a ele aproximadamente três regras que costuma violar naquele local em particular e peça para que a criança as repita para você. Se seu filho se recusar a repetir, advirta-o dizendo que ele pode ser colocado no carro para um período de sanção. Se a criança se recusar, retorne a seu carro e sancione-a.

Regra 2: Estabeleça um incentivo para a obediência da criança

Enquanto ainda na frente do local, diga a seu filho o que ele ganhará por aderir às regras. Podem ser usadas fichas ou pontos como recompensa eficaz pelo bom comportamento fora de casa. Ou, para uma criança abaixo dos quatro anos de idade, leve junto uma sacola contendo pequenos lanches (amendoins, uvas-passas, rosquinhas salgadas, doces, etc.) ou um pouco de suco, para dar a ela periodicamente por bom comportamento durante o passeio. Em certos momentos, prometa a seu filho comprar algo no fim do passeio, mas isso só deve ser feito em raras ocasiões e por comportamento excepcionalmente bom para que a criança não espere por ele.

Um comentário sobre o uso de comida como recompensas para crianças: a cultura popular e certos psicólogos admitem que algumas crianças se tornam adultos obesos por seus pais terem usado comida como recompensa pelo seu sucesso ou conquistas. Estou ciente que não existem pesquisas científicas que apóiem tal afirmação, entretanto, use lanches ou guloseimas apenas se outras recompensas, mais sociais ou simbólicas (como elogios, fichas ou pontos) não forem eficazes.

Regra 3: Estabeleça sua punição pela não-obediência

Ainda do lado de fora do local, diga a seu filho qual será a punição por não seguir as regras ou pelo mau comportamento. Na maioria dos casos, isso acontecerá através da perda de pontos ou fichas por cometer pequenas violações das regras, e através de sanções para mau comportamento ou não-obediência quando em nível moderado a intenso. Não tema usar o método de sanção em locais públicos – é o método mais eficaz longe de casa. Assim que adentrar um local público, procure um lugar conveniente para sanções (ver quadro, p. 198) e faça seu filho prestar atenção e elogie-o por seguir as regras.

Dê fichas ou pontos periodicamente a seu filho durante o passeio em vez de esperar até o final. Além disso, faça freqüentes elogios à criança por obedecer às regras.

Se seu filho começar a se comportar mal, retire pontos ou fichas imediatamente ou coloque a criança em período de sanção. Não repita ordens ou avisos.

A sentença mínima de sanção em local público deve ser somente metade do que é em casa. Se a criança deixar a sanção sem permissão, use o método de multas em casa.

Quando estiver fora com seu filho, aja rapidamente, para que o mau comportamento não evolua a uma confrontação barulhenta ou acesso de raiva ou mau humor. Certifique-se também de fazer elogios e recompensas freqüentes durante o passeio para reforçar o bom comportamento.

> **Pontos de sanção em locais públicos**
>
> *Em lojas de departamento*: (1) Coloque a criança voltada para o lado contrário de um mostrador ou para um canto mais calmo onde não houver ninguém. (2) Leve a criança à seção de casacos e faça com que ela fique voltada olhando para a prateleira dos casacos. (3) Use a área de pacotes e embrulhos ou o balcão de pagamento em que existir um canto vazio. (4) Use um canto vazio da área dos banheiros. (5) Use um provador. (6) Use uma seção de gestantes (se não estiver muito ocupada e se houver mães compreensivas por ali).
>
> *Em armazéns*: (1) Coloque a criança voltada para lado contrário das comidas congeladas. (2) Leve a criança ao canto mais distante da loja. (3) Ache o local dos cartões de saudações e faça com que a criança fique voltada para o canto enquanto você vê os cartões. (A maioria dos armazéns são locais difíceis; portanto, você deve usar uma das alternativas para sançaõ descritas na p. 199)
>
> *Em locais de serviços religiosos*: (1) Leve a criança à "sala das lamentações" presente na maioria das igrejas e sinagogas. (2) Use a entrada ou o salão. (3) Use um banheiro da sala de espera.
>
> *Em um restaurante:* Use os banheiros ou uma das alternativas descritas no texto.
>
> *Na casa de outras pessoas:* Explique que você está usando um método de controle novo com seu filho e precisará colocar a criança numa cadeira ou num canto vazio se ela desenvolver uma mau comportamento. Se isso não puder ser feito, use uma das alternativas descritas no texto.
>
> *Durante uma longa viagem de carro*: Reveja as regras com a criança e estabeleça seu incentivo antes de a criança entrar no carro. Certifique-se de levar jogos e atividades para a criança fazer. Explique que ela pode ganhar ou perder fichas. Se precisar punir a criança, desconte fichas ou pontos. Se isso falhar, pare no acostamento da estrada, numa área de segurança, e faça com que a criança fique sentada no chão ao lado do carro por um intervalo enquanto você fica perto. Nunca deixe a criança desacompanhada num carro ou próximo dele.

Regra 4: Determine uma atividade

É muito importante dar atividades para a criança quando estiver longe de casa, especialmente se fizer várias paradas. Crianças ficam geralmente aborrecidas durante essas saídas, e isso é particularmente verdadeiro para crianças portadoras de TDAH. Jogos eletrônicos de mão são ótimos para entretê-las, assim como pequenos livros para desenhar e pintar. Muitos restaurantes fornecem papel, giz de cera e figuras para colorir, mas não conte com isso. Leve os materiais de diversão que você sabe que seu filho gosta. O que mais importa é levar algo agradável e físico para ocupar a mente e as mãos da criança enquanto você se ocupa de suas incumbências. Se for surpreendido longe de casa e esqueceu de levar coisas para seu filho fazer, veja se consegue que ele faça alguma coisa relacionada ao passeio. Por exemplo, deixe que seu filho empurre o carrinho do supermercado até o fim do corredor e pegue produtos da prateleira que você já sabe que ele consegue reconhecer. Da próxima vez, planeje antecipadamente e leve consigo alguma coisa que ocupe as mãos, a mente e o tempo de seu filho.

Quando a sanção se torna impraticável

Sempre existem alguns poucos lugares onde não é possível colocar seu filho num canto por mau comportamento. Aqui estão algumas alternativas, mas use-as apenas onde não conseguir encontrar *uma área de sanção:*

1. Leve a criança para fora do prédio e coloque-a voltada para a parede.
2. Leve a criança de volta ao carro e faça com que ela sente no banco de trás. Sente no banco da frente ou fique ao lado do carro.
3. Leve uma caderneta espiral e, antes de entrar no local público, conte à criança que você anotará os episódios de mau comportamento e que ela será sancionada assim que chegar em casa. Pode ser útil tirar uma foto da criança em período de sanção para levar na caderneta. Mostre a foto à criança quando estiver em frente do local público e explique que, se tiver um mau comportamento, ela será sancionada quando voltar pra casa.
4. Leve uma caneta e diga à criança, defronte ao local público, que, se ela não se comportar, você fará uma marca de caneta ou tinta no dorso de sua mão. E a criança cumprirá, em casa, um período de sanção para cada marca na mão.

QUANDO OCORREM NOVOS PROBLEMAS DE COMPORTAMENTO

A essa altura, você pode considerar as interações com seu filho mais positivas, particularmente em situações relacionadas a trabalho, e seu filho mais cooperativo com suas solicitações. Caso não tenha verificado mudanças em seu filho e o nível de conflito ainda seja bastante lastimável, retorne, com certeza, a seu profissional de saúde mental ou outro especialista em assistência para pais de crianças com problemas de controle do comportamento.

Entretanto, mesmo não obtendo sucesso com esses oito passos, lembre-se que seu filho desenvolve, ocasionalmente, problemas de comportamento. Agora, porém, você possui habilidades para lidar com tais problemas. Aqui estão alguns passos a seguir caso se desenvolvam novos problemas ou reapareçam problemas antigos.

1. Leve um caderno e comece a anotar os problemas de comportamento. Tente ser específico sobre o que seu filho está fazendo de errado. Anote a regra que está sendo quebrada, anote exatamente o que seu filho está fazendo de errado e o que você está fazendo para controlá-lo.
2. Mantenha essas anotações por uma semana ou mais. Examine-as, então, para ver que indicações elas lhe fornecem para lidar com o problema de seu filho. Muito pais julgam que ao menos parte do problema é causado pelo reaparecimento de formas antigas e ineficazes de lidar com a criança. Reveja sempre seu próprio comportamento, além do da criança. Você está:

- Repetindo ordens muito freqüentemente?
- Usando métodos ineficazes para dar ordens?
- Dando atenção insuficiente, poucos elogios ou recompensas à criança por seguir as regras corretamente? (Interrompeu seu sistema de fichas ou pontos muito cedo?)
- Não está disciplinando imediatamente as violações de regras?
- Está interrompendo seu tempo especial de divertimento com a criança?

Caso julgue que está retornando aos hábitos antigos, corrija-os. Volte e reveja os passos do programa para certificar-se que está usando apropriadamente seus métodos.

3. Se preciso, estabeleça um programa para controlar o problema. Explique a seu filho exatamente o que espera que seja feito na situação-problema. Estabeleça um sistema de fichas ou pontos para recompensar a criança por seguir as regras. Imponha, imediatamente, multas leves cada vez que o problema de comportamento ocorrer.

Se as multas não funcionarem, tente usar, imediatamente, uma sanção sobre a ocorrência da má conduta ou rebeldia. Se suas anotações indicarem que o problema parece estar ocorrendo em uma situação ou local em particular, siga as orientações para controlar seu filho em locais públicos: (a) antecipe o problema e reveja as regras antes que o problema se desenvolva; (b) reveja os incentivos por bom comportamento; (c) reveja a punição por mau comportamento e (d) designe uma atividade.

UMA NOTA FINAL

Os métodos descritos neste capítulo devem ser usados imediata e freqüentemente, com pouca conversa e discussão. Devem ser aplicados de forma consistente e imparcial – e, sobretudo, tendo os 14 princípios do Capítulo 9 bem claros em mente. Nunca se torne tão emocionalmente ou pessoalmente envolvido no programa que não possa manter um senso de perspectiva sobre a incapacidade de seu filho e o senso de humor no papel de pai de uma criança com TDAH. Mais importante, não personalize os problemas de comportamento de seu filho. Pratique diariamente o perdão pelas transgressões dele e pelos seus próprios erros.

Resista para colher recompensas substanciosas. Pais que seguem esse programa de oito passos verificam que o comportamento de seu filho passa ser mais apropriado socialmente, cooperativo e amigável. Eles incutem em seus filhos um senso de responsabilidade e uma abertura para o aprendizado de adultos através da obediência a seus conselhos, regras e instruções. As interações das crianças com os irmãos também se tornam mais positivas e cooperativas. Alguns pais até verificam que sua habilidade de controlar outras crianças na família melhorou muito, assim como seu relacionamento matrimonial ou com o parceiro, agora que os problemas da criança com TDAH se tornaram diminuídos. Certamente, a maioria dos pais que se submete a esse programa relata um senso renovado de autoconfiança e competência em seu papel como pais, professores e amigos de seus filhos portadores de TDAH. Espero que perceba que esse programa faz o mesmo para você.

12

Assumindo o Controle em Casa: a Arte de Resolver Problemas

Os oito passos descritos no Capítulo 11 – e os conselhos no restante do livro – devem prepará-lo para diversas situações diferentes, mas não podem cobrir possíveis eventualidades. Sem dúvida, existirão situações em que você não estará seguro de como conduzir o novo problema. Quando isso acontecer, tente alguns dos métodos a seguir, recomendados por Charles Cunningham, da McMaster University Medical Center em Hamilton, Ontário Canadá.

UM SISTEMA PARA RESOLVER PROBLEMAS NOVOS

Muitos de nós já somos adeptos de algum meio para resolver problemas, mas usamos essa habilidade tão automaticamente que não julgamos fácil sua utilização para dar ordens. Os sete passos a seguir sistematizam o processo para que você possa beber dessa fonte natural mesmo quando o estresse da situação entorpece sua mente. Na maior parte do tempo, revelarão um plano de ação que, por outro lado, você não deve ainda ter pensado. O processo funciona melhor se conduzido com sua parceira ou parceiro ou com um amigo próximo da família. Digamos que duas cabeças pensam melhor do que uma.

Passo 1: Defina o problema

Antes de resolver um problema, defina-o claramente. Por exemplo: o problema que seu filho apresenta por não recolher os brinquedos nem fazer a lição de casa quando solicitado. Essa descrição é uma forma de determinar melhor o problema do que "Por que meu filho não me ouve?", ou "Por que meu filho não faz como eu peço?". A primeira abordagem utiliza termos claros e específicos para definir o problema; a segunda é vaga e não transmite o que a criança está ou não fazendo, ou, precisamente, o que você espera dela.

Escreva numa folha de papel que comportamento, exatamente, você deseja resolver.

Passo 2: Reformule-o como um comportamento positivo

Reformule, agora, o problema, transformando-o no comportamento que você deseja na criança. "Meu filho não recolhe seus brinquedos", por exemplo, ficaria assim: "Meu filho recolherá seus brinquedos quando eu pedir que o faça". Isso torna o objetivo de seu plano de controlar o comportamento bastante claro.

Tomemos um exemplo mais complicado. Suponha ter determinado originalmente o problema como "Meu filho mente". Isso não é, inicialmente, uma tentativa má, mas poderia ser mais específica: "Minha filha mente para mim quando enfrentada sobre alguma coisa que fez de errado". Isso torna claro que sua filha não mente todo o tempo, apenas quando questionada sobre suas possíveis más ações. Assim, você pode reformular como "Minha filha aprenderá a ser honesta e me contará a verdade quando eu perguntar sobre alguma coisa que ela tenha feito de errado".

Assim são formulados os planejamentos educacionais para crianças em programas de educação especial. Reformular problemas sob a forma de objetivos orienta os professores e demais trabalhadores da escola no auxílio de uma criança, determinando de forma mais clara e útil o que desejam obter com a criança. Agindo-se dessa maneira tem-se um meio de tornar o significado da conquista de seus objetivos mais óbvio. Quando você sabe qual comportamento deseja encorajar, é freqüentemente mais fácil lembrar que reforçar esse comportamento deve ser o seu objetivo. Assim, a solução poderia ser "Recompensarei minha filha quando ela me contar honestamente o que fez", ou "Testarei a honestidade de minha filha periodicamente durante o dia perguntando a ela o que está fazendo. Caso me dê uma resposta precisa, vou recompensá-la por isso".

Anote a palavra *Objetivo* na folha de papel e a sublinhe. Ao lado dessa palavra, escreva a alternativa positiva de comportamento ao problema de comportamento que acabou de anotar. Agora, você tem duas determinações em sua folha: o problema, determinado especificamente, e o objetivo, a alternativa desejada para o problema.

Passo 3: Liste suas opiniões

Aqui, você deixa sua criatividade fluir. Seu trabalho é pensar quantas opções possíveis existem para controlar o problema de comportamento e alcançar um objetivo. Parece mais fácil do que é, pois muitas pessoas iniciam por anotar uma possível solução e imediatamente se tornam críticas de suas próprias idéias. Ao se autocriticar muito rapidamente, estará interrompendo seu veio criativo. Deixe as críticas para mais tarde. Nesse momento, sua tarefa é ser inventivo. Deixe sua mente livre para imaginar coisas que o agradam relacionadas a seu objetivo. Pense sobre como outros pais parecem conduzir o problema. Pense sobre o que viu na televisão ou em filmes ou sobre o que leu em livros a esse respeito. Como seus próprios pais teriam lidado com o problema? Como seus melhores amigos fariam? O que você acha que um médico ou psicólogo pode lhe sugerir?

Em sua folha de papel, escreva a palavra *Opções* e a sublinhe. Abaixo dela, comece a escrever todas as opções possíveis, mesmo se parecerem bobagem. Escreva qualquer solução que pense que os outros possam ter, mesmo não pensando que pode conduzir daquela maneira. Seu trabalho, agora, é colocar no papel o máximo possível de opções e soluções.

Passo 4: Avalie suas opções construtivamente

Agora, retorne a primeira opção em sua lista e pense sobre com ela funcionará. O que acontecerá, provavelmente, caso tente isso? Prevê algum problema? Esses problemas poderiam ser facilmente conduzidos? Seja razoável e justo em sua avaliação. Não descarte a opção apenas porque requer algum esforço para ser implementada. Ela pode vir a ser a opção mais eficaz em sua lista.

Após avaliar cada opção, enumere de 1 a 10, com 1 representando a avaliação mais baixa ou negativa, e 10 sua avaliação mais positiva.

Passo 5: Selecione a melhor opção

Selecionar a melhor opção a maior parte do tempo é muito fácil. Os números para cada item orientam naturalmente sua atenção para aqueles com classificações mais desejáveis. Preste atenção por um momento. Talvez você tenha classificado várias opções como igualmente úteis. Qual você acha a mais provável de funcionar para você obter uma resposta positiva de seu filho? Caso não possa decidir, selecione uma, aleatoriamente, para testar primeiro. Simplesmente teste a idéia, como se estivesse testando uma hipótese num experimento científico. Se não funcionar, retorne à sua lista e tente outras opções positivas. Se funcionar, você pode continuar com ela. A questão é que ninguém espera que você selecione a resposta "certa". Ninguém sabe de antemão o que vai ser certo para cada criança em particular. Se espera predizer com precisão todo o tempo, estará pedindo por muito desapontamento. Testar as idéias que acredita ter mérito com uma mente aberta é o que denominamos paternidade científica – obviamente, um abordagem mais realista, prática e clemente do que lutar para ser correto o tempo todo.

Circule a opção que escolheu. Se necessário, escreva mais detalhes para saber exatamente o que esperar de si próprio. Ponha a solução em prática por uma semana e, caso pareça funcionar, continue enquanto parecer necessário. Se não funcionar muito bem, busque outras possibilidades em sua lista e acione outra provável solução para uma próxima semana. Continue assim até sentir que tenha resolvido o problema.

Passo 6: Compromisso em divergências

Se você vem trabalhando na resolução de problemas com outro adulto, sua parceira ou parceiro ou amigo íntimo, você pode discordar da escolha das opções. Tente não se ater muito à sua própria escolha nesse caso. Questione sobre o raciocínio da outra pessoa em maiores detalhes e ouça atentamente a resposta. Explique, então, brevemente, sua própria escolha. Um de vocês deve ficar convencido.

Se ainda estiver sem solução, ceda à outra pessoa – sim, ceda! Lembre-se, você está apenas experimentando por uma semana e pouco, não está alterando a rotina de sua família para toda a vida. Você pode se permitir seguir com a preferência do outro adulto por uma semana. Isso significa ser justo também; evite tentações para sabotar a escolha da outra pessoa. Casos falhe por seus próprios méritos, volte atrás em sua lista e tente aquela opção que você escolheu.

Passo 7: Ponha seu plano em funcionamento e avalie seu sucesso

Agora que você tem um plano, permaneça com ele. Problemas de comportamento de crianças provavelmente não se resolvem em apenas alguns poucos dias. Não seja jogado para fora da raia por não obter sucesso nos resultados iniciais ou pelas objeções de terceiros – especialmente as de seu filho. Trabalhei com pais que estabeleceram um contrato de comportamento com uma criança para fazer lição de casa e abandonaram-no só porque a criança expressou algum descontentamento inicial. Caso isso aconteça com você, mantenha seu plano. Os protestos de seu filho significam que você atingiu o alvo – a criança reconheceu a necessidade de mudar de comportamento com esse novo plano que é, exatamente, o que você quer. Não evite que seu filho tome vacinas contra doenças infecciosas só porque não gosta de injeções; assim como você não deve abandonar esforços que reconhecidamente melhorarão o comportamento de seu filho a longo prazo.

Depois de uma semana ou mais de seguimento consistente em seu plano, você pode gastar um tempo para avaliar seu sucesso. Caso não lhe pareça funcionar, volte atrás em sua lista e selecione outra opção. Mas não critique a si próprio pelo primeiro plano não ter funcionado. Lembre-se, você está experimentando, e isso significa que não há garantias.

PREPARANDO SEU FILHO PARA TRANSIÇÕES

Sabendo que crianças com TDAH vivem o momento e apresentam problemas de antecipação e preparação para o futuro, você não ficará muito surpreso, provavelmente, quando seu filho apresentar problemas para se adaptar rapidamente a uma nova atividade. Todas as crianças se tornam frustradas quando os adultos controlam seu uso do tempo, mas para crianças com TDAH, transições, mesmo quando impostas por uma tabela normal, podem ser uma luta. Normalmente, essas crianças apresentam dificuldade para alternar uma atividade de diversão, gratificante, e uma que entendem como entediante, como alternar entre brincadeiras e lição de casa e tarefas domésticas, ou entre o tempo de assistir à televisão e a hora do jantar ou de ir pra cama. Mas elas apresentam, também, problemas com alternância de velocidades – de brincadeira ativa fora de casa, por exemplo, e uma viagem longa de carro, durante a qual ficam inativas. Seu filho também pode julgar o alternar abruptamente um novo esquema de regras bastante problemático: por exemplo: ficar quieto quando uma chamada telefônica interrompe o tempo gasto com os pais, ou ser cortês e ficar no quarto quando um visitante chega enquanto a criança brincava livre pela casa. Uma criança com TDAH pode aprender a antecipar transições de, digamos, tempo de TV a tempo de lição de casa, pois essas transições de atividades ocorrem em tempos semelhantes a cada dia escolar. Para uma criança com TDAH, entretanto, a mudança pode parecer muito mais intrusiva, pois a criança não aprende a antecipar muito bem.

Como sugerido no Capítulo 11 para controlar seu filho em locais públicos, a melhor abordagem é auxiliá-lo a se preparar antecipadamente para as transições. Aqui estão algumas recomendações:

1. Alguns minutos antes de acontecer a transição para a nova atividade, avise seu filho antecipadamente, como "O jantar estará pronto em pou-

cos minutos. Na hora em que ficar pronto, vou pedir que desligue a TV, lave as mãos e venha para a mesa". Essa determinação ajuda a preparar seu filho para a transição que está por acontecer e solidifica a condição de que você voltará daqui a poucos minutos para dar uma ordem mais firme a respeito do jantar.
2. Peça educadamente que seu filho repita esse aviso para certificar-se de que a criança ouviu o que você disse. Isso é especialmente importante quando seu filho está mentalmente absorvido por outra atividade, como assistir à televisão ou jogar *video games*. Simplesmente dizer, "Você ouviu o que eu disse?" pode induzir a um "Sim", certamente para não ser repreendido por não estar ouvindo.
3. Quando chegar o momento da transição, dê as instruções a serem obedecidas como uma ordem direta, embora neutra, como se tratasse de negócios: "Tommy, como eu avisei há alguns momentos, está na hora do jantar. Desligue a TV e lave as mãos". Ignore protestos e não argumente. Repita a ordem se necessário; garanta, então, que seja cumprida, mesmo que você mesmo tenha de desligar a TV. Agradeça a seu filho por seguir as instruções. Caso ele não o escute, siga os passos do Capítulo 11 para multas, perda de privilégios ou intervalos.

USANDO ESTRATÉGIAS: QUANDO/ENTÃO

Como crianças com TDAH não antecipam as transições, eles são incapazes de antecipar conseqüências futuras de suas ações atuais ou de associar essas conseqüências tardias com o que estão prestes a fazer agora. Portanto, sinalizar as conseqüências é muito útil para eles. Também é possível que seguir um passo adiante reorganize eventos para que seu filho perceba que o que faz agora pode ser mais recompensador se for adiado.

A conciliação dos elos artificiais entre o comportamento atual de uma criança e as recompensas tardias foi denominada de *princípio Premack,* baseado em David Premack. De acordo com tal princípio, qualquer atividade ou comportamento que ocorra freqüentemente pode ser usado como recompensa para um que ocorra com menos freqüência. (Algumas pessoas também denominaram isso de *regra da vovó.*) Cunningham denomina a estratégia de *quando/então*, que implica a negação do acesso à atividade de entretenimento até que seja feito um trabalho não-divertido, embora necessário: "Quando você fizer sua lição de casa, poderá assistir à televisão". Essa é uma maneira barata de recompensar a criança, pois transforma suas atividades habitualmente disponíveis como privilégios a serem conquistados. Como a criança está acostumada a ter livre acesso a esses privilégios, manter-se firme em seus princípios pode requerer um esforço extra.

Todas as estratégias apresentadas neste capítulo exigem que você se planeje de antemão, visando a reduzir as dificuldades quando o problema se desenvolver. Elas podem, na verdade, ser divertidas de se usar, podem se tornar parte natural de seu comportamento paterno e podem auxiliar seu filho a ser mais feliz e cooperativo socialmente em sua família e com os outros.

13
Como Ajudar seu Filho a se Relacionar Melhor com os Amigos

Andrea ligou outro dia e disse que não queria que levássemos Bobby à sua casa para as festas deste ano. Na verdade, ele não é bem-vindo em nenhum jantar da família – a não ser que aprenda a se "comportar". Fiquei chocada – ela é minha própria irmã.

Estávamos realmente esperando que a colônia de férias fosse uma boa experiência para Samantha e tentamos explicar à líder do grupo o que ela poderia esperar de nossa filha. Quando ela nos disse que Samantha era muito disruptiva para permanecer no grupo, tudo o que pudemos pensar foi "Por que não poderíamos ter trabalhado juntos nisso?"

Semana passada, um vizinho chegou à nossa porta puxando Tommy e se queixando de cada uma de suas infrações. Era apenas outra forma de dizer "Por que você não pode controlar esta criança?". E eu sabia que Tommy nunca mais seria convidado a retornar à casa desse vizinho. O que farei com ele após a escola? Ele está isolado de todos no quarteirão.

Tentamos mantê-la longe dessas coisas, mas as crianças podem ser cruéis. O que você diz à sua filha quando ela chega, novamente, a você com lágrimas nos olhos e quer saber por que ela é a única em sua classe de pré-escola que não foi convidada para a festa de aniversário?

Meus colegas e eu ouvimos fatos como esses todo dia em nossa clínica de TDAH. Para você, esse tipo de tratamento provavelmente é familiar. Então, você sabe que problemas de relacionamento com amigos podem ser os mais angustiantes de todos os problemas que as crianças com TDAH têm de enfrentar. Como adulto, você sabe muito bem o valor da amizade na vida – e ainda sabe que não pode fazer outras crianças gostarem de seu filho e se tornem amigos dele. Ver seu filho ser rejeitado repetidamente por amiguinhos pode ser emocionalmente devastador. Você percebe o impacto que isso causa na auto-estima de seu filho e o isolamento que isso cria. Mesmo assim, você pode trabalhar com a criança para resolver problemas em casa e contar com uma equipe que faça o mesmo na escola; na arena social, todavia, você ficará geralmente sem ajuda.

Lembro-me de um desenho, *Denis, o Pimentinha*, no qual a mãe dele se ajoelha segurando Denis – em prantos em seus braços – que diz ter vindo mais cedo da escola porque precisava de alguém ao seu lado. Nunca vi nenhuma outra imagem captar tão bem esse sentimento freqüentemente expresso pelos pais de crianças com TDAH, o de que eles são os únicos, às vezes, que estão ao lado de seus filhos.

Uma criança com TDAH apresenta, geralmente, problemas sérios para se envolver com outras crianças. A hiperatividade da criança com TDAH e a impulsividade são geralmente aversivas a outras crianças, especialmente se as outras crianças tentam trabalhar ou jogar um jogo juntas. Outras crianças não gostarão, também, da aspereza e sinceridade da criança com TDAH, especialmente se ela fizer comentários cruéis. Certamente outras crianças sentem-se amedrontadas com a facilidade com que a criança com TDAH se torna irritada, frustrada ou agressiva. Quando a criança é agressiva – verbalmente ou fisicamente –, desafiadora, opositiva ou hostil, os problemas de envolvimento com outras crianças se tornam particularmente agudos. O resultado final é uma má reputação para a criança entre os amigos da vizinhança e os colegas de sala de aula.

No coração desses problemas sociais está o senso de desenvolvimento insatisfatório de tempo e de futuro da criança. Crianças com TDAH tendem a viver o momento – o que elas podem conseguir agora é o que importa. Isso significa que as habilidades sociais que geralmente não têm recompensa imediata, como dividir, cooperar, dar a vez, manter promessas e expressar interesse por outra pessoa, geralmente não parecem valiosas para elas. E, por falharem em considerar conseqüências futuras, elas freqüentemente não enxergam que seu egoísmo e egocentrismo do momento resultará na perda de amigos a longo prazo. Elas simplesmente não entendem o conceito de construir um relacionamento íntimo baseado em trocas mútuas de favores e interesses ao longo do tempo.

Tentar ajudar uma criança com TDAH que apresenta problemas sociais pode ser um grande desafio para um pai e pode não ser sempre frutífero. Os pais normalmente não podem estar presentes durante as interações de seus filhos com amigos; portanto, não podem fazer com que seu filho iniba desejos impulsivos ou que pare e pense sobre como se comportar. Por essa e outras razões, os pais provavelmente não exercerão grande influência sobre as habilidades sociais de seus filhos ou sobre o seu relacionamento com os amigos. Todavia, podem ter alguma influência.

"Nosso filho não tem amigos. O que podemos fazer para que as outras crianças gostem dele?"

Especialistas sobre problemas de interação social de crianças com TDAH recomendam que os pais tentem (1) trabalhar boas habilidades sociais com a criança, (2) ajudar a criança a lidar com provocação; (3) planejar contatos positivos com amigos em casa, (4) estabelecer contatos positivos com amigos na comunidade e (5) buscar ajuda para problemas com colegas na escola.

TRABALHANDO BOAS HABILIDADES SOCIAIS

Mesmo não conseguindo manter interações sociais com outra crianças fora de casa, trabalhar habilidades sociais em casa e com a família certamente não prejudicará os relacionamentos sociais de seu filho. Tente fazer o seguinte:

1. Estabeleça um programa caseiro de recompensa, como o programa de pontos ou fichas descrito no Capítulo 11, enfocando um ou dois itens que você gostaria de melhorar no comportamento de seu filho em relação aos outros. Isso pode incluir dividir, dar a vez, falar baixo, ficar sentado, não ser mandão, ou mesmo perguntar a outras crianças com o que

elas querem brincar ou como elas querem brincar com alguma coisa. Não escolha muitas dessas tarefas de uma só vez, pois será demasiado para você e provavelmente não funcionará.
2. Escreva os dois comportamentos numa placa, que será colocada num local onde você e seu filho possam ver, como na porta da geladeira ou na porta do armário. Não a torne muito óbvia, especialmente se seu filho tiver companhia naquele dia, pois isso pode embaraçá-lo, criando mais um problema social com outras crianças. Essa placa poderá simplesmente lembrar a você e a seu filho o que vocês estão tentando trabalhar nas próximas semanas.
3. Sempre que quiser uma chance de observar seu filho brincando com outras crianças, aproveite a oportunidade para parar de fazer o que estava fazendo e chame seu filho. Revise em silêncio os dois comportamentos sociais que você e a criança estão tentando trabalhar na semana. Lembre seu filho que ele pode ganhar pontos ou moedas por tentar essas habilidades e pode perder pontos por um comportamento inaceitável. Esse procedimento é semelhante às estratégias discutidas no Capítulo 12, ao se preparar para transições, exceto que as regras que você está revisando com a criança dizem respeito à interação com outras crianças.
4. Comece agora a monitorar o comportamento de seu filho durante a brincadeira com os outros mais freqüentemente do que já fez. Sempre que perceber seu filho usando as novas habilidades (ou se comportando bem com outras crianças), gaste um momento para elogiar seu filho por isso e até forneça um ponto ou ficha. Em outras palavras, "surpreenda-o sendo bom". Entretanto, certifique-se de esperar por uma nova brecha na ação. Verifiquei que as crianças provavelmente se tornam menos embaraçadas se você as chamar para fora do grupo e recompensá-las fora do alcance de voz dos outros.
5. Diversas vezes a cada semana, reserve uns poucos minutos com seu filho para rever as novas habilidades sociais que você deseja trabalhar na semana. Durante esses poucos minutos, você deve (a) explicar a habilidade que você gostaria que a criança tentasse utilizar; (b) simular uma situação em que você finge ser uma criança e exibir a nova habilidade; (c) fazer com que seu filho tente fazer isso agora, com você fingindo ser uma outra criança; e (d) encorajar, então, seu filho, para que tente essa nova habilidade da próxima vez que brincar com outra criança. Atue como se fosse um "treinador" de habilidades sociais semelhante a um treinador de esportes no treinamento da nova habilidade. Após essas sessões de ensinamentos, certifique-se de utilizar os passos de 1 a 4 para observar seu filho; lembre à criança de usar as habilidades logo antes de brincar com outros; observe seu filho usando a habilidade e, então, recompense a ocorrência.
6. Tente gravar em vídeo as interações de brincadeira de seu filho com os irmãos ou outras crianças da vizinhança. É sábio não dizer por que você está gravando ou, no mínimo, não chamar muita atenção com isso, pois você quer capturar comportamentos típicos. Vídeos oferecem um visual concreto da exibição de comportamento que pode ser muito útil para crianças com TDAH, pois elas freqüentemente não percebem como agem com os outros. Se os vídeos são usados como uma ferramenta eficaz de ensinamento, você deve fazer a revisão deles de forma positiva e constru-

tiva, até divertida, mas não enfadonha ou punitiva. Primeiro, aponte o que você achou positivo sobre a brincadeira de seu filho com outras crianças. Faça um esforço para descobrir várias coisas positivas, dê grandes quantidades de retornos positivos. Então, pegue apenas uma ou duas coisas inapropriadas que seu filho fez. Siga ao passo 5, ensinando seu filho como fazer ao contrário. Após a revisão, recompense seu filho com pontos ou pequenos privilégios por gastar esse tempo. Mais uma vez, siga os passos 1 a 4 para monitorar seu filho, para "surpreendê-lo sendo bom".

7. Outro passo que você pode dar para melhorar as habilidades sociais positivas de seu filho é identificar outra criança familiar a vocês dois que parece usar naturalmente boas habilidades sociais. Aponte o que essa criança está fazendo e que seu filho deve tentar fazer quando brincar com outras crianças. Mas cuidado; você pode criar ressentimento, especialmente se seu filho tem problemas com a criança que você está usando como modelo. Não utilize um irmão pra isso. A última coisa que uma criança quer é ser comparada a um irmão, desfavoravelmente.

Se tentar qualquer uma dessas abordagens, preste atenção às seguintes áreas de habilidades sociais que podem ser um problema para seu filho: (1) começar uma interação com outra criança ou grupo; (2) começar a manter uma conversação com outra criança (isso inclui ouvir a outra criança, perguntar sobre as idéias ou sentimentos da outra criança, dar a vez na conversação e mostrar interesse); (3) resolver conflitos e (4) dividir coisas com os outros.

LIDANDO COM A PROVOCAÇÃO

A provocação é um dos problemas mais comuns entre as crianças em suas relações com o grupo de amigos. Como eles lidam com isso pode determinar seu futuro nesse grupo. Se lidam mal, a provocação pode eventualmente aumentar as brigas ou mesmo culminar com elas, ou, ainda, pode resultar em uma perda de amizade entre o grupo de amigos. Às vezes, provocar é apenas uma forma de uma criança testar a outra quanto à força da ligação social entre elas, ou para testar o seu controle emocional, a lealdade ao grupo de amigos, ou a capacidade de lidar com confrontações sociais. Isso parece verdade particularmente em relação a meninos, que parecem querer ver o quanto eles podem contar com a criança provocada numa situação de crise futura, na qual eles precisem chamá-la para dar suporte no intercâmbio com outros. Eles podem também querer ver quão leal o garoto pode ser, quando seu grupo for desafiado por outro grupo. Eles podem contar com esse menino para ser leal a seu grupo, para permanecer juntos e ajudar no conflito com outro grupo, para ser emocionalmente controlado e frio sob fogo, capaz de receber insultos e críticas sem dar pra trás ou estourar. A provocação é certamente uma forma de agressão social, na qual a intenção é cobrar algum custo social de uma outra criança via humilhação e perda de *status* e reputação no grupo de amigos. Crianças de ambos os sexos podem usar esse tipo de agressão.

A forma de como seu filho lida com a provocação é importante. Quando os pais aconselham a criança a lidar com a provocação, eles freqüentemente dizem à criança para ignorá-la. Mas, quando Richard Milich, Monica Kern e Douglas Scrambler, da University of Kentucky, entrevistaram crianças sobre como elas lidavam com a provocação, a maioria disse que ignorar não funciona. Na verdade, na opinião deles, aumentou, freqüentemente, a provocação. Esses psicólogos verificaram em sua pesquisa que o melhor método de como lidar com outras crianças era uma forma de responder denominada *adaptativa*, como oposta a ignorar ou retalhar com raiva e hostilidade. Na resposta adaptativa, a criança provocada sorriu ou até riu de si própria, tornando a provocação uma piada e, aceitando a provocação, tentou dar à situação um tom de humor.

Em outra palavras, o melhor método é ensinar seu filho a tratar a provocação como um tipo de teste social de seu senso de humor e de qualquer amizade potencial que possa existir com outras crianças, não como uma forma de agressão. E, de todas a maneiras, ajude seu filho a evitar a demonstração de que os comentários machucam os seus sentimentos. Ao contrário, ajude-o a aprender a rir de si próprio em companhia de outros e mesmo a aceitar algumas de suas próprias falhas, embora estas possam ter sido exageradas pela provocação. Por exemplo, se chamada "estúpida", uma criança com TDAH pode ser ensinada a responder como se fizesse uma piada disso: "Não sou estúpida, na verdade, tive a chance de aprender duas vezes o que você já aprendeu do mesmo modo.". Milich e seus colegas verificaram que essa forma de reagir à provocação era provavelmente de longe mais eficaz do que apenas ignorar a provocação ou reagir com raiva ou hostilidade.

ESTABELECENDO CONTATOS POSITIVOS COM AMIGOS EM CASA

Seu filho não precisa ser o garoto mais popular de seu grupo de amigos para ter amizades ou contatos sociais satisfatórios. *Popularidade* realmente interfere no *status* social e não é tão importante como ter amizades. Muitas crianças com TDAH não são muito populares nesse sentido, e você verificará como é difícil mudar o *status* social de seu filho. Para um pai, o melhor objetivo é encorajar amizades. Como você pode fazer isso?

1. Encoraje seu filho a convidar amigos de classe para ir a sua casa após a escola ou nos fins de semana. Se seu filho tem problemas sociais sérios, não deixe que esse tempo de brincadeira fique sem instruções. Planeje coisas para as crianças fazerem – ir ao cinema, alugar um vídeo para ver em casa enquanto comem um lanche especial, jogar *video game* sob sua supervisão, fazer artes ou construir modelos sob sua assistência, ou qualquer coisa que você imagina que seu filho possa gostar, mas que tenha uma estrutura clara e um propósito, e sobretudo, sua supervisão. Esse contato com amigos pode ser uma construção inicial em direção a contatos mais positivos que pode fomentar amizades.
2. Quando seu filho brinca com outra criança, monitore as atividades mais de perto e observe sinais de que as interações podem estar fugindo ao controle – aumento da bobice, grosseria, algazarra ou simplesmente conversação em tom mais alto que o normal. Claro que você deve observar sinais crescentes de frustração e hostilidade. Nesse caso, interrompa a brincadeira e faça com que as crianças tenham um pequeno intervalo para um lanche ou uma atividade mais calma e estruturada. Você pode pedir às crianças para que lhe contem coisas, assim, a atenção delas será enfocada em você. Mudar o local da brincadeira também pode ser uma saída.

3. Faça esforços para evitar estabelecer exemplos de comportamento agressivo em casa, especialmente se seu filho já apresenta um problema com agressões. Observe seu próprio comportamento e o dos membros da família para ver se você está moldando esse comportamento não-intencionalmente, se estiver gritando, xingando com palavrões ou atirando coisas. Você deve também monitorar mais de perto os hábitos de seu filho ao assistir à televisão e a filmes. A exposição à violência, que parece ser endêmica em tantos programas para crianças (incluindo desenhos animados), geralmente não aumenta a agressividade de crianças normais, mas pode fazê-lo para crianças já propensas a agressividade e comportamento impulsivo, como seu filho com TDAH. Se você não pode limitar o assistir à TV, considere assistir à TV ocasionalmente com seu filho e aponte a agressividade inapropriada que não seria apreciada por outras crianças.
4. Desencoraje contatos entre seu filho e parceiros agressivos que ele possa ter selecionado para brincar. A última coisa que uma criança com TDAH precisa é do reforço de um par agressivo que também pode experimentar rejeição social. Encoraje seu filho a se associar e a convidar para sua casa crianças que são modelos positivos de relações de amigos. Não se preocupe se seu filho brinca com crianças mais novas ou mais velhas, já que muitas crianças com TDAH parecem fazer isso. Essas crianças podem ser mais tolerantes para com as imaturidades sociais de seu filho. Apenas certifique-se de que elas sejam influências positivas e geralmente bem-comportadas.
5. Se seu filho já começou a sair com um grupo de amigos diferente dos padrões, agressivo, ou anti-social, faça o possível para romper a relação com essa turma. Se isso não for possível, mude-se para uma vizinhança com um melhor grupo social. Pesquisas mostram, atualmente, que mudar para uma comunidade nova e expor a criança a amigos mais apropriados pode fazer muito, diminuindo seu risco de delinqüência e atividades anti-sociais.

CRIANDO CONTATOS POSITIVOS COM AMIGOS NA COMUNIDADE

Estabelecer contatos positivos na comunidade não será tão fácil como as recomendações precedentes, mas você pode ainda fazer alguns esforços capazes de auxiliar seu filho nessa área. Tente as seguintes idéias:

1. Inscreva seu filho numa atividade comunitária organizada para a faixa etária dele – escoteiros, clubes, esportes, *hobbies* de grupos, grupos de igreja. Acampamentos de verão ou programas de atividades de um dia conduzidos por parques ou departamentos de recreação também podem ser úteis. Sua vantagem é que oferecem atividades estruturadas sob a supervisão de adultos, que podem limitar a probabilidade de evolução de comportamento fora do controle para seu filho. Essas atividades parecem melhores quando envolvem grupos relativamente pequenos de crianças, como escoteiros. Crianças com TDAH têm geralmente mais problema em situações com grupos grandes, que podem ter efeito indesejado e causar fracasso social.

2. Tente evitar atividades de grupo de amigos que envolvem uma grande quantidade de esforços coordenados com outras crianças ou regras complicadas para serem bem-sucedidas, pois elas podem ser esmagadoras para seu filho com TDAH. Mantenha-se afastado de atividades que envolvam uma grande quantidade de tempo passivo ou sentado, pois seu filho achará muito duro e desgastante. Por exemplo, se seu filho joga no time de futebol do bairro, a posição de meio campo pode ser melhor para manter a atenção da criança no jogo que uma posição na ponta. Muitos pontas com TDAH se tornaram entediados e distraídos tanto com coisas que acontecem ao redor do campo quanto com os próprios pensamentos, perdendo bolas que foram lançadas a eles.
3. Atividades que envolvem mais estrutura (organização) e supervisão de adultos são melhores do que as não-estruturadas ou aquelas com pequena ou nenhuma supervisão.
4. Especialistas acreditam que crianças com TDAH têm experiências mais favoráveis quando o contato com seus amigos não envolve a competição. Isso pode desencadear superexcitação, comportamento progressivamente desorganizado e frustração. Uma exceção pode ser feita quando seu filho apresenta um talento claro em uma área de atividade, podendo ter êxito a despeito de sua natureza competitiva.
5. Tente arrumar algumas tarefas de cooperação de aprendizado, mesmo que você tenha de se voluntariar para organizá-las. É necessário que envolvam um pequeno grupo de crianças completando uma tarefa, como um time em relação a um objetivo comum – construir um modelo juntas, construir uma casa na árvore ou um castelo no jardim, resolver problemas práticos, conduzir experimentos de ciência simples ou se engajar em *hobbies* ou artes em conjunto. A cada criança é dada uma determinação em particular no grupo, necessária para alcançar o objetivo. Todos os membros do grupo compartilham das conseqüências positivas por completarem a tarefa. Geralmente, crianças que participam desses tipos de atividades exibem sentimentos positivos em relação aos outros e gostam progressivamente um do outro.

CONTANDO COM A AJUDA DA ESCOLA DE SEU FILHO

Os problemas com amigos que as crianças têm em casa e na escola podem ser bem diferentes. O ambiente escolar envolve grupos muito maiores de crianças. O tempo de aula estruturado é intercalado com períodos não-estruturados ou com brincadeiras livres (intervalo), e as escolas têm um conjunto diferente de expectativas de comportamento social. Por todas essas razões, seu filho com TDAH pode ter problemas maiores de relacionamento com amigos na escola do que em casa. Considere as seguintes recomendações:

1. Tente desenvolver melhor o comportamento de classe de seu filho através de reuniões com o professor da criança ou outros métodos recomendados no Capítulo 16. Comportamento disruptivo ou inapropriado na classe está fortemente associado com rejeição de amigos das criança com TDAH. Todas as suas outras tentativas para ajudar socialmente seu filho podem ser em vão se ele apresentar comportamento disruptivo na escola.

2. Se necessário, considere se seu filho deveria ser colocado em contato com uma das medicações discutidas no Capítulo 18. Verificou-se que essas medicações estimulantes originam um aumento positivo no relacionamento com amigos e no *status*, provavelmente por diminuição do comportamento excessivo e disruptivo de crianças com TDAH.
3. Não se preocupe demasiadamente se seu filho está recebendo algum tipo de assistência de educação especial. Crianças não rejeitam a outros só porque recebem algum tipo de ajuda especial na escola. Mais ainda, os comentários negativos ou a atenção dos professores, o maior uso de disciplina e a separação de crianças com TDAH na escola são fatores que podem criar problemas com outras crianças. Encoraje o professor de seu filho a tentar alguns métodos de mudança de comportamento do Capítulo 16 para o desenvolvimento de comportamento positivos.
4. Peça ao professor que designe responsabilidades especiais a seu filho na presença de outras crianças. Especialistas acreditam que isso permite que outras crianças observem seu filho sob uma luz mais positiva e aumente os sentimentos de seu filho em relação à sua aceitação pela classe.
5. Com o professor de seu filho, desenvolva um cartão de avaliação de comportamento que contenha duas ou três habilidades sociais que você gostaria de ver seu filho usando com maior freqüência na escola com os amigos de sala. Liste esses dois comportamentos do lado esquerdo do cartão ou folha de papel. No topo, crie cinco a sete colunas representando o número de vezes a cada dia que o professor pode avaliar a criança sobre *performance* dessas habilidades sociais. As colunas podem refletir os fins dos períodos de objetivo específicos, que fornecem pontos de intervalo naturais para o professor fazer uma avaliação. Eles podem representar uma situação diferente de brincadeira livre ou atividade em grupo, que ocorre a cada dia e que pode ser problemática para seu filho, como a chegada à escola, intervalos, período de almoço, períodos de brincadeira na classe, atividades em grandes grupos ou tarefas de cooperação em pequenos grupos. Um cartão amostra que você pode utilizar para monitorar o comportamento social de seu filho aparece na Figura 16.2 no Capítulo 16. Sinta-se à vontade para copiá-lo se julgar apropriado para seu filho. Uma vez elaborado o formulário de avaliação, faça várias cópias para que você possa usar um novo cartão a cada dia. Faça com que o professor avalie o comportamento de seu filho nas duas ou três áreas listadas no formulário no final de cada período de tempo representado por cada coluna. Seu filho deve esperar ser avaliado interagindo com outros cinco a sete vezes a cada dia. A avaliação pode simplesmente envolver colocar um número de 1 a 5 no formulário (1 = excelente, 2 = bom, 3 = fraco, 4 = abaixo da média, 5 = péssimo). O professor pode, também, escrever comentários adicionais embaixo ou atrás do formulário. O professor pode dispensar recompensas na escola conforme o sucesso da criança nessas áreas. Esse formulário deve ir pra casa para que você possa recompensar a criança também. Você pode fazer isso designando um certo número de pontos, moedas, ou fichas para cada número: Por exemplo, 1 = 15 pontos, 2 = 10 pontos, 3 = 5 pontos, 4 = -10 pontos, e 5 = -15 pontos. Some todos os pontos positivos, subtraia os negativos ou os pontos de penalidade e permita que a

criança use o saldo para comprar recompensas ou privilégios de uma lista de recompensas como a descrita no Capítulo 11.

6. Se o conselheiro educacional da escola, o psicólogo, ou o assistente social fornece um treinamento de habilidades sociais em grupo, você pode inscrever seu filho nesse grupo. Grupos de treinamento são provavelmente mais eficientes do que os conduzidos por clínicas ou agências fora da escola, pois eles envolvem o grupo de amigos naturais de seu filho.

Ajudar uma criança com TDAH que apresenta problemas de relacionamento com amigos pode ser uma tarefa difícil. Seja realista sobre suas expectativas de mudança nessa área e sobre o que você pode conquistar razoavelmente. Como pai, você não vê seu filho por uma boa parte do dia escolar. Busque oportunidades para criar situações nas quais seu filho pode ter uma boa chance de contato positivo com amigos. Evite situações que provavelmente levem ao fracasso social. Seus esforços devem ser construídos visando a contatos de amigos mais positivos e talvez até a amizades mais íntimas para seu filho.

14
Passando pela Adolescência
com Arthur L. Robin, PhD

Adultos seguros se desestruturam quando ponderam a possibilidade de criar um adolescente com TDAH. As tremendas alterações físicas, emocionais e mentais de um adolescente pode resultar em discussões infindáveis entre pais e filhos, que demonstram falta de respeito, rebeldia contra a autoridade e outros comportamentos que aterrorizam os adultos. Assim que seu filho passar a puberdade, ele encarará um novo mundo de oportunidades – entre elas, álcool, drogas e atividade sexual – e deve fazer escolhas inteligentes para se prevenir de que tais oportunidades se tornem perigosas.

Esses são apenas os desafios *normais* da adolescência e podem ser dramaticamente ampliados em adolescentes com TDAH. O TDAH pode impedir o domínio em tarefas de desenvolvimento a que se submetem indivíduos dessa faixa etária. Seu filho adolescente pode ter de enfrentar insucesso acadêmico, isolamento social, depressão, baixa auto-estima e também pode se envolver em diversos conflitos com outros membros da família. Esses problemas, geralmente progressivos, podem gerar um estado de crise aguda em sua família – e você necessitará da ajuda imediata de um profissional de saúde mental – ou que, por fim, possa transformar as seguintes áreas (e outras) em questões de conflito constante:

- Completar trabalho escolar e lição de casa em tempo adequado e de forma organizada.
- Realizar tarefas domésticas de rotina.
- Escolher amigos apropriados e locais adequados para se socializar.
- Respeitar os direitos e a privacidade de amigos e outros membros da família.
- Comportar-se de maneira responsável fora de casa.
- Retornar para casa nos horários estabelecidos.
- Fumar e beber bebidas alcoólicas, manter relações sexuais e usar o carro da família (para adolescentes maiores).

Pesquisas recentes por Gwenyth Edwards e um de nós (R.A.B.) compararam os tipos de conflitos e discussões que pais de adolescentes com TDAH tiveram com seus filhos às discussões de pais de adolescentes normais. Examinaram, também, se os conflitos diferiam ou não dos conflitos entre mães e pais. O estudo verificou o que já era esperado: pais de adolescentes com TDAH relataram mais conflitos com seus adolescentes do que pais de adolescentes normais. Algo surpreendente, entretanto, foi verificar que mães de adolescentes com TDAH relataram cerca de duas vezes mais tipos de conflitos do que os pais desses adolescentes. Conflitos entre adolescentes com TDAH e seus pais parecem estar relacionado mais freqüentemente às seguintes questões: roupas que os adolescentes usam, volume de som muito alto, envolvimento em confusões na escola, briga com os irmãos e bagunça em casa. Mães de adolescentes com TDAH relataram, em sua maioria, os mesmos conflitos, além de mencionarem dificuldades quanto a hora de o adolescente ir para cama, notas baixas na escola, tipo de amigos com quem o filho anda e realização da lição de casa. As mães relataram, também, dificuldades mais severas sobre essas questões, no que diferiram dos pais. Tudo isso ilustra uma afirmação anteriormente feita sobre o estresse de se criar uma criança com TDAH: esse estresse pode ser sofrido mais pelas mães que pelos pais nas famílias de crianças com TDAH.

O conflito central é, obviamente, o núcleo das discussões pai-adolescente: o desejo natural do adolescente de tomar suas próprias decisões *versus* os desejos dos pais de preservar sua autoridade e tomar decisões. Controlar esses conflitos com o mínimo de dano possível ao seu relacionamento enquanto prepara adequadamente seu adolescente para seguir em frente na vida de adulto jovem é o maior desafio desse período do desenvolvimento.

REGRAS PRECIOSAS PARA A SOBREVIVÊNCIA

Inúmeras "regras preciosas" podem ajudar a melhorar sua qualidade de vida e a de seu adolescente:

1. Entender o desenvolvimento do adolescente e o impacto do TDAH sobre ele.
2. Desenvolver uma atitude de enfrentamento e expectativas razoáveis.
3. Estabelecer regras claras de comportamento para dentro de casa e para a rua.
4. Monitorar e reforçar regras a serem cumpridas dentro de casa e na rua, com os pais trabalhando em conjunto, como uma equipe.
5. Comunicar-se positiva e eficientemente.
6. Resolver problemas de discordância mútua.
7. Utilizar ajuda profissional de forma sábia.
8. Manter o senso de humor e tirar férias de seu adolescente com regularidade.

DESENVOLVIMENTO DE ADOLESCENTES E TDAH: UMA TRAJETÓRIA TURBULENTA

Pode não parecer óbvio do ponto de vista de um pai, mas os adolescentes têm muito trabalho a fazer. Durante a adolescência, supõe-se que devam passar da completa dependência da infância a se igualarem a seus pais como adultos. Na trajetória de se tornarem independentes, supõe-se que eles descubram quem são e a que se propõem (p. ex., identidade e valores), como fazer amizades verdadeiras e construir relações duradouras, como acalmar seus desejos sexuais irresistíveis, e o que querem fazer de suas vidas (estudar e ter uma carreira). Supõe-se que os adolescentes realizem todas essas tarefas e obtenham sucesso na escola e no relacionamento com suas famílias.

Imagine uma nação estabelecendo a independência, passando de uma ditadura a uma democracia. Ocorre, geralmente, uma revolução sangrenta. Por que deveríamos esperar que uma família passasse pela independência de seus filhos sem nenhum um transtorno da paz? Certa quantidade de conflito é inevitável, especialmente entre os 12 e 14 anos, quando os adolescentes fogem de seus pais, mesmo voltando sem demora ao serem maltratados pelo mundo exterior.

Enquanto isso, as enormes alterações físicas, particularmente o rápido crescimento físico e a maturação sexual, trazem consigo crescente melancolia, maior sensibilidade a críticas e fragilidade da auto-estima. Os adolescentes podem apresentar a necessidade de se sentirem onipotentes, isolando-se contra as rápidas alterações que experimentam e afirmando que podem ser independentes. Parece catastrófico para eles admitir que possam cometer erros.

Adolescentes com TDAH submetem-se à mesma metamorfose em relação à maturidade sexual e encaram os mesmos desafios que outros adolescentes, mesmo que não possam necessariamente ser mais maduros social e emocionalmente do que quando eram crianças. Conseqüentemente, um adolescente com TDAH pode parecer até mais volátil do que um adolescente "normal", reagindo defensivamente até a discretas críticas ou a qualquer coisa percebida como crítica. O adolescente com TDAH pode estar menos preparado a assumir responsabilidades de independência, mas deseja independência como qualquer outro adolescente.

A verdade é que até que esses adolescentes permaneçam em casa sob seus cuidados e responsabilidade, ele necessitarão, provavelmente, de maior assistência e intervenções do que adolescentes não-portadores de TDAH, mesmo se você trabalha com assiduidade as habilidades de controle e os passos para resolução de problemas com crianças descritos nos capítulos anteriores. Lembre-se de que o objetivo desses métodos (e o deste capítulo) não é o de curar seu filho, mas o de diminuir o conflito e o caos. De forma ideal, seu filho aprenderá e, eventualmente, criará as melhores habilidades e formas de comportamento social, vindo a utilizá-las de forma espontânea quando necessário em situações sociais. Mas você não deve esperar nem parar de usar esses métodos totalmente.

É importante entender que enquanto a maturidade biológica traz alguns progressos quantitativos em atenção, impulsividade, hiperatividade e falta de autocontrole, seu adolescente com TDAH ficará para trás dos outros adolescentes no desenvolvimento do conjunto das capacidades mentais progressivamente mais complexas e sofisticadas que auxiliam o autocontrole e a organização, libertando-os do controle momentâneo das circunstâncias e direcionando seu comportamento mais distante ainda do futuro. Percepção, prevenção e orientação do comportamento direcionado a objetivos nos adolescentes sem TDAH estão constantemente aumentando e passando a fazer parte cada vez maior de seu papel na vida, mas tais capacidades serão menos maduras e mais lentas de emergir em seu adolescente. Deficiências nessas novas habilidades de desenvolvimento serão suas maiores preocupações durante a adolescência, pois, combinadas com a existência de desatenção e hiperatividade, elas criarão uma nova matriz complicada de conflitos familiares:

- Muitos adolescentes com TDAH não parecem concordar com seus pais. Isso é uma manifestação de deficiência de atenção ou um desafio verdadeiro? Geralmente, a resposta é "ambos".
- A impulsividade pode tornar um adolescente com TDAH mal-humorado e incapaz de tolerar frustração ou considerar conseqüências, podendo

levá-lo a ter acessos explosivos, freqüente argumentação, aumento da velocidade dos conflitos e mesmo à confrontação física com os pais.
- A hiperatividade que persiste na adolescência em 30-40% dos portadores de TDAH, quando manifestada como inquietação e parecendo enfadonha durante discussões com os pais, pode ser facilmente mal interpretada como sinal de desrespeito, o que pode desencadear uma escalada crescente de comunicação hostil e irritada.

LIDANDO COM ATITUDES E EXPECTATIVAS RAZOÁVEIS

Tais conflitos em geral convergem à conclusão de que os pais de um adolescente com TDAH apresentam um "problema de atitude". O fato é que os pais podem também apresentar um problema de atitude. Se quiser que seu adolescente mude de atitude, você deve primeiro se ajustar à sua própria razão.

Expectativas *versus* necessidades

É útil esperar que seu adolescente com TDAH atinja graus satisfatórios e complete a lição de casa sem grandes dificuldades. Também é útil esperar que seu adolescente siga as regras básicas de convivência em família e trate outros membros da família com respeito. É útil esperar, também, que seu filho aprenda a se comunicar com você de forma positiva e tente resolver conflitos sem violência ou explosões de temperamento excessivas. Finalmente, é útil esperar que você e a escola de seu filho providenciem mais estruturas que visem à realização dessas tarefas.

Essas são expectativas, *não necessidades*. Não espere por perfeição ou total obediência. Não espere por impecável *performance* acadêmica ou submissão estampada em um sorriso. Se você tem expectativas irrealistas, indubitavelmente se desapontará, abatido e zangado, a maior parte do tempo. Seu desapontamento e raiva o prevenirão de lidar com os problemas de comportamento de seu adolescente de forma eficaz e racional. Você pode perder o controle com facilidade e fazer coisas impulsivamente, das quais se arrependerá mais tarde se aderir com rigidez a expectativas não-realistas quanto a imperfeições e obediência.

Antecipando a destruição

Os pais temem, geralmente, que o adolescente que comete muitos erros arruíne seu futuro, e que aquele que tiver muita liberdade seja arruinado pela deficiência do manejo responsável da liberdade. Será que a deficiência para completar uma lição de casa ou limpar o quarto torna seu filho um imprestável ou mais um caso de desempregado da assistência social? Será que permitir que fique na rua até mais tarde ou que vá a lugares sem supervisão levará sua filha ao vício das drogas? Muitos desses pensamentos são demasiadamente exagerados. O problema com crenças exageradas é que elas se tornam profecias de auto-satisfação: seu adolescente sentirá sua falta de confiança e raciocinará que também pode fazer, da mesma forma, as coisas que você mais teme.

Fazendo atribuições maliciosas

Se seu adolescente não tira o lixo ou não faz a cama, você pode concluir que ele está intencionalmente tentando aborrecê-lo. Adolescentes com TDAH fazem coisas por diversas razões, algumas imprevisíveis, mas a maior parte do tempo não-propositadamente, visando frustrar seus pais. Se você interpreta muitas das ações dos adolescentes como maliciosas, ficará zangado e terá um tempo maior de dificuldades para lidar apropriadamente com eles.

Você é culpado pelas expectativas irracionais? A Tabela 14.1 ajudará a você e a seu adolescente a avaliarem sua tendência de atuação mediante expectativas irracionais e crenças distorcidas.

Mudando suas expectativas

Se você tem problemas com expectativas racionais, tente os seguintes exercícios.

Imagine como você se sentiria...

Feche os olhos e imagine que seu adolescente voltou para casa duas horas após o horário combinado; tente fazer com que ele faça justamente o mesmo. Agora pense quão desrespeitoso e incompreensivo o adolescente foi ao desrespeitar uma regra que já havia ultrapassado o limite de liberdade que você havia se proposto a dar. Peça a seu adolescente para imaginar como é injusto e embaraçoso ter de sair de uma festa antes e quanto as regras dos pais estão arruinando sua vida social. Agora, como ambos se sentem neste momento? Com certeza, surgirá muita raiva e frustração. Pergunte-se sobre o potencial resultado de uma discussão familiar quando todos estão tão emocionalmente estimulados. Membros da família que conhecemos geralmente concordam que provavelmente ocorrerá um "banho de sangue", e não uma discussão familiar lógica.

Esse exercício demonstra que um evento (A) gerou em cada um de vocês uma reflexão extrema (B), tornando-o zangado (C). Os profissionais chamam isso de *modelo ABC de emoções*. Tal modo mostra que os sentimentos podem ser realmente criados por você próprio e seus pensamentos tanto a partir do evento como pela ação de terceiros. Pense em mudar sua crença sobre o comportamento das outras pessoas (e de seu filho). Você pode controlar quanto perturbado ficará por tal comportamento, avaliando e alterando suas crenças, sendo mais flexível e racional.

O cenário do pior caso

O que poderia ser o pior a acontecer se você entrasse em desacordo ou se se comprometesse com outra pessoa sobre um determinado ponto? Por exemplo, se seu adolescente não completa a lição de casa, você deve pensar, "Se a Jessica não faz sua lição de casa, ela será reprovada em matemática, repetirá de ano e não se formará, terá um subemprego e terminará como um adulto infeliz". Ou você pode pensar: "Então, ela teve um F em uma de suas lições de casa de matemática. É apenas uma lição em meio a várias. Qual é a pior coisa que poderia acontecer? Ela

Tabela 14.1 Crenças irracionais comuns

Pais

I. Ruína: "Eu dou muita liberdade a meu filho, ele arruinará sua vida, fará péssimos julgamentos e se envolverá em problemas graves".
   Exemplos:
   1. Quarto não completamente limpo: "Ele vai crescer como um relaxado, desempregado, sem destino, caso inútil do sistema social."
   2. Chega em casa tarde: "Ela poderia ter sofrido alguma coisa tão tarde da noite. Ela poderia ter engravidado, se envolvido ou viciado em drogas e se tornado uma alcoólatra".
   3. Lição de casa incompleta: "Ele nunca vai se formar no ensino médio, nunca entrará para a faculdade, não conseguirá um bom emprego e não será capaz de suportar a si próprio. Ele nos sugará para sempre".

II. Intenção maliciosa: "Meu adolescente se comporta mal propositadamente visando me machucar".
    Exemplos:
    1. Esquece de apagar as luzes: "Ela está tentando me falir".
    2. Fala desrespeitosamente: "Ele está falando dessa forma para empatar comigo".
    3. Ouve o som muito alto: "Ela está detonando aquele som só para me irritar".

III. Obediência / perfeccionismo: "Meu adolescente sempre me obedece e se comporta como um santo".
     Exemplos:
     1. Não segue instruções: "Ele não pode nem tirar o lixo sem incomodar umas 10 vezes. Que desrespeito/desobediência! Se eu fizesse isso a meu pai, haveria encrenca".
     2. Agindo severamente com parentes: "Com sua idade ela deveria ser capaz de sentar quieta e agir com maturidade".

IV. Apreciação/amor: "Meu adolescente deveria mostrar amor espontâneo e apreciação pelo enorme sacrifício que faço por ele".
    Exemplos:
    1. "Veja o que eu consegui depois de tudo que fiz por você. Você não se importa comigo. Seu egoísta".
    2. "O que você quer dizer com querer mais mesada? Depois de todo o dinheiro que lhe dei e todas a coisas que comprei, você deveria estar completamente feliz".

Adolescentes

I. Injustiça / ruína: "Meus pais são totalmente injustos. Nunca terei bons momentos ou amigos. Meus pais estão arruinando minha vida com suas regras injustas".
   Exemplos:
   1. Horário de se recolher: "Por que eu tenho de voltar pra casa mais cedo do que meus amigos? Isso é injusto. Nunca terei nenhum amigo".
   2. Escola: "A Sra. Jones é injusta. Ela sempre dificulta as coisas pra mim. Ela é o motivo de minha reprovação em matemática."

II. Autonomia: "Meus pais não têm o direito de me dizer o que fazer".
    Exemplos:
    1. Fumar: "O corpo é meu. Posso fazer o que bem entender e quiser. Você não tem o direito de interferir".
    2. Tarefas domésticas: "Eu não preciso de lembretes. Eu posso fazer por minha conta".

III. Apreciação / amor: "Meus pais deveriam permitir que eu fizesse o que eu bem entendesse, caso realmente se preocupassem comigo".
     Exemplos:
     1. "Se meus pais me amam, realmente, me deixariam usar o carro e ir ao *show*".
     2. "A mãe de Sally compra todas as roupas da moda pra ela. Os pais dela realmente a amam. Os meus me odeiam e querem eu pareça maltrapilha e feia."

Nota: A partir de A. L. Robin (1990), "Training families with ADHD adolescents." In R. A. Barkley, *Attention-deficit hyperactivity disorder: A handbook for diagnosis and treatment* (p. 494). New York: Guilford Press. Copyright 1990 by The Guilgord Press. Reimpresso com permissão.

pode tirar uma nota baixa. Eu nunca deixei de fazer minha lição de casa? Eu sobrevivi, e ela também sobreviverá". O último é racional e flexível, o primeiro é irracional e ilógico.

Lembre-se de ser flexível e perdoar a si próprio. Mesmo que até comece a pensar diferente, você pode voltar atrás em suas antigas idéias ou distorções sobre seu adolescente. Você deve praticar muito para se ater a crenças destorcidas antes de ser bom em prevenir que elas influenciem a forma como você reage com seu adolescente.

Pense em um pai que é muito irritado porque seu filho não demonstra apreciação por todo o dinheiro que foi gasto em livros, uniformes escolares, materiais, computador, professores e terapia para o ajudar a ter sucesso na escola, e devido ao "desrespeito e desobediência" que seu filho demonstra agindo impacientemente, mostrando-se sempre aborrecido toda vez que o assunto é mencionado (geralmente sob a forma de um sermão). Esse pai deveria começar a mudar sua rigidez identificando crenças extremas: Adolescentes deveriam sempre expressar profunda apreciação pelos sacrifícios de seus pais, e é um sinal de extrema desobediência e desrespeito quando um adolescente com TDAH – um adolescente com déficit biológico de autocontrole, que nunca sentou quieto por mais de 10 minutos – se incomode com os sermões de seu pai, de aproximadamente meia hora, sobre sua indiferença. Agora, ele deve perguntar a si próprio quanto de apreciação os filhos de seus amigos provavelmente expressam em relação a seus pais, ou mesmo quanto ele apreciou seus pais quando foi adolescente. Ele poderia falar com outras pessoas sobre seus filhos e ler um livro sobre desenvolvimento de adolescentes normais. Tudo isso poderia levá-lo a crenças alternativas de que mesmo que adolescentes amem seus pais, eles raramente o expressam.

Essas estratégias valem o esforço. Faça esta pergunta a você mesmo: o que é pior – perder um compromisso por seu filho ou perder o relacionamento com seu adolescente? O sucesso nos cuidados paternos com adolescentes portadores de TDAH pode ser comparado a andar de montanha russa, podendo haver muita emoção por um minuto, mas também impactos e contusões. Tente não reagir a cada pequeno impacto, decidindo quais são as questões de alta prioridade e de imediata atenção e quais as mais triviais, que devem ser ignoradas. Tenha em mente a busca impaciente de seu adolescente por independência e o impacto do TDAH sobre esse processo à medida que você tenta desenvolver expectativas racionais e interpretações precisas sobre as ações de seu adolescente.

ESTABELECENDO REGRAS PARA CASA E PARA RUA

Com crianças jovens, os pais geralmente resolvem conflitos através do uso de força, fazendo com que suas colocações sejam respeitadas através de administração forçada e por recompensas e punições. Com a busca da independência e a maior força física dos adolescentes, o uso simples de força não funcionará; seu adolescente desenvolverá habilidades para contornar essa forma de controle paterno. Quando os pais descobrem que não podem simplesmente ditar regras a seus adolescentes, eles, em desespero dizem, "Eu não posso lidar com isso; faça o que bem entender e quiser e sofra as conseqüências". Essa abordagem, a princípio sem intervenção, também não funciona, pois adolescentes portadores de TDAH realmente farão o que quiserem, o que geralmente não envolverá trabalho escolar e incluirá freqüentemente atividades perigosas (senão ilegais). Quando os pais são contatados por autoridades sobre os problemas de comportamento de seu adolescente, os pais podem novamente ceder à forma autoritária. Com o tempo, os pais podem alternar entre controle excessivo e falta de controle, e os adolescentes com TDAH perceberão rapidamente esse ciclo e esperarão por regras mais duras para vencer seus pais pelo cansaço, pois a liberdade acaba de ir por água abaixo.

> Meu adolescente faz o que quer. Ele vem e vai a qualquer hora do dia e da noite. Ele não faz nada para ajudar em casa. Como podemos fazer com que ele nos escute?

Pesquisas verificaram que uma abordagem mais democrática, que incentive o adolescente a tomar a decisão quando possível, funciona geralmente melhor do que uma abordagem ditatorial mais rigorosa. Negociar soluções com as quais todos podem conviver parece favorecer a conduta responsável de um adolescente, talvez porque os adolescentes enxerguem as razões para as decisões se tomarem parte delas. Mais importante, o adolescente pode utilizar esse processo para resolver discordâncias fora de casa mais tarde em sua vida.

Se sua reação instintiva é que os adolescentes portadores de TDAH são demasiadamente manipuladores, desafiadores e agressivos, entenda que existe uma importante distinção entre questões que podem ser conduzidas democraticamente e aquelas que devem ser negociadas. Cada família tem um esquema de regras básicas para convivência em conjunto, que gira em função dos valores dos pais e fornece os princípios gerais de uma vida civilizada. Antes de prosseguir, faça uma lista com essas regras. Ela deve ser curta e simples. Divida-a em (1) regras para casa (que são aplicadas em casa) e (2) regras para rua (que controlam a conduta em qualquer lugar). Exemplos de regras para casa devem incluir (1) não-violência ou blasfêmia; (2) não fumar, não usar drogas ou álcool; (3) você pode manifestar raiva, mas trate as pessoas com respeito; (4) respeite a privacidade dos membros da família; (5) pergunte sempre antes de tomar posse de coisas dos outros; e (6) nenhum amigo deve ser recebido em casa sem a presença dos pais. As regras para rua podem incluir (1) usar violência apenas em defesa própria e apenas depois de tentar todos os outros métodos; (2) não fumar, não usar drogas ou álcool; (3) freqüentar a escola nos horários estabelecidos; (4) dizer aos pais aonde você está indo e avisá-los se seus planos mudarem; (5) voltar pra casa no horário determinado.

Cole a lista na geladeira. Revise-a freqüentemente com seu adolescente. Esclareça qualquer ambigüidade. Discuta as razões por que essas regras são necessárias e, se preciso, peça ao adolescente que imagine o que seria da vida se as pessoas não seguissem regras básicas de convivência. Lembre a seu adolescente das regras da rua antes de ele sair com amigos.

MONITORANDO E REFORÇANDO REGRAS

O reforço de regras ganha mais dificuldade ainda quando as crianças portadoras de TDAH ficam mais velhas: portanto, a consistência e o trabalho em conjunto se tornam essenciais. Em qualquer família em que os pais demonstram inadvertidamente a seus filhos que as decisões de um pai podem ser desconsideradas pela apelação ao outro pai, o adolescente aprenderá numerosas e criativas formas de dividi-los e vencer. Como os pais de adolescentes com TDAH necessitam impor limites maiores que os habituais, o lar passa a ser solo fértil para as experiências do adolescente com essas novas táticas. Assim, a comunicação entre os pais, na construção de um fronte indestrutível, é soberana (ver quadro, p. 225). Pais solteiros enfrentam um trabalho particularmente duro e precisam recrutar a ajuda de pessoas com as quais possam contar como suporte *consistente*.

O primeiro passo para o reforço é a monitorização – acompanhando a obediência de seu adolescente com regras para casa e para rua, checando seus paradeiros e seguindo o progresso do adolescente em direção ao cumprimento de tarefas estruturadas dentro de parâmetros estabelecidos de tempo. Monitorar é realmente apenas uma outra faceta da estruturação que é fundamental ao lidar com qualquer indivíduo portador de TDAH. Adolescentes com TDAH precisam de monitorização mais próxima e constante do que outros adolescentes; você precisa saber sempre onde seu adolescente está. Quando seu adolescente sai com amigos durante as folgas, você deve solicitar uma prestação de contas sobre o destino dele, o que inclui notificá-lo sobre qualquer mudança de planos. Você também precisa estar acordado e esperando a hora combinada para chegar, a fim de manter a honra com seu filho; esteja em casa na hora em que ele deve fazer as tarefas de casa também.

Quando os pais se unem: uma história de sucesso

Andrew Nordon, de 14 anos, apresentava acessos de raiva e temperamento impulsivo quatro a cinco vezes por semana, geralmente desencadeados por pequenas provocações em casa. Quando seu pai se recusou a levá-lo a uma loja para comprar uma fantasia para o Dia das Bruxas, Andrew espremeu uma garrafa de mostarda no terno de $400 de seu pai, arruinando-o. Quando sua mãe se recusou a dar-lhe sua sobremesa favorita, ele atirou uma garrafa de bebida nela, causando um buraco na parede. Ele aterrorizava a irmã constantemente, socando-a à toa, puxando seus cabelos, e roubando seu dinheiro e seus pertences. Os pais discordaram veementemente um com o outro sobre como lidar com seu filho. O Sr. Nordon favoreceu o uso de punição ("o cinto"), enquanto sua esposa ficou com medo que Andrew e seu pai se machucassem um ao outro. Ela tentou "raciocinar" com seu filho, mas, na verdade, colocou-se entre ambos prevenindo uma confrontação física. Além do raciocínio, ela não fez nada em resposta aos ataques.

Com a ajuda do terapeuta, os Nordon concordaram que "a reta final" seria chamar a polícia e dar queixa de mau comportamento e tentativa de ataque e requerer restituição financeira no caso de destruição de propriedade. Eles tiveram grande dificuldade por não concordarem quanto à forma de responder no momento de cada episódio impulsivo. O Sr. Nordon insistiu na necessidade de punição física, e sua mulher insistiu em não fazer nada senão ter uma discussão calma com seu filho mais tarde. Cada pai acusou severamente o outro por sustentar e perpetuar os acessos de raiva de Andrew. Andrew diminui a intensidade de seus ataques, queixou-se dizendo nunca poder controlá-los e se opôs às regras "estúpidas" de seus pais, percebendo seu comportamento destrutivo como forma de "equivalência".

O terapeuta pressionou os pais para buscarem formas que visassem o controle dos acessos de raiva de Andrew. O pai concordou em se abster do uso de violência física contra seu filho e mulher, pedindo que esta fosse mais severa ao dizer a Andrew para que ele se controlasse ou fosse para seu quarto por 30 minutos até se acalmar. Por um mês, o pai "esqueceu" também de ser assertivo ou de responder a seu filho de "maneira calma e silenciosa". O Sr. Nordon pôde, inicialmente, exercitar restrições mas, pela terceira vez, sua mulher se recusou a ser severa, e, ele recorreu à punição física. Somente quando seu marido se conteve e lhe ensinou todas as determinações, a Sra. Nordon foi capaz de começar a responder a seu filho de maneira mais positiva. Um dos episódios, durante o qual Andrew insultou e atacou sua irmã tão severamente fazendo com que ela ficasse confusa e chegando a chupar o dedo e chorar de forma histérica, foi a gota d'água para a Sra. Nordon. Ela "descobriu" o quão tirano seu filho podia ser e começou a sancioná-lo severamente. O pai não acreditou no que ela fazia, mas apoiou fervorosamente sua esposa. Dentro de mais três semanas, os acessos de raiva diminuíram de quatro a cinco para um ou dois por semana. Andrew alegou alterações de seu comportamento devido à "força de vontade" própria – uma fantasia que o terapeuta não desafiou.

Assim como pais são às vezes propensos a não controlar ou controlar excessivamente seus filhos com TDAH, eles correm o risco de estar demasiadamente livres ou excessivamente envolvidos. É tão sábio não permitir que o adolescente fique sozinho em casa num fim de semana quanto o é evitar de aparecer em festas para checar seu adolescente. Ficar livre promove comportamentos perigosos e incapacidade de completar tarefas, mas o excesso de envolvimento sufoca a busca e a conquista da independência. Preconizar um equilíbrio respeitando a privacidade de seu adolescente vai lembrar seu filho que existe sempre uma responsabilidade que, obviamente, não é fácil. Aqui vão algumas sugestões.

Continue utilizando resultados positivos e negativos

Você pode e deve adaptar muitas das técnicas descritas no Capítulo 11 para organizar um sistema de pontos para estabelecer resultados positivos por obediência e resultados negativos por não-obediência para serem usadas com as regras para casa e para rua. A principal diferença é que os resultados refletem a idade da criança. Ao lado de privilégios de TV e a determinação de uma tarefa para casa, os resultados para os adolescentes devem girar em torno do uso do carro da família e do telefone, por exemplo.

Projete autoridade

Os pais devem projetar um tom não-absurdo, controlado, mas bastante determinado para obter resultados. Um adolescente necessita saber, pelo tom de voz e maneiras de seu pai, que ele está lidando com algo inegociável. Esteja preparado para "pôr contra a parede" de forma consistente, a fim de dar o devido suporte um ao outro, e continue utilizando resultados indesejáveis para um adolescente demasiadamente irritado. Isso é especialmente importante quando seu adolescente está acostumado a agir como deseja. Seu novo fronte unido evocará forte ira e frustração no adolescente, e você terá de agüentar firme e encarar essas formas de reação.

Prepare-se para buscar ajuda

Existem momentos em que você será incapaz de exercer controle apropriado sobre seu adolescente para reforçar eficientemente as regras para casa e para rua. Você precisará da assistência de um terapeuta – ou, em casos extremos, de uma autoridade externa, como um juizado de menores ou a própria polícia. Tente não recuar diante desse recurso caso já tenha tentado de tudo.

Comunicação eficiente

É muito fácil para você e seu adolescente desenvolverem maus hábitos de comunicação. Quando o TDAH compõe os conflitos normais de adolescentes, não é surpresa que muitos pais "se percam" divido às discordâncias com seus adolescentes. Famílias verificam que suas "discussões" envolvem consistentemente respostas impertinentes, acusações, observações defensivas ou sarcasmo. Os pais costumam dar sermões intermináveis, e os adolescentes respondem se desligando, dando-lhes o tratamento do silêncio ou da blasfêmia. Formas negativas de comunicação podem enfurecer os pais de adolescentes quando agem baseados mais na emoção e no calor da hora do que em lógica pura e fria, e terminam não mostrando nada além de arrependimentos.

Gaste um momento revendo a Tabela 4.2, que enumera maus hábitos de comunicação e algumas alternativas mais construtivas. Tente pensar sobre eventos recentes nos quais esses hábitos foram utilizados. Quanto o irritou o comportamento negativo de seu adolescente? Quanto irritado seu adolescente ficou, e o que aconteceu?

Discuta com seu adolescente sobre como os estilos de comunicação negativa podem machucar: como eles podem ofender a outra pessoa, mesmo quando são um contra-ataque ou uma retaliação. Inicie por determinar alguns de seus maus hábitos de comunicação e a forma como você tentará alterá-los da próxima vez que discutir um problema com seu adolescente. Comece dizendo que você pretende rever os maus hábitos que tornam seu adolescente imediatamente defensivo.

A seguir, aponte as alternativas mais positivas, usando os exemplos na Tabela 14.2, mas também peça ao seu adolescente que lhe dê exemplos. Tente encenar esses novos estilos de comunicação. Tome cuidado para enfatizar que você não deseja suprimir os sentimentos dele nem encobrir sua raiva. Ao contrário, você está tentando fazer com que a criança expresse seus sentimentos legítimos sem

Tabela 14.2 Hábitos negativos de comunicação

Cheque se sua família costuma:	Hábitos mais positivos:
1. Chamar o outro por nomes.	Expressar raiva sem usar palavras que possam ferir.
2. Rebaixar um ao outro.	"Estou zangado pelo que você fez _____".
3. Interromper um ao outro.	Dê a vez; seja breve.
4. Criticar o tempo todo.	Aponte o bom e o mau.
5. Defender-se quando atacado.	Ouça cuidadosamente e cheque o que você ouviu – então, discorde calmamente.
6. Dar um sermão/discursos grandes.	Seja direto e breve.
7. Olhar para longe, e não ao interlocutor.	Exercite bom contato visual.
8. Largar-se ou deslizar para o chão.	Sente-se e olhe atentamente.
9. Falar em tom sarcástico.	Fale em tom normal.
10. Fugir do assunto.	Termine um tópico e siga em frente.
11. Pensar o pior.	Mantenha a mente aberta. Não tire conclusões precipitadas.
12. Vasculhar o passado.	Atenha-se ao presente.
13. Ler a mente do outro.	Pergunte a opinião do outro.
14. Comandar, dar ordens.	Pergunte de forma agradável.
15. Dar o tratamento do silêncio.	Manifeste o que sente.
16. Enfurecer-se, "perder a cabeça".	Conte até 10; dê uma volta; relaxe; deixe a sala.
17. Tornar insignificante algo sério.	Leve a sério, mesmo que seja pouco para você.
18. Negar o que fez.	Admita que fez, mas diga que foi censurado.
19. Importunar sobre pequenos erros.	Admita que ninguém é perfeito; ignore as pequenas coisas.

Sua "contagem rápida" (total de números checados) ____

Nota: A partir de A. L. Robin (1990), "Training families with ADHD adolescents." In R. A. Barkley, *Attention-deficit hyperactivity disorder: A handbook for diagnosis and treatment* (p. 489). New York: Guilford Press. Copyright 1990 by The Guilgord Press, p. 489. Reimpresso com permissão.

ofender ou machucar os sentimentos dos outros durante o processo. Não esqueça de incluir comunicação não-verbal, com contato ocular e boa postura.

Estabeleça um contrato com seu adolescente para trabalhar em um ou dois dos estilos de comunicação a cada vez. Forneça, então, uma resposta dos hábitos de comunicação mais selecionados e tente repetir a cena usando o comportamento mais positivo. Por vezes, grave as conversações (p. ex., durante o jantar) e depois revise as fitas, pois isso pode ser útil. Quando seu adolescente tentar novas habilidades de comunicação, seja liberal e elogie seus esforços.

Por exemplo, uma mãe e sua filha de 16 anos com TDAH decidiram enfocar interrupções puramente impulsivas. Elas interrompiam uma a outra freqüentemente no meio de frases, gerando rápidos lampejos de irritação e argumentação imediata. Ambas concordaram em tentar deixar a outra terminar uma frase, não importando o que quisessem dizer e o que o outro dissesse. Elas também concordaram em manter suas determinações. Se uma fosse interrompida, a outra concordaria em dizer, "Você está interrompendo. Vamos começar novamente". Muitas semanas se passaram até que esse padrão fosse alterado, mas, assim que conseguiram, perceberam que discutiram bem pouco.

CONFLITOS NA RESOLUÇÃO DE PROBLEMAS COM SEU ADOLESCENTE

Ao começar a praticar as novas formas de comunicação com seu adolescente, você estará pronto para colocar as habilidades de comunicação em uso para resolver conflitos e desacordos. O primeiro passo é tentar melhorar no que diz respeito à discussão de problemas. Você faz rodeios em vários problemas, na mesma conversação, sem resolver nenhum deles? Suas discussões são mais para emanar raiva do que obter uma real solução? Independente da dificuldade que você apresenta para resolver problemas, considere os passos para resolução de problemas do Capítulo 12. Ou reveja os passos para resolução de problemas listados na Tabela 14.3. Antes de começar, certifique-se de que ambos os pais e o adolescente concordam com as seguintes abordagens:

1. Como pai, você permanecerá calmo e bem organizado durante a discussão, mostrando interesse pelo ponto de vista do adolescente.
2. As discussões caracterizarão uma troca mútua, na qual cada lado pode perder; por isso, estabeleça um plano com o qual ambos poderão conviver.
3. Cada parte mostrará boa vontade para ouvir o que a outra parte tem a dizer.
4. Comece com um tópico de discordância que não pareça causar raiva intensa ou reação extrema associada.
5. Não tente resolver todas as suas discordâncias em uma única sessão. Tente trabalhar em apenas uma ou, no máximo, duas áreas problemáticas em cada sessão com seu adolescente. Espere, então, ao menos uma semana para discutir outros problemas até que tenha uma chance de colocar seu último plano em ação para avaliar o quão bem ele tem funcionado. Siga adiante para a próxima ou para as duas próximas soluções de problemas em sua lista de questões apenas quando essa área de conflito parecer ter sido resolvida.
6. Determine um membro da família para ser o secretário, que gravará as informações da discussão. Achamos útil alternar essa responsabilidade entre você e seu adolescente, entre uma discussão e a outra.

Tabela 14.3 Resumo de resolução de problemas

I. Defina o problema.
   A. Conte aos outros o que eles fazem que lhe perturba e por quê. "Fico muito zangado quando você vem pra casa duas horas depois do horário previamente combinado".
   B. Inicie sua definição com um "Eu"; seja breve, claro e não acuse nem rebaixe a outra pessoa.
   C. Você conseguiu o que queria? Peça aos outros que definiam seu problema para checar se eles lhe entenderam. Se lhe entenderam, prossiga. Se não, repita a definição.

II. Crie uma variedade de soluções alternativas.
   A. Troque a lista de soluções.
   B. Siga três regras para a lista de solução.
      1. Liste o máximo de idéias possível.
      2. Não avalie as idéias.
      3. Seja criativo; qualquer coisa serve, já que você não terá de fazer tudo o que listou.
   C. Uma pessoa anota as idéias numa planilha (ver Tabela 14.4).

III. Avalie as idéias e decida sobre a melhor.
   A. Revese, avaliando cada idéia.
      1. Diga o que pensa que poderia acontecer se a família seguisse a idéia.
      2. Vote "mais" ou "menos" para a idéia e marque seu voto na planilha.
   B. Selecione a melhor idéia.
      1. Busque as idéias classificadas com "mais" por todos.
      2. Selecione uma dessas idéias.
      3. Combine várias dessas idéias.
   C. Se nenhuma for classificada como "mais" por todos, negocie um acordo.
      1. Selecione uma idéia classificada como "mais" por um pai e pelo adolescente.
      2. Liste o máximo de acordos possíveis.
      3. Avalie os acordos como os descritos nos itens III-A e III-B.
      4. Chegue a uma solução mutuamente aceitável.
      5. Se você ainda não chegou a um acordo, espere pela próxima sessão de terapia.

IV. Plano para implementar as soluções selecionadas.
   A. Decida quem fará o quê, onde, como e quando.
   B. Decida quem monitorará a implementação da solução.
   C. Decida sobre as conseqüências por obediência ou não-obediência à solução.
      1. Recompensas por obediência: privilégios, dinheiro, atividades, elogios.
      2. Punição por não-obediência: Perda de privilégios, instruções básicas, detalhes de trabalho.

Nota: A partir de A. L. Robin (1990), "Training families with ADHD adolescents." In R. A. Barkley, *Attention-deficit hyperactivity disorder: A handbook for diagnosis and treatment* (p. 485). New York: Guilford Press. Copyright 1990 by The Guilgord Press. Reimpresso com permissão.

Passo 1: Defina o Problema

Cada membro da família define o problema fazendo uma pequena declaração destacando seu ponto de vista sobre o problema. Conforme cada pessoa faz uma definição, os outros devem checar seu próprio conhecimento sobre a definição, dizendo o que pensam ao locutor. Por exemplo, em uma discussão sobre a hora de voltar para casa, você deveria dizer a seu adolescente, "Eu ouvi você dizer que gostaria de mais tempo fora de casa nas noites de fim de semana", ou "Me parece que você acha que o horário de voltar para casa é muito estrito".

Recomeçar as definições revela, por vezes, que vários problemas diferentes são trazidos à tona de uma só vez. Por exemplo, durante a discussão sobre o horário de voltar para casa, você poderia lembrar o fato que seu adolescente traz o carro de volta com o tanque vazio, ou que ele gasta muito dinheiro quando sai com os amigos, ou que você detecta o cheiro de álcool ou fumaça em seu hálito quando ele volta para casa. Esses são, na verdade, problemas isolados. Escreva-os numa folha de papel na lista de problemas a serem discutidos outra hora.

Use a segunda folha de papel como planilha, enfocando apenas o problema do horário de voltar para casa. Faça uma planilha como a da Tabela 14.4 e marque a determinação de cada um sobre o problema.

Passo 2: Crie Soluções Possíveis

Agora, os membros da família dão a vez, gerando uma variedade de soluções alternativas ao problema. Siga essas regras para tempestades de idéias: (1) liste o maior número de idéias possível; quantidade cria qualidade; (2) não avalie as idéias, já que as críticas sufocam a criatividade; (3) seja criativo, sabendo que somente porque você afirma não significa que deverá fazê-lo.

Os pais e adolescentes começam, geralmente, a sugerir suas posições originais como soluções. Gradualmente, novas idéias emergirão. Se a atmosfera for demasiadamente tensa ou a família não tiver mais idéias, tente sugerir apenas algumas idéias remotas para iluminar a atmosfera com pitadas de humor e estímulos de criatividade. Tente anotar as soluções mais extremas em primeiro lugar, para que você possa ver que suas próprias idéias são, na verdade, menos extremas do que pensava. Para o problema do horário de voltar para casa, você pode anotar "Fique fora toda a noite" ou "Não saia nunca nas noites de fins de semana". A oposição extrema dessas duas opiniões ajudam a sugerir que existem graus de soluções intermediários que podem ser úteis. Quando você observa que existem ao menos uma ou duas idéias "aproveitáveis" – idéias que podem ser mutuamente aceitas – na lista, siga em frente.

Passo 3: Avalie as Alternativas

Agora, cada membro da família avalia as idéias e decide sobre a melhor delas. Pense, primeiro, sobre as conseqüências de utilizar cada solução e, então, classifique-as como aquela com a qual você poderia conviver (+ na planilha) ou da qual não gosta (– na planilha). Enfoque apenas os sentimentos da pessoa sobre as opiniões, evitando discordâncias, e continue a declarar aqueles sentimentos, assegurando-se de que todos entenderam.

Quando todas as idéias forem classificadas, revise a planilha, determinando se foi atingido um consenso. Você pode se surpreender ao verificar que um consenso pode ser atingido em aproximadamente 80% das vezes. Selecione, então, uma das idéias classificadas positivamente por todos os membros ou combine várias idéias para obter a solução.

Se não se chegou a um consenso, negocie um compromisso. Busque a idéia em que os membros chegaram mais perto de um acordo. Use essa idéia como ponto de partida para obter variações que possam ser mais aceitáveis para todos. Olhe de perto as opiniões que parecem divergentes das de seu adolescente. Tente trabalhar sugerindo outras com que ele possa concordar. Esteja preparado para um possível papel de expectativas distorcidas e se disponha a se comprometer. Você sempre pode discutir o problema na semana seguinte, buscando outra opinião.

Tabela 14.4 Exemplo de preenchimento de uma planilha de resolução de problemas

Nome da Família: Johnson
Tópico: Tarefas domésticas

Definições do problema:
Mãe: Fico perturbada quando tenho de dizer 10 vezes a Allen para tirar o lixo e limpar seu quarto.
Pai: Incomoda-me chegar em casa e encontrar todo o lixo ainda dentro de casa e ver os discos e livros de Allen todos espalhados em seu quarto, e minha mulher gritando com ele.
Allen: Meus pais me dizem para tirar o lixo durante meu programa de TV favorito. Eles me fazem limpar o quarto enquanto todos os meus amigos se divertem.

Soluções e Avaliações:	Mãe	Pai	Allen
1. Fazer tarefas domésticas da primeira vez que for solicitado	+	+	–
2. Não fazer tarefas domésticas	–	–	+
3. Castigo por um mês se não as fizer	–	+	–
4. Contratar uma empregada	+	–	+
5. Ganhar mesada pelas tarefas domésticas	+	+	+
6. Quarto limpo definitivamente às 9h da noite	+	+	+
7. Pais limpam o quarto	–	–	+
8. Fechar a porta do quarto	+	–	–
9. Melhorar o tom quando perguntar por Allen	+	+	+
10. Lembrete para fazer as tarefas domésticas	+	+	+

Acordos: Números 5, 6, 9 e 10.

Plano de Implementação: Toda noite, às 21h, Allen concorda em limpar seu quarto, o que significa colocar todos os livros e papéis empilhados e as roupas nas gavetas ou no cesto. Não carece passar o "teste da luva branca". O garoto receberá $1,00 extra por dia como recompensa por cumprir sua tarefa sem lembretes ou com apenas um lembrete. Às 20h, nas terças-feiras, Allen concorda em coletar o lixo e colocá-lo na calçada. Ganhará $2,00 extras se cumprir tal tarefa.

Punição por não-obediência: castigo no dia seguinte após a escola. O pai monitora o lixo e a mãe monitora o quarto.

Nota: A partir de A. L. Robin (1990), "Training families with ADHD adolescents." In R. A. Barkley, *Attention-deficit hyperactivity disorder: A handbook for diagnosis and treatment* (p. 487). New York: Guilford Press. Copyright 1990 by The Guilgord Press. Reimpresso com permissão.

Passo 4: Implemente a Solução

Circule ou sublinhe a solução escolhida. Se necessário, reescreva-a na parte de baixo da planilha. Você também deve decidir quem irá fazer o quê, onde e com qual supervisão para que a solução funcione. Com um adolescente portador de TDAH, em particular, estabelecer conseqüências claras para obediência ou não-obediência é muito importante. Lembre a seu adolescente, durante a próxima semana, que ele deve fazer coisas que tenham a ver com o que foi resolvido. Independente das conseqüências pelas quais você se decidir, certifique-se de escrevê-las na parte inferior da planilha para que todos saibam pelo que esperar. Faça, então, com que todos assinem a planilha, como que firmando um contrato.

Tente a solução por, no mínimo, uma ou duas semanas antes de decidir se ela funciona ou não. Se necessário, retorne sempre e renegocie o contrato quando este lhe parecer injusto ou impraticável.

Tente essa abordagem para a resolução de problemas durante várias semanas, sentando uma vez por semana para discutir apenas uma ou duas áreas problemáticas de sua lista de discordâncias. Se desejar, organize reuniões de família regulares com seu adolescente e aplique a resolução de problemas para qualquer discordância acumulada na semana anterior. (Para maiores sugestões sobre a aplicação dos quatro passos do método de resolução de problemas, ver o quadro a seguir)

TDAH e as habilidades de resolver problemas

A experiência nos mostrou que o TDAH traz preocupações especiais quanto à resolução de problemas. Para aplicar o método de quatro passos com sucesso, preste atenção a estes tópicos:

1. O adolescente pode ter dificuldades para prestar atenção durante os momentos cruciais em cada discussão. Faça comentários breves e precisos, envolva o adolescente na discussão sempre que possível e fale de modo animado e entusiasmado, em tom construtivo ou positivo. Você até pode recompensar seu adolescente por discutir com você as primeiras vezes que você tentar. Se seu adolescente toma medicação, mantenha a discussão enquanto a medicação estiver agindo.
2. Alguns adolescentes mais novos, portadores de TDAH – digamos aqueles entre 12 e 14 anos – não são sempre completamente capazes de entender os conceitos sobre resolução de problemas, ou podem não estar emocionalmente prontos ou desenvolvidos para assumir responsabilidades, emitir uma opinião e negociar soluções. Nesse caso, você terá de estabelecer contratos comportamentais consigo mesmo e, então, discuti-los com seu adolescente. Você pode simplificar os passos de resolução de problemas para que se tornem controláveis por um adolescente imaturo. Por exemplo, crie uma lista de soluções alternativas e prepare três opções, que poderão ser apresentadas ao adolescente para que ele vote.
3. Se um dos pais for portador de TDAH, discussões voláteis podem ser inevitáveis. Nesse caso, consulte um profissional para assisti-lo na condução dessas discussões.
4. Um adolescente com TDAH pode ser tão impulsivo e distraído que você poderá sentir necessidade de corrigir tudo que ele faz ou fala. Isso pode criar uma série interminável de questões e padrões negativos de comunicação. Você precisa aprender a conduzir tais questões de forma sábia, decidindo o que levar em consideração e o que ignorar. Algumas famílias também têm de lidar com comportamento disruptivo durante as discussões através do uso de um sistema de pontos para recompensar as habilidades de comunicação positivas.

UTILIZANDO A AJUDA PROFISSIONAL DE FORMA INTELIGENTE

Nós adotamos o modelo do "*check-up* dental" para a ajuda profissional do adolescente com TDAH. Seguindo um regime preventivo, você pode surpreender os problemas antes que eles se tornem demasiadamente sérios; portanto, defendemos o estabelecimento de um relacionamento com um profissional – psicólogo, médico ou assistente social – com quem você se encontrará periodicamente, revendo os progressos de seu adolescente. Se aparecer um problema na escola ou em casa, o profissional poderá sugerir uma intervenção mais intensiva até que o problema seja resolvido. Posteriormente, você pode retornar ao modo de *check-up* de seguimento dos cuidados. Se estiver aplicando as "regras preciosas" deste capítulo, sem sucesso, talvez seja a hora de escolher um novo profissional e se envolver com algumas intervenções terapêuticas. Muitas das idéias deste capítulo requerem a assistência de uma pessoa de fora da família para checar inicialmente se você e seu adolescente têm um problema de conflito.

TIRANDO FÉRIAS E MANTENDO O SENSO DE HUMOR

A última "regra preciosa" pode ser a mais importante: manter o senso de humor, tirando férias de seu adolescente portador de TDAH. Pode ser muito difícil encarar com humor diversas situações paternas com seu adolescente, mas, se tentar, passará pela adolescência de seu filho de forma muito mais fácil. Algumas vezes por ano, você e seu adolescente precisam de férias um do outro. Lance mão de acampamentos, viagens para adolescentes, avós, amigos – tudo o que for possível – para que um se "livre" do outro de vez em quando. Férias sempre ajudam os pais a recarregarem suas baterias e a enxergarem o problema de uma perspectiva mais leve.

LEITURAS ADICIONAIS

Se desejar ler mais sobre as idéias deste capítulo, existem diversos livros a serem consultados. *Parents and adolescents living together*, de Marion Forgatch e Gerald R. Patterson, escrito especialmente para pais. Dois livro escritos por profissionais – *Defiant teens: A clinician's manual for assessment and family intervention*, de Russell A. Barkley, Gwenyth H. Edwards e Arthur L. Robin; e *TDAH in adolescents: diagnosis and treatment*, de Arthur L. Robin – também são úteis. Mais informação sobre todos esses livros é fornecida em "Sugestão de leitura e vídeos" no final deste livro.

15

Rumo à Escola com o Pé Direito: Administrando a Educação de seu Filho

com Linda J. Pfiffner, PhD

Se você está entre os diversos pais que aprenderam inicialmente através de professores sobre os problemas de comportamento de seu filho, você já deve saber que as crianças com TDAH têm grandes dificuldades de ajustamento diante das demandas da escola. Um terço ou mais de todas as crianças portadoras de TDAH ficarão para trás na escola, no mínimo uma série, durante sua carreira escolar, e até 35% nunca completará o ensino médio. As notas e os pontos acadêmicos conseguidos estão significativamente abaixo das notas e pontos de seus colegas de classe. Entre 40 e 50% dessas crianças acabarão por receber algum grau de serviços formais através de programas de educação especial, como salas com recursos, e até 10% poderá passar todo o seu dia escolar nesses programas (conhecidos como *programas de autocontrole*). Complicando esse quadro, existe o fato de que mais da metade de todas as crianças com TDAH também apresentam sérios problemas de comportamento opositivo. Isso ajuda a explicar por que entre 15 e 25% dessas crianças serão suspensas ou até expulsas da escola devido a problemas de conduta.

Os professores geralmente respondem aos problemas desafiadores exibidos pelas crianças portadoras de TDAH, passando a ser mais controladores e autoritários com elas. Com o tempo, suas frustrações com tais crianças pode torná-los ainda mais negativos em suas interações. Enquanto não estivermos seguros sobre o quão negativamente as relações professor-criança afetam a adaptação da criança portadora de TDAH a longo prazo, as experiências mostram que elas certamente podem piorar suas já tão pobres conquistas sociais e acadêmicas, reduzindo sua motivação para aprender e praticar na escola e diminuindo sua auto-estima. Isso tudo pode resultar em insucesso e abandono da escola.

Uma relação professor-estudante positiva, ao contrário, pode melhorar as adaptações acadêmicas e sociais, não apenas a curto, mas também a longo prazo. Adultos que foram diagnosticados como portadores de TDAH quando crianças relataram que a atitude de cuidados de um professor, sua atenção extra e a forma de orientação foram "pontos críticos" para vencer os problemas de infância.

O fato é que o ingrediente, sem dúvida, mais importante no sucesso de seu filho na escola é o professor. Não é o nome do programa escolar no qual seu filho se encontra, nem a localização da escola, nem mesmo se a escola é pública ou particular, nem mesmo o tamanho da classe. Antes de tudo, está o professor de seu filho – particularmente a experiência do professor sobre o TDAH e a boa vontade para desempenhar esforços extras para entender seu filho para que ele possa ter um ano escolar feliz e repleto de sucessos. A diferença que esse importante indivíduo pode exercer ilustra-se por uma prestação de contas sobre a triste história escolar de um menino de 15 anos descrita no quadro, neste capítulo (p. 238-240). Portanto, você não deve esperar até o início do ano letivo para verificar quem será o professor de seu filho no próximo ano escolar. Você não deve permitir também que nenhum computador ou burocrata da escola faça uma seleção aleatória. Você deve começar negociando com o diretor da escola para conseguir a seleção de professores do próximo ano escolar bem antes do início da aulas.

O enfoque principal deste capítulo, portanto, é como encontrar os melhores professores – os professores disponíveis devem estar familiarizados com os métodos de auxílio para crianças portadoras de TDAH para que tenham sucesso na escola, ajudando seu filho a ganhar conhecimentos que lhe sirvam melhor no futuro. O resto do capítulo tratará de problemas secundários, que não são, entretanto, comuns na preocupação dos pais – o que buscar numa escola, a estrutura da sala de aula e o currículo, que tipo de adaptação é necessária ou melhor para seu filho portador de TDAH e se a retenção (especialmente na pré-escola) se prestará aos interesses de seu filho.

O QUE BUSCAR EM UMA ESCOLA

Um primeiro passo para auxiliar crianças portadoras de TDAH é obter sucesso na escolha da escola certa. No mundo real, não temos chance de muita escolha; por diversos motivos econômicos, as escolas particulares são descartadas, outras vezes, a comunidade não é grande o suficiente para comportar uma boa variedade de opções. Nesses casos, você deve selecionar as opções disponíveis, o que geralmente recai, novamente, em buscar o melhor professor possível. Mais e mais pais atualmente – se seus filhos apresentam ou não TDAH – baseiam suas decisões de moradia no sistema escolar local; portanto, se seu filho apresentar TDAH, você pode querer saber o que deve buscar numa escola.

1. Fale com diretores sobre seu conhecimento sobre o TDAH como uma incapacidade de aprendizado. Verifique se os professores tiveram cursos de treinamento durante o trabalho sobre o transtorno e o quão receptiva a escola é na aceitação dessas crianças.
2. Se a escola aceita tais crianças, pergunte sobre o tamanho das turmas, que devem ser as menores possível (12 a 15 alunos é o ideal, 30 a 40 é absurdo). Indague, também, sobre a assistência extra que se encontra disponível para auxiliar o professor. A escola tem psiquiatras, psicólogos e educadores especiais para que os professores possam consultar quando as crianças apresentarem problemas? Existem chefes de professores na escola com treinamento complementar sobre o TDAH, transtornos de aprendizado ou transtornos de comportamento e que possam funcionar como conselheiros ou mentores sobre o gerenciamento da sala de aula?
3. Qual é a atitude da escola em relação ao uso de drogas modificadoras do comportamento por parte das crianças portadoras de TDAH? Algumas escolas acreditam que os medicamentos não são necessários nem benéficos. Tais escolas estão claramente alienadas da literatura científica e devem ser evitadas. Mesmo se seu filho não toma nenhum medicamento

atualmente, caso em algum momento ele precise, você vai preferir, com certeza, uma escola que esteja informada e seja cooperativa.

Que mecanismos locais a escola possui para administração e monitoramento de medicamentos? A maioria das escolas tem uma política formal sobre essas questões. Muitas escolas requerem, por exemplo, uma declaração assinada por um médico sobre o tipo e dosagem do medicamento e os horários de administração. Escolas públicas necessitam que o médico submeta um formulário de aprovação em separado ao departamento estadual de educação antes de permitir que medicamentos sejam administrados na escola.*

4. A escola tem procedimentos formais para ações disciplinares e apelações quanto a essas decisões? Mantenha uma cópia dessa política por escrito para saber os direitos que seu filho pode ter, caso os problemas de comportamento necessitem de disciplina por má conduta. Determine, então, o quão confortável você se sente em relação a essas políticas. Certifique-se de que elas não sejam apenas punitivas, mas que também dêem ênfase aos esforços da escola, auxiliando, provavelmente, a criança a evitar a repetição das ofensivas.

5. O diretor encoraja comunicação casa-escola aberta e freqüentemente? Você será bem-vindo para passar pela escola periodicamente e ver como seu filho está indo? Você pode solicitar reuniões de pais e professores sem demasiada burocracia? Algumas escolas fornecem jornais diários que as crianças levam para casa, a cada dia. Eles indicam o que foi estudado em cada matéria principal e qual é a lição de casa daquela matéria para aquele determinado dia. As crianças são, freqüentemente, quem completam essa informação após cada período da matéria, e o professor acrescenta, então, breves comentários. Estes são ótimos para mantê-lo informado sobre o desempenho da criança a cada dia.

6. Se você achar necessário, os membros da escola estarão abertos para receber um profissional de fora ou um especialista que visite a escola com você, para discutir o programa educacional de seu filho e, talvez, fazer recomendações para melhorá-lo ainda mais? Se o diretor ou professor da escola parecer defensivo sobre conselhos externos, procure outra escola.

7. Quantas crianças ingressam na série ou na turma de seu filho que também apresentam problemas comportamentais, de aprendizado e emocionais? A maioria dos professores somente consegue lidar com poucas dessas crianças numa mesma sala de aula comum, com outras crianças funcionalmente normais. Se houver mais de duas ou três por classe, lute por uma classe diferente ou procure outra escola.

ESCOLHENDO UM PROFESSOR PARA SEU FILHO

Ao fazer a melhor escolha para seu filho, você precisa avaliar os professores baseado em dois fatores: conhecimento e atitude.

---

*N. de R. No Brasil, tal procedimento não é necessário.

Déficit de atenção através dos olhos de uma criança, Alan Brown, de 15 anos

Eu penso comigo mesmo, com freqüência, por que não estava no mesmo grupo na pré-escola. A professora mandou-me brincar sozinho em um canto. Por ter sido selecionado, eu não tive muitos amigos. Eu era diferente, mas não sabia por que, ou o que eu era. Na metade da primeira série, a professora chamou minha mãe para uma reunião. Ela contava para minha mãe: "Eu sempre tenho de chamar o Alan. 'Alan, fique quieto, por favor. Sim, você pode apontar seu lápis, pela terceira vez. Você tem de ir ao banheiro novamente?'". Naquela reunião, a professora instruiu minha mãe. Ela falou para minha mãe sobre o transtorno de déficit de atenção (TDA). Minha professora sugeriu que ela me levasse ao médico para fazer alguns exames. Minha mãe e eu fomos ao médico. Depois de alguns exames, ele me medicou com Ritalina durante aproximadamente duas semanas e a professora disse que eu estava completando minha lição de casa, tirando boas notas e me sentindo bem comigo mesmo. Embora nós (minha mãe e eu) pensássemos que a batalha estivesse ganha, não tínhamos idéia de quais aventuras nos esperavam.

A segunda série passou. Eu ia muito bem na escola. Minha professora escrevia freqüentemente em meu cartão de relatório, "Alan trabalhou duro nessas seis semanas. Encorage-o a ler em casa". Eu odiava ler; era muito difícil entender o que lia. Eu adorava brincar do lado de fora, correr solto pelo campo e pedalar minha bicicleta. Tinha um espírito livre.

Quando entrei para a terceira série, as coisas começaram a fugir do controle. Sentia que nada do que eu fazia dava certo. Eu tentava fazer um bom trabalho. Minha professora escrevia em meus papéis, "Precisa se concentrar mais nas respostas", "Precisa devolver todos os trabalhos", "Precisa seguir as orientações". Eu realmente acho que minha professora não gostava de mim. Ela era muito severa, parecia nunca rir e sempre me observava.

A quarta série foi o ano em que tudo em meu mundo desabou! Antes de começar a escola, minha mãe me levou para ver um médico, como fazíamos a cada ano. O médico prescreveu a mesma dose de medicamentos que eu havia tomado no ano anterior. Ele não queria aumentar minha dose, a menos que eu realmente precisasse.

As primeiras seis semanas se passaram. Eu não ia muito bem, mas o médico dizia que podia ser por causa do novo ano na escola ou até me acostumar com a nova professora. Minha mãe contou à professora que o médico considerava a possibilidade de aumentar minha dose de Ritalina. A professora disse que alguma coisa deveria ser feita, porque minhas notas estavam muito baixas. Eu não estava sempre pronto para as aulas, era lento para pegar meus livros e sempre precisava voltar a meu armário porque esquecia alguma coisa. Meu médico aumentou a medicação para um comprimido de manhã e um comprimido na hora do almoço. Todos na classe diziam, "Que bobão, ele tem de tomar remédio".

Minha professora queria que eu me concentrasse melhor. Um dia, então, ela colocou minha mesa bem longe, no canto, separado do resto da classe. Passaram-se alguns dias. Eu ainda não havia terminado meu trabalho no tempo estipulado, ainda estava tentando fazer o trabalho corretamente. A professora não se importou em dizer: está acabado. Ela colocou, então, uma caixa gigante na frente da minha mesa para que eu não pudesse mais ver ninguém na sala de aula. Eu podia ouvir como outros meninos se divertiam às minhas custas. Isso realmente me machucou; eu estava envergonhado de mim mesmo e maluco com a minha professora. Não podia contar para minha mãe, pois podia arrumar maior encrenca. Eu odiava a escola, não gostava de minha professora e comecei a odiar a mim mesmo. Imagine um garoto de nove anos tendo de passar por isso dia após dia. Era difícil encarar o dia seguinte. Após uma semana, eu fiz buracos na caixa de papelão para poder ver os que se divertiam às minhas custas. Comecei as espiar pelos buracos, fazendo os outros meninos rirem de mim. A professora ficou aborrecida. Então, eu me tornei o palhaço da classe. Fui suspenso por dois dias. Quando minha mãe descobriu o que acontecia, meu amigo, ela ficou furiosa.

Ela estava louca porque a professora tinha feito isso e maluca com o diretor por ter permitido que isso acontecesse, ninguém conseguia ver o que isso me causava.

Minha mãe chamou o médico, explicou o que estava errado, solicitou que ele recomendasse um especialista. Nós precisávamos de ajuda! Lembro que minha mãe chorou ao telefone. Isso me assustou. Eu pensei que eu realmente estava enrascado, mas, ao contrário, ela me colocou em seu colo, me beijou na bochecha, me deu um abraço, e disse, "Você é especial para mim, e eu te

(Continua)

(Continuação)

amo. Juntos nós iremos passar por isso". Isso fez-me sentir bem melhor, as mães sempre podem consertar tudo.

No dia seguinte, minha mãe me explicou que iríamos encontrar alguém muito especial, alguém com quem eu poderia falar. Eu estava meio nervoso. Essa pessoa era uma assistente social. Ela era legal. Eu joguei jogos enquanto conversamos. Depois de algum tempo, eu senti que ela era uma boa amiga. Era hora de encontrar o diretor para retornar à escola. Minha mãe e eu fomos ao escritório. O diretor queria me conceder o lugar de um estudante mais merecedor, de conquistas acadêmicas mais altas. Isso faria a escola parecer melhor. Nesse ponto, minha mãe perguntou sobre meus direitos como um estudante deficiente. Ela não gostava da idéia que ninguém se preocupasse com o que faziam comigo e disse isso. A essa altura, o diretor ligou a um de seus amigos, outro diretor. Tinha algo a ver com a minha mãe, por não ter comparecido à reunião na escola para discutir o problema.

Fui transferido para uma nova escola, uma escola perto de onde minha mãe trabalhava. Sou grato por aquela ligação telefônica.

No caminho de casa naquele dia, minha mãe me explicou que o que eles haviam feito para mim não estava correto, e eles deviam se envergonhar disso. Ela disse que havia muitas pessoas espertas e de sucesso neste mundo que não são felizes consigo mesmas. Ela disse: "Na vida, é mais importante ser feliz e saber isso por si próprio e não se importar com o que possa vir, pois você pode vencer. Escola é importante, mas dignidade também.".

A nova escola tinha uma atmosfera mais positiva; minhas notas subiram. O médico trocou minha medicação para um comprimido de liberação lenta; portanto, eu não tinha mais de deixar a classe para tomá-lo.

A quinta série passou. Eu fui excelente! Tinha a melhor professora; ela sorria muito e era flexível, embora conduzisse um dia bem planejado e organizado. Um dia, eu me lembro, ela pediu que eu fosse ao armário para pegar o livro *Charlote's web*. Mas fui ao armário e achei o outro livro, ainda mais maravilhoso, *King of the wind*, uma história sobre um cavalo. Eu escondi o livro *Charlote's web* e disse à professora que não pude encontrá-lo, mas que este livro de cavalo estava lá, e eu gostava muito de cavalos. É óbvio que as professoras sempre sabiam os livros que estavam no armário. Ela pensou que, se o *King of the wind* não parecia tão interessante para mim, talvez valesse ler *Charlote's web*. Após ler o livro, escrevi um relatório contando a história. A professora ficou muito impressionada. Ela afixou meu relatório sobre o livro na frente da sala de aula e fez um comentário no meu cartão de relatórios. Fiquei muito orgulhoso – orgulhoso de mim mesmo. Eu estava seguindo a linha novamente; a vida estava ótima. Meus pais ficariam orgulhosos.

Veio a sexta série, e eu me saí muito bem. Tive de mudar de sala. Foi difícil ajustar-me a melhores níveis de organização. Eu coloria folhetos em códigos e mantinha-os segundo uma escala de horários para saber onde e quando as aulas aconteciam.

A sétima série foi um pouco mais dura, mas eu venci. Havia mais estudantes. Quase me perdia na confusão. A oitava série foi uma luta a cada dia. Mais pressão dos amigos, mais difícil para me enquadrar, e eu me encontrava sob diversas mudanças, como a puberdade. Eu me via sonhando acordado durante o dia, querendo estar com meu avô. No verão, eu passava muito tempo com ele. Meu avô tinha seu próprio negócio e me ensinava muito. Aprender daquela forma era gostoso, era aprender com a "mão na massa". De qualquer forma, naquele ano, meu cartão de relatório dizia, "Precisa terminar o trabalho". Eu não devolvia todos os papéis. Precisa mostrar mais esforço". Eu tinha medo todo dia. Às vezes eu até chorava quando ficava sozinho. Como eu podia fazer as pessoas me entenderem? Eu me fechei automaticamente; tudo parecia negativo na escola.

Veio o verão. Eu precisava de férias. Eu trabalhei com meu avô. Aquele verão minha família passou um grande tempo me preparando para o ensino médio.

Ensino médio! Que grande passo! Eu estava crescendo. Mais coisas me esperavam. Eu queria me enquadrar para não me tornar um ignorante ou tolo.

Meus pais me advertiam sobre más companhias e me contavam que o ensino médio era realmente importante para meu futuro. Que pressão! Minha mãe falou com o orientador sobre o fato de eu ser portador de TDAH. O orientador afirmou que eu me sairia bem.

(Continua)

(Continuação)

> Eu estava realmente nervoso no primeiro dia, mas adivinhe o quê? Todos os calouros estavam! As primeiras seis semanas se passaram. Nem todos os meus professores gastavam seu tempo revendo minhas notas. Eles não sabiam que eu tinha TDAH. Meu caro, as coisas fugiram do controle.
>
> Mais tarde, naquele ano, quando minha mãe foi a uma reunião, um dos meus professores disse, "Eu nunca teria adivinhado que Alan era portador de TDAH". Minha mãe ficou surpresa. O professor disse, "Ele se veste bem, apresenta um bom corte de cabelo e mostra respeito pelos professores, não é sabichão. Ele não se mete em confusão". Minha mãe revirou os olhos, mas não disse nada até que entrássemos no carro. "Alan, aquele professor não entende nada sobre TDAH. É um desrespeito para com as pessoas. Qualquer um pode entender. Não é vergonha ser portador de TDAH. Sabemos ao menos com o que estamos lidando. Lembre, aumente seus esforços em vez de engrandecer suas fraquezas. Ignore os comentários desse professor. Ele precisa aprender sobre o assunto. Escola não serve apenas para ABC e nada mais!"
>
> Eu queria fazer parte. Eu agia dessa forma, até começava a contar mentiras. Eu contava histórias que me faziam parecer maior aos olhos das outras pessoas, mas todos sabiam que se tratavam de mentiras. As coisas apenas pioravam. No ensino médio, você está em meio a uma grande quantidade de pessoas todo os dias. Você encontrará vários professores. Alguns professores estão presentes apenas para ganhar seu salário, e existem poucos que se importam realmente com os estudantes que têm. Eu tive uma professora dessas. Ela gastava seu tempo comigo, tempo para me entender melhor. Quando eu precisava de apoio, essa professora estava presente.
>
> Uma vez, uma professora pediu a todos para escreverem uma história como se estivéssemos num mundo de faz-de-conta. Ela perguntou sobre minhas idéias. Eu respondi, "Eu lido com o mundo real". Isso realmente foi um quebra-cabeça para a professora. Hoje, tenho 15 anos. Eu lido com o mundo real. Sonhar é bonito. Ser um estudante portador de TDAH consome toda a minha energia em busca dos objetivos que estabeleci para mim mesmo.
>
> Durante os meus anos de escola, até o presente momento, eu passei por muito. Minha mãe diz que eu tenho um bom coração; eu me importo com aqueles no que é preciso. Não sou um estúpido. Você não pode medir sempre a inteligência através de testes. Eu acho que estou indo melhor na escola. O psicólogo da escola se tornou uma ferramenta importante para mim. Eu posso falar com ele quando pego um professor que não me entende, se discordo de alguma coisa, ou apenas se estou tendo problemas. É de grande ajuda falar com alguém que entende. O que estou tentando dizer é que: não importa o que aconteça no meu caminho, eu posso sobreviver.
>
> Eu tenho aqueles que realmente se incomodam comigo, e destes eu consigo minha força.

Qual o conhecimento do professor sobre o TDAH?

Infelizmente, muitos professores são desinformados sobre o TDAH ou estão desatualizados quanto ao conhecimento do transtorno e seu controle. Verificamos que alguns professores têm uma fraca compreensão sobre natureza, curso, resultados e causas desse transtorno. Eles também não apresentam nenhuma noção sobre os tratamentos que são úteis ou não. Quando esse for o caso, pequenas mudanças positivas resultarão na tentativa de estabelecer programas de manejo de comportamento na sala se aula. O primeiro passo para auxiliar seu filho é tornar-se instruído sobre o TDAH, e o passo inicial da intervenção escolar é a instrução dos professores sobre o transtrono. Armado com a informação presente neste livro, você deveria ser capaz de determinar, a partir de entrevistas com o diretor e os professores, se um professor em particular parece suficientemente informado sobre o TDAH. Em caso negativo, você pode fazer muito para ajudar.

Entendendo os métodos apresentados aqui e no Capítulo 16, você se torna preparado e equipado para fazer recomendações aos professores sobre seu filho, para uma possível implementação. Você também pode sugerir técnicas, nas reuniões da escola sobre o desempenho de seu filho ou pode até solicitar, quando apropriado, que algumas delas se tornem parte formal do Plano Educacional Individual (PEI) escrito de seu filho, caso ele esteja recebendo serviços de educação especial.

Você também pode ajudar educando o professor e fornecendo materiais para leituras breves, como aqueles listados em "Sugestão de leitura e vídeos" no final deste livro, ou mesmo compartilhando o livro. Aliado a isso, preparamos vídeos (*ADHD – What do we know* e *ADHD in the classroom*) que resumem o transtorno e cobrem questões de manejo na sala de aula; muitos professores acharam mais conveniente do que materiais para leitura. Finalmente, recomendamos os vídeos *Assessing ADHD in the schools* e *Classroom interventions for ADHD*, ambos de George J. DuPaul e Gary Stoner. (Para informação completa sobre todos esses vídeos, veja "Sugestão de leitura e vídeos").

Qual é a atitude do professor em relação ao TDAH e às técnicas de modificação de comportamento?

Se qualquer professor adotar os programas comportamentais preconizados neste livro, será fortemente influenciado não só pela filosofia e pelo treinamento educacional, como por sua experiência pessoal sobre crenças e processos educacionais. Em alguns casos, pode ser necessário o treinamento intensivo do professor de seu filho por uma escola ou profissional especialista em psicologia clínica sobre esses programas comportamentais. Mesmo assim, visitas "incentivadoras" desses profissionais às escolas após o treinamento podem ser necessárias para manter o professor habituado com o uso dos procedimentos.

Professores que utilizam uma abordagem permissiva de educação provavelmente não utilizarão modificações comportamentais, julgando erroneamente que esses métodos são demasiadamente mecânicos e não favorecem o desenvolvimento adequado e natural das crianças, bem como sua motivação de aprendizado. Isso certamente não é verdade. Em alguns casos, essas crenças podem ser alteradas através do sucesso de uma consulta com um profissional bem treinado em programas comportamentais. Em outros casos, as crenças não se alterarão, podendo vir a interferir muito quanto à utilização eficaz dos programas comportamentais na sala de aula de seu filho. Nesses casos, pode ser benéfica uma transferência para um professor alternativo, de filosofia mais consistente com a utilização desses programas comportamentais.

No caso de pouca motivação por parte do professor ou quando frente a uma filosofia conflitante, seja positivo. Pressione o administrador para que os professores assumam grande responsabilidade ou peça uma transferência de seu filho para outra sala de aula ou outra escola, o que é melhor do que desperdiçar todo um ano de educação de seu filho. Quando isso for impossível, você deve complementar a educação de seu filho fora da escola, através de professores particulares, programas de recuperação de férias, maior envolvimento em casa, revisando a lição de seu filho.

Alguns professores resistem às técnicas comportamentais não porque a sua filosofia de ensino é conflitiva, mas porque acreditam que os problemas de crianças com TDAH são emocionais, frutos de conflitos ou caos em casa, e que a medicação é a única solução, pois o TDAH é um transtorno biológico. Outros professores podem se ressentir de mudar seu estilo de ensino quando acreditam que isso sugere que seu próprio comportamento está causando problemas na criança.

> "O professor dela não acredita em TDAH. Ele diz que muitas crianças têm sido rotuladas e dão desculpas por sua má conduta. Como posso lidar com isso?"

Outra coisa importante é o quão bem ajustado está o professor de seu filho quando outros pais fazem reclamações contra ele por agir mal ou proporcionar formas de ensino ineficazes. Certamente, você não pode solicitar que cada um dos professores de seu filho se submeta a avaliações psicológicas, mas pode buscar informação com o diretor ou outros membros da escola sobre a reputação daquele determinado professor no que diz respeito a lidar com crianças com problemas de comportamento. Você também pode solicitar nomes de pais cujas crianças se encontram atualmente sob os cuidados desse professor, para que possa contatá-los para ter uma visão mais clara e ampla sobre sua competência.

O que você pode fazer para ajudar

Sobretudo, é importante para uma eficaz colaboração entre você, o professor de seu filho e um profissional especializado em comportamento, que o relacionamento da equipe de tratamento não esteja consideravelmente estressado. Entretanto, uma colaboração de sucesso pode ser facilmente impedida por atitudes – não apenas do professor, mas sua também. Seus esforços estão sendo dificultados por uma atitude formada por uma longa história de conflitos com o pessoal da escola? Suas expectativas são irreais? Você espera que a escola cure os problemas de seu filho? Se seu filho está tendo dificuldades novas em casa, você está convencido de que o fraco ensino ou manejo na escola esteja causando as dificuldades da criança na sala de aula? Certifique-se de reexaminar suas atitudes periodicamente para ver se estão impedindo o processo colaborativo.

Caso haja antagonismos entre você e o professor, provavelmente toda e qualquer intervenção será arruinada. Nesse caso, peça a um consultor que o acompanhe à escola para ajudar na mediação.

Esteja atento que em muitos casos o programa comportamental aqui sugerido precisará ser associado a medicamentos no tratamento dos problemas escolares de uma criança portadora de TDAH. Pesquisas recentes demonstram que a combinação de programas comportamentais e medicamentos produzem progressos superiores a outros tratamentos usados isoladamente. Assim, se seu filho está tendo problemas sérios de adaptação na escola, você deve considerar cuidadosamente o uso de medicação (ver Capítulos 18 e 19).

Finalmente, quando encontrar um ou mais professores bons e sensíveis para seu filho, apóie-o e o elogie; assista os professores de todas as formas que puder; esteja aberto às sugestões do professor sobre o que você pode fazer para ajudar e transmita sua aprovação e admiração não apenas aos professores, mas também ao diretor da escola. Isso pode reforçar seu relacionamento com os professores, aumentar o desejo deles em adaptar os programas na sala de aula às necessidades e às habilidades especiais de seu filho, ajudá-lo a encontrar futuros professores com pensamentos similares à medida que progride na escola, além de encorajá-los a você e a seu filho defender tais programas, quando houver decisões sobre o programa de ensino atual e futuro por parte dos administradores da escola. A atenção positiva aos professores de seu filho constrói um relacionamento bem estruturado, o que só poderá trazer benefícios para todos.

ALGUNS CONSELHOS PARA A ESTRUTURA DAS AULAS E PARA O CURRÍCULO DA ESCOLA

Vários fatores relacionados à estrutura do ambiente da sala de aula, às regras a serem obedecidas em sala de aula e à natureza dos trabalhos são importantes e devem ser considerados se você pretende ajudar seu filho na escola. No passado, os profissionais pediam aos pais e professores para que reduzissem a quantidade de estímulos na sala de aula, pois isso poderia levar à excessiva distração das crianças com TDAH. Pesquisas que avaliaram tais medidas verificaram, entretanto, que elas não melhoravam o comportamento na sala de aula nem o desempenho acadêmico dessas crianças. De forma similar, a crença de que salas de aula tradicionais são demasiadamente restritivas e de que classes que permitem maior liberdade e flexibilidade sejam melhores, não foi apoiada por tais pesquisas.

Existem várias características na sala de aula, entretanto, que podem necessitar de alguns ajustes que você pode tratar com o professor que trabalha com seu filho. Tenha isso em mente quando estiver em busca de novos professores e de outra turma para o próximo ano. Acredite ou não, um ponto importante é o fato da distribuição das cadeiras na sala de aula. Pesquisas recentes mostram que uma disposição tradicional das escrivaninhas em filas e voltadas para a frente da sala de aula é muito melhor para as crianças com TDAH do que um arranjo modular, no qual várias crianças dividem uma mesa grande, especialmente se voltadas umas para as outras enquanto trabalham. Esse arranjo parece proporcionar estímulos excessivos para interação social com outras crianças, o que distrai uma criança com TDAH, fazendo com que ela não preste atenção ao professor nem ao trabalho escolar.

Você também pode pedir que seu filho seja colocado mais perto da mesa do professor ou próximo de onde o professor fica a maior parte de seu tempo quando dá as instruções na sala de aula. Isso não apenas desencoraja os colegas de classe a dar atenção a seu filho, fazendo crescer o comportamento disruptivo, mas também torna mais fácil ao professor monitorar seu filho ou recompensá-lo e aplicar multas mais rápida e facilmente. Alterar a disposição dos assentos na sala de aula é, às vezes, tão eficaz quanto um programa de recompensas para melhorar, de maneira apropriada, o comportamento na sala de aula.

As salas de aula que são fisicamente inclusas (como entre quatro paredes e uma porta) são geralmente muito melhores para um criança com TDAH do que as assim chamadas salas de aula abertas. Salas de aula abertas são geralmente mais barulhentas e apresentam diversas possibilidades para distração visual. Pesquisas mostram que ambientes muito barulhentos se associam à menor atenção para o trabalho e a maiores níveis de comportamento disruptivo em crianças com TDAH.

Uma rotina bem organizada e previsível numa sala de aula também é muito útil. A disposição de uma escala de regras para a sala de aula pode ser adicionada a esse senso de estrutura. Utilizar cartazes de retorno na frente da classe mostrando como as crianças seguem as regras, se comportam e trabalham pode também ajudar seu filho portador de TDAH.

Em alguns casos, fitas de advertência também são particularmente úteis. Enquanto isso não for um fator real na estrutura da sala de aula, é um exemplo de medida que a escola deveria estar aberta para utilizar. Antes de fazer os trabalhos em sua escrivaninha, a criança leva um pequeno gravador portátil, coloca um fone de ouvido para que a fita não distraia outros estudantes e liga o gravador. A criança procede com o trabalho enquanto a fita a lembra – geralmente com a voz do pai, pois sabemos que crianças com TDAH tendem a ouvir melhor seus pais que suas mães – para permanecer na tarefa, não incomodar outros e gostar do que está fazendo. A eficiência dessas fitas depende da associação a métodos consistentes de reforço de regras e ao uso de recompensas e punições por trabalho e conduta apropriados.

As mudanças adicionais de estrutura da sala de aula e currículo que podem provavelmente ser úteis são as seguintes:

1. Como é verdade para todas as crianças, as tarefas acadêmicas devem se adequar às habilidades da criança. Para crianças com TDAH, aumentar a inovação e o nível de interesse nas tarefas através do uso de maior estimulação (p. ex., cor, forma, textura) parece reduzir o comportamento disruptivo, aumentar a atenção e melhorar o desempenho total.
2. O professor deve mudar o estilo de apresentação de aulas, tarefas e materiais para ajudar a manter o interesse e a motivação da criança com TDAH. Quando são designadas tarefas passivas ou pouco interessantes, elas devem ser intercaladas com tarefas ativas ou de grande interesse, otimizando a atenção e a concentração. Tarefas que requerem uma resposta ativa como oposição à passividade permitem também que as crianças com TDAH canalizem melhor seu comportamento disruptivo em repostas construtivas. Em outras palavras, forneça a uma criança com TDAH algo a fazer como parte da aula, determine trabalhos ou atividade, e o comportamento da criança passará a ser um problema menor.
3. As determinações acadêmicas devem ser mais breves para se adequarem à capacidade de atenção da criança. Uma boa regra, escolhida a dedo, é determinar a quantidade de trabalho que poderia ser apropriada para uma criança 30% mais nova. Deve ser fornecido um retorno imediato em relação à precisão das determinações, e os limites para realização de um trabalho devem ser curtos. Isso pode ser condicionado através do uso de cronômetros ou relógios.
4. A atenção de uma criança durante uma lição em grupo pode ser melhorada com um estilo de aula mais entusiasmado, breve e que permita a participação ativa da criança. Um professor que finge como um ator – que é vibrante, entusiasmado e emocionalmente explosivo – conseguirá muito mais atenção do que um professor que fala em tom mais monótono sobre assuntos mais áridos.
5. Combinar aulas com momentos breves de exercício físico na sala de aula também pode ser útil. Isso reduz o senso de fadiga e monotonia que crianças com TDAH podem experimentar durante períodos muito extensos de trabalho acadêmico. O professor pode tentar polichinelo, uma rápida volta fora da sala de aula com dois minutos de corrida ou caminhada, formar uma fila e andar ou dançar pela classe, ou outras atividades físicas breves. Isso pode renovar a capacidade de atenção não apenas da criança com TDAH, mas das outras crianças também.
6. O professor deveria escalar as matérias acadêmicas mais difíceis para o período da manhã e deixar as atividades não-acadêmicas de maior atividade para o período da tarde. É bem sabido que a habilidade de concen-

tração de uma criança com TDAH e a inibição do comportamento diminui enormemente no decorrer do dia escolar (ver Capítulo 4).
7. Sempre que possível, as aulas na sala de aula precisam ser melhoradas usando-se materiais de instrução direta – treinamento de habilidades acadêmicas importantes, ou, até melhor, computadores com programas que fazem a mesma coisa.

EM QUE CLASSE A CRIANÇA COM TDAH SE ADAPTARÁ MELHOR?

Em muitos casos, as medidas descritas até aqui e os programas apresentados no Capítulo 16 serão suficientes, especialmente para crianças com sintomas leves a moderados de TDAH ou para crianças cujos problemas de atenção ou comportamento são passíveis de controle com medicação. Entretanto, em outro casos, especialmente aqueles relacionados ao TDAH com sintomas severos e associado a problemas de oposição, agressão ou incapacidades de aprendizado, alternativas de adaptação – por exemplo, educação especial ou escola privada – pode ser necessário. De maneira ideal, essas adaptações devem incluir salas de aula com um número menor de estudantes e salas conduzidas por professores com maior experiência em modificação de comportamento.

Serviços de educação especial

Obter serviços de educação especial para crianças com TDAH é, com freqüência, um processo muito difícil. Muitas dessas crianças não se qualificaram anteriormente para serviços de educação especial de acordo com as diretrizes especificadas na Lei Pública 94-142,[*] que antecede o Individuals with disabilities act (IDEA). Agora, eles se qualificam! Se seu filho não se enquadra, pode se tornar elegível à educação especial através da lei sob a categoria de "Outras debilidades de saúde". Peça a seu distrito escolar que o esclareça sobre o IDEA e os direitos de seu filho. Tenha em mente, entretanto, que seu filho deve apresentar significativa incapacidade de desempenho escolar causado pelo TDAH para poder obter educação especial; um diagnóstico isolado é insuficiente.

Infelizmente, uma criança com TDAH sem outros problemas associados provavelmente será qualificada apenas para uma pequena quantidade de educação especial na maioria dos estados americanos. Quando existem problemas associados, como incapacidades de aprendizado ou transtornos emocionais (particularmente agressão e hostilidade), a criança provavelmente será designada a salas de aula que darão maior atenção a esses problemas. Certamente, crianças com TDAH que apresentam problemas significativos de fala e linguagem e problemas de desenvolvimento motor, receberão terapia ocupacional, fisioterapia e fonoaudiologia, ou até educação física para adaptação, desde que esses problemas de desenvolvimento sejam suficientes e interfiram no desempenho acadêmico.

Embora a situação esteja mudando, você precisará exercer certa pressão sobre seu distrito escolar para fazer valer as leis já existentes. Os esforços encon-

---

[*]N. de R.T. Lei válida nos Estados Unidos.

tram-se, agora, sob a atenção das associações nacionais de pais que devem buscar seguir as recomendações do governo federal para que haja melhora nos serviços para crianças portadoras de TDAH, mas toda e qualquer mudança ocorrerá apenas depois de muitos debates e dependerá dos altos custos associados aos distritos escolares que venham a criar programas de educação especial para uma nova população de incapacitados.

É essencial que você se familiarize com as diretrizes de seu distrito escolar local, estadual e federal. Você pode obter todas as informações em seu distrito escolar. Outras informações úteis podem ser encontradas em três livros excelentes: *CHADD educators manual*, de Mary Fowler, *ADD and the law* de Peter e Patrícia Latham, e *Turning the tide* de Karen Richards e John Lester. Para informação completa sobre esses livros, ver "Sugestão de leitura e vídeos" no final deste livro.

Além disso, você deve obter informações com o diretor de educação especial de seu distrito escolar. Seja tão eficiente quanto sua lista de contatos telefônicos ao lidar com os problemas educacionais de seu filho. Um bom caderno com números de telefones deve acompanhá-lo ajudando-o a encontrar outras fontes no setor privado, como escolas particulares, programas de educação formal e informal e campos de estudos especiais de verão. Contate também a associação de apoio a pais local (p. ex., sua filial de CHADD ou ADDA – ver "Serviços de apoio a pais" no final deste livro) para conselhos sobre as fontes em sua área para os problemas escolares. Essas organizações, podem, às vezes, enviar um profissional bem treinado para defendê-lo nas reuniões escolares. Em alguns casos, você precisará colher uma segunda opinião sobre os problemas de seu filho se não concorda com os membros da escola sobre a natureza e extensão dos problemas e a qualificação de seu filho para serviços especiais.

Também é importante entender o conceito de "ambiente menos restritivo" que se aplica às decisões relacionadas à adaptação à educação especial. O IDEA determina claramente que serviços especiais de educação devem ser fornecidos às crianças deficientes para que elas não sejam impedidas de interagir com os colegas não-deficientes. Os distritos escolares são capazes de errar no momento do direcionamento da criança portadora de TDAH em relação a um ambiente menos restritivo, necessário para controlar seus problemas acadêmicos e comportamentais. Isto é, podem colocar as crianças num programa que proporciona maior contato com estudantes normais. Alguns professores nem sempre concordam com isso. Eles preferem que as crianças com TDAH sejam removidas para ambientes de educação especial a ajustar o currículo da escola e o estilo de controle de comportamento para se adaptar às necessidades dessas crianças. Os pais devem estar igualmente inclinados em relação à educação especial, acreditando ser preferível uma sala de aula menor e uma maior atenção dada pelo professor. Os distritos escolares resistirão às pressões também para não violar os direitos das crianças quanto ao ambiente menos restritivo ou o risco legal de ações por assim fazer. Os pais podem achar que isso é frustrante, mas devem entender que a filosofia por trás dessa reação é influenciada e baseada na lei.

VOCÊ DEVE MANTER SEU FILHO COM TDAH NA PRÉ-ESCOLA?

Em qualquer ponto da vida escolar de 23 a 35% das crianças com TDAH serão retidas em uma série, ao menos uma vez, antes de atingir o ensino médio, a maioria no ensino fundamental. Dessa forma, muitos pais terão de determinar se a repetência é a solução para as dificuldades de seu próprio filho. Terri Shelton, hoje na University of North Carolina em Greensboro, acredita que provavelmente essa *não* seja a melhor medida para a maioria das crianças. Aqui está o que ela tem a dizer (algo parafraseado):

É incompreensível que a repetência possa ser recomendada em muitos casos, já que a criança com TDAH geralmente mostra características de crianças que são imaturas para a sua idade. Muitos professores podem recomendar, de forma sensata, um "outro ano para crescer". Além disso, diversos estudos não conseguiram identificar desvantagens significativas na obtenção de um resultado devido à demora no ingresso escolar. Talvez isso ocorra quando as dificuldades observadas se relacionem ao TDAH e não apenas à imaturidade de desenvolvimento e, nesse caso, repetir a mesma abordagem num segundo ano, provavelmente não ajudará. Também, não enfoca os problemas específicos do TDAH. E, na verdade, uma criança que repete a pré-escola ou a primeira série pode se chatear quando tiver de revisar os antigos materiais e, assim, estará sentenciada ao insucesso. Extrapolando, essa solução poderia resultar no que disse uma mãe "Se ele repetir cada série, se formará aos 30 anos!".

Questões/Opções a considerar

Portanto, quando é sábio considerar a repetência?

Status *acadêmico*

Embora seja verdade que a criança com TDAH se dá melhor em situações um a um do que na sala de aula – ou em testes individuais unidos a observações em sala de aula e a escalas de avaliação/entrevistas completadas pelos professores –, pode ser útil determinar as incapacidades mentais dessas crianças, em separado, e suas habilidades para realizações no ambiente da sala de aula. Certifique-se apenas de que o profissional utiliza testes apropriados para crianças mais novas, como a bateria psicoeducacional de Woodcock-Johnson, a bateria de avaliação para crianças de Kaufman, ou o Stanford-Binet (quarta edição), entre outros, que fornecem uma grande variedade de tarefas acima e abaixo da média para cinco a seis anos. No geral, se uma criança for mentalmente capaz de completar o trabalho, será necessário um tipo diferente de ambiente acadêmico (p. ex., maiores reforços, classes menores), mas não a repetência.

Caso sejam identificados atrasos, as habilidades acadêmicas gerais dever ser avaliadas. Se houver um atraso global, recomenda-se a repetência. Caso não haja, a criança deve ser promovida, e podem ser necessários serviços educacionais de apoio para as áreas mais atrasadas.

Tamanho físico e idade

Tanto os pais como as crianças comentaram sobre os problemas sociais de repetência quando a criança era maior do que os coleguinhas de classe. Assim, a repetência parece mais sábia para a pré-escola, quando as crianças têm menor estatura ou nasceram próximas da idade limite para a primeira série, que é determinada pelo distrito escolar.

Maturidade emocional

A impulsividade e a baixa tolerância à frustração, entre outras características que marcam a imaturidade emocional das crianças portadoras de TDAH, não serão, provavelmente, curadas com mais um ano de pré-escola. Ao contrário, podem ser úteis algumas formas de intervenção. Usamos o programa de treinamento de habilidades sociais denominado *Skillstreaming*, de Ellen McGinnis e de Arnold Goldstein (ver "Sugestão de leitura e vídeos"). Esse treinamento foi utilizado com sucesso por professores de pré-escola e ensino fundamental com currículo acadêmico típico.

Na verdade, muitas das dificuldades das crianças podem ser abordadas através de serviços terapêuticos fornecidos na sala de aula comum como alternativa à repetência. Pode-se usar a terapia ocupacional, levando-se em conta as recomendações do terapeuta ao professor para que este as use na sala de aula normal. A fonoaudiologia também pode ser útil. Quando enfoca problemas de comunicação, essa forma de terapia se torna um programa eficiente para as habilidades sociais.

Estilo e expectativas do professor de ensino fundamental

Os professores variam consideravelmente tanto em relação ao que esperam que seus estudantes sejam capazes de fazer como quanto à sua atitude em relação aos transtornos como o TDAH. Um grande número de estratégias de comportamento relativamente simples (discutidas no Capítulo 16) podem ser usadas na sala de aula comum quando o professor está aberto a essa forma de abordagem, eliminando, assim, a necessidade de repetência. Portanto, a escolha do professor da primeira série é um fator determinante e crítico na decisão sobre reter ou não uma criança na pré-escola.

Opções alternativas de sala de aula/currículo

Além da pré-escola e da primeira série do ensino fundamental, existem opções possíveis em seu distrito escolar. Isso inclui uma pré-escola baseada em linguagem, que proporciona um currículo de apoio com base na linguagem e um número menor de estudantes. Você também deve solicitar um programa de transição de pré-escola, que geralmente é usado para crianças com desenvolvimento lento. Por fornecerem uma grande quantidade de retorno com rapidez, os computadores podem ser muito úteis para crianças mais novas com TDAH. Raramente, uma criança com TDAH não gosta de jogos de computador. O uso desses jogos para aumentar as habilidades acadêmicas de aprendizado pode ser um auxílio muito útil no currículo de sala de aula normal. Um grande número de programas de computador – Reader Rabbit e Math Blaster, por exemplo – melhoram a aptidão de leitura e matemática. Assim, em geral, mesmo quando a repetência é recomendada, e especialmente quando não é, deve-se dar atenção considerável em relação ao tipo de abordagem de ensinamentos fornecida anteriormente e o que pode ser feito dessa vez para assegurar maior eficácia.

16

Aperfeiçoando a Educação na Escola e em Casa: Métodos para Ter Sucesso da Pré-escola ao Ensino Médio

com Linda J. Pfiffner, PhD

Agora que encontrou o melhor estabelecimento possível para a educação de seu filho, você pode começar a verificar as técnicas específicas para maximizar o sucesso dele na escola e no dia-a-dia. Aqui está outra área na qual você deve se tornar um especialista, pois vai depender de sua ajuda o planejamento da intervenção e o treinamento do(s) professor(es) em relação ao uso eficaz de programas de manejo comportamental. Certamente, ficará a seu cargo o aperfeiçoamento da educação de seu filho que acontece em casa. Este capítulo entrará em detalhes sobre os princípios gerais e os métodos específicos para ajudar uma criança com TDAH a ter sucesso na escola.

Primeiro, entretanto, lembre-se de tentar envolver seu filho nesse processo, visando aumentar a motivação da criança para que tenha sucesso. Inclua qualquer criança acima de sete anos numa das reuniões iniciais de planejamento com um professor. Isso dá à criança alguma força para estabelecer objetivos e determinar recompensas valiosas e apropriadas e para sugerir penalidades por mau comportamento. Dentre os importantes produtos dessas reuniões estão os contratos de comportamento que tratam dos detalhes dos programas que devem ser assinados pelos pais, professores e crianças para ajudar a manter o uso consistente do programa com o passar do tempo e para esclarecer o papel de cada um dos indivíduos.

PRINCÍPIO GERAIS DE MANEJO NA ESCOLA

Caso utilize ou não medicamentos, é útil ter em mente diversos princípios durante o desenvolvimento de programas de manejo de seu filho portador de TDAH na sala de aula. Estes podem se originar das teorias apresentadas no Capítulo 2 sobre o envolvimento do TDAH na incapacidade de inibição de comportamento de seu filho. Eles se fundamentam nos princípios para controlar seu filho em casa, descritos no Capítulo 11.

1. Regras e instruções devem se claras, breves e (quando possível) representadas fisicamente sob a forma de cartazes, listas e outros lembretes visuais. Acreditar na memória da criança e em lembretes verbais geralmente não funciona. Encoraje a criança a repetir as instruções em voz

alta e mesmo a repeti-las completamente a si próprias em baixo tom enquanto segue as instruções.
2. Recompensas, punições e respostas usadas para manejar o comportamento da criança devem ser dispensados de maneira rápida e imediata, e a abordagem total para a utilização de conseqüências deve ser bem planejada e organizada.
3. Respostas ou resultados freqüentes por seguir regras são cruciais para manter a obediência da criança.
4. Crianças com TDAH são menos sensíveis a elogios sociais e reprimendas; portanto, as conseqüências por bom ou mau comportamento devem ser mais vigorosas do que aquelas necessárias para controlar o comportamento de crianças sem TDAH.
5. Recompensas e incentivos devem ser usados em vez da punição, ou seu filho passará a encarar a escola como um local em que provavelmente ele vai ser mais punido do que recompensado. Certifique-se de que o professor espera uma semana ou duas após estabelecer um programa de recompensas na escola antes de começar a usar punições. Certifique-se, então, que o professor fornece duas ou três recompensas para cada punição. Quando as punições falham, veja inicialmente se as recompensas são insuficientes; quando forem, as punições não controlarão o comportamento de seu filho.
6. Sistemas de recompensas com fichas podem permanecer eficazes durante um ano escolar inteiro com mínima de perda de intensidade, já que as recompensas são alteradas freqüentemente. Crianças que apresentam TDAH enjoam de determinadas recompensas mais rápido que outras crianças, e professores que não são capazes de reconhecer esse fato geralmente abandonam o programa de fichas muito precocemente, acreditando que ele parou de funcionar.
7. A antecipação é o segredo com crianças que apresentam TDAH, especialmente durante as fases de transição. Para assegurar que seu filho está atento a uma mudança que está para acontecer, peça ao professor para seguir as estratégias apresentadas no Capítulo 12: (a) Revise as regras *antes* de prosseguir com novas atividades; (b) faça com que a criança repita essas regras, incluindo recompensas por bom comportamento e punição por má conduta e (c) dê seguimento ao plano quando a atividade começar. Aqui, a mensagem importante para os educadores é: *Pense em voz alta, pense para frente.*

Você também pode compartilhar com o professor de seu filho algumas atividades do Capítulo 9: (1) lute por consistência; (2) não personalize os problemas da criança; (3) mantenha uma perspectiva de deficiência na criança e (4) pratique o perdão. Com essas regras em mente, um professor criativo pode projetar facilmente um programa para seu filho portador de TDAH.

MÉTODOS DE CONTROLE DE COMPORTAMENTO PARA A SALA DE AULA

As conseqüências positivas e negativas são as ferramentas mais eficazes para o manejo do comportamento, tanto na sala de aula como em casa. Conseqüências positivas incluem, geralmente, os elogios, as fichas e as recompensas palpáveis, além dos privilégios especiais. É comum ignorar punições, reprimendas verbais, multas ou penalidades e sanções num sistema de fichas. O maior progresso no comportamento na sala de aula e no desempenho acadêmico apenas virá a partir da combinação de estratégias.

Usando respostas positivas

Atenção positiva do professor

Elogios e outras formas de atenção, como um sorriso, um sinal com a cabeça ou um tapinha nas costas, são as ferramentas mais básicas de manejo que os professores têm à disposição. A atenção positiva é apreciada pela maioria das crianças, incluindo seu filho, embora a atenção, isoladamente, raramente seja suficiente para controlar todos os problemas que as crianças com TDAH podem apresentar na escola.

> "O professor me perguntou: 'Por que eu devo dar a seu filho recompensas por se comportar bem quando eu não faço isso com as crianças que se comportam normalmente? Eles vão se ofender.' Como eu posso responder?"

Fazer elogios e demonstrar gratidão pode parecer simples, mas o uso sistemático e organizado dessa atenção requer grandes habilidades. O professor deve ser específico sobre o que é elogiável e precisa transmiti-lo com calor genuíno. Elogios devem ser fornecidos rapidamente e devem variar quanto ao estilo ou à maneira para ter o melhor efeito estratégico. O uso efetivo de elogios também requer um aumento de monitorização e supervisão; portanto, o professor pode "surpreender a criança sendo bom" com maior freqüência e dar respostas positivas. Mas é mais fácil falar do que fazer. As necessidades de tempo de atenção de um professor na sala de aula comum são consideráveis. Supervisionar seu filho mais de perto compete, inevitavelmente, com a monitorização de todas as outras crianças e o currículo das aulas. Alguns professores podem até sentir que seu filho não merece atenção e supervisão extras – outras crianças na sala de aula não recebem esse tipo de atenção por se comportarem bem; portanto, não é justo dar a seu filho, por apresentar mau comportamento. Se seu professor fizer tais observações, compartilhe seu conhecimento, como discutido no Capítulo 15, para que ele entenda que o TDAH é uma deficiência – não simplesmente uma desobediência ou uma indolência.

Dicas para prover resultados

Diversos dispositivos podem ser usados para auxiliar um professor a se lembrar de fornecer respostas freqüentes a seu filho portador de TDAH:

1. Adesivos de rostos sorrindo podem ser colados na sala de aula, em diferentes pontos que o professor possa freqüentemente ver, como lembretes para checar o que o estudante com TDAH está fazendo e elogiar a criança no caso de se tratar de algo positivo.

2. Pode-se gravar uma fita cassete de 90 ou 120 minutos em um tom suave e em intervalos aleatórios (mais freqüentemente durante as duas primeiras semanas e, então, mais espaçados) lembrando que o professor deve checar o estudante e fornecer elogios quando for conveniente. Para estudantes de oito anos de idade ou mais, o professor pode usar o programa para ensinar automonitorização. O estudante divide um cartão branco de arquivo ao meio, em duas colunas, com um sinal de mais (+) ou uma face sorrindo na coluna da esquerda, e um sinal de menos (–) ou uma face enrugada na coluna da direita. Quando a criança ouvir o tom, ela pode marcar um ponto (código) na coluna "mais", por obedecer às instruções, ou na coluna "menos", por estar livre de tarefas. O trabalho do professor é checar rapidamente o comportamento da criança ao ouvir o tom e se assegurar de que a criança está marcando corretamente. A automonitorização é melhorada quando se coloca um cavalete na porta da sala com uma lista de cinco ou mais regras para cada período da aula, para que o professor possa dobrar a página com o passar do dia.
3. O professor pode também começar o período de um aula com 10 fichas de bingo, digamos, no bolso esquerdo, movendo uma ficha para o bolso direito sempre que for dada atenção positiva a seu filho. O objetivo é mover todas as 10 fichas ao bolso direito no final do período de aula.

Recompensas palpáveis e programas de fichas

A despeito dos benefícios de elogiar e ignorar, esses procedimentos geralmente não são suficientes por si próprios. Pode ser administrada uma grande variedade de recompensas muito mais vigorosas, geralmente sob a forma de privilégios especiais como auxiliar o professor, ganhar tempo de recreio extra, jogar jogos especiais, ter mais tempo de computador e poder fazer projetos de arte. É importante ter à disposição uma lista longa de escolhas, prevenindo aborrecimentos. Assim, como as recompensas freqüentes são importantes para ajudar a criança com TDAH, deve ser possível ganhar algumas dessas recompensas algumas vezes durante o dia. Recompensas mais valiosas, como uma rodada de pizza ou excursões especiais com a sala, devem ser ganhas ao longo de grandes períodos de tempo, como semanalmente.

Usar programas de moedas, pontos e fichas para ganhar recompensas pode ser, também, muito eficiente (ver Capítulo 11). Os professores podem julgar útil entrevistar a criança com TDAH sobre os tipos de atividades ou outras recompensas que ela gostaria de ganhar, assim como selecionar outras baseadas na observação da criança. Se apenas poucas recompensas vigorosas estiverem presentes na escola, você deve estabelecer um tipo de programa de recompensas em casa, como será discutido mais tarde neste capítulo. Você pode doar brinquedos ou jogos favoritos de casa para o professor para usar como um sistema de recompensas.

Uma forma de recompensa vigorosa que as crianças parecem gostar hoje em dia são os *video games*. Temos conseguido sucesso abordando alguns clubes para que doem esses jogos ou fundos para compensar as despesas com a aquisição destes, demonstrando seriedade sobre o comportamento na sala de aula e as necessidades críticas dessas formas de recompensa para o controle das crianças disruptivas.

Programas com fichas também podem ser usados para um grupo de crianças, com todos os membros da sala ganhando recompensas baseadas no comportamento de um ou mais coleguinhas da sala ou do grupo inteiro. Programas em grupo podem ser particularmente eficazes quando os amigos recompensam uma criança com TDAH por comportamento disruptivo achando graça ou se associando à conduta inapropriada. Em alguns programas de comportamento, o desempenho de um estudante portador de TDAH serve como padrão para determinar o quanto de recompensa será dado à classe toda. Em outros casos, são dadas fichas ou pontos a cada criança na sala de aula, incluindo a criança portadora de TDAH, pelo comportamento do estudante portador de TDAH. Isso tem a vantagem de motivar as outras crianças da classe a ajudarem o estudante com TDAH a se comportar bem, seguir regras e concluir trabalhos. Uma forma diferente desse programa envolve dividir a sala de aula em equipes que ganham e perdem pontos dependendo de seu comportamento. A equipe com o maior número de pontos positivos ou o menor número de pontos negativos ganha privilégios para o time todo. A abordagem em grupo apresenta a vantagem de não selecionar a criança com TDAH, mas esse benefício deve ser pesado contra o potencial da criança com TDAH de ser difamada por penalizar a classe toda quando se sai mal.

Programas de fichas também podem ser usados para aumentar a produtividade acadêmica de seu filho e a precisão no trabalho. Em um programa que estabelecemos, o sistema de fichas envolveu crianças que ganhavam vistos num cartão-índice para cada resposta correta, com os vistos sendo posteriormente resgatáveis sob a forma de uma grande variedade de recompensas (como doces, tempo livre, materiais para escola e de artes, piqueniques no parque, etc.). Esse programa aumentou discretamente os pontos para matemática e leitura e reduziu o comportamento disruptivo a um nível similar ao observado quando a criança se encontrava sob medicação.

Em outros programas mais modernos, foram dadas fichas para conclusão de tarefas com sucesso: dois que envolveram aprender a ler e usar novas palavras de vocabulário em sentenças, e dois outros envolvendo ensinar essas tarefas a outros estudantes, chamado *tutorial de colegas*. Quando era ganha uma moeda por completar cada uma dessas quatro tarefas, trocava-se por 15 minutos de brincadeiras numa máquina de fliperama ou com um jogo eletrônico na sala de aula. Ganhava-se tempo adicional de jogo sempre que a criança passava por um teste de uma matéria, tal como a obrigação de ler um capítulo. Esse programa de fichas aumentou dramaticamente a conclusão do trabalho escolar e a precisão desse trabalho. Ele também melhorou o desempenho do estudante nos exames de leitura semanais do distrito escolar. O programa foi conduzido apenas por um professor.

Os tipos de objetivos selecionados para um programa de fichas são críticos para seu sucesso. Fornecer recompensas por desempenho excelente funciona bem para outras crianças, mas muitas crianças com TDAH precisam de mais afirmação para conquistas menores. No início, portanto, devem ser dadas recompensas por conquistas menores – como completar uma parte do trabalho quando a criança tem uma longa história de insucesso na conclusão de tarefas, ou por ficar muito quieta durante uma boa parte do dia quando a criança é geralmente disruptiva ao longo do dia.

As fichas também precisam ser ajustadas quanto à idade da criança envolvida. Fichas palpáveis, como fichas de pôquer, são muito importantes no manejo de crianças de quatro a sete anos, enquanto pontos, números, ou vistos num cartão podem ser utilizados até o ensino médio. Com crianças pré-escolares, entretanto, usar fichas plásticas pode servir como distração; portanto, usamos, freqüentemente, um pequeno bolso de tecido fixado às costas, na roupa da criança. Quando são dadas fichas, o professor se dirige à criança, abre o bolso "mochila", e dá um leve aperto com afeição no ombro da criança. O bolso é removido várias vezes ao dia, sendo esvaziado, e a criança pode trocar as moedas depois por vários privilégios na sala de aula.

Usando respostas negativas

Ignorar

Utiliza-se geralmente o ignorar como um dos primeiros tratamentos por mau comportamento leve, especialmente quando o mau comportamento das crianças parece ter sido encorajado pela atenção do professor. Infelizmente, não é fácil distinguir o caso quando uma criança com TDAH tenta chamar a atenção se comportando mal daquele quando a ela não o faz. A maioria dos maus comportamentos se originam dos déficits biológicos de inibição de comportamento e manutenção da atenção da criança.

Ignorar não significa simplesmente não ter sucesso na monitorização do comportamento da criança; significa a perda acidental da atenção do professor quando o mau comportamento ocorre. Funciona melhor se combinada a elogios – por exemplo, elogiar a criança que fica sentada não dando atenção enquanto uma criança com TDAH passeia pela classe. Mesmo quando um programa de recompensas vigorosas é bem empregado, ignorar pode não ser a punição suficiente para ensinar uma criança com TDAH a parar de se comportar mal. Nesses casos, conseqüências negativas adicionais parecem necessárias. Ignorar também não é indicado em casos de agressão ou destruição – atos de mau comportamento que merecem rapidez, exigem determinadas formas de punição para reduzir sua repetição no futuro.

Reprimendas

As reprimendas são, provavelmente, as conseqüências negativas mais usadas na sala de aula, mas sua eficiência pode variar consideravelmente. Reprimendas breves, específicas, dadas rapidamente, sem muita emoção (metódicas) e consistentemente auxiliadas por outras punições podem ser eficientes para seu filho com TDAH. Reprimendas vagas, demoradas, enfadonhas, emocionais e não apoiadas por outras conseqüências não são úteis. Reprimendas combinadas a respostas positivas também falham, assim como reprimendas liberadas de modo inconsistente. Por exemplo, crianças que às vezes são repreendidas por gritar, mas que em outras vezes responderam levantado suas mãos, parecem aptas a continuar fazendo isso, caso não aumentem a gritaria. Reprimendas também parecem mais eficazes quando liberadas com contato ocular bem próximo da criança. Aliado a isso, crianças respondem melhor a professores que liberam reprimendas fortes consistentemente no início do ano escolar do que a professores que aumentam a severidade de sua disciplina com o passar do tempo. Em resumo, reprimendas, como elogios, não são sempre suficientes para mudar o comportamento de seu filho. Conseqüências mais vigorosas podem ser necessárias como apoio.

Penalidades ou multas por comportamento

Penalidades, ou o que profissionais denominam *custo de resposta,* envolvem a perda ou remoção de uma recompensa baseada na demonstração de mau comportamento. Recompensas perdidas podem incluir uma grande variedade de privilégios e atividades ou mesmo um sistema de fichas (multas). O sistema com multas pode ser facilmente adaptado a uma variedade de problemas de comportamento e situações; é mais eficiente do que reprimendas isoladas e parece aumentar a eficiência dos programas de recompensa.

Em um estudo de pesquisa, a professora deduzia um ponto cada vez que via uma criança que não estivesse trabalhando. Cada perda de ponto significava a perda de um minuto do tempo livre. Foi colocado um contador digital na mesa de cada uma das crianças para permitir que seguissem o total de seus pontos. O contador de pontos de cada criança consistia de cartões numerados que podiam ser trocados por um número menor de tempo cada vez que um ponto era perdido. A professora tinha um contador idêntico sobre sua mesa, no qual ela podia seguir os pontos perdidos. A criança era instruída a igualar o valor numérico em seu contador com o da professora, durante a aula, com freqüência. Uma segunda criança tinha um contador eletrônico à pilha com um mostrador com números. A professora simplesmente tirava pontos por comportamento no mostrador usando um transmissor remoto como aquele usado para abrir garagens.

Ambos os métodos aumentaram o tempo que a criança prestava atenção ao seu trabalho e ao seu desempenho acadêmico. Os resultados eram praticamente tão bons quanto quando as crianças se encontravam em uso de medicação estimulante. A rapidez com a qual as respostas foram liberadas em ambos os procedimentos certamente ajudaram a fazer o programa funcionar. Aliado a isso, esses procedimentos foram muito fáceis de se utilizar, pois são práticos e eficientes para o professor.

O contador eletrônico e o transmissor usado nesse estudo, inventados por Mark Rapport, foram produzidos em massa por Michael Gordon sob o nome de *treinador atento.* O conjunto está disponível no Gordon Systems, Inc. (ver "Fornecedores" seção em "Sugestão de leitura e vídeo").

Assim como para outras punições, o uso de multas ou penalidades levantou algumas preocupações sobre a possibilidade de efeitos negativos. Formas de reduzi-los serão discutidas mais adiante neste capítulo. Verificamos que dar grande quantidades de recompensas na sala de aula e evitar padrões irracionais estritos pode reduzir o número de penalidades que precisam ser utilizadas.

Sanção

A sanção, discutido para o uso em casa no Capítulo 11, significa realmente o tempo durante o qual reforços positivos ou recompensas são indisponíveis. É recomendada freqüentemente para o uso na escola com crianças que apresentam TDAH e são particularmente agressivas ou disruptivas. As sanções podem ser aplicadas de diversas formas. Uma delas, geralmente denominada *isolamento social,* que envolve colocar a criança numa cadeira, ou num quarto vazio por alguns minutos, foi muito criticada. Hoje, os profissionais geralmente recomendam apenas remover a criança da área de atividades de recompensa e não da sala de aula. Pode se ter a criança sentada num cubículo ou voltada para uma área vazia (p. ex., uma parede branca) na sala de aula. Em outros casos, pode ser necessário que as crianças parem seu trabalho acadêmico (o que elimina a oportunidade de ganhar recompensas por desempenho acadêmico) e coloquem as mãos para baixo (o que reduz a oportunidade de interações de recompensa com outros) por breves períodos de tempo.

Outro procedimento de sanção utiliza um relógio para bom comportamento. Recompensas (centavos, bijuterias, doces, etc.) são ganhas por uma criança e pela classe com base no comportamento apropriado daquela criança em um período especifico de tempo. O relógio corre sempre que a criança presta atenção, trabalhando, ou se comportando apropriadamente. O relógio deve ser parado por um curto período de tempo quando a criança se torna disruptiva ou não trabalha. Estudos verificaram diminuições dramáticas na hiperatividade e no comportamento disruptivo como resultado desse método.

A maioria dos programas de sanção são regras específicas que devem ser preenchidas antes que a criança possa ser liberada. De maneira típica, essas regras fazem com que a criança fique quieta e seja cooperativa por um período específico de tempo. Em alguns casos, as crianças extremamente disruptivas ou hiperativas podem não se submeter aos procedimentos típicos. Elas podem se recusar a se submeter a sanções ou escapar da área de sanção antes de terminar seu período de penalidade. Para reduzir os problemas nesses casos, as crianças podem ganhar tempo livre de penalidade por bom comportamento ou por se submeter ao procedimento (p. ex., a extensão da sanção original é reduzida). Alternativamente, se a criança se nega a seguir as regras da sanção, a extensão da sanção original pode ser aumentada para cada infração da regra. Em uma outra abordagem, a criança pode ser removida da classe para servir uma sanção em qualquer lugar (p. ex., em uma outra sala de aula ou no escritório do diretor). O insucesso em cumprir com a sanção pode ser respondido com uma penalidade ou multa no sistema de fichas para sala de aula. Por exemplo, atividades, privilégios ou fichas podem ser perdidas por comportamento não-cooperativo durante a sanção. Uma estratégia que pode ser particularmente eficaz na redução da não-cooperação com a sanção durante as horas de aula envolve a permanência das crianças após o horário de aula. O uso desse procedimento, entretanto, depende de ter membros da equipe disponíveis para supervisionar a criança depois do horário de aula.

Esses são os casos quando os problemas de comportamento das crianças aumentam de forma típica durante o intervalo. Isso requer que o professor intervenha, restringindo a criança e prevenindo danos a ela, a outros ou à propriedade. Podem ser necessários procedimentos alternativos de intervalo. A maioria das escolas tem regras para as formas de punição permitidas. Os pais podem pedir cópias destas, para que possam se familiarizar com os limites que o distrito escolar pode colocar (ou não!) nesses métodos.

Suspensão da escola

A suspensão da escola (geralmente por um a três dias) é usada, às vezes, como punição por problemas de comportamento severo, mas deve ser usada com muita cautela. Muitas crianças podem achar que ficar em casa e passar o dia todo sem cuidados é mais agradável do que estar na escola. Suspensão também é indesejável quando os pais não têm habilidades de manejo necessárias para reforçar a suspensão ou são demasiadamente punitivos ou abusivos.

Como limitar os efeitos negativos de punições

A despeito da efetividade total da punição, alguns efeitos colaterais desagradáveis podem ocorrer se seu uso for inapropriado. Esses efeitos indesejáveis incluem a escalada dos problemas de comportamento, a aversão da criança ao professor, ou (em raros casos) a fuga da escola como um todo. Susan e Daniel O'Leary, da State University of New York em Stony Brook, oferecem várias diretrizes para reduzir possíveis efeitos adversos:

1. A punição deve ser usada de forma escassa. Críticas excessivas ou outras formas de punição também podem ser indesejáveis ou aversivas na sala de aula. Punições severas freqüentes podem até aumentar a hostilidade da criança. Isso é especialmente provável em casos em que um professor se serve erroneamente de um modelo – isto é, o uso de punição por parte do professor ensina a criança a ser agressiva como ele.
2. Quando as conseqüências negativas são usadas, as crianças deveriam ser ensinadas e recompensadas por um comportamento alternativo apropriado que não seja compatível com os inapropriados. Essa prática ensinará à criança habilidades apropriadas, bem como diminuirá o potencial de ocorrência de outros problemas de comportamento.
3. A punição que envolve a remoção de recompensas ou privilégios deve ser preferida à punição que envolve o uso de eventos aversivos, como o isolamento. A utilização de punição física geralmente é limitada nas escolas por razões éticas e legais.

Obtendo resultados positivos duradouros que evoluam para outras situações escolares

A despeito do sucesso substancial dos métodos comportamentais na escola, existe pouca evidência de que os ganhos feitos por crianças sob esses programas durem até o final dos programas. Os progressos que podem ocorrer em uma situação em que os programas são usados (digamos, aula de leitura) geralmente não podem ser transportados a situações em que os programas não estão sendo usados (digamos, aulas de matemática ou recreio). Isso pode ser muito desapontador para pais e professores.

Uma solução atual é utilizar programas de controle quando o comportamento da criança é um problema, mas tal abordagem tem limites práticos. A maioria do programas não será fácil de ser transportada para o recreio, por exemplo. A retirada gradual dos métodos de controle – através da redução da freqüência de respostas (diminuindo as recompensas de diárias a semanais) e substituindo recompensas mais naturais (como elogios e atividades regulares para recompensa com fichas) – pode aumentar a sua persistência. Um estudo verificou que a remoção abrupta da punição, mesmo quando um programa potente de fichas estava sendo usado, levou a uma deterioração dramática do comportamento em sala de aula, mas quando as punições foram removida gradualmente, foram mantidos altos níveis de atenção e de trabalho duro.

Uma forma particularmente eficaz de diminuir o programa de controle envolve trocar os lugares na escola onde os programas são menos eficientes em determinados dias. A criança nunca sabe ao certo quando e onde os programas serão usados e aprende que o melhor a fazer nessas circunstâncias é manter o bom comportamento.

Embora continuem as pesquisas sobre esses problemas, as dificuldades não foram resolvidas. Programas de tratamento especialmente arranjado para crianças portadoras de TDAH simplesmente podem ser necessários na maioria das situações. Até agora, sabemos que isso deve ser mantido por longos períodos de tempo no curso da educação da criança para ser útil. Essa observação pode parecer desencorajadora, mas fornece nosso ponto de vista de que o TDAH é uma condição de incapacidade de desenvolvimento razoavelmente crônica.

Contando com a ajuda dos colegas de classe no controle do comportamento

O comportamento disruptivo de crianças com TDAH geralmente incita seus colegas a promover ou manter um problema de comportamento. Por um lado, os colegas de classe podem recompensar as palhaçadas e tolices dessas crianças com sorrisos e risadinhas. Por outro lado, eles também se colocam contra a provocação e a intrusão dessas crianças. De qualquer forma, a criança ganha uma má reputação entre os colegas. Como discutido previamente, usar um programa de recompensa em grupo pode ser eficaz para agir contra a atenção dos colegas pelo mau comportamento de uma criança com TDAH. Entretanto, alguns estudos mostram que os colegas de classe também intervêm diretamente para produzir bom comportamento num estudante amigo com TDAH.

Uma das formas mais potentes com que os colegas de classe podem ajudar é ser encorajados a ignorar o comportamento disruptivo e inapropriado da criança com TDAH. Os colegas também podem aumentar o comportamento apropriado dessas crianças dando elogios a elas e atenção positiva por isso. Observamos essa ação durante eventos esportivos, quando os membros da equipe comemoram e dão os parabéns um ao outro por boas jogadas, e pode ser estendido a elogios entre ambos por serem bons esportistas, tirarem uma nota alta numa prova (ou aceitarem um nota baixa sem ficar furiosos), contribuirem em uma discussão de classe ou ajudarem outro estudante. Programas com fichas, nos quais os colegas monitoram o comportamento da criança com TDAH e dão ou tiram fichas por bom ou mau comportamento, também podem ter sucesso enquanto forem supervisionados por um professor.

Obviamente, os colegas de classe devem ser comumente recompensados por seus próprios esforços. Caso contrário, o que haveria para eles? Em alguns casos, elogiar é suficiente, mas o professor pode usar também recompensas palpáveis ou um programa de fichas. Recompensar essas crianças não apenas reforça os esforços, mas também assegura que o programa seja bem conduzido.

A utilização de colegas de classe como "xerifes de comportamento" possui vantagens práticas. Ela proporciona uma alternativa ao professor quanto à observação de todos o tempo todo e pode requerer menos tempo do que os tradicionais programas mediados por professores. Também podem melhorar o comportamento dos "xerifes" e encorajar adiantamento de acertos em outras situações. Entretanto, programas conduzidos por colegas de classe têm sucesso apenas à medida que esses colegas tenham habilidade e interesse para aprender métodos e conduzir a si próprios de maneira precisa. O professor deve treinar e supervisionar os colegas de classe cuidadosamente e não deve permitir que eles se envolvam nos aspectos punitivos do programa.

PROGRAMAS BASEADOS EM RECOMPENSAS PARA CASA

Num programa de recompensas para casa, o professor manda para casa uma avaliação sobre como a criança com TDAH se comportou na escola naquele dia, e os pais o utilizam para dar ou tomar recompensas disponíveis em casa. Esse método é eficaz para modificar a grande variedade de problemas que as crianças com TDAH apresentam na escola. Como ele facilita a aplicação, e pelo fato de envolver o(s) professor(es) e os pais, é geralmente uma das primeiras intervenções que você deveria tentar.

Cartão de relatório de comportamento

O cartão de relatório pode consistir em uma nota informal ou em um cartão de relatório mais formal. Recomendamos o uso de um cartão de relatório de comportamento. O cartão deve mostrar o(s) comportamento(s)-"alvo" que deve ser o foco do programa listado no lado esquerdo. No topo, devem ser numeradas colunas que correspondam a cada período de aula na escola. O professor dá um número classificando quão bem a criança se saiu nesses comportamentos em cada um dos períodos de aula. Exemplos de cartão de relatório de comportamento na escola são mostrados nas Figuras 16.1, 16.2 e 16.3. A Figura 16.1 ilustra um cartão elaborado para auxiliar no controle do problema de comportamento na sala de aula. A Figura 16.2 mostra um cartão elaborado para ajudar crianças que apresentam problemas de comportamento durante o tempo livre, como o recreio e a hora do almoço. E a Figura 16.3 é um cartão em branco, que pode ser adaptado a qualquer problema de comportamento que os pais ou professores desejam enfocar nesse tipo de programa de tratamento. Os pais podem sentir-se livres para fotocopiar essas figuras para usar com seus próprios filhos, com a permissão do editor. Os relatórios dos professores são enviados para casa diariamente. Em alguns casos, são mandadas observações apenas quando a criança atingiu determinados objetivos por comportamento e trabalho acadêmico naquele dia. Em outros casos, pode ser enviada uma observação sobre os dias "bons" e "ruins". Com o progresso do comportamento da criança, os relatórios diários podem ser reduzidos para duas vezes por semana, duas vezes por mês, ou mesmo mensalmente e, finalmente, interrompidos definitivamente.

Uma grande variedade de programas para casa pode ser desenvolvida e adaptada para seu filho. Alguns comportamentos-alvo para o programa podem incluir conduta social (compartilhar, brincar adequadamente com os colegas, seguir regras) e desempenho acadêmico (exercícios de matemática e leitura concluídos) podem ser especialmente eficazes. Alguns desses programas para casa resultaram em melhoras em ambas as condutas, acadêmica e social. Exemplos de comportamento-alvo incluem a conclusão de todos os trabalhos (ou uma porção especificada), permanecer na cadeira designada, seguir as orientações do professor e brincar corretamente com outros. Comportamentos negativos (p. ex., agressão, destruição, gritaria) também podem ser incluídos como comportamentos-alvos para serem reduzidos pelo programa. Para enfocar o desempenho na sala de aula, deve ser incluída a lição de casa. Crianças com TDAH geralmente têm dificuldade de se lembrar de levar para o lar suas lições de casa. Elas também deveriam completar sua lição de casa, mas esquecem de retornar o trabalho concluído a escola no dia seguinte. Cada uma dessas áreas pode ser enfocada num programa de observações para casa.

Sugerimos que você enfoque apenas quatro a cinco comportamentos para serem trabalhados. Inicie enfocando apenas poucos comportamentos que você deseja alterar para ajudar a maximizar o sucesso de sua criança no programa. Quando esses comportamentos vão bem, você pode adicionar alguns outros. As estatísticas diárias de cada comportamento podem ser globais e subjetivas (p. ex., "fraco", "regular", e "bom"). Entretanto, ele ajuda a torná-los mais específicos e objetivos (p. ex., freqüência de cada comportamento ou o número de pontos ganhos ou perdidos por cada comportamento). Recomendamos incluir no mínimo um ou dois comportamentos positivos nos quais a criança vem se saindo bem, para que ela seja capaz de ganhar alguns pontos durante o início do programa.

De maneira típica, as crianças são monitoradas durante todo o dia escolar. Para obter sucesso em problemas de comportamento freqüentes, você deve querer ter seu filho classificado apenas para uma porção do dia escolar inicialmente. Com o progresso do comportamento da criança, as estatísticas podem ser aumentadas gradualmente incluindo mais períodos/matérias. Nos casos em que a criança freqüenta várias classes com diferentes professores, o programa deve envolver alguns ou todos os professores, dependendo da necessidade de intervenções em cada classe. Quando mais de um professor é incluído no programa, o cartão de relatório deve incluir um espaço para que todos os professores assinem. Diferentes cartões devem ser usados para cada classe e organizados num caderno que as crianças carreguem para as aulas. Novamente, os cartões mostrados nas Figuras 16.1 a 16.3 podem ser úteis, pois têm colunas que podem ser usadas para avaliar a criança pelo mesmo professor no final de cada matéria ou por diferentes professores, caso mais de um esteja envolvido.

O sucesso do programa depende de um método claro e consistente para traduzir os relatórios dos professores em resultados em casa. Alguns programas envolvem recompensas isoladas; outros usam conseqüências tanto negativas como positivas. Alguns estudos sugerem que a combinação de respostas positivas e negativas podem ser mais eficazes. Uma vantagem do programa para casa é que uma grande variedade de respostas pode ser usada – elogios e atenção positiva bem como recompensas palpáveis, diariamente e semanalmente.

Sobretudo, programas de recompensa para casa podem ser mais eficazes quando combinados com programas para sala de aula, que dão ao pais respostas freqüentes e lembram-nos de quando recompensar o comportamento da criança. Ademais, o tipo e a qualidade das recompensas disponíveis em casa são geralmente muito maiores que aqueles disponíveis na sala de aula – um fator que pode ser crítico para crianças com TDAH, que necessitam de recompensas muito mais potentes. Ao lado desses benefícios, programas de observação para casa geralmente requerem muito menos tempo e esforços do professor de seu filho do que os programas de sala de aula. Como resultado, professores que foram incapazes de começar um programa de controle de sala de aula podem ser provavelmente muito mais cooperativos com um programa de observações para casa.

A despeito do sucesso impressionante do programa de observações para casa, a eficiência desse programa depende da avaliação precisa do comportamento da criança pelo professor. Ele também depende do uso consistente e justo de respostas em casa. Em alguns casos, as crianças podem tentar destruir o programa não trazendo para casa os relatórios. Elas podem esquecer da assinatura do professor ou não pegar as assinaturas de certos professores. Para desencorajar essas práticas, perder notas ou assinaturas deve ser tratado da mesma forma como um relatório "ruim" (p. ex., uma criança não ganha pontos ou é multada, perdendo privilégios ou pontos). A criança deve até receber punições (não-privilégios) no dia em que não trouxer as notas para casa.

CARTÃO DE RELATÓRIO DE COMPORTAMENTO ESCOLAR DIÁRIO

Nome da criança _____ **Data** _____

Professores:
Por favor, avalie o comportamento desta criança hoje nas áreas listadas abaixo. Use uma coluna separadora para cada matéria ou período de classe. Use as seguintes avaliações: 1 = excelente, 2 = bom, 3 = regular, 4 = fraco e 5 = muito fraco. Inicie o preenchimento do quadro pela parte de baixo de cada coluna. Acrescente qualquer comentário sobre o comportamento de hoje da criança no verso deste cartão.

	Período de aulas/matérias						
Comportamentos avaliados:	1	2	3	4	5	6	7
Participação na aula							
Desempenho no trabalho de classe							
Seguimento das regras na sala de aula							
Interação adequada com outras crianças							
Qualidade da lição de casa, se dada							
Iniciais do professor							

Comentários devem ser feitos na parte posterior do cartão

-- corte aqui depois de copiado --

Figura 16.1 Cartão de relatório escolar diário para o manejo de problemas de comportamento do TDAH durante o tempo de aula na escola, usado em comunhão com um sistema de recompensas de fichas em casa. De Barkley (1997).

CARTÃO DE RELATÓRIO DE COMPORTAMENTO DIÁRIO PARA INTERVALO E TEMPO LIVRE

Nome da criança _____ Data _____

Professores:
Por favor, avalie o comportamento desta criança hoje durante os intervalos e tempo livre nas áreas listadas abaixo. Use uma coluna separadora para cada intervalo ou tempo livre. Use as seguintes avaliações: 1 = excelente, 2 = bom, 3 = regular, 4 = fraco, e 5 = muito fraco. Inicie o preenchimento do quadro pela parte inferior de cada coluna. Acrescente qualquer comentário sobre o comportamento de hoje da criança no verso deste cartão.

Comportamentos avaliados:	Intervalo e tempo livre				
	1	2	3	4	5
Mantém as mãos quietas/não dá empurrões					
Não provoca os outros/não zomba dos outros					
Segue as regras do intervalo/tempo livre					
Interage bem com outras crianças					
Não briga ou bate/não chuta ou dá socos					
Iniciais do professor					

Comentários devem ser feitos na parte posterior do cartão

-------------------------------- corte aqui depois de copiado --------------------------------

Figura 16.2 Cartão de relatório escolar diário para o manejo de problemas de comportamento do TDAH durante o tempo livre na escola, usado em comunhão com um sistema de recompensas de fichas em casa. De Barkley (1997).

Alguns exemplos de programas de notas para casa

Os cartões mostrados nas Figuras 16.1 a 16.3 contêm cinco áreas de problemas potenciais para crianças com TDAH. As colunas são dadas a até sete professores diferentes para que avaliem uma criança nessas áreas, ou para que um professor avalie a criança muitas vezes durante o dia escolar. Verificamos que quanto mais freqüentes as avaliações, mais eficazes são as respostas para a criança e mais informativo o programa para você. As iniciais dos professores na parte de baixo da coluna após as avaliações do desempenho da criança durante os períodos de aula servem como garantia contra falsificações. Quando fazer corretamente a lição de casa determinada é um problema para uma criança, o professor pode solicitar a ela que copie a lição para aquele período de aula nas costas do cartão antes de completar as avaliações daquele período. Dessa forma, o professor checa meramente o verso do cartão para apurar se a determinação foi copiada e então completa as avaliações na frente do cartão. Para avaliações particularmente negativas, também encorajamos os professores a fornecer uma explicação breve. Os professores avaliam as crianças usando um sistema de cinco pontos (1 = excelente, 2 = bom, 3 = regular, 4 = fraco, 5 = muito fraco).

A criança leva um cartão novo à escola todo dia. Todos os cartões podem ser guardados na escola, e um novo cartão será dado a cada manhã ou você pode dar

CARTÃO DE RELATÓRIO DE COMPORTAMENTO ESCOLAR DIÁRIO

Nome da criança _____ Data _____

Professores:
Por favor, avalie o comportamento desta criança hoje nas áreas listadas abaixo. Use uma coluna separadora para cada matéria ou período de classe. Use as seguintes avaliações: 1 = excelente, 2 = bom, 3 = regular, 4 = fraco, e 5 = muito fraco. Inicie o preenchimento do quadro pela parte inferior de cada coluna. Acrescente qualquer comentário sobre o comportamento de hoje da criança no verso deste cartão.

	Período de aulas / matérias						
Comportamentos avaliados:	1	2	3	4	5	6	7
Iniciais do professor							

Comentários devem ser feitos na parte posterior do cartão

-- corte aqui depois de copiado --

Figura 16.3 Cartão de relatório escolar diário para o manejo de problemas de comportamento do TDAH em branco, para ser usado como um sistema de recompensas de fichas em casa. As áreas em branco podem ser preenchidas de antemão pelos pais ou professor(es), para que o enfoque do sistema de cartão seja qualquer problema de comportamento específico que se relacione a uma criança em particular. De Barkley (1997).

um cartão a seu filho assim que ele deixar a escola. Quando retornar para casa, você deve inspecionar imediatamente o cartão, discutir com seu filho as avaliações positivas e então passar a uma discussão neutra, metódica (não-irritada) com seu filho sobre quaisquer marcas negativas e suas razões. Seu filho deve, então, ser questionado quanto à formulação de um plano que vise a evitar as mesmas marcas negativas no dia seguinte. Você deve lembrar seu filho desse plano na manhã seguinte antes que ele saia para a escola. Você deve dar pontos a seu filho para cada avaliação positiva no cartão e deduzir pontos para cada marca negativa. Por exemplo, uma criança mais nova, de ensino fundamental, deve receber cinco fichas por um 1, três fichas por um 2, uma ficha por um 3 e deve ser multada em três fichas por um 4 e em cinco fichas por um 5 no cartão. Para crianças mais velhas, as escala deveria ser 25, 15, 5, -15 e -25 pontos, respectivamente, para marcas de 1 a 5 no cartão. As fichas ou pontos são somados e as multas subtraídas, e a criança pode gastar o que sobrar em privilégios do menu de recompensas caseiro.

Todo esses cartões ilustram, virtualmente, que qualquer comportamento pode ser o alvo para tratamento.

TREINANDO CRIANÇAS COM TDAH PARA PENSAR EM VOZ ALTA, PENSAR ADIANTE

Muitos programas de tratamento para crianças com TDAH usam métodos que ensinam as crianças a falar consigo mesmas em voz alta, dar instruções a si próprias sobre o que devem fazer e recompensar-se verbalmente. Esses métodos são freqüentemente denominados *programas de modificação cognitiva do comportamento*, *auto-instrução*, ou *autocontrole*.

Um desses programas ensina às crianças a estabelecerem instruções autodirigidas que devem ser seguidas quando fazem seu trabalho. Auto-instruções incluem (1) fazer com que a criança fale em voz alta a si própria sobre a tarefa ou problema que lhe foi determinado; (2) dizer o plano de ataque ou a estratégia que utilizará para abordar o problema; (3) manter sua atenção na tarefa; (4) descrever seus planos conforme chega à conclusão; e (5) dizer a si própria como julga ter desempenhado a função. Isso pode incluir ainda dar recompensas a si próprias, como uma moeda ou ficha, por completar o problema corretamente. No caso de uma resposta incorreta, as crianças são ensinadas a dizer alguma coisa que as encoraje, como "Da próxima vez, me sairei melhor se for mais devagar".

No primeiro momento, o adulto treinador mostra, de forma típica, como fazer a auto-instrução enquanto desempenha o trabalho. A criança realiza, então, a tarefa enquanto o técnico fornece as instruções. Em seguida, a criança realiza a tarefa repetindo as auto-instruções em voz alta. O tom de voz alto é reduzido a um discurso silencioso (ou cochicho). As recompensas são fornecidas à criança de forma típica, por seguir o procedimento e/ou por selecionar soluções corretas. As crianças podem usar esses métodos virtualmente para qualquer tipo de trabalho escolar ou mesmo em sua lição de casa.

A despeito da aparente promessa desses métodos para crianças com TDAH, que são obviamente debilitadas em autocontrole, muitos estudos de pesquisa não evidenciaram resultados positivos. Em geral, os resultados desses programas não parecem durar quando o programa é interrompido. Os resultados não são transferidos para as outras classes, lugares ou situações em que os métodos não estão sendo ensinados ou em que as crianças não são recompensadas pelo seu uso.

Por essas razões, recomendamos que tal abordagem nunca seja o único programa utilizado, que não seja a principal abordagem na sala de aula da criança e que seja usada na sala de aula pelo professor – não ensinada por qualquer outro fora da sala de aula, pois provavelmente não poderá ser transportada de volta para a sala de aula.

CONTROLANDO OS PROBLEMAS ACADÊMICOS DE ADOLESCENTES COM TDAH

Todas as recomendações feitas até agora se aplicam tanto aos adolescentes quanto às crianças mais novas com TDAH. Entretanto, as mudanças que ocorrem no ensino médio – o maior número de professores envolvidos com cada estudante, os períodos de cada aula mais curtos, a crescente ênfase nas responsabilidades individuais dos estudantes e as freqüentes mudanças nas escalas das aulas diárias resultam geralmente em uma queda dramática do desempenho educacional de muitas crianças com TDAH. Isso é combinado ao fato de que há pouca ou nenhuma responsabilidade final por parte dos professores em relação a um estudante em particular nesse nível de ensino. Somente será notado o comportamento de um adolescente quando se torna suficientemente sério para chamar atenção ou quando suas deficiências acadêmicas se tornam grosseiramente aparentes. Geralmente, a resposta da escola é punitiva em vez de construtiva.

> "Você diz que minha filha precisa de estrutura e supervisão no ensino médio, mas a diretora diz que isto está apenas cozinhando-a em fogo lento, que se continuarmos fazendo isto ela nunca aprenderá autodisciplina ou autocontrole. Ela diz que é hora de afundar ou nadar, para experimentar as conseqüências naturais de seus erros e de sua desorganização. Isso é verdade?"

É muito fácil para adolescentes médios com TDAH fracassarem nesse estágio, a menos que estejam envolvidos no sistema de educação especial antes de entrar no ensino médio. Aqueles que estiverem, demonstrarão que necessitam de atenção especial contínua. Os outros provavelmente serão vistos como preguiçosos e irresponsáveis. É nessa idade que o desempenho escolar se torna a principal razão por que os adolescentes com TDAH são encaminhados a auxílio profissional.

> "Nosso filho não buscará ajuda extra a partir de seus professores. Ele diz que não precisa disso, que pode tirar suas notas por conta própria. Também se recusa a tomar os medicamentos recomendados. O que podemos fazer?"

Lidar com esse período escolar pode ser frustrante, tanto para os pais como para o adolescente com TDAH. Mesmo o professor mais interessado pode ter dificuldades para reunir motivação suficiente entre os colegas para manter o adolescente sem problemas na escola. Aqui estão algumas idéias que podem ajudar:

1. Se seu adolescente está declinando ou indo mal e nunca teve educação especial, solicite imediatamente uma avaliação para educação especial – caso não tenha sido feita antes ou nos últimos três anos. A lei federal (Individuals with disabilities education act) requer uma reavaliação a cada três anos para uma criança em educação especial. Serviços de educação especial não estarão disponíveis até que a avaliação esteja completa, o que pode levar até 90 dias ou mais em alguns distritos. Quanto mais cedo iniciar, melhor.
2. Adolescentes com TDAH geralmente necessitam de aconselhamento sobre a natureza de sua incapacidade. Embora muitos já tenham sido comunicados que são "hiperativos" ou apresentam TDAH, muitos deles não aceitaram que, na verdade, apresentam uma incapacidade. Aconselhamento pode ajudar esses adolescentes a aprender a aceitar suas limitações e encontrar formas de prevenir suas incapacidades criando problemas significativos. Esses conselhos são difíceis, requerem uma sensibilidade aos desejos dos adolescentes de serem independentes e de formarem sua própria opinião sobre eles mesmos e sobre seu mundo. Geralmente, leva mais de uma sessão para se obter sucesso, mas paciência e persistência podem ser recompensadas. Ache um conselheiro ou outro profissional que saiba sobre o TDAH e peça a esse profissional que gaste algumas poucas sessões aconselhando seu adolescente sobre o transtor-

no. Seu adolescente, provavelmente, levará mais em conta o profissional do que você.
3. Aconselhe o adolescente sobre as vantagens de retornar à medicação usada com sucesso no passado. A medicação pode melhorar o desempenho escolar e ajudar o adolescente a obter os privilégios especiais em casa – que podem ser outorgados como um resultado dessa melhora de desempenho (usar o carro, mais privilégios ou permissões, etc.). Os adolescentes que se preocupam com o fato de outros saberem que eles usam medicação devem ser assegurados de que apenas eles, seus pais e o médico estão cientes disso. Esteja preparado para resistência à idéia do uso de medicação e considere estabelecer um contrato de comportamento pelo qual o adolescente ganha certas recompensas (dinheiro, tempo livre, etc.) por tomar a medicação diariamente.
4. Marque uma reunião de equipe no começo de cada ano acadêmico, e mais freqüentemente se for necessário, na escola do adolescente. Essa reunião deve contar com a presença dos professores, psicólogos da escola, orientador educacional, diretor, pais *e o adolescente com TDAH*. Leve com você um panfleto que descreva o TDAH para distribuir a cada participante. Se você acha útil, peça que um profissional o acompanhe para dar conselhos. Revise brevemente a natureza do transtorno do adolescente e a necessidade de trabalho em equipe entre a escola, os pais e o adolescente se o desempenho deste precisa ser melhorado. Peça aos professores para descrever os atuais esforços e problemas dos adolescentes em suas classes e fazer sugestões de como podem ajudar a minimizar o problema. Algumas destas devem incluir: estar disponível após a escola alguns dias de cada semana para assistência extra; reduzir a extensão de quantidade de lição de casa designada; permitir que o adolescente expresse oralmente o que aprendeu, em vez de acreditar apenas nas notas de provas; e desenvolver um sistema sutil de lembrete para alertar o adolescente quando ele não presta atenção na sala de aula (sem chamar a atenção de toda a sala de aula para o fato).
Nessa conferência, o adolescente compromete-se publicamente a fazer coisas específicas para melhorar o desempenho escolar. A equipe deve concordar em se encontrar novamente em um mês para avaliar o sucesso dos planos e de qualquer área-problema. As reuniões futuras podem precisar ser escalonadas, dependendo do sucesso do programa atual. As reuniões devem ser marcadas duas vezes por ano para monitorar progressos e manter a escola atenta às necessidades do adolescente, que sempre participa das reuniões.
5. Introduza um cartão de relatório diário escola-casa como descrito anteriormente. Tal cartão é geralmente mais crítico para adolescentes do que para qualquer outra faixa etária por proporcionar respostas diárias. Um sistema de pontos para casa deve ser estabelecido, incluindo uma variedade de privilégios desejados para que o adolescente possa comprar com os pontos ganhos na escola. Pontos também podem ser colocados num livro de economias para funcionar como recompensas a longo prazo. Lembre, entretanto, que são os privilégios a curto prazo, diários, e não as recompensas a longo prazo que dão ao programa sua força de motivação. Portanto, não dê demasiada importância ao menu de recompensas com recompensas a longo prazo.

Uma vez que o adolescente seja capaz de seguir três semanas ou mais sem nenhum 4 ou 5 (marcas negativas) no cartão, o uso do cartão deve ser cortado para uma a duas vezes por semana. Depois de um mês de avaliações satisfatórias, o uso do cartão tanto pode ser descontinuado como reduzido a uma avaliação mensal. É dito, então, ao adolescente que, se as notas caírem, o sistema de cartão será reintroduzido.

6. Faça com que a escola proporcione um segundo conjunto de livros para você, a fim de que a lição de casa possa ser feita mesmo se o adolescente deixar os livros na escola. Esses livros podem ser úteis para qualquer professor particular que você contratar.

7. Pegue o professor do adolescente, o professor particular, um orientador para conselhos ou mesmo um professor em aprendizado de incapacidades para servir como "gerente do caso". O papel dessa pessoa é o de se encontrar brevemente com o adolescente três vezes por dia apenas por uns minutos para ajudá-lo a manter-se organizado. Nesse momento, o gerente checa para ver se o adolescente tem toda a lição de casa e os livros necessários para a aula da manhã. No almoço, o adolescente é checado novamente pelo gerente para ver se copiou todas as tarefas das aulas da manhã e para ajudar o adolescente a selecionar os livros necessários para a as aulas da tarde e para ver se o estudante tem obrigações que devem ser devolvidas naquele dia durante as aulas da tarde. No final do período, o gerente checa novamente o adolescente para ver todas as obrigações e livros necessários para a lição de casa. Cada visita leva não mais que três a cinco minutos, mas, entremeadas totalmente no decorrer do dia escolar, essas visitas podem ser de grande valia para organizar a lição de casa do adolescente.

8. Se você não sente que pode ajudar com a lição de casa, pense em um professor particular ou faça com que o adolescente freqüente períodos extras de reforço que a escola requer que os professores administrem no final do dia escolar. O estudante pode utilizar um período extra de ajuda a cada semana.

9. Estabeleça um tempo especial a cada semana para fazer algo sozinho com seu adolescente e que seja prazeroso para ambos. Isso proporciona oportunidades para interações entre pais e adolescentes que não sejam voltadas para o trabalho ou escola, atividades que podem carregar de tensão os adolescentes com TDAH. Essas saídas podem contribuir para manter um relacionamento positivo com seu filho. Elas podem também contrabalançar os conflitos que o desempenho escolar freqüentemente traz às famílias. Certifique-se de não enfatizar em excesso a lição de casa em detrimento de seu relacionamento com seu adolescente. Veja as dicas do próximo capítulo.

17
Mantendo o Desempenho Escolar em Perspectiva

Você deve se lembrar da história da mãe de Steve (na Introdução), que compareceu à nossa clínica porque tinha problemas com seu filho de oito anos de idade. Quando perguntei a ela (como faço geralmente) o que a trazia à nossa clínica, ela colocou-me de ponta cabeça ao responder simplesmente, "Socorro! Estou perdendo meu filho". Foi um apelo e uma entrevista de que nunca me esqueci, pois resumiu em poucas palavras a dor excruciante sentida por tantos pais de crianças com TDAH.

No restante da entrevista, soube que o problema com seu filho havia começado de forma suficientemente inocente: através de uma reunião com um dos professores sobre o fraco desempenho do garoto em sala de aula, que demonstrava falta de atenção e não completava a lição de casa corretamente logo no início da primeira série. Foi ainda mais estimulada pelo desejo natural de ajudar seu filho na escola. E, de fato, sua missão naquele nível foi muito bem conquistada, embora não tivesse celebrado tal conquista. Para ela, o desempenho na escola lhe parecia tão importante que não sair-se bem não lhe parecia uma vitória real. Algo mais primitivo estava sendo perdido no processo, o que tornava o sucesso acadêmico comparativamente insignificante.

Como resultado daquela primeira reunião com o professor, a mãe de Steve começou a pôr de lado todas as suas outras atividades e responsabilidades após a escola e do início da noite, passando um tempo com Steve para concluir o trabalho escolar. Inicialmente, Steve apreciou o tempo com sua mãe, e ela pensou, a princípio, que ajudar seu filho a completar o trabalho escolar inacabado e fazer a lição de casa levaria apenas uma hora por dia. Mas, obviamente, a falta de cuidado e atenção dele complicaram os problemas e logo não era incomum para eles passarem várias horas com tal trabalho diariamente.

A despeito de alguma experiência em magistério que ela possuía para apoiar seus esforços, a mãe de Steve se tornou rapidamente frustrada, irritada e amarga diante do insucesso de seu filho em responder à sua "ajuda". De otimista, bajuladora, estimulante e brincalhona, ela passou a ameaçar com a retirada dos privilégios. Ele passou a trabalhar às vezes com lágrimas discretamente visíveis no olhos e outras vezes irritado e ressentido por ter de fazer tanto trabalho escolar.

Partes deste capítulo foram adaptadas da palestra "Socorro! Estou perdendo meu filho", que forneci como idéia básica na convenção nacional de Crianças e Adultos com Transtorno de Déficit de Atenção (TDA), em Chicago, em 15 de outubro de 1992. A cópia, na íntegra, encontra-se disponível em fita, (301), 306-7070.

Mais tarde, também começou a desafiá-la sobre a natureza das obrigações, mesmo que o objetivo fosse muito claro.

Com o passar do tempo, Steve começou, inicialmente esporadicamente, a evitar sua mãe depois da escola, por vezes mentindo a ela sobre os trabalhos que tinha de fazer. Quando o trabalho acabava, ele se retirava rapidamente para o seu quarto. As dsicussões e os conflitos começaram a permear gradualmente outras atividades diárias que envolviam os dois, como o horário de ir dormir e o das refeições.

Durante o ano, as notas de Steve melhoraram, e ele terminou a primeira série com uma média acima do normal, para o prazer de sua mãe. O sarcasmo e a retratação que cresceram durante o ano escolar se abateram durante o verão, embora Steve tivesse feito de tudo para evitar as sessões de horas extra impostas por sua mãe. Quando começou a segunda série, com o retorno das escalas rigorosas de aula do primeiro ano, Steve começou a se recusar a trabalhar. Agora, era seu pai quem assumia as responsabilidades pelo trabalho escolar. Quando a mãe de Steve tentava abraçá-lo ou dar-lhe um beijo de boa noite, ele ficava duro e imóvel durante o abraço, virava a bochecha e respondia um monótono, "Boa noite, mãe", quase sem sentimentos. Ela ficava desolada. Retirou-se para seu quarto para chorar em silêncio e reclamar amargamente com seu marido de que enquanto ele ainda tinha um filho, ela não parecia mais tê-lo.

Novamente, Steve terminou o ano escolar com excelentes notas. Ela providenciou aulas extras mais uma vez para o verão, mas esse foi o pior verão de suas vidas juntos.

Por que ela estava perdendo Steve, perguntou a si própria? Ele não conseguia perceber como trabalhava duro em prol de seu filho? Ele não percebia quanto a escola era importante para seu futuro? Onde estava seu senso de prioridades?

Essa crise a levou, por fim, a procurar-me para uma consulta logo no início da terceira série. Ela julgou que não agüentaria mais um ano escolar como o que terminara. Ela se tornava progressivamente deprimida. Invejava a intimidade de seu marido com Steve e se ressentia do envolvimento limitado deste para com o trabalho escolar, embora ela soubesse que havia se voluntariado para tal papel. Tentou suavizar sua tristeza com o consolo de que Steve estava se saindo bem na escola. Não funcionou. Percebeu, então, que algo muito precioso lhe estava sendo tomado, provavelmente, em parte, devido à sua própria atitude. Não estava mais certa de que queria pagar o preço pelo sucesso acadêmico de seu filho.

Minha entrevista com Steve apenas confirmou o que sua mãe já havia sentido: ele a evitava conscientemente, de modo a realmente deixá-la. Ele dizia, em essência, que sua mãe só pensava na escola e no quão bem ele se sairia e assim por diante. Quando perguntei se ficou satisfeito com seus cartões de relatório, ele encolheu os ombros. "O quê"?, ele parecia dizer, como se fossem as notas de sua mãe, e não as dele. O amargor e a raiva se tornaram evidentes, embora também tenha detectado tristeza semelhante à de sua mãe. Ele também pareceu compreender, até certo grau (não completamente consciente), que algo precioso lhe havia sido tomado.

A mãe de Steve e eu sabíamos, e seu pai concordou em uma vez que o trouxe para uma reunião, que o trabalho anterior a nós fora difícil. O que os livros-texto dizem sobre como reparar uma ligação pai e filho danificada? Qual técnica ou organizador poderia reorganizar essa situação? Que medicamento corrige o substrato fundamental, crucial para a vida em comum de um pai e de um filho?

A partir daqui, os pais e eu prosseguimos não como médicos e pacientes, mas como uma equipe que busca possíveis soluções para um problema para o qual ninguém se encontrava suficientemente bem preparado. O que aprendemos a fazer será explicado mais tarde neste capítulo. Ao longo do caminho, entretanto, aprendemos várias lições importantes sobre a vida da família.

LIÇÕES NA VIDA DA FAMÍLIA

Lição 1

A relação de um pai com um filho é uma ligação sagrada e de confiança e, no final das contas, deve ser apreciada por ambos os pais e professores como de alta prioridade, servindo como suporte fundamental para qualquer prioridade acadêmica. Deve-se admitir conscientemente sua existência, respeitando-a. Ela não deve ser maltratada com estresse excessivo e desnecessário, como com pressões de trabalhos escolares inacabados.

Lição 2

O insucesso ao cultivar e sustentar um relacionamento pode ter conseqüências emocionais desoladoras para ambas as partes.

Lição 3

Os membros da escola são, geralmente, extremamente rápidos ao permitir que os pais assumam as responsabilidades acadêmicas em detrimento da vida da família e da relação pais-filhos. Quando se determina lição de casa para uma criança no ensino fundamental, está se determinando, honestamente, a lição para a família da criança e, particularmente, para um dos pais que trabalhará com a criança. Assim, a obrigação da lição de casa deve ser encarada como um equilíbrio delicado a ser negociado entre a necessidade de melhorar a educação da criança e a necessidade daquela criança de ter uma relação completa e realizada com seus pais a despeito do trabalho escolar.

Além disso, a maioria de nós, pais, somos péssimos professores e medíocres supervisores da lição de casa. No fim do dia, assim como nossos filhos, estamos cansados, às vezes irritados e impacientes – e queremos, simplesmente, que a lição seja concluída a qualquer custo. Poucos de nós pensamos sobre o impacto do trabalho inacabado na sala de aula e o excesso de lição de casa em relação à vida da família. Raros escolhem, ainda, tocar a vida e criar os filhos com o auxílio de um professor que os ajude a cumprir tais obrigações.

Lição 4

Mesmo não havendo confrontações sobre a lição de casa, você não deve nutrir um relacionamento com seu filho ou prevenir que ele sofra danos. Seu filho pode preencher o tempo com TV, *video games* ou passeios fora de casa, e você pode permitir que isso aconteça. A relação com seu filho não se sustenta por sua própria força; ela deve ser encorajada e estimulada ativamente através de seu investimento contínuo de amor, intimidade, respeito e aceitação de seu filho.

Lição 5

A individualização natural e gradual de nossos filhos deve ser acompanhada da perda do forte elo emocional com eles. Podemos, entretanto, perder esse elo ou relacionamento prematuramente por superenfatizar uma prioridade da relação paternal por quase exclusão total de tudo mais. O trabalho escolar, como crítico dentre as tarefas de desenvolvimento que uma criança deve encarar, não é excepcional.

Lição 6

Como esse caso mostrará, caso já tiver começado a ocorrer danos na relação pai e filho devido ao excesso de ênfase no trabalho escolar, isso não é irreparável, caso tenha sido detectado nos primeiros anos desse processo destrutivo. O dano pode ser, provavelmente, revertido até mesmo anos mais tarde, mas reparos no relacionamento não acontecem por conta própria.

PRIORIDADES PARA OS PAIS

Nosso primeiro passo para consertar a ligação entre Steve e sua mãe foi identificar quais deveriam ser as prioridades dos pais para melhorar o ajustamento da criança de forma completa e saudável, para que pudéssemos saber as áreas que deveriam ser sacrificadas para a prioridade das conquistas acadêmicas. Segue a lista do que mais próximo chegamos:

1. Promoção ativa da sobrevivência física e do bem-estar da unidade familiar e de seus membros, através da provisão de alimentação adequada e do abrigo suficiente para manter a vida e prover a segurança de seus membros;
2. Incutir o senso familiar e a necessidade de participação como membro amado, valioso, responsável e participante do sucesso de seu funcionamento. Como bem determinado por Craig Knippenberg e em uma coluna para o boletim *ADDvance* de muitos anos atrás, existem duas coisas que nós, como pais, damos a nossos filhos: uma são raízes, e outra, asas;
3. Fornecer a base para o desenvolvimento moral de uma criança. Isso significa comprometer-se com o preparo dos filhos para que se tornem socializados para adentrar na sociedade e se beneficiar do conhecimento de seus membros;
4. Ensino e desenvolvimento de habilidades interpessoais que levam às transações sociais adaptativas e de aceitação com sucesso. Aprender a esperar, dar a vez, escutar, perdoar, resolver problemas e cooperar com seus amigos são apenas algumas das poucas habilidades com as quais os pais devem gastar seu tempo ensinando seus filhos, além das demandas diá-

rias do trabalho escolar. Essa área pode ser um problema maior para as famílias de muitas crianças com TDAH devido aos problemas de interação social que essas crianças apresentam. Evidências da importância desse território em relação ao desenvolvimento das crianças podem ser verificadas através da observação da dor que muitos pais experimentam, de forma vicariante, em relação a seus filhos com TDAH, quando estes não têm nenhum amigo e nunca receberam um convite para uma festa de aniversário;

5. Instrução de nossos filhos num senso de comunidade é nossa obrigação como membros de uma sociedade maior. Mesmo dependentes de organizações formais, como o escotismo ou as escolas, nós, como pais, temos responsabilidades maiores, introduzindo e eventualmente patrocinando nossos filho nessa comunidade maior;
6. Desenvolvimento apropriado da saúde mental e física de nossos filhos e seu bem-estar – não apenas dieta, exercícios físicos, higiene e assim por diante, mas também a conquista de auto-ajuda e habilidades adaptativas que permitem que a criança se torne auto-suficiente. Ainda mais, isso significa saber que existe tempo adequado para a atenção em busca de alegria e auto-satisfação da criança através de lazer, recreação, *hobbies* e esportes. Às vezes, esquecemo-nos de que as crianças também necessitam de uma pausa;
7. Incutir um senso de propriedade de uma comunidade maior, de realização, de nossa obrigação para com ela, e de sermos habitantes de um planeta finito, com fontes que são progressivamente diminuídas. Introduzir nossos filhos na diversidade étnica, religiosa e de grupos culturais em nosso mundo fará com que se integrem em uma sociedade maior.

Você ainda julga que fazer um trabalho escolar inacabado é uma prioridade alta? Pense, então, sobre as figuras em nosso álbum de fotos de família ou nossa coleção de vídeos para nossos filhos. Alguns de vocês estão fazendo lição de casa com seus filhos? Provavelmente não. Por que não? Pense sobre isso.

Uma vez que Steve e sua família articularam – notadamente, sem esforços – essas prioridades, a importância do trabalho acadêmico começou a diminuir significativamente. Enfim, os pais de Steve concordaram que notas excelentes, mesmo que valiosas, não eram obrigatórias; e se ficassem na média já seriam boas.

Mas isso deu margem ao problema da grande quantidade de trabalhos escolares e lições de casa inacabados. Numa reunião com a professora, chegamos a um acordo de que a incapacidade de Steve de acabar o trabalho de sala de aula era um sintoma próprio de um problema maior *naquela sala de aula*, não um problema em casa. Se o problema tivesse de ser realmente resolvido, a solução deveria partir *daquela sala de aula*. Isso levou a modificações do tipo de trabalho em sala de aula comumente realizados com crianças (discutidos nos Capítulos 15 e 16). Foram estabelecidos compromissos semelhantes em relação à lição de casa.

O próximo passo foi tirar o excesso de peso da mãe de Steve quanto ao trabalho escolar, fazendo com que seu pai assumisse a tarefa de modo semelhante e mudando o relacionamento com seu filho para longe do exclusivamente acadêmico. Começamos a marcar saídas para recreação, nas quais era proibido discutir trabalho escolar, e encorajamos o pai a dar atenção a Steve de forma não-diretiva e com respostas positivas (embora nunca fingidas e com excesso de elogios). As coisas não mudaram rapidamente. Steve pareceu suspeitar naturalmente das mudanças que estávamos tentando fazer. Com as mudanças se tornando rotina, impaciência, sarcasmo e oposição em relação à mãe começaram a diminuir. Ele até pediu para freqüentar lugares com ela novamente e pareceu discretamente agradecido pela presença da mãe nos eventos de escotismo e esportes. Dentro de poucos meses, sua mãe relatou perceber um restabelecimento de sua velha relação, embora a intimidade não se fosse ainda a mesma. Até aqui, ela tinha esperanças, assim como eu. As notas de Steve caíram um pouco, para C e raros B, mas sua mãe as sentiu como aceitáveis enquanto trabalhavam sua relação em casa. Quando encontrei aquela família pela última vez, Steve e sua mãe estavam se dando bem, e ela sentia que seu relacionamento havia voltado ao normal. A afeição que sentiam, naturalmente, um pelo outro, retornara, e eles lutavam para manter o trabalho acadêmico em perspectiva, de igual importância em relação a outras áreas da vida da família e as relações pais e filhos. Eles pareciam ter aceitado o TDAH de Steve como uma incapacidade e ajustaram suas expectativas de sucesso acadêmico de forma mais adequada, constatando que estudantes medianos portadores de TDAH nunca podem ser completos e ficam evidentemente bem distantes da média de sua classe.

E, assim, com as conquistas acadêmicas a que seu filho pode aspirar, não perca de vista as outras prioridades de criar filhos, igualmente comprometedoras. Não sacrifique a relação pai e filho e os elos emocionais no altar do desempenho acadêmico. Se o lobo acadêmico vem bater à sua porta, e certamente virá, cumprimente-o e concorde que é apenas obrigação, mas de todas as formas não abandone seu filho por isso.

Parte IV

Medicamentos para o TDAH

18

Os Estimulantes
com George J. DuPaul, PhD, e Daniel Connor, MD

Os medicamentos são formas mais largamente propagadas e ardentemente debatidas em relação ao tratamento para o TDAH. Centenas de estudos conduzidos indicam que os estimulantes, certos antidepressivos e clonidina (droga utilizada para o tratamento da hipertensão em adultos) podem ser de grande utilidade para portadores de TDAH. Os estimulantes, as drogas mais comumente utilizadas, têm-se mostrado bastante eficazes na melhora do comportamento, desempenho acadêmico e ajustamento social para aproximadamente 50 a 95% das crianças com TDAH. A resposta de seu filho pode, entretanto, depender da presença de outros problemas (na realidade, os medicamentos não ajudam a todas as crianças). Por essa razão – e pelo fato de os medicamentos não serem exceção à regra de que é abundante a desinformação sobre o TDAH – você deverá reunir o máximo de conhecimentos básicos antes de concordar em tentar utilizar um medicamento para seu filho. Este capítulo fornece toda a informação atualizada disponível sobre medicamentos estimulantes. Os nomes fantasia dessas medicações (com nomes genéricos entre parênteses) incluem Ritalina (metilfenidato), Dexedrina (*d*-anfetamina), Adderall (associação de *d*- e *l*- anfetamina) e Cylert (pemolina). Os antidepressivos e a clonidina serão discutidos no Capítulo 19.

Como suplemento a este capítulo, você pode consultar o DEF (*Dicionário de Especialidades Farmacêuticas*), disponível nas bibliotecas públicas. Esse livro inclui informações sobre todas as drogas comercialmente disponíveis – para que servem as drogas (indicações), quando não devem ser utilizadas (contra-indicações) e reações indesejáveis (efeitos colaterais) do medicamento. Embora o DEF seja atualizado anualmente, não contém as últimas atualizações sobre as pesquisas de drogas novas, especialmente em relação às principais ações e efeitos colaterais das drogas. Ele também não revelará a probabilidade de seu filho apresentar efeitos colaterais; apenas listará todos os efeitos colaterais já descritos. Isso pode iludi-lo a pensar que todos os efeitos negativos são comuns, o que não é o caso. A melhor forma de usar o DEF é como uma introdução para referência. Não acredite que tudo que ele descreve pode ser um problema que ocorrerá com seu filho.

A melhor fonte de informação é seu médico de família (clínico) ou o pediatra – pois o médico se mantém atualizado através da leitura de jornais e periódicos médicos contendo as mais recentes pesquisas. Pergunte a seu médico, "Você está bem familiarizado com esse tipo de medicamento, com que freqüência você receita tal medicamento para crianças com TDAH"?. (Responda, também, às questões no quadro na página 279 antes de concordar em testar um medicamento para seu filho. Solicite uma cópia dos panfletos com informações que o médico fornece a seus pacientes.)

Duas outras fontes também podem ser úteis para ajudá-lo a obter informações sobre medicamentos. O *Practioner's guide to psychoative drugs for children and adolescents*, de John Werry e Michael Aman, apesar de escrito por profissionais e, portanto, às vezes apresentarem dificuldades para os leigos, vale ser lido, pois contém informações atualizadas sobre o uso de drogas psiquiátricas em crianças. Um livro escrito especialmente para pais é o *Straight talk about psychiatric medications for kids*, de Timothy E. Wilens. Para informação completa sobre esses livros, ver "Sugestão de leitura e vídeos", no final deste livro.

EM QUE NÃO ACREDITAR

> "A Ritalina não é uma droga perigosa? Ouvi várias histórias ruins sobre essa droga. Não vicia? Não fará com que meu filho use outras drogas no futuro?"

Antes de ler mais sobre o funcionamento dos estimulantes – do que eles podem fazer por seu filho – vamos esclarecer alguns conceitos errôneos sobre essas drogas.

Mito 1: Drogas estimulantes são perigosas e não devem ser usadas por nenhuma criança

Durante os anos 80 e novamente em meados e no fim dos anos 90, uma campanha publicitária na mídia, imprecisa e lamentável, contra o uso de estimulantes, particularmente a Ritalina (metilfenidato), foi promovida por um grupo religioso, gerando um crescimento dramático de cobertura da mídia sobre essa medicação. A campanha dos anos 90 foi incentivada pela divulgação de informações enganosas, alarmistas e tendenciosas sobre o abuso de medicamentos estimulantes nos Estados Unidos a partir do Drug Enforcement Administration, como parte de esforços para prevenir a Ritalina de ser classificada novamente como uma droga que não causa vício – uma mudança que poderia tornar a prescrição do medicamento mais conveniente para os médicos. Como conseqüência, o uso dessas medicações em crianças com TDAH continua a ser polêmico para a consciência popular, apesar de não haver, absolutamente, nenhuma controvérsia na comunidade científica quanto à sua segurança e eficácia.

O medo infundado em relação a essas drogas é, infelizmente, perpetuado pela solicitação que alguns médicos fazem ao pais para que assinem um formulário de consentimento dizendo que eles foram informados sobre o medicamento e seus efeitos colaterais e concordam em submeter seu filho portador de TDAH ao tratamento. Caso seu médico peça para que assine esse consentimento, não tema, pois isso não significa que a droga é perigosa. Tais formulários foram introduzidos apenas como resposta à publicação de ameaças de processos por má conduta emitidas por seitas e crenças religiosas já mencionadas, fazendo com que alguns médicos ainda sintam a necessidade de se proteger de processos por má conduta. Informações atualizadas sobre possíveis efeitos colaterais serão dadas mais tarde neste capítulo. Caso lhe peçam para assinar um consentimento, leia-o cuidadosa-

> **O que perguntar a seu médico sobre os medicamentos**
>
> Se seu médico recomenda testar um desses medicamentos em seu filho com TDAH, pergunte ao menos as seguintes questões, muitas das quais serão respondidas ao longo deste capítulo:
>
> 1. "Quais as ações e efeitos colaterais, a curto e longo prazo, dessa medicação em particular?"
> 2. "Que doses serão utilizadas, e quais os horários de administração?"
> 3. "Com que freqüência você precisará consultar meu filho para uma reavaliação enquanto ele estiver tomando o medicamento?"
> 4. "Quando o medicamento deve ser interrompido para saber se ele ainda é necessário para o tratamento do TDAH?"
> 5. "Alimentos, lanches ou outras substâncias devem ser evitados enquanto a criança está tomando o medicamento? Eles interferem nos efeitos do medicamento no organismo?"
> 6. "Você entrará em contato com a escola periodicamente para determinar como meu filho está respondendo ao medicamento no ambiente escolar, ou você espera que eu o faça?"
> 7. "Se a criança tomar acidentalmente uma overdose do medicamento, qual o procedimento correto a ser seguido?"
> 8. "Você tem algum informativo sobre o medicamento para que eu possa conhecê-lo melhor?"

mente, pois ele contém informações sobre o medicamento em questão, mas não fique com medo das drogas estimulantes ou de assinar esse consentimento.

Recentemente foram levantadas mais preocupações, particularmente através da ex-primeira-dama, Sra. Hillary Clinton, sobre o discreto aumento do uso de medicações psiquiátricas em crianças em idade pré-escolar na última década do século passado. Enquanto concorria a uma cadeira no Senado do Estado de Nova York, a Sra. Clinton pediu maiores investigações sobre o aumento marcante do uso desses medicamentos e dos esforços para reduzir seu uso. Como muito desse aumento se deveu ao uso de estimulantes para tratar TDAH, muito da atenção da crítica da mídia sobre a história enfocou o tratamento do TDAH. Para entender melhor essa questão, os pais devem saber que, em 1991, apenas 0,17-0,49% (p. ex., 1,7-4,9 de cada 1.000 crianças) em idade pré-escolar tomava medicamentos estimulantes, geralmente para controlar os sintomas de TDAH. A maioria era de crianças de 3 a 5 anos (muito poucas com até dois anos eram tratadas com medicamentos). Em 1996, esse índice aumentou para 0,61-1,23% em crianças pré-escolares. Enquanto isso representa aproximadamente um aumento de três vezes no uso de estimulantes para pré-escolares, pode-se observar que os índices absolutos ainda são relativamente baixos. Colocando-se em perspectiva, tenha em mente que 6-9% das crianças em idade pré-escolar apresentam sérios transtornos psiquiátricos – transtornos que em crianças em idade escolar permitiriam considerações quanto à possibilidade de tratamento com medicamento. O transtorno mais comum é o TDAH. Isso demonstra que a vasta maioria de crianças pré-escolares com transtornos psiquiátricos não tomam medicamentos. A preocupação aqui, então, não deve ser quanto ao uso de medicamentos, o que pode ser totalmente injustificável devido ao aumento da consciência sobre transtornos psiquiátricos em crianças em idade pré-escolar. Existe muito pouca pesquisa sobre a segurança e eficiência de medicamentos para crianças abaixo dos cinco anos. Existem poucos estudos com crianças em idade pré-escolar. Um, que eu conduzi, verificou que os medicamentos para TDAH são seguros e úteis para crianças de 3-4 anos, mas mostraram poucas crianças com resposta positiva nessas idades em comparação com crianças mais velhas. Necessita-se de mais pesquisa, não de alardes de políticos que concorrem a cargos eleitorais lutando para que haja redução do uso de medicamentos para crianças em idade pré-escolar. Apenas pesquisas realmente científicas, não teóricas, podem nos dizer se o presente índice de uso de medicação para pré-escolares é seguro e justificável.

Mito 2: Estimulantes apenas encobrem os "problemas reais" e não lidam diretamente com as causas básicas do TDAH da criança

Muitos pais chegam a nós com a preocupação de que os estimulantes não tratam os "problemas reais" e que são simplesmente falsidade. Críticas enganosas sobre tais medicamentos afirmam que os sintomas de uma criança com TDAH se originam puramente de causas sociais, como fraca disciplina ou falta de amor em casa. Como indicado nos capítulos anteriores, não existe evidência científica de que causas puramente sociais são a raiz do TDAH da criança. Sabemos, hoje, que o TDAH é, em grande parte, um transtorno genético associado às deficiências de funcionamento em certas regiões do cérebro relacionadas com a inibição, a atenção e o autocontrole. Os estimulantes lidam diretamente com a parte do cérebro que é hipoativa, gerando o aparecimento dos sintomas aparentes do TDAH, como explicado neste capítulo. Assim, os estimulantes não diferem da insulina usada em crianças com diabetes. Infelizmente, como a insulina, os estimulantes apresentam apenas efeito temporário, o que leva algumas pessoas a acreditar que eles mascaram os problemas ao invés de realmente ajudar. Como um diabético que necessita de insulina, seu filho tem de ingerir medicamentos estimulantes diariamente por um longo tempo, mas essas drogas são uma forma de atacar os problemas diretamente. *Estimulantes são o único tratamento atual que normaliza a falta de atenção, impulsividade e comportamento impaciente em crianças com TDAH.* Entretanto, mesmo que os estimulantes realmente *melhorem* o comportamento de 70-90% de todas as crianças com TDAH, eles não normalizam os problemas comportamentais de todas as crianças que respondem positivamente à medicação. Para aproximadamente 30-45% das crianças com TDAH, o comportamento será melhorado de forma significativa, embora não seja normalizado por completo com essa medicação.

Mito 3: Estimulantes tornam as crianças "altas" e viciam como outras drogas

Você já deve ter ouvido que adultos que tomam estimulantes geralmente apresentam senso de humor "alto", euforia ou sensação de bem-estar. Mesmo que isso aconteça, não é comum e, em crianças, é raro. Algumas crianças descrevem uma sensação "esquisita", "diferente" ou sentem tontura. Outras, na verdade, se tornam um pouco mais agradáveis em seu humor, e raras relatam até certa sensação de tristeza. Essas alterações do humor ocorrem algumas horas depois do medicamento ter sido ingerido e ocorrem mais freqüentemente entre crianças tratadas com doses mais altas. Na maioria das crianças, tais alterações são muito menores.

Os pais se preocupam, geralmente, com o risco de vício por estimulantes e com um maior risco de abuso de outras drogas quando as crianças se tornarem adolescentes. Não há relatos atuais de casos de vício ou dependência grave por essas drogas, e os diversos estudos que examinaram crianças submetidas a essas drogas nada afirmam sobre a possibilidade dessas crianças serem mais capazes de abusar de outras substâncias quando adolescentes do que crianças que não utilizam tais medicamentos. Entretanto, estudos recentes conduzidos por Timothy E. Wilens e colegas, do Massachussetts General Hospital (Harvard Medical School), e por Howard Chilcoat e Naomi Breslau, do Henry Ford Hospital em Detroit, verificaram que o uso de estimulantes durante a infância não predispõe crianças com TDAH a maior risco de usar ou abusar de outras substâncias quando adolescentes. Na verdade, o estudo de Wilens verificou que os adolescentes portadores de TDAH que permaneceram usando a medicação durante os anos de adolescência apresentaram uma probabilidade significativamente mais baixa de uso ou abuso de outras substâncias se comparados a crianças portadoras de TDAH que não tomaram medicamentos durante a adolescência. Assim, a literatura científica atual deveria tranqüilizar os pais de que eles não estão predispondo seus filhos a um potencial tardio para uso ou abuso de substâncias com o uso de estimulantes para o manejo do TDAH de seus filhos. Os pais deveriam saber que os fatores mais importantes que determinam o risco de uma criança usar ou abusar de substâncias na adolescência são (1) instalação precoce de transtrono de conduta ou comportamento anti-social na infância, (2) fraca monitorização das crianças por parte dos pais ou o desconhecimento do paradeiro dos adolescentes na comunidade, (3) a amizade da criança ou do adolescente com outros adolescentes que usam ou abusam de substâncias ilegais e (4) o grau com que os pais também utilizam álcool ou tabaco ou substâncias ilegais.

Mito 4: Medicamentos estimulantes impedem o crescimento da criança, e seu uso é estritamente limitado pela idade

Alguns estudos no início dos anos 70 pareciam sugerir que as crianças que usavam tais medicamentos poderiam apresentar retardo de altura e de ganho de peso. Estudos mais recentes e profundos mostraram que isso não é mais um problema, como se pensava. A altura de seu filho na vida adulta ou o tamanho do esqueleto não será afetado pelo uso do medicamentos, e os efeitos no peso de seu filho também serão provavelmente mínimos, resultando em perda de meio a um quilograma durante os anos iniciais do tratamento. Qualquer perda de peso deve retornar ao normal no segundo ano, ou um pouco depois, com o passar do tratamento. Tenha em mente que crianças respondem de formas muito diferentes a tais medicamentos; algumas não experimentam nenhuma alteração de peso, e outras perdem mais do que apenas alguns quilos. Seu filho deve ser acompanhando pelo médico para ter assegurado que as perdas de peso não sejam graves.

A crença inicial nos anos 70 de que os estimulantes poderiam retardar o crescimento das crianças com TDAH levou à prática comum dos médicos de recomendar que crianças tomassem esses medicamentos apenas nos dias escolares e parassem de tomá-los nos finais de semana, nos feriados e durante as férias de verão. Como sabemos, hoje, que o risco de problemas de crescimento devido ao medicamento é muito menos comum do que se acreditava originalmente, não é necessário que todas as crianças que tomam estimulantes tenham férias dessas drogas. Muitas podem continuar a tomar o medicamento durante os finais de semana e os meses do verão. Elas terão benefícios em seu relacionamento com amigos, na participação em clubes, em esportes e programas de verão e em seu comportamento geral em casa. Pais cujas crianças experimentam problemas de comportamento significativos durante esses períodos e outras atividades, e cujas crianças não apresentam problemas de crescimento devido à medicação, deveriam discutir com o médico a possibilidade de continuar a medicação estimulante durante tais períodos.

Mito 5: Estimulantes podem ser usados apenas por crianças novas

Ao contrário do que você pode ter ouvido, os medicamentos estimulantes podem ser usados durante toda a vida de uma pessoa com TDAH, não apenas durante a infância. Houve a preocupação, disseminada em décadas anteriores, de que os estimulantes não poderiam ser utilizados a partir da puberdade, pois poderiam perder a eficácia. Falácia, e podemos observar, hoje, um aumento dramático da prescrição desses medicamentos para adolescentes portadores de TDAH. Podemos testemunhar, também, um aumento do uso dessas drogas para adultos portadores de TDAH.

Mito 6: Estimulantes não resultam em benefícios duradouros para as conquistas acadêmicas das crianças

O argumento de que os estimulantes não apresentam efeitos positivos duradouros sobre as conquistas acadêmicas é enganoso, planejado em parte pelos maiores esforços para dissuadir os pais de considerar o uso de estimulantes para seus filhos portadores de TDAH. Quando os pais assumem uma visão simplista do termo "conquista acadêmica" e esperam que os estimulantes aumentem diretamente a quantidade de sabedoria ou habilidades em uma determinada matéria na escola, com certeza os estimulantes causarão desapontamento. Os comprimidos não possuem nenhum conhecimento que possa ser automaticamente transmitido ao cérebro de uma criança após serem ingeridos. Uma criança portadora de TDAH que não sabe as tabelas de multiplicação hoje, enquanto não toma medicamentos, não saberá as mesmas, automaticamente, após tomar medicamentos estimulantes. Esperar esse tipo de alteração é besteira e demonstra as falhas de críticas sobre os estimulantes.

O que os estimulantes fazem é ajudar a criança com TDAH a mostrar o que ela já sabe durante a realização das obrigações acadêmicas através do melhoramento da capacidade de atenção da criança, concentração, resistência à distração e ao comportamento reflexivo. Eles também fazem com que a criança se torne mais disponível para aprender o que está sendo ensinado na escola através da redução do comportamento ausente, disruptivo e desatento. Com esses ganhos, vários anos de medicação pode fazer muito para que uma criança adquira conhecimentos acadêmicos se comparado ao que ela teria sem o uso de medicamentos mas, infelizmente, não há estudos que examinem essa questão além dos 14 e 18 meses de uso das drogas. Simplesmente não sabemos sobre os benefícios a longo prazo em relação ao conhecimento acadêmico ou a habilidades com o uso contínuo de medicações por vários anos de escola.

Caso entendêssemos o termo "conquista acadêmica" de forma mais ampla, ou seja, como a criança se comporta na escola, como lida com amigos, se segue as regras da sala de aula e às orientações dos professores, se completa as obrigações com precisão, a evidência seria que os medicamentos estimulantes produzem progressos significativos. Mesmo que os estimulantes não aumentem o conhecimento acadêmico das crianças, o fato de resultarem em melhora de muitas outras áreas no funcionamento da escola trata-se de justificativa suficiente para considerar o uso desses medicamentos para seu filho. Essas alterações podem não apenas impulsionar a autoconfiança e a auto-estima no ambiente da sala de aula, mas podem tornar a criança mais querida pelo grupo de amigos, dando a ela mais oportunidades de fazer e manter colegas de classe e amigos. Os medicamentos também podem reduzir a quantidade de censura, punição e rejeição que a criança experimenta na escola por parte dos coleguinhas e professores, além de prevenir que a criança repita de ano, sendo retida devido a uma série de conquistas acadêmicas apenas básicas. Por todas as razões, o progresso do sucesso e do ajustamento escolar que resulta da utilização de estimulantes são freqüentemente as razões mais comuns para se prescrever tais medicamentos para crianças portadoras de TDAH.

Mito 7: Estimulantes como a Ritalina causam câncer

Apesar do que você deve ter ouvido ou lido, não há evidências, absolutamente, em nenhuma publicação cientifica de que a Ritalina ou outro medicamento estimulante cause câncer em humanos. Nenhum fabricante nunca relatou nenhuma ocorrência dessas, tampouco o U.S. Food and Drug Administration, que monitora a segurança dos medicamentos utilizados em crianças e adultos. Essa pressão contra a Ritalina se baseia em um estudo simples, usando uma raça de cobaias de laboratório criadas especificamente com a propensão de desenvolver tumores hepáticos. Foram administradas doses excessivas de medicamento, três vezes ou mais que as doses recomendadas para seres humanos, mas as cobaias já eram mais predispostas a desenvolver os tumores mesmo não sendo medicadas com Ritalina. Os resultados não foram reproduzíveis para outras espécies de cobaias. Não há evidências científicas na literatura de que os estimulantes causem câncer em humanos, sejam crianças ou adultos.

Mito 8: Uma criança que toma estimulantes nunca será capaz de servir no exército

Meu colega William Hathaway, hoje na Regents University of Norfolk, Virginia, entrevistou o comandante médico do exército e soube que a história de uso de estimulantes isoladamente na infância não poderia impedir um jovem de se alistar no exército. Via de regra, permite-se que portadores de TDAH se alistem desde que se enquadrem em todos os critérios de aptidão. O que pode levar à desqualificação para o serviço militar é o uso de medicamentos por qualquer transtorno psiquiátrico durante os últimos anos, pois poderia indicar um transtorno de ordem mental sério em andamento, suficiente para necessitar de tratamento médico.

COMO AGEM OS ESTIMULANTES

Os estimulantes são assim denominados devido à sua capacidade de aumentar o nível de atividade ou excitação do cérebro. Então, por que não tornam as pessoas mais hiperativas? Pois parece que a área do cérebro que eles ativam é responsável pela inibição do comportamento e pela manutenção dos esforços de atenção para lidar com diversas situações e coisas. De alguma maneira, eles aumentam o freio do cérebro sobre o comportamento. Isso parece ocorrer, e é extremamente útil para portadores de TDAH.

Os três estimulantes mais comumente recomendados para TDAH são as drogas *d*-anfetamina (Dexedrina), metilfenidato (Ritalina) e pemolina (Cylert). Um estimulante introduzido mais recentemente é uma associação de *d*- e *l*- anfetaminas (Adderall). Como a cafeína (encontrada no café, chá, refrigerantes e outros alimentos) é um estimulante, alguns pais perguntam se o café ou os refrescos contendo cafeína ajudariam seus filhos portadores de TDAH. Embora existam pesquisas antigas na imprensa popular, no anos 70, de que a cafeína poderia ser útil, os estudos científicos realizados sobre o assunto não defendem essas afirmações. Assim, recomendamos que você considere apenas as quatro drogas estimulantes listadas anteriormente.

Os estimulantes funcionam primariamente através do aumento da ação de determinadas substâncias químicas presentes naturalmente no cérebro. A maneira como o cérebro controla a informação se baseia em como essas substâncias químicas são produzidas nas células cerebrais (neurônios). Embora não saibamos exatamente quais substâncias químicas são influenciadas pelos estimulantes, sabemos que duas delas são dopamina e norepinefrina, ambas as quais ocorrem naturalmente no cérebro e se encontram bastante concentradas na região frontal, que, acreditamos, possa ser a sede dos problemas no TDAH (ver Capítulo 3). Por aumentar a disponibilidade dessas substâncias químicas no cérebro, os estimulantes aumentam a ação dessas células cerebrais, que parecem ser mais responsáveis pela inibição de nosso comportamento e nos auxiliam a nos ater a coisas que estamos fazendo.

Portanto, não é surpresa que centenas de estudos conduzidos sobre a forma como essas drogas alteram o comportamento e o aprendizado em crianças com TDAH mostrem que entre 70 a 90% das crianças tratadas com um desses estimulantes melhoram seu comportamento. Eles ainda mostram que 10 a 30% não exibem nenhuma resposta positiva, ou que seu comportamento até mesmo piore. Assim, você não pode ter a convicção de que seu filho se beneficiará, necessariamente, dos medicamentos, e todos devemos reconhecer que medicamentos não são uma panacéia para os problemas que aparecem com o TDAH. Existem alguns casos nos quais a medicação isoladamente é suficiente ou apenas uma forma prática de abordar as preocupações que você e o(s) professor(es) de seu filho têm sobre o TDAH, embora, para a maioria dos casos, o maior benefício da terapia estimulante pareça ser a habilidade de aumentar a eficácia dos tratamentos psicológicos e educacionais. Conseqüentemente, recomendamos, normalmente, que a medicação (quando indicada) seja usada como parte de uma associação de tratamentos, não como a única forma de terapia.

O que as drogas causam no comportamento e nas emoções?

Inquestionavelmente, os estimulantes produzem efeitos positivos em relação à manutenção da atenção e à persistência do esforço para o trabalho. Os medicamentos também reduzem a impaciência e a atividade motora ampla. Em muitos casos, a atenção de uma criança para as obrigações de trabalho em sala de aula são tão melhoradas que seu comportamento parece até normal. A maioria das crianças que usa medicamentos é muito menos impulsiva e tem menos problemas com agressão, barulheira, não-obediência e disrupção. Daí, você pode perceber por que esses medicamentos são tão recomendados para crianças portadoras de TDAH.

Como as drogas alteram o aprendizado e o desempenho acadêmico?

Foram conduzidos numerosos estudos sobre os efeitos dos estimulantes no intelecto, na memória, na atenção e no aprendizado de crianças. Eles demonstram que os medicamentos estimulantes causam, provavelmente, a melhora da atenção da criança, do controle da impulsividade, da coordenação motora fina e do tempo de reação. Algumas crianças até exibem melhora de sua memória de evocação recente. Quando crianças portadoras de TDAH precisam aprender tarefas, o medicamento parece ajudar em seu desempenho de forma mais eficiente e organizada. Como discutido anteriormente, no Mito 6, nenhum medicamento pode, na realidade, melhorar a inteligência, mas os estimulantes aumentam a capacidade da criança de expressar o que ela acabou de aprender. De modo geral, as drogas produzem sua maior influência em situações que requerem que as crianças restrinjam seu comportamento e se concentrem nas tarefas designadas – situações como as escolares.

Você já deve ter ouvido que quando a criança parar de tomar o estimulante, ela não será capaz de lembrar tão facilmente o que aprendeu enquanto tomava o medicamento. Estudos científicos sobre esse problema verificaram ser incomum e pouco notável essa ocorrência.

Medicamentos estimulantes não melhoram, provavelmente, as notas de seu filho nas provas da escola, que medem o grau de nível de dificuldade da matéria que a criança aprendeu. Os medicamentos, no entanto, resultam em aumentos substanciais na quantidade de trabalho que uma criança é capaz de produzir e, em alguns casos, aumentam a precisão do trabalho.

Os medicamentos alteram o comportamento social?

Verificou-se, definitivamente, que os tratamentos com estimulantes são redutores da intensidade e melhoram a qualidade de interações sociais entre crianças portadoras de TDAH e seu pais, professores e amigos. Os estimulantes aumentam a capacidade das crianças de se submeter às ordens dos pais e manter a obediência com o passar do tempo. Os medicamentos também reduzem o comportamento que compete com a realização de trabalhos, como desatenção, distração e impaciência. Em consequência, os pais e professores respondem com a redução das ordens e o grau de supervisão sobre a criança. Eles também podem aumentar seus elogios e reações positivas para com as crianças. Existe alguma preocupação entre os profissionais de que essas medicações possam reduzir o interesse das crianças em se socializar. Estudos recentes não demonstraram essa ocorrência como um problema, embora possa ser possível, caso a criança esteja tomando uma dose muito alta do medicamento.

O grau de progresso difere entre as crianças e se deve esperar uma resposta única para cada criança. Não observamos diferenças globais entre meninos e meninas. Esperamos ver maiores progressos com doses maiores, mas o médico de seu filho deverá testá-lo com diferentes doses antes de descobrir qual é a melhor, podendo tentar, também, mais de uma droga.

Qual a duração dos efeitos das drogas?

Os estimulantes são administrados na maioria das vezes por via oral, principalmente quando utilizados para o tratamento do TDAH. São absorvidos rapidamente pela corrente sangüínea e cruzam a barreira para o cérebro rápida e facilmente. São eliminados do organismo dentro de 24 horas. Isso significa que você pode ficar sossegado caso seu filho apresente alguma reação indesejável, pois ela durará apenas algumas horas ou, no máximo, 24 horas. Isso significa que seu filho terá de tomar a medicação várias vezes ao dia, diariamente.

Os medicamentos atingem seu pico com melhora do comportamento dentro de uma a três horas e podem controlar o comportamento por três a seis horas, mas cada criança reage de forma diferente, e cada droga age, também, diferentemente. Algumas alterações do comportamento são percebidas dentro de 30 a 60 minutos após ingerida a medicação, novamente dependendo de qual droga está sendo utilizada.

Ambas, a Ritalina e Dexedrina, são apresentadas regularmente sob a forma de ação relativamente rápida, bem como preparações de liberação lenta. Essas últimas preparações de liberação lenta atingem seu pico de influência um pouco mais tarde do que as formas de ação rápida (geralmente em três a cinco horas), e podem produzir efeitos que duram um pouco mais (seis a oito horas, comumente). No entanto, essas formas de liberação lenta podem não ser tão potentes para o controle do comportamento e, mais uma vez, todas as crianças reagem de forma diferente. Tenha em mente que a Dexedrina e o novo composto Adderall são aproximadamente duas vezes mais potentes que a Ritalina. Como resultado, eles podem produzir efeitos sobre o comportamento que duram uma ou duas horas mais que os efeitos da Ritalina. Mas também devem ser indicados em doses bem menores (geralmente metade da quantidade de Ritalina), para evitar efeitos de superdosagem ou excesso de efeitos colaterais.

O Cylert funciona de forma um pouco diferente. Ele pode começar a ter efeito após uma ou duas horas, atingir o pico em aproximadamente duas a quatro horas e durar sete a nove horas ou mais, mas parece se acumular no organismo e pode levar de alguns dias a uma semana antes de exercer seu efeito total.

Os pais perguntam, geralmente, se as crianças desenvolvem tolerância aos estimulantes e se necessitam fazer exames de sangue regulares para monitorar a quantidade de droga na corrente sangüínea. Embora alguns médicos, em suas clínicas, tenham relatado raros casos de crianças que desenvolvem alguma tolerância (perda de efeito) durante um longo período de utilização, os estudos de pesquisa não foram capazes de documentar esse efeitos. Assim, os exames de sangue não devem ser preocupação. A quantidade de droga na corrente sangüínea não parece estar relacionada a quão bem ela funciona para controlar o comportamento; portanto, não há necessidade de exames de sangue. Entretanto, crianças que tomam Cylert podem necessitar colher sangue algumas vezes durante o ano, ou a cada ano, para monitorar o funcionamento do fígado, pois o Cylert, em raros casos, pode causar problemas para a função hepática e seu funcionamento. Se seu filho está tomando Cylert, certifique-se de discutir essa rara complicação com o médico da criança.

OS EFEITOS COLATERAIS

Existem muitos efeitos colaterais que as crianças podem experimentar quando tomam essas medicações, mas a grande maioria é mínima. Novamente, tenha em mente que se algum deles o incomodar o suficiente para justificar a interrupção da medicação, os efeitos cessarão, provavelmente, com a eliminação do medicamento do organismo da criança – dentro de 24 horas. A maioria desses efeitos colaterais estão claramente relacionados com a dose do medicamento que a criança está tomando: doses mais altas produzem mais efeitos colaterais. Foi estimado, entretanto, que de 1 a 3% das crianças portadoras de TDAH não podem tolerar *qualquer* dose de *qualquer* medicamento estimulante.

É impossível predizer se seu filho apresentará algum efeito colateral discutido aqui, mas dispomos de alguns estudos revelando esses achados: mais do que a metade das crianças portadoras de TDAH que foram testadas em nossa clínica demonstraram diminuição do apetite, insônia, ansiedade, irritabilidade ou tendência ao choro. *Entretanto, muitos desses efeitos colaterais (especialmente aqueles associados ao humor) estavam presentes quando a criança tomou um comprimido falso (denominado placebo). Isso significa que tais efeitos colaterais podem representar problemas que estão mais associados ao TDAH do que ao medicamento.* Na maioria dos casos, os efeitos colaterais, na verdade, são bem leves. Dor de estômago e dor de cabeça foram relatados em aproximadamente metade a um terço das crianças e também foram leves.

Diminuição do apetite

Todos os estimulantes parecem reduzir, em algum grau, o apetite das crianças – temporariamente e principalmente no final da manhã e início da tarde, o que explica por que metade das crianças que usa essas drogas pode comer pouco enquanto toma o medicamento. Para muitas criança o apetite retorna (às vezes como vingança!) ao anoitecer. É por isso que você deve se assegurar de que a criança que está tomando esse medicamento tenha a chance de comer tipos e quantidades adequadas de alimentos a cada dia para que cresça bem.

Aumento da freqüência cardíaca e da pressão sangüínea

Seu médico pode verificar que a freqüência cardíaca e a pressão sangüínea de seu filho aumentam um pouco enquanto ele toma os medicamentos. Essas alterações são mínimas e não colocam a maioria das crianças portadoras de TDAH em risco. Entretanto, caso seu filho seja uma das raras crianças que já é hipertensa, você deve se certificar de que o médico leva isso em consideração. O Cylert produz, provavelmente, menos efeitos sobre a freqüência cardíaca e a pressão sangüínea.

Aumento da atividade elétrica cerebral

Muitos estudos verificaram que a atividade elétrica do cérebro aumenta enquanto uma criança se encontra em uso dessa medicação. Você nunca saberia disso de forma direta, a menos que seu filho fosse submetido a um EEG por alguma razão, mas você pode perceber essa ocorrência indiretamente através da melhora do comportamento de seu filho em conjunto com alterações da atividade cerebral, como discutido anteriormente.

Insônia

Aproximadamente metade de todas as crianças submetidas à medicação podem sentir que é difícil adormecer na hora de dormir após tomar esse medicamento durante o dia. A maioria das crianças cai no sono dentro de uma hora ou mais após seu horário habitual de dormir. Caso não consiga dormir, e isso passe a ser um problema para seu filho, converse com seu médico para que ele diminua a dose.

Tiques nervosos

Um efeito colateral com o qual você deve se preocupar é a possibilidade de ocorrência de tiques – movimentos abruptos de pequenos músculos da face ou, menos provavelmente, de outras partes do corpo. Piscar ou fazer caretas são apenas alguns dos tiques que podem ser observados. Outros tiques são vocais – sons abruptos como repetidas inspirações pelo nariz, tossidas para limpar a garganta ou sons altos e agudos. A forma extrema da combinação de tiques corpóreos múltiplos com ruídos vocais é denominada *Síndrome de Tourette*. Você precisa saber que mais de 10% das crianças normais exibem alguma forma de tique ou maneirismo nervoso durante a infância, tiques tão simples ou ocasionais que são totalmente despreocupantes. Os tiques nas crianças portadoras de TDAH são provavelmente agravados pelos medicamentos em metade dos casos, embora retornem a seu nível normal dentro de uma semana ou mais após a interrupção do uso da medicação. Em outros casos, os tiques melhoram, na realidade, com o uso de medicação.

Percebemos que até 15% de crianças submetidas ao uso de estimulantes podem desenvolver esses tiques simples ou maneirismos nervosos, mesmo que não os apresentassem antes. Novamente, deixar de usar a medicação corrige o problema, geralmente, em aproximadamente uma semana. Raras crianças desenvolveram a Síndrome de Tourette completa, embora não esteja claro se o medicamento causa, de fato, o transtorno. Ele pode ter sido agravado ou acelerado quanto a seu aparecimento numa criança que já era previamente propensa.

O médico deve perguntar se a criança com TDAH tem história familiar de tiques ou Síndrome de Tourette antes de usar uma droga estimulante. Nesse caso, recomendamos que a criança comece com uma dose bem baixa do medicamento ou não tome o medicamento até que se saiba mais sobre como ela reage à droga.

Quando os medicamentos são utilizados e se desenvolvem tiques, o tratamento deve ser interrompido imediatamente. Os tiques diminuirão dentro de 7 a 10 dias. O tratamento pode ser retomado com uma dose menor se o ajustamento comportamental da criança piorar dramaticamente. Se os tiques retornarem mesmo com dose baixa, a tentativa de uma medicação alternativa (como um antidepressivo) pode ter sucesso. Caso isso não funcione, os pais devem ser advertidos de que seus filhos não devem ser tratados com estimulantes futuramente e alertar os médicos quanto à história de reações com tiques na presença de drogas estimulantes.

Efeitos colaterais de drogas específicas

Cada medicamento estimulante pode produzir um efeito colateral singular. Por exemplo, raras crianças desenvolvem erupções cutâneas alérgicas após algumas semanas ou mais de tratamento com Cylert. A interrupção da droga parece eliminar a erupção. A criança pode retornar à medicação sem recorrências da erupção. O Cylert pode produzir, também, em casos raros (aproximadamente 3%) uma doença hepática denominada *hepatite química*, que pode ser irreversível. Por isso, qualquer criança que usa Cylert deve se submeter a exames de sangue para checar a função hepática a cada três a seis meses.

Psicose temporária

Todos os estimulantes podem produzir sintomas temporários de psicoses (desorganização do pensamento, aceleração da fala, alucinações cutâneas, extrema ansiedade, hipersensibilidade a ruídos, etc.) se usados em doses muito altas. Em raros casos, psicoses ocorrem com doses baixas. Essas reações ocorrem em menos de 1% dos casos e duram até que a medicação seja interrompida.

Efeitos a longo prazo

Nos últimos anos, os críticos do uso de estimulantes para tratamento de crianças com TDAH se satisfizeram com o fato de que os estimulantes apresentavam alto risco, pois não havia estudo de longa duração sobre o potencial de efeitos negativos a longo prazo causados pelo uso persistente desses medicamentos. Os críticos estavam certos quanto à inexistência de estudos, e aqui está o porquê: os estudos que abordam essa questão não são éticos nos Estados Unidos. Não se pode, simplesmente, submeter crianças aleatoriamente ao uso de estimulantes para tratar seu TDAH por vários anos, enquanto o mesmo número de crianças com TDAH usa placebo. Isso é, evidentemente, antiético, e já que os estimulantes dispõem de muita pesquisa demonstrando sua utilidade no manejo do TDAH e sua segurança a curto prazo, os profissionais não podem impedir que as crianças sejam tratadas com essas drogas e se submetam ao uso de placebo. Mais ainda, os custos exorbitantes associados às pesquisas não mencionam o extraordinário tempo gasto para completá-las, o que assegura que nenhum medicamento deve ser aprovado para uso até que pelo menos uma geração de crianças seja acompanhada em sua vida após ter recebido esses medicamentos.

Assim, para avaliar a segurança dos estimulantes a longo prazo, devemos nos voltar a outras fontes de informação. Primeiro, os pais precisam entender que os estimulantes são comercializados desde 30 a 60 anos atrás. Naquela época, milhões de crianças com TDAH foram tratadas com essas medicações, muitas por muitos anos ou mais. Em nenhum dos casos se relatou efeitos colaterais significativos com uso a longo prazo, tanto pelas indústrias farmacêuticas como pela Food and Drug Administration.

Segundo, temos de observar os estudos a curto prazo. Seus resultados significam que ocorrerão efeitos a longo prazo? A resposta é não. Mais de 250 estudos bem controlados e várias centenas de outros menos controlados foram publicados em jornais atestando a relativa segurança desses medicamentos e sua clara eficácia no auxílio a 70-90% das crianças com TDAH que se submeteram a tais medicações. Certamente, ocorrem alguns efeitos colaterais, como observado neste capítulo, mas estes são relativamente benignos, duram apenas de algumas horas a alguns dias na maioria dos casos e não são graves ou crônicos (exceção às raras complicações hepáticas observadas com o Cylert) e são facilmente controláveis pelo ajuste da dose, diminuindo ou descontinuando a droga. Nenhum dos achados fazem alusão à probabilidade de ocorrência de problemas a longo prazo com o uso continuado dessas medicações. Como salientei no Mito 4, mesmo queixas de problemas significativos de crescimento foram demonstradas como sendo uma ocorrência relativamente rara e de fácil controle com a interrupção do uso das drogas em casos excepcionais.

Finalmente, abordaremos o que se conhece sobre as ações neuroquímicas de tais medicações no cérebro de crianças e animais. Até aqui, os achados de estudos não demonstraram nenhuma indicação clara de efeitos colaterais a longo prazo ou persistentes com o uso prolongado dessas medicações. Baseados nessas três fontes de informação, podemos concluir apenas que, até o momento, parece não haver probabilidade de ocorrência de problemas a longo prazo em crianças tratadas com medicamentos estimulantes. Isso é garantido? Claro que não. Não há garantias na vida, incluindo se nossas crianças estarão seguras de todos os males quando colocarem seus pés fora de casa, indo para escola, ou quando as conduzimos a passeios ou viagens de carro, mesmo fazendo pausas. O importante é que nosso conhecimento dos riscos associados ao uso de medicamentos seja claro e bem fundamentado. Isso ocorre mais para os medicamentos estimulantes do que para a maioria das outras classes de medicamentos usados em psiquiatria e pediatria, e isso é tudo o que pode ser dito até o presente momento.

SEU FILHO DEVE RECEBER ESTIMULANTES?

Você e seu médico precisam considerar diversos fatores ao tomar essa decisão. Você deverá se lembrar de estar alerta às reações de seu filho, para que possa reconhecer rapidamente quando o medicamento em teste não funciona e deve ser interrompido. Os medicamentos estimulantes são as drogas psiquiátricas mais empregadas em crianças, especialmente em casos em que há desatenção, hiperatividade ou comportamento impulsivo suficientemente severo para criar problemas na escola ou de ajustamento social. Estima-se que entre 600 mil e 1 milhão de crianças anualmente, ou entre 1 e 2% da população em idade escolar, possam usar estimulantes para controlar o comportamento. Tradicionalmente, a maioria dessas crianças se encontrava entre os 5 e 12 anos, mas, como mencionamos, muitas delas já são mais velhas atualmente. Portanto, você pode entrar nesse processo de tomada de decisão confiante de que sabemos mais sobre esse tipo de tratamento para TDAH do que qualquer outro.

Infelizmente, não há forma perfeitamente segura de predizer quem se dará bem com os medicamentos estimulantes. Até aqui, o critério mais útil de que dispomos é o grau de falta de atenção e impulsividade da criança. Quanto mais severos os sintomas, provavelmente melhor a resposta da criança ao medicamento. Também aprendemos que quanto mais ansiosa a criança, provavelmente menos reações positivas ela terá com o medicamento. Alguns estudos também verificaram que a qualidade de relacionamento entre um pai e a criança podem predizer a resposta da criança à droga. Quanto melhor o relacionamento pai e filho, maior a resposta à medicação. Pode ser que pais mais apreciativos e recompensadores das alterações do comportamento conseguidos com o uso dos estimulantes produzam maiores ganhos em seus filhos com a medicação.

Seu médico também levará em consideração os seguintes fatores:

1. A percentagem de crianças com TDA (p. ex., sem hiperatividade – ver Capítulo 7) que respondem bem a medicamentos pode ser inferior – 55 a 65% – à das crianças portadoras de TDAH, e a magnitude da resposta pode não ser impressionante. Por outro lado, a dose necessária pode ser inferior.
2. Os estimulantes podem ajudar as crianças portadoras de TDAH mentalmente retardadas apenas se o retardo não for severo. Em um estudo, crianças com idade mental maior que quatro anos e meio ou QI acima de 45 apresentaram, geralmente, respostas positivas, ao passo que aquelas com idade mental ou QI inferior geralmente responderam mal.
3. Crianças portadoras de TDAH que têm crises convulsivas podem apresentar mais efeitos colaterais (problemas de comportamento) quando submetidas a estimulantes do que o observado em crianças com TDAH que não apresentam crises convulsivas.
4. Crianças com transtornos invasivos do desenvolvimento (como autismo) geralmente não respondem bem à medicação estimulante. Algumas crianças com lesões cerebrais por trauma podem desenvolver sintomas de TDAH em um grau que justifica uma possível tentativa com drogas estimulantes. Essas crianças podem também responder bem, mas nossa experiência mostra que a probabilidade de uma resposta positiva é menor nesse grupo de crianças portadoras de TDAH.

Como você pode perceber, indubitavelmente, até aqui, *um diagnóstico de TDAH não deve constituir uma recomendação para o tratamento automático com drogas*. Caso seu médico considere essa conduta, sugerimos que você encontre um novo médico. As regras a seguir podem ajudá-lo a tomar a decisão sobre o uso de medicamentos, mas lembre-se – isso se aplica a ambos, pais e médicos – de permanecer flexível às necessidades e circunstâncias singulares de cada caso.

1. *A criança foi bem avaliada do ponto de vista físico e psicológico?* Os medicamentos nunca devem ser prescritos se a criança não for completamente examinada.

2. *Qual a idade da criança?* O tratamento medicamentoso é geralmente menos eficaz ou causa mais efeitos colaterais para crianças abaixo dos quatro anos de idade. Portanto, não é recomendado para estas.
3. *Foram utilizadas outras formas de terapias?* Se esse é o primeiro contato de sua família com um profissional, a prescrição de medicamentos pode ser adiada até que outras intervenções tenham sido tentadas (p. ex., o treinamento de pais para o controle das habilidades da criança). Alternativamente, quando o comportamento da criança mostra problemas severos e sua família não pode participar do treinamento de controle da criança, os medicamentos podem ser a forma mais valiosa de tratamento inicial.
4. *Quão severo é o mau comportamento da criança hoje?* Em alguns casos, o comportamento da criança é tão difícil ou penoso que o medicamento pode ser a forma mais rápida e eficiente de lidar com as crises até que outras formas de tratamento possam ser iniciadas. Uma vez observados progressos com outras terapias, podemos reduzir ou interromper a medicação, embora isso nem sempre seja possível.
5. *Você tem recursos para os custos associados ao uso de medicamentos (p. ex., visitas de acompanhamento)?*
6. *Você pode supervisionar o uso de medicamentos de forma adequada e vigiar contra abusos?*
7. *Qual sua atitude em relação à medicação?* Se você é "anti-remédios", não permita que seu médico o pressione para essa forma de tratamento, porque provavelmente não será capaz de se comprometer sinceramente com tal regime.
8. *Existe, em casa, algum membro da família que é delinqüente ou viciado em drogas?* Nesse caso, os medicamentos estimulantes não devem ser prescritos, pois existe alto risco de uso ilegal ou revenda.
9. *A criança tem história de psicose ou transtorno do pensamento?* Em caso positivo, os estimulantes não devem ser indicados, pois podem piorar essas dificuldades.
10. *A criança é muito ansiosa, medrosa ou reclama de sintomas físicos?* Essas crianças respondem menos positivamente a medicamentos estimulantes e podem exibir melhores respostas a medicamentos antidepressivos.
11. *O médico tem tempo suficiente para monitorar a medicação de forma apropriada?* Além da avaliação inicial sobre a eficácia da droga, para estabelecer a melhor dose o médico precisa examinar a criança periodicamente, a fim de monitorar os efeitos colaterais. Recomendamos que a criança que tome estimulantes seja acompanhada por um médico a cada três a seis meses para ser monitorada.
12. *Como a criança se sente com a medicação e suas alternativas?* Com crianças mais velhas e adolescentes é importante que a utilização do medicamento seja discutida e as razões para seu uso sejam explicadas totalmente. Nos casos de crianças "anti-remédios" ou opositivas, elas podem oferecer resistência a seu uso, como se recusar a engolir o comprimido.

COMO SÃO PRESCRITOS OS ESTIMULANTES

O procedimento descrito aqui é aquele comumente seguido em nossa clínica e pelos colegas clínicos e, também, a usada por diversos médicos em toda parte. Mesmo assim, seu médico pode seguir um procedimento diferente, baseado nas necessidades únicas de seu filho e na própria experiência do médico e de sua prática.

A primeira escolha de medicamento é geralmente a Ritalina, pois, além do efeito comprovado sobre indivíduos de várias idades, dispõe de mais informações em relação às indicações de doses a serem usadas. A falha de respostas de uma criança a um estimulante não deve descartar uma resposta positiva a outro estimulante, entretanto recomendamos uma tentativa com Adderall, Dexedrina, ou Cylert caso haja resposta fraca (sem efeitos colaterais) à Ritalina. Se essa tentativa falhar, sugerimos trocar para um antidepressivo. Caso isso também falhe, então o tratamento com drogas pode ser interrompido por, no mínimo, um ano, podendo ser até eliminado totalmente em alguns casos. Crianças abaixo dos seis anos de idade que mostrem respostas fracas a estimulantes podem responder positivamente alguns anos mais tarde.

Com a Ritalina, a prática habitual é começar com uma dose baixa de 5 miligramas (mg) (2,5 mg para crianças abaixo de cinco anos de idade) pela manhã e ao meio-dia, embora alguns médicos recomendem iniciar com apenas uma dose matinal. A dose é, então, aumentada 5 mg (ou 2,5 mg) a cada semana até que se obtenha uma boa resposta ou até que se atinja uma dose de 1 mg/kg (1 mg para cada quilograma do peso da criança). Crianças que acordam cedo pela manhã ou que eliminam a droga mais rapidamente podem necessitar de doses três vezes ao dia. A dose usada raramente excede 20 mg por dose, duas a três vezes diariamente, devido ao risco de efeitos colaterais mais severos com doses mais altas. Alguns profissionais usam doses diárias de até 60 a 70 mg. Como cada criança responde de forma diferente, algumas crianças podem necessitar de doses mais altas. Caso seu filho precise, não se alarme. Se não ocorrerem efeitos colaterais severos, seu filho não estará em perigo. Administrar as doses durante ou após as refeições pode diminuir os problemas de apetite ou dores de estômago, por vezes associados a essas drogas. Quando esses efeitos colaterais não são problema, a medicação pode ser administrada 30 minutos antes das refeições.

Dexedrina e Adderall são comumente administrados em doses que equivalem à metade das doses de Ritalina, devido à sua maior potência. Como o Cylert age de forma diferente, deve ser administrado uma vez ao dia, pela manhã. A dose inicial é geralmente 37,5 mg e é elevada em 18,75 mg a cada três ou cinco dias até que se obtenha reposta positiva, até o máximo de 112,5 mg ou 2,2 mg/kg para os adolescentes. No caso de uma segunda dose, pode se administrar, geralmente, metade da dose matinal no meio da tarde caso a dose matinal não se mostre eficaz durante o período da tarde. Entretanto, aumentará, provavelmente, a chance de ocorrência de insônia. Os efeitos do Cylert podem durar dois ou três dias após a interrupção da droga.

Como discutido anteriormente, as formas de liberação lenta de Ritalina e Dexedrina podem ser menos eficazes do que as formas de ação curta, mas podem evitar a necessidade de doses ao meio-dia, o que aumenta a autoconfiança da criança, pois os colegas de escola não saberão se ela toma remédios ou não.

Encontram-se disponíveis alguns genéricos dos estimulantes. Embora não tenham sido realizados estudos quanto à diferença das drogas em relação à eficácia, alguns médicos relatam que os genéricos não agem tão bem em algumas crianças.

Essas drogas podem ser administradas de várias formas, dependendo da severidade do TDAH da criança e das dificuldades associadas. Muitas crianças verificam que os efeitos colaterais experimentados no início diminuem nas primeiras semanas, à medida que se acomodam à presença da droga em seu organismo. Por essa razão (se a medicação é interrompida no fim de semana, efeitos colaterais podem reaparecer nas segundas-feiras), e como a perda de peso não é um problema para muitas crianças, em nossa clínica não recomendamos mais a interrupção do remédio nos finais de semana durante o ano escolar. Também não interrompemos mais a droga durante as férias de verão, a menos que o TDAH da criança esteja afetando predominantemente o desempenho acadêmico. Verificamos que muitas crianças se beneficiam de continuar o uso da medicação durante todo o verão, especialmente se estiverem ocupadas com esportes, acampamentos, escotismo, aulas no verão, aulas particulares ou outras atividades do gênero.

Freqüentemente, é necessário usar medicamentos duas ou até três vezes ao dia caso o efeito desapareça rapidamente. Esse problema é notado, geralmente, pelos professores da criança, que podem observar que a dose matinal se esgotou no meio da manhã. Nesses casos, pode ser dada uma dose no café da manhã das 7h às 8h, uma segunda dose das 10h30min às 11h e uma dose final das 14h às 15h. Somente quando os problemas de comportamento de uma criança são *excepcionalmente severos* recomenda-se uma dose perto do jantar, pois uma dose mais tarde aumenta as chances de diminuir o apetite e pode causar insônia. A melhor alternativa é dar maior atenção aos programas de controle do comportamento. Os adolescentes, entretanto, podem necessitar de uma terceira dose à tarde para ajudá-los a se concentrar durante a lição de casa. Seu médico pode tentar a terceira dose com seu adolescente para ver se ele a tolera ou não.

De modo geral, a dose deve ser sempre a menor possível e deve ser administrada apenas quantas vezes forem necessárias durante o dia para se obter o controle do comportamento da criança. Os pais nunca devem ajustar a dosagem do medicamento sem consultar o médico.

Num futuro próximo, os pais poderão dispor de novas drogas estimulantes para o tratamento de crianças com TDAH. Com o aumento das pesquisas sobre a genética do TDAH e sobre como os genes específicos funcionam no controle da neuroquímica cerebral, novas medicações podem ser inventadas, podendo ser mais precisas no controle dos sintomas do TDAH e apresentar menos efeitos colaterais, tornando-se mais úteis para crianças com esses transtornos. Enquanto isso, um novo dispositivo para liberação de Ritalina na corrente sangüínea ingerida via oral se encontra em investigação clínica e provavelmente receberá aprovação do Food and Drug Administration dentro de um a dois anos. Esse sistema, denominado OROS, é desenvolvido pela Alza Pharmaceuticals, em cápsulas que funcionam como uma bomba em miniatura. A cápsula, coberta com Ritalina, quando engolida é absorvida quase que imediatamente. Então, como a cápsula absorve umidade lentamente enquanto passa pelo estômago e intestinos, ela libera, continua e gradualmente, pequenas quantidades adicionais de Ritalina contidas na parte interna da cápsula em freqüência constante, o que torna essa forma de medicamento mais duradoura do que as apresentações típicas. Além disso, ela previne que a criança experimente uma rápida liberação da medicação no organismo associada à diminuição rápida do controle do comportamento e de seus sintomas. O resultado é um controle mais contínuo dos sintomas do TDAH da criança por um período mais longo de tempo do que geralmente ocorre com a forma comum dessa medicação.

QUANDO SE DEVE INTERROMPER O USO DOS MEDICAMENTOS?

Não existem diretrizes sólidas que determinam quando se deve interromper o uso dos estimulantes. O remédio pode ser utilizado até que não seja mais necessário. Até 20% das crianças podem parar de tomar a medicação após um ano ou mais, por diversas razões. Algumas crianças manifestam apenas casos leves de TDAH e podem amadurecer até que a medicação não seja mais necessária. Outras crianças portadoras de TDAH podem melhorar tanto que não mais necessitem de medicação, mesmo que alguns sintomas do TDAH ainda persistam. Outras crianças podem, ainda, continuar a apresentar sintomas significativos de TDAH, mas têm um professor melhor para o novo ano letivo, e seus sintomas não comprometerão tanto como com o professor anterior. Algumas crianças portadoras de TDAH podem necessitar de um retorno à medicação mais adiante no mesmo ano ou em anos subseqüentes, dependendo da necessidade de manutenção de atenção e inibição do comportamento exigido pela escola e pela sociedade. A maioria das crianças portadoras de TDAH, entretanto, necessitará da medicação por muitos anos.

O tratamento pode ser interrompido anualmente por uma semana ou duas – geralmente um mês ou mais após iniciar um novo ano letivo – para dar à criança um tempo para se acostumar com o novo ano escolar e para que o professor conheça a criança antes que a medicação seja interrompida. Quando o médico aguarda para ver se a criança que não usou medicamentos durante o verão apresenta problemas na escola sem o uso destes, a criança ganha má reputação diante do professor e dos colegas de classe – imagem que deve ser superada após a retomada dos estimulantes. Acreditamos que o melhor é começar um novo ano letivo usando medicamento e parar a medicação, brevemente, em outubro.* Caso haja declínio leve do desempenho acadêmico, a medicação pode ser mantida durante todo o ano escolar.

---

* N. de R. T. O equivalente para o sistema educacional brasileiro seria o mês de abril.

19

Outros Medicamentos Indicados para o Tratamento de Pacientes com TDAH

Embora não sejam tão eficazes como os estimulantes, diversas drogas denominadas *antidepressivos* e uma droga chamada *clonidina*, usada para tratar hipertensão, podem apresentar algum benefício para portadores de TDAH. Se seu médico recomendar uma dessas medicações, ou qualquer uma outra, certifique-se de fazer as perguntas listadas no quadro "O que perguntar a seu médico sobre os medicamentos", no Capítulo 18.

ANTIDEPRESSIVOS TRICÍCLICOS

Os nomes fantasia (com nomes genéricos entre parênteses) dos medicamentos antidepressivos mais freqüentemente utilizados no TDAH são Norpramin ou Pertrofane (desipramina*), Tofranil (imipramina), Tryptanol/Elavil (amitriptilina) e Wellbutrin (bupropiona). Os primeiros três pertencem à classe de drogas conhecida como antidepressivos tricíclicos. Existem outros antidepressivos tricíclicos, como o Pamelor ou Aventil (nortriptilina) e Anafranil (clomipramina), mas os pesquisadores clínicos não estudaram profundamente os efeitos dessas drogas sobre o TDAH; portanto, elas não serão discutidas aqui. Como o Wellbutrin difere muito das drogas antidepressivas tricíclicas, ele merecerá discussão em uma sessão separada.

Os medicamentos Norpramin, Tofranil e Tryptanol/Elavil foram desenvolvidos primariamente para o tratamento da depressão; entretanto, também foram utilizados para tratar crianças portadoras de TDAH e crianças com reações de ansiedade ou pânico, algumas com problemas de urinar na cama, e outras com transtornos do sono, como terror noturno. Eles são úteis quando a criança portadora de TDAH não exibe resposta ou não tolera o uso de estimulantes e apresenta depressão ou ansiedade associadas ao TDAH. Como todas as outras drogas que modificam o humor, elas alteram o comportamento, modificando a química cerebral em regiões específicas. Acreditamos que no TDAH elas aumentem a quantidade dos químicos norepinefrina e dopamina que atuam dentro do cérebro, especialmente na área frontal, assim como fazem os estimulantes. O tricíclico mais freqüentemente estudado no tratamento do TDAH é o Norpramin, mas provavelmente as outras drogas antidepressivas produzam efeitos semelhantes.

---

*N. de R.T. Não há no mercado brasileiro.

As alterações de comportamento relacionadas ao TDAH podem ser observadas poucos dias após o início dessas medicações e, em outros casos, podem demorar várias semanas. Se os medicamentos estão sendo usados para tratar depressão em uma criança portadora de TDAH, serão necessárias, provavelmente, várias semanas para julgar se a dose do medicamento é a adequada. A dose será aumentada e diminuída dependendo dos resultados do primeiro teste e serão necessárias mais algumas semanas até que os benefícios da nova dose possam ser observados.

Os estudos verificaram que crianças portadoras de TDAH que recebem esse tipo de droga exibem, provavelmente, progressos leves a moderados em sua capacidade de prestar atenção e controlar seus impulsos, tornando-se menos impacientes ou hiperativas. Com freqüência, o resultado mais óbvio é a melhora do humor. As crianças parecem menos irritadas, ou menos facilmente irritáveis, mais alegres ou entusiasmadas e menos ansiosas ou preocupadas. Como essas drogas não são eficazes como os estimulantes para alterar os sintomas do TDAH, elas podem ser combinadas com um dos estimulantes para se obter melhores resultados. Essa combinação de medicamentos, entretanto, é necessária apenas para uma pequena minoria de crianças que apresenta concomitantemente depressão e TDAH.

Como os estimulantes, os antidepressivos tricíclicos são tomados por via oral, uma ou duas vezes ao dia (pela manhã e à noite). Ao contrário dos estimulantes, não são eliminados do organismo tão rapidamente e se acumulam na corrente sangüínea a longo prazo. Isso significa que, uma vez atingido um nível útil da droga, seus efeitos duram durante o dia todo, mas também significa que pode levar várias semanas para que a criança abandone gradualmente o medicamento caso seja necessário. Perder uma dose ou interromper o medicamento abruptamente pode ser perigoso, podendo ocorrer dores de cabeça, dores de estômago, náuseas ou dores musculares. A criança também pode exibir reações emocionais ou comportamentais, como choro, tristeza, nervosismo e transtornos do sono.

Quais são os efeitos colaterais?

Diminuição da freqüência cardíaca

Um dos problemas dos antidepressivos tricíclicos é que eles podem diminuir a transmissão elétrica do impulso cardíaco, causando alterações da freqüência cardíaca e do ritmo cardíaco. Por essa razão, cada criança em tratamento com antidepressivos – Norpramin, Tofranil ou Tryptanol/Elavil – deve, primeiro, submeter-se a um eletrocardiograma (ECG) – exame simples que mede os batimentos cardíacos. Caso o exame mostre alterações, a criança não deve ser tratada com nenhum desses medicamentos. A história familiar de infarto agudo do miocárdio (IAM) deve ser uma advertência para se evitar o uso desses medicamentos na maioria dos casos.

Na verdade, como tais medicamentos apresentam efeitos colaterais importantes sobre o coração, *eles devem ser mantidos fora do alcance das crianças ou de outras pessoas que possam tomar acidentalmente esses medicamentos em grande quantidade – uma overdose pode ser fatal.*

Convulsões

Outro problema desses medicamentos é que eles aumentam o risco de convulsões, particularmente se a criança já tem história de convulsões ou sofreu grave lesão na cabeça, ou apresentou outros problemas neurológicos graves. Nesses casos, é melhor não utilizar tais medicamentos.

Efeitos físicos mínimos

Os efeitos colaterais mais comuns do Norpramin, Tofranil ou Tryptanol/Elavil são sensação de boca seca, que pode ser controlada com o uso de balas ou chicletes sem açúcar, e constipação, que pode ser controlada com a utilização de anticonstipantes ou de dietas ricas em fibras. Algumas crianças podem experimentar visão turva ou tendência à hipermetropia. Ocasionalmente, algumas crianças apresentam dificuldade para urinar. Nenhum desses efeitos é um problema sério, podendo ser controlados com a diminuição da dose do medicamento.

Efeitos colaterais raros

Alguns efeitos colaterais dos antidepressivos tricíclicos são raros, embora possam ser muito graves. Além da diminuição da freqüência cardíaca e do risco aumentado de convulsões, algumas crianças podem apresentar reações psicóticas nas quais há transtornos do pensamento, tom excessivo da voz, grave aumento do nível de atividade e até alucinações. Em altas doses, algumas crianças também podem experimentam confusão mental. Caso esses efeitos ocorram, o médico da criança deve ser informado imediatamente, e a medicação deve ser descontinuada sob orientação médica. Podem ocorrer elevações da pressão sangüínea – leves, mas preocupantes se a criança já tem história de hipertensão.

Também raros, mas não tão graves, são os raros casos de erupção cutânea relatados. Provavelmente, são resultado de reações alérgicas a corantes artificiais de alimentos (tartarazina) usados na fabricação das cápsulas e não se devem propriamente ao medicamento. Mudando para uma forma diferente de medicamento, que não contenha corantes artificiais de alimentos, podemos resolver o problema. Muito raramente, crianças que usam tais medicamentos podem exibir tiques nervosos. Caso isso ocorra com certa freqüência ou a certo grau, os medicamentos devem ser interrompidos, e as reações de tiques geralmente desaparecerão. As drogas podem aumentar, também, a sensibilidade da pele à luz solar, sendo necessário o uso de filtros solares potentes ou de roupas que protegem mais do que as normais caso as crianças se envolvam em atividades externas.

Interações de drogas

Como esses remédios podem interagir com um grande número de medicamentos de formas indesejáveis, é melhor perguntar a seu médico quais medicamentos devem ser evitados enquanto a criança está tomando Norpramin, Tofranil e Tryptanol/Elavil.

Como essas drogas são usadas em crianças?

As melhores doses de Norpramin, Tofranil e Tryptanol/Elavil são 1 a 5 mg para cada quilograma de peso por dia. Por exemplo, se seu filho pesa 38 Kg, a menor dose será, provavelmente, 38 mg e a maior 190 mg. Algumas crianças podem responder bem com doses entre 1 a 3 mg/kg (entre 38 e 117 mg no exemplo), outras, porém, necessitarão de mais medicamento para obter qualquer benefício da droga. Às vezes, quando a criança toma esses medicamentos para o tratamento de depressão, podem ser necessários exames de sangue para checar se existe quantidade suficiente de medicamento na corrente sangüínea capaz de beneficiar a criança. Isso é feito, geralmente, quando a dose parece adequada, mas a criança não responde nem exibe sinais de estar recebendo medicação em excesso. Mesmo assim, não está claro, segundo pesquisas, que conhecer o nível sangüíneo dos medicamentos seja útil em determinar qual a melhor dose.

Diferente dos estimulantes, as crianças podem acumular uma tolerância aos antidepressivos tricíclicos, de modo tão comum que não poderão tomar tais drogas por mais de um ou dois anos. Às vezes, os antidepressivos perdem seu efeito após quatro a seis meses de uso. Nesses casos, o uso do medicamento deve ser interrompido por alguns meses antes de ser usado novamente.

WELLBUTRIN (BUPROPIONA)

O Wellbutrin é um medicamento antidepressivo relativamente novo que, segundo diversos estudos recentes, apresenta algum benefício no controle dos sintomas do TDAH em crianças e adultos. Ele não se relaciona quimicamente com os tricíclicos ou outros tipos de antidepressivos, mas, como outros antidepressivos, a medicação requer vários dias ou semanas para se acumular na corrente sangüínea até que seus efeitos possam ser avaliados. A droga se encontra disponível em sua forma normal e em uma formulação de ação prolongada. É prescrita comumente para ser usada várias vezes ao dia. Existe um pequeno risco de a droga causar convulsões, particularmente quando ingerida em altas doses e mais provavelmente em crianças com história prévia de convulsões. Outros efeitos colaterais dessa medicação incluem edema (inchaço), erupções cutâneas, irritabilidade, perda de apetite e dificuldade de pegar no sono. As doses variam de 3 a 6 mg/kg por dia ou aproximadamente 140-280 mg para uma criança de 45 quilos.

CLONIDINA

Outro medicamento que mostrou, recentemente, benefícios para crianças portadoras de TDAH é a Clonidina, droga freqüentemente utilizada no tratamento da hipertensão em adultos. (A Clonidina é comercializada com o nome de Catapress por uma indústria farmacêutica, mas geralmente é referida e vendida com o nome genérico). O fato de produzir alterações de comportamento e de humor sugere benefícios para as crianças portadoras de TDAH que apresentam problemas com os estimulantes. Outros transtornos nos quais a Clonidina tem sido utilizada incluem enxaquecas, esquizofrenia, transtornos bipolares, transtorno obsessivo-compulsivo, transtorno do pânico e transtornos alimentares graves, como anorexia nervosa. Também foi utilizada para tratar tiques, ruídos vocais e outros movimentos involuntários observados na Síndrome de Tourette.

Quando utilizada para crianças portadoras de TDAH, a Clonidina pode reduzir a hiperatividade motora e a impulsividade observadas com o transtorno. Ela também pode aumentar tanto a cooperação da criança para tarefas e ordens como a sua tolerância à frustração. Robert Hunt, da University of Vanderbilt, um especialista nacionalmente reconhecido sobre o uso dessa droga em crianças portadoras de TDAH, relata que a Clonidina não é tão eficaz quanto os estimulantes na melhora da manutenção da atenção ou na redução da distração nessas crianças. Ela pode, todavia, ser tão eficiente quanto os estimulantes, reduzindo rapidamente a agressividade e o comportamento impulsivo ou a tendência à hiperestimulação. Hunt acredita que essa medicação seja mais adequada para crianças portadoras de TDAH que sejam demasiadamente opositivas ou desafiadoras ou que apresentem transtornos de conduta.

Quando tomada por via oral, a Clonidina pode produzir alterações de comportamento capazes de ser percebidas de 30 a 60 minutos, podendo durar de 3 a 6 horas. Ela também vem sob a forma de adesivo que pode ser colado sobre a pele. Quando o adesivo é usado na pele, não se percebem alterações do comportamento por vários dias, e podem se passar vários meses até que se possa dizer o benefício que essa droga produziu no controle do comportamento ou nos problemas emocionais da criança.

Quais são os efeitos colaterais?

O problema mais comum que as crianças apresentam com o uso da Clonidina são a sedação ou a sensação de cansaço e sonolência. Essas reações podem persistir até as primeiras duas a quatro semanas após o início do medicamento. Durante esse período, a criança pode tirar sonecas freqüentes, especialmente durante atividades enfadonhas. Em algumas crianças, talvez 15%, essa sonolência ou fadiga pode persistir por mais tempo, podendo causar problemas suficientes para que o uso da medicação seja interrompido.

Pode ocorrer pequena diminuição da pressão sangüínea da criança após o início da medicação, mas isso é relativamente insignificante. Pode haver também um discreto aumento da freqüência cardíaca, mas, mais uma vez, raramente grave. Podem ser observadas dores de cabeça e tonturas em algumas crianças, comumente nas primeiras quatro semanas do início da medicação. Algumas crianças se queixaram de náuseas, dores de estômago e até vômitos, geralmente limitados às primeiras semanas do início da medicação. Observa-se, ainda, boca seca em algumas crianças. Muito menos freqüentes são depressão, arritmias cardíacas ou alterações do ritmo cardíaco, pesadelos ou transtornos do sono, aumento do apetite e aumento ou diminuição do peso. Podem ser observados, raramente, problemas de aumento da ansiedade, sensação de frio nos dedos das mãos e pés (conhecido como *Síndrome de Raynaud*) ou retenção de líquidos.

O medicamento nunca deve ser interrompido abruptamente, pois a criança pode experimentar um rápido aumento da pressão sangüínea, exibir agitação e/ou se tornar ansiosa, queixar-se de dores no peito e aceleração ou irregularidade dos batimentos cardíacos, desenvolver dores de cabeça, dores de estômago, náuseas ou transtornos do sono.

A Clonidina pode interagir com outras drogas, criando alguns problemas para a criança; portanto, você deve avisar seu médico de todas as medicações que estão sendo utilizadas antes que ele prescreva a Clonidina, ou mesmo medicamentos que sejam considerados para uso infantil enquanto a Clonidina estiver sendo ingerida.

Como a Clonidina é usada em crianças?

Antes de iniciar o uso desse medicamento, seu médico fará o exame físico completo de seu filho, incluindo um ECG e exames de sangue. Hunt recomenda que crianças portadoras de TDAH sejam submetidas a doses de 0,15 a 0,30 mg/dia. A droga é iniciada, geralmente, com doses mais baixas (0,05 mg à noite). A dose é gradualmente aumentada em poucos dias ou, menos freqüentemente, adicionando-se doses de 0,05 mg administradas em diferentes horários durante o dia até que a criança tome a mesma dose quatro vezes ao dia. A essa altura, pode ser necessário aumentar a dose para 0,5 a 1,0 mg para uma das quatro doses diárias. Os aumentos podem continuar até que algum benefício do medicamento seja observado ou se os efeitos colaterais se tornarem um problema para a criança. A droga é tomada, geralmente, por via oral, três a quatro vezes ao dia (durante as refeições). Embora tenha se observado progressos no comportamento nas primeiras duas a quatro semanas, pode se levar, geralmente, dois a quatro meses antes que se perceba o benefício total desse medicamento.

Encontra-se disponível um adesivo de Clonidina para ser colado sobre a pele, denominado Catapress-TTS. Ele é utilizado como uma bandagem e deve ser colado em uma área de pele relativamente limpa, sem pêlos, longe do fácil alcance das mãos da criança (geralmente a região lombar ou sobre as nádegas). Cada adesivo pode ser utilizado por aproximadamente por cinco dias. As crianças podem tomar banho com o adesivo, mas, após natação ou sudorese excessiva, o adesivo deve ser substituído. Hunt recomenda que as crianças iniciem com a Clonidina oral até que se determine a dose adequada, podendo ser substituído pelo adesivo, que evita os problemas de tomadas orais da medicação na escola.

Crianças que usam a Clonidina devem ser acompanhadas pelo médico semanalmente enquanto são tentadas as diferentes doses e, então, a cada quatro a seis semanas, uma vez que uma dose estável tenha sido alcançada. Deve-se monitorar a pressão sangüínea, a freqüência cardíaca e o crescimento a cada visita.

Caso seu médico não esteja familiarizado com a Clonidina ou caso você queira ler mais por conta própria, consulte duas fontes excelentes: *Straigth talk about psychiatric medications for kids*, de Timothy E. Wilens, e *Practitioner's guide to psychoactive drugs for children and adolescents*, de John Werry e Michael Aman, mencionados nos Capítulo 18. Informações completas sobre essas fontes são fornecidas em "Sugestão de leitura e vídeos" no final deste livro.

Serviços de Apoio aos Pais

Existe, hoje, nos Estados Unidos e no Canadá, um grande número de associações de apoio a TDAH para pais. Existem, também, diversos grupos menores, locais e regionais. Como o contato com tais grupos se altera com grande freqüência, sugerimos que você comece telefonando para uma organização governamental que mantém seus dados atualizados sobre os vários grupos de apoio. Eles ficarão felizes de poder encaminhá-lo a um grupo mais próximo de sua casa. Os pais devem estar sempre atentos aos fatos e à rapidez da internet, pois pode haver endereços desatualizados aqui descritos que não mais existem devido à defasagem de tempo entre edição, tradução e impressão deste livro, bem como outros que, por motivos diferentes, tenham mudado seu endereço na internet, o que necessitará de esforços adicionais de busca de seu *web site* atualizado na internet. Desculpo-me pelo inconveniente que tais alterações possam criar.

A maior associação governamental é a Children and Adults with Attention Deficit Disorder (CHADD), que dispõe hoje de mais de 500 associações de apoio filiadas em quase todos os estados e províncias americanas. Para achar o grupo de apoio mais próximo de sua casa, contate a sede nacional do CHADD em:

CHADD
National Headquarters
8181 Professional Place
Suite 201
Landover, MD 20785
(301) 306-7070; fax (301) 306-7090
http://www.chadd.org

Outra associação governamental de apoio a pais é a Attention Deficit Disorder Association (ADDA). Contatos com o escritório nacional em:

ADDA
1788 Second Street, Suite 200
Highland Park, IL 60035
(847) 432-ADDA
http://www.add.org

A Learning Disabilities Association também dispõe de grupos de apoio para pais de crianças com problemas de aprendizado, não apenas àqueles portadores de TDAH. Eles devem ter ao menos uma divisão em cada Estado americano. Informações sobre a divisão mais próxima de você podem ser obtidas contatando a organização nacional em:

Learning Disabilities Association (LDA)
4156 Library Road
Pittsburgh, PA 15234-1349
(412) 341-1515; fax (412) 344-0224
http://www.ldanatl.org

Alguns grupos de apoio que atuam na Inglaterra e Europa são também mencionados aqui. Thanet ADDers é um grupo que promove consciência sobre o TDAH em crianças e adultos, através de sugestões práticas para famílias na Inglaterra em todo o mundo. Contate esse grupo em:

Thanet ADDers
45 Vincent Close
Broadstairs, Kent, England CT10 2ND
(0) 1843 851145
http://www.adders.org
E-mail: simon@adders.org

O ADD-ADHD Family support group, um grupo de apoio que promove a consciência sobre o TDAH, é destinado a profissionais da área de saúde mental, educadores, trabalhadores da área de saúde e agências de serviço social. Ele distribui informações sobre o TDAH mediante solicitação. Também opera uma linha telefônica de apoio, publica um boletim e organiza encontros mensais. Sua *web page* é pequena mas fornece informações básicas sobre o grupo. Contate esse grupo em:

Mrs. Gillian Mead (President)
1a The High Street
Dilton Marsh
Westbury, Wiltshire, England BA13 4DL
(0) 1373 826045
http://pncl.co.uk/~prospero/adhd.html

Boletins sobre o TDAH podem ser obtidos a partir do CHADD e ADDA, bem como de várias outras fontes. Para uma lista de boletins, ver a seção de "Periódicos" e "Sugestão de leitura e vídeos".

Como salientei no Prefácio deste livro, a disponibilidade progressiva dos computadores pessoais e o crescimento impressionante da internet criaram uma explosão de informações sobre diversos assuntos nos últimos anos, e o TDAH não é exceção. Como também salientei no Prefácio, entretanto, é preciso muita cautela com a qualidade do que se propaga através dessa nova forma de comunicação. Por favor, tome cuidado com as informações sobre o TDAH que você recebe pela internet, em boletins, salas de *chat* e muitos *web sites* (especialmente os comerciais). Os "fatos" sobre o TDAH que podem ser encontrados nessas fontes são inespecíficos, imprecisos, sensacionalistas ou até dissimulam o lançamento da venda de vários remédios não-comprovados para o TDAH. Dito isso, recomendarei fontes fidedignas na internet que você possa utilizar.

A seguir, um boletim *on-line* para aqueles que pretendem discutir questões relacionadas ao TDAH:

alt.support.attn-deficit

Uma lista completa de fontes *on-line* para pessoas portadoras de TDAH e incapacidades de aprendizado relacionadas, criada por Marcia L Connor, diretora de desenvolvimento de funcionários da Wave Technologies International, Inc.:

p00350@psilink.com

Um grupo denominado Attention deficit disorder na Europa fornece informações úteis sobre TDAH em várias línguas em seu *web site*:

http://www.pavilion.co.uk/add/

ADDNet UK é o *web site* inglês para TDAH na Inglaterra, contendo informações sobre o transtorno, sobre grupos de apoio na Inglaterra e sobre profissionais de saúde e educação:

http://www.btinternet.com/~black.ice/addnet/

Os servidos de informação ADD fornecem fontes de informação, apoio e treinamento em TDAH na Inglaterra:

ADDISS
P.O. Box 340
Edgware, Middlesex, England HA8 9HL
(0) 208 905 2013; fax (0) 208 386 6466
http://www.addiss.co.uk/

NO BRASIL

Serviços de Apoio aos Pais

Associação Brasileira de Déficit de Atenção – ABDA
Site: http:// www.tdah.org.br
Endereço: Rua Paulo Barreto, 91 – Rio de Janeiro – RJ CEP 22280-010
Telefone: (21) 2295-3796
Endereço eletrônico: abdanet@attglobal.net
Contatos: Prof. Paulo Mattos

ABDA – Regional Porto Alegre
Endereço: Av. Protásio Alves, 1151 ap. 03 – Porto Alegre – RS CEP 90460-001
Telefone: (51) 3388-4653
Endereço eletrônico: agdahpoa@brturbo.com ou agdahpoa@ig.com.br
Contatos: Sandra Meneghetti Sader

ABDA – Regional São Paulo
Endereço: Rua Diogo Jácome, 505 – Bairro Vila Nova Conceição
São Paulo – SP CEP 04512-001
Telefones: (11)3842-8789 ou 3845-1558
Endereço eletrônico: dr_enio@hotmail.com
Contatos: Ênio Roberto de Andrade

Centros de Avaliação e Tratamento

João Pessoa – PB
Serviço de Psiquiatria Infantil
Hospital Universitário de João Pessoa, 6o andar
Telefone: (83) 216-7201
Coordenador: Prof. Genário Barbosa

Porto Alegre – RS
PRODAH - Programa de Transtornos de Déficit de Atenção/Hiperatividade
Serviço de Psiquiatria da Infância e Adolescência
Hospital de Clínicas de Porto Alegre – UFRGS
Rua Ramiro Barcelos, 2350
CEP 90035-003
Site: http:// www.ufrgs.br/psiq/prodah.html
Telefone: (51) 3316-8294
Coordenador: Prof. Luis Augusto Rohde

Ribeirão Preto – SP
GEAPHI – Grupo de Estudos Avançados e Pesquisa em Hipercinesia
Serviço de Psiquiatria da Infância – Campus – Balcão 4 (rosa)

Hospital de Clínicas da Faculdade de Medicina de Ribeirão Preto – USP
Endereço: Av. 9 de julho, 980 CEP 14025-000
Telefone: (16)625-0309 ou 6350713 (fax)
Coordenador: Prof. José Hércules Golfeto

Rio de Janeiro – RJ
GEDA – Grupo de Estudos de Déficit de Atenção
Instituto de Psiquiatria – UFRJ
Endereço: Av. Venceslau Brás, 71 – fundos
CEP 22290-140
Telefone: (21) 2543-6970
Coordenador: Prof. Paulo Mattos

Santa Casa de Misericórdia
Endereço: Rua Santa Luzia, 206 – Centro
Telefone: (21) 2221-4896
Coordenador: Dr. Fábio Barbirato

São Paulo – SP
PRODATH – Projeto de Déficit de Atenção e Hiperatividade
Instituto de Psiquiatria - Hospital das Clínicas da Faculdade de Medicina - USP
Endereço: Rua Dr. Ovídio Pires de Campos, s/n 3o andar, sala 4037
CEP 05403-010
Telefones: (11) 3069-6971 ou 3063-2163
Coordenador: Dr. Mário Louzã Neto

ADHDA – Ambulatório para Distúrbios Hiperativos e Déficit de Atenção
Serviço de Psiquiatria da Infância e Adolescência
Hospital das Clínicas da Faculdade de Medicina – USP
Endereço: Rua Dr. Ovídio Pires de Campos, s/n
CEP 05403-010
Telefones: (11) 3069-6277 ou 3069-6094
Coordenador: Dr. Ênio Roberto de Andrade

Sites de Informação sobre TDAH

Mental Help
Site de ajuda on-line em psiquiatria e neuropsiquiatria.
Contém tópicos sobre o TDAH. Páginas em inglês, português e alemão.
http://www.mentalhelp.com

Hiperatividade
È um site de informação, orientação e interação sobre o TDAH.
http://www.hiperatividade.com.br

Napades – Núcleo de Atendimento ao Pânico, Depressão e Stress
Aborda o tema do déficit de atenção e também outros transtornos.
http://www.napades.med.br

Projeto Florescer
Site com informações para educadores e profissionais de saúde
preocupados em resolver o problema de crianças hiperativas
e/ou com déficit de atenção.
http://www.uol.com.br/riopretoregional/projetos/florescer

Sugestão de Leitura e Vídeos

LIVROS PARA PAIS E PROFESSORES

Bain, L. (1991). *A parent's guide to attention deficit disorders.* New York: Delta/Dell.
    Um livro informativo para pais sobre o TDAH e seu manejo.

Barkley, R.A. e Benton, C. M. (1998). *Your defiant child: eight steps to better behavior.* New York: Guilford Press.
    Uma adaptação para pais do livro muito utilizado por profissionais, *Defiant Children* (ver "Publicações Profissionais"). Ele descreve um programa de oito passos extremamente eficaz para melhorar o comportamento da criança e reduzir os conflitos familiares.

Beyer, W. e Hunt, R. D. (1999). *Born to be wild: Attention deficit hyperactivity disorder, alcoholism, and addiction.* Midlothian, VA: Judy Wood.
    Um guia para pais sobre o TDAH e a relação potencial entre TDAH e abuso de drogas/vícios. Inclui instruções sobre família, educação e controle médico.

Children and Adults with Attention Deficit Disorder (CHADD). (1996). *ADD and adolescence; Strategies for success.* Landover, MD: Author.
    Uma cópia editada de excelentes ensaios sobre uma grande variedade de assuntos relacionados a adolescentes portadores de TDAH.

Cohen, M. W. (1998). *The attention zone: A parent's guide to attention deficit/hyperactivity disorder.* Philadelphia: Brunner/Mazel.
    Aborda algumas das questões mais comuns para pais em relação à natureza do TDAH, suas causas e as melhores abordagens para seu controle.

Crutzinger, C. e Moore, D. (1998). *ADD quick tips: Practical ways to manage attention deficit disorder successfully.* Carrollton, TX: Brainworks.
    Um guia de referência prático e rápido sobre mais de 300 "novidades preciosas" de dicas de manejo do TDAH em crianças e adultos.

Forgatch, M. e Patterson, G. R. (1989). *Parents and adolescents living together.* Eugene, OR: Castalia.
    Um conjunto de livros magnífico para pais sobre as estratégias de manejo de conflitos com adolescentes. Bom não apenas para pais de adolescentes portadores de TDAH, mas também para famílias que sofrem com o estresse e os conflitos normais que podem surgir na adolescência. Os autores são conhecidos mundialmente por serem especialistas em pesquisa clínica sobre adolescentes desafiadores e crianças agressivas e comportamento de adolescentes.

Fowler, M. C. (1992). CHADD *educators manual.* Plantation, FL CASET Associates.
    Uma incrível revisão de importantes informações para professores sobre o TDAH e seu manejo, de um dos pais, fundadores da organização CHADD, que se tornou um especialista na defesa da educação para crianças portadoras de TDAH.

Fowler, M. C. (1999). *Maybe you know my kid: A parent's guide to identifying, understanding, and helping your child with attention-deficit hyperactivity disorder* (3. ed.). Secaucus, NJ: Birch Lane Press.
    Um dos poucos livros para pais sobre o TDAH escrito por um pai e um dos melhores sobre o assunto. O autor se tornou um especialista leigo sobre o TDAH graças ao seu grande trabalho em nível nacional com CHADD.

Goldstein, S. e Goldstein, M. (1992). Hyperactivity: *Why won't my child pay attention?* Salt Lake City, UT: Neurology, Learning and Behavior Center.
    Um livro bem escrito e informativo para pais sobre a hiperatividade (p. ex., TDAH) e seu manejo por dois especialistas clínicos sobre o assunto.

Gordon, M. (1991). *ADHD/hyperactivity: A consumer's guide.* DeWitt, NY: Gordon Systems.
    Uma revisão humorística sobre o TDAH e seu manejo, escrita por um especialista clínico reconhecido em TDAH. Responde a muitas das questões que os pais indagam aos profissionais, fornecendo respostas informativas.

Ingersoll, B. (1988). *Your hyperactive child.* New York: Doubleday.
    Um dos primeiros livros para pais sobre o TDAH e seu manejo elaborado por um profissional clínico bastante capacitado. É ainda bem atual, a despeito da data de publicação.

Ingersoll, B. e Goldstein, M. (1993). *Attention deficit disorder and learning disabilities: Realities, myths, and controversial treatments.* New York: Doubleday.
    O melhor livro para pais que revisa os remédios não-comprovados para o tratamento de crianças portadoras de TDAH. Apresenta um resumo de fraudes, cópias e outros remédios charlatões para o TDAH. Mostra também uma breve revisão sobre os tratamentos científicos mais consistentes e úteis para o tratamento do TDAH.

Johnson, D. (1992). *I can't sit still: Educating and affirming inattentive and hyperactive children.* Santa Cruz, CA: ETR Associates.
    Um belo livro para pais e professores sobre o TDAH e seu manejo, com imensa quantidade de boas idéias em busca de atitudes positivas para controlar crianças difíceis.

Kabat-Zinn, J. (1991). *Full catastrophe living. Using the wisdom of your body and mind to face stress, pain and illness.* New York: Delta.
    Um guia de relaxamento e meditação para pessoas que encaram o estresse não-habitual – o que certamente inclui pais de crianças portadoras de TDAH!

Kabat-Zinn, J. (1994). *Wherever you go, there you are: Mindfulness meditation in daily life.* New York: Hyperion.
    Outro guia de meditação, enfatizando a utilização de cuidados (isto é, concentração no momento atual). Novamente, altamente recomendado para pais de crianças portadoras de TDAH.

Kennedy, P.; Terdal, L. e Fusetti, L. (1993). *The hyperactive child book.* New York: St. Martin's Press.
    Um livro muito útil para pais, elaborado por um pai, psicólogo e pediatra (respectivamente). Instrui os pais não apenas sobre o TDAH, mas também sobre como lidar melhor com os profissionais e com a busca de tratamento.

Latham, P. e Latham, P. (1993). *ADD and the law.* Washington, DC: JKL
    O único livro que descreve os direitos dos portadores de TDAH, assim como as leis relacionadas a seus direitos, por dois dos melhores advogados sobre direitos para deficientes.

Latham, P. e Latham, P. (1993). *Learning disabilities and the law.* Washington, DC: JKL
    Sumariza os direitos daqueles com dificuldades de aprendizado, tanto quanto as regras legais que se referem a esses direitos.

Parker, H. (1988). *The ADD hyperactivity workbook for parents, teachers, and kids* (2. ed.). Plantation, FL: Specialty Press.
    O profissional fundador do CHADD é um dos advogados mais vigorosos na defesa dos portadores de TDAH e preparou este livro, extremamente útil, contendo numerosas estratégias de trabalho com crianças portadoras de TDAH, para casa e escola.

Parker, H.(1991). *The ADD hyperactivity handbook for schools.* Plantation, FL: Specialty Press:
    Dr. Parker fornece um livro bem detalhado para psicólogos, administradores e professores de escolas sobre as abordagens úteis no reconhecimento, avaliação e controle do TDAH no ambiente escolar.

Parker, H. (1992). ADAPT: *Attention deficit accommodation plan for teaching.* Plantation, FL: Specialty Press.
    Um genuíno livro de receitas de técnicas para auxiliar crianças portadoras de TDAH a terem sucesso no ambiente escolar, por um dos especialistas clínicos mais conhecidos sobre o TDAH atualmente.

Parker, H. C. (1999). *Put yourself in their shoes: Understanding teenagers with attention deficit hyperactivity disorder.* Plantation, FL: Specialty Press.
    É um dos guias mais atualizados destinado a pais sobre questões relacionadas à criação de adolescentes portadores de TDAH, por um especialista clínico.

Richards, K. e Lester, J. (1993). *Turning the tide*. Kansas City, MO: Milgard Press.
Guia sobre os direitos legais de indivíduos portadores de TDAH, particularmente em relação ao ensino.

Silver, L. (1993). *Dr. Larry Silver's advice to parents on attention-deficit hyperactivity disorder*. Washington, DC: American Psychiatric Press.
Um belo livro escrito para pais que dá conta das grandes questões relacionadas ao TDAH sobre as quais os pais necessitam de maiores informações. Fornece informações precisas, atualizadas, sensíveis e práticas sobre o TDAH.

Wender, P. H. (1987). *The hyperactive child, adolescents, and adult*. New York: Oxford University Press.
Relativamente desatualizado hoje, embora tenha sido um dos primeiros livros para pais sobre hiperatividade em crianças. Também foi o primeiro a conter um capítulo sobre o TDAH em adultos, e, por essa razão, os adultos portadores de TDAH o julgarão ainda útil. Consegue ser, ainda, informativo, a despeito de sua data de publicação.

Wilens, T. E. (1998). *Straight talk about psychiatric medications for kids*. New York: Guilford Press.
Evidentemente, o melhor livro escrito para pais sobre o assunto, com as informações mais atualizadas sobre medicamentos psiquiátricos usados com freqüência no tratamento de crianças com transtornos psicológicos e psiquiátricos. O autor é um especialista no campo e bastante reconhecido nos Estados Unidos.

Wodrich, D. (1994). *What every parent wants to know: Attention hyperactivity disorder*. Baltimore: Brookes.
Um resumo das informações atuais sobre o TDAH e seu tratamento para pais.

Zentall, S. S. e Goldstein, S. (1999). *Seven steps to homework success*. Plantation, FL Specialty Press.
Um guia maravilhosamente escrito, detalhado, sobre uma variedade de estratégias comprovadas para melhorar o tempo gasto com lição de casa. Trata-se realmente de um guia para a família que busca resolver problemas comuns de lição de casa.

LIVROS SOBRE O TDAH PARA CRIANÇAS

Corman, C. e Trevino, E. (1995). *Eulcee the jumpy jumpy elephant*. Plantation, FL: Specialty Press.
Uma história imaginária transmitindo informações sobre o TDAH para crianças mais novas.

Galvin, M. (1995). *Otto learns about his medicine: A Story about medication for children* (ed. rev.). Washington, DC: American Psychological Association.
Um grande livro ilustrado para crianças portadoras de TDAH sobre a questão do uso de medicamentos para o controle da hiperatividade.

Gordon, M. (1992). *I would if I could*. DeWitt, NY: Gordon Systems.
Lindo e breve livro sobre o TDAH, escrito da perspectiva de uma criança, mostra humor e sensibilidade.

Gordon, M. (1992). *My brother's a world class pain*. DeWitt, NY: Gordon Systems.
O único livro que, tenho certeza, aborda as questões de como ser o irmão de uma criança portadora de TDAH. Uma bela contribuição para a literatura das crianças sobre TDAH.

Moss, D. (1989). *Shelly the hyperactive turtle*. Rockville, MD: Woodbine House.
A curta história ilustrada foi uma das primeiras a explicar o TDAH (hiperatividade) às crianças. Ainda é útil para esse fim, a despeito das alterações de terminologia da hiperatividade do TDAH.

Nadeau, K. G. (1994). *Survival guide for college students com ADD or LD*. Washington, DC: American Psychological Association.
Um manual muito útil para adultos jovens portadores de TDAH ou de incapacidades de aprendizado que pretendem ingressar na faculdade, bem como para seus pais. Cheio de dicas para a obtenção do sucesso no ambiente universitário, o que pode provocar certo medo nos portadores de TDAH.

Parker, R. (1992). *Making the grade*. Plantation, FL: Specialty Press.
Uma breve, calorosa e sensível história sobre o impacto do TDAH no sucesso escolar e na auto-estima; contado da perspectiva de uma criança mais velha.

Quinn, P. (1994). *ADD and the college student*. Washington, DC: American Psychological Association.

Texto mais informativo para pais de estudantes de faculdade portadores de TDAH e para os próprios estudantes sobre sobrevivência de portadores de TDAH no ambiente universitário.

Quinn, P. e Stern, J. (1991). *Putting on the brakes: Young people's guide to understanding attention deficit hyperactivity disorder.* Washington, DC: American Psychological Association.

Escrito expressamente para crianças que iniciam a adolescência (ou mais velhas); fornece informações sobre o TDAH de forma bastante atenciosa, afetiva e otimista.

LIVROS PARA ADULTOS PORTADORES DE TDAH

Hallowell, E. e Ratey, J. (1994). *Driven to distraction.* New York: Pantheon.

Um *best-seller* sobre o TDAH em adultos, escrito por dois psiquiatras que se reconhecem como portadores de TDAH. Bem escrito, reflexivo e repleto de desenhos informativos de casos de seus clientes adultos portadores de TDAH, bem como muitas dicas úteis para lidar com o transtorno.

Kelly, K. e Ramundo, P. (1993). *You mean I'm not lazy, stupid, or crazy?!* Cincinnati, OH: Tyrell & Jerem Press.

Uma grande aquisição para a literatura sobre o TDAH em adultos, fornece várias sugestões úteis para reconhecer e lidar com o transtorno.

Murphy, K. e Levert, S. (1995). *Out de the fog.* New York: Hyperion.

O livro mais recente sobre adultos portadores de TDAH escrito pelo chefe da clínica de adultos portadores de TDAH na University of Massachusetts Medical School (meu próprio chefe) e um respeitado jornalista. Um dos livros mais atualizados e detalhados sobre o TDAH em adultos.

Nadeau, K. G. (1997). *ADD in the workplace: Choices, changes, and challenges.* Philadelphia: Brunner/Mazel.

Um livro repleto de conselhos úteis em relação aos problemas do dia-a-dia que os adultos portadores de TDAH encontrarão provavelmente no local de trabalho e como lidar melhor com eles.

Weiss, L. (1992). *ADD in adultos.* Dallas, TX: Taylor.

Um texto informativo, piedoso e de apoio para adultos portadores de TDAH, escrito por um terapeuta habilidoso que tratou muitos adultos. É repleto de dicas de como lidar com o TDAH na vida diária.

VIDEOS PARA PAIS, PROFESSORES E CRIANÇAS

ADHD – What do we know?, ADHD – What can we do?, ADAH in the classroom, and *ADHD in adults.* R. A. Barkley. The Guilford Press, 72 Spring Street, New York, NY 10012; telefone (800) 365-7006.

Vídeo quatro vezes premiado sobre a extensão do TDAH em uma variedade de tópicos. Crianças e adultos portadores de TDAH contam suas próprias histórias sobre como é conviver com o TDAH.

All about attention deficit disorder. T. Phelan. Child Management, Inc., 800 Roosevelt Road, Glen Ellyn, IL 60137; telefone (800) 442-4453.

Uma boa revisão sobre o transtorno para pais e professores, de um profissional clínico popular cujo vídeo *3.2.1 Magic* foi muito aclamado por auxiliar no manejo do comportamento de crianças não-obedientes.

Assessing ADHD in the schools and *Classroom interventions for ADHD.* G. DuPaul & G.Stoner. The Guilford Press, 72 Spring Street, New York, NY 10012; telefone (800) 365-7006.

Dois vídeos excelentes para profissionais de escola sobre os métodos específicos recomendados para avaliar crianças portadoras de TDAH na escola e métodos de controle em sala de aula.

It's just an attention disorder, Why won't my child pay attention? e *Educating inattentive children.* S. Goldstein & M. Goldstein. Neurology, Learning and Behavior Center, 230 South 500 East, Suite 100, Salt Lake City, UT 84102; telefone (801) 532-1484.

O primeiro vídeo é uma excelente introdução sobre TDAH, destinado a crianças mais velhas e adolescentes portadores de TDAH. Tem um formato prático e utiliza comentários de adolescentes portadores de TDAH sobre como lidar com seu transtorno. O segundo e o terceiro vídeos se destinam aos pais e professores, respectivamente, e fornecem uma bonita visão geral sobre o transtorno e seu manejo em casa e na escola.

Jumping Johnny, get back to work!: The video. M. Gordon. Gordon Systems, Inc., P. O. Box 746, DeWitt, NY 13214; telefone (315) 446-4849.
>Uma excelente animação em vídeo para crianças portadoras de TDAH que discute o transtorno e seu tratamento do ponto de vista de uma criança.

A new look at TDAH: Inhibition, time, and self-control. R. A. Barkley. The Guilford Press, 72 Spring Street. New York, NY 10012; telefone (800) 365-7006.
>Um vídeo lançado recentemente que fornece uma estrutura clara para o entendimento da teoria do TDAH descrito no presente livro, bem como suas implicações de manejo clínico do transtorno.

Restless minds, restless kids: Attention-deficit/hyperactivity disorder in children and adolescents. C. K. Conners & J. S. March. Multi-Health Systems, North Tonawanda, NY, 14120-2060; telefone (800) 456-3003.

Understanding the defiant child e *Managing the defiant child*. R. A. Barkley. The Guilford Press, 72 Spring Street, New York, NY 10012; telefone (800) 365-7006.
>Esses dois vídeos complementam o programa de treinamento para pais descrito em *Defiant Children* (ver "Publicações profissionais") e *Your Defiant Child* (ver "Livros para pais e professores"). Fornecem um entendimento claro e conciso sobre os fatores que contribuem para a rebeldia das crianças e sobre os métodos específicos que os pais podem empregar para melhorar o relacionamento pai e filho.

PUBLICAÇÕES PROFISSIONAIS

Accardo, P. J.; Blondis, T. A.; Whitman, B. Y. e Stein, M. A. (1999). *Attention deficits and hyperactivity in children and adults: Diagnosis, treatment, management* (2. ed.). New York: Marcel Dekker, Inc.
>Uma coleção de sábias revisões sobre natureza, causas, transtornos associados e terapia para TDAH.

American Psychiatric Association. (1994). *Diagnostic and statistical manual for mental disorders* (4. ed.). Washington, DC: Author.
>Manual de uso profissional que estabelece os critérios para o diagnóstico de transtornos mentais (EUA e Brasil, DSM-IV). Inclui os critérios mais recentes para TDAH e transtornos relacionados.

Barkley, R. A. (1997). *ADHD and the nature de self-control*. New York: Guilford Press.
>Um livro-texto para profissionais que detalha a teoria do TDAH e descreve a pesquisa existente sobre ele.

Barkley, R. A. (1997). *Defiant children* (2. ed.): *A clinician's manual for parent training*. New York: Guilford Press.
>Um manual passo a passo para instrução de profissionais sobre a condução de um programa de treinamento de 10 sessões para pais de crianças (entre 2 e 12 anos) portadores de TDAH e/ou transtorno desafiador opositivo.

Barkley, R. A. (1998). *Attention-deficit hyperactivity disorder: A handbook for diagnosis and treatment* (2. ed.). New York: Guilford Press.
>Um livro-texto profissional detalhado que serve como manual para clínicos que fornecem diagnóstico, avaliação e serviços de tratamento para crianças e adultos portadores de TDAH. Inclui treinamento para pais, manejo em sala de aula, terapia familiar e medicamentos para controle do TDAH.

Barkley, R. A.; Edwards, G. e Robin, A. R. (1999). *Defiant teens: A clinician's manual for assessment and family intervention*. New York: Guilford Press.
>Um manual passo a passo para profissionais clínicos sobre a condução de um programa de terapia familiar em 18 sessões baseado em princípios fundamentais de terapia comportamental e estratégias cognitivas (resolução de problemas). Contém, ainda, instrumentos úteis para a avaliação clínica de adolescentes desafiadores.

Barkley, R. A. e Murphy, K. R. (1998). *Attention-deficit hyperactivity disorder: A clinical workbook* (2. ed.). New York: Guilford.
>Um compêndio de ferramentas úteis para profissionais para a avaliação de crianças e adultos portadores de TDAH.

Conners, C. K. e Jett, J. L (1999). *Attention deficit hyperactivity disorder (in children and adults)*. Kansas City, MO: Compact Clinicals.
>Uma revisão breve, mas informativa para profissionais para a avaliação e tratamento de portadoras de TDAH.

DuPaul, G. J. e Stoner, G. (1994). *ADHD in the schools*. New York: Guilford Press.
   Um guia compreensivo para profissionais de escola que aborda a avaliação e o manejo do TDAH na escola.

Goldstein, S. e Goldstein, M. (1998). *Managing Attention deficit hyperactivity disorder in children* (2. ed.) New York: Wiley.
   Uma revisão completa da literatura clínica referente ao diagnóstico e tratamento do TDAH em crianças.

Gordon. M. e Keiser, S. (1998). *Accommodations in higher education under the Americans with Disabilities Act: A no-nonsense guide for clinicians, educators, administrators,. and lawyers*. New York: Guilford Press.
   Um dos melhores textos sobre como o ADA se aplica a diversos transtornos, incluindo o TDAH, e as diretrizes e procedimentos elaborados para a solicitação de acomodação em ambiente universitário.

Gordon. M. e McClure. D. (1997). *The down and dirty guide to adult ADHD*. DeWitt, NY: Gordon Systems.
   Um guia humorístico e incisivo que apresenta de forma inteligente a avaliação clínica e o tratamento do TDAH em adultos.

Hunt, R.; Capper, L. e O'Connell, P. (1990). Clonidine in child and adolescents psychiatry. *Journal of Child and Adolescents Psychopharmacology*. 1 (1), 87-102.
   Um guia médico referente a utilização da Clonidina em diversos transtornos psiquiátricos em crianças e adolescentes, incluindo o TDAH.

McGinnis, E. e Goldstein, A. (1984). *Skillstreaming*. Champaign. IL: Research Press.
   Um programa de treinamento de habilidades sociais que foi utilizado com sucesso por crianças portadoras de TDAH, professores de pré-escola e ensino fundamental, em ambientes acadêmicos comuns.

Nadeau, K. G. (ed.). (1995). *A comprehensive guide to attention deficit disorders in adults: Research, diagnosis, treatment*. Philadelphia: Brunner/Mazel.
   Um dos melhores livros-texto para profissionais disponíveis atualmente sobre o assunto; cobre um grande número de tópicos, desde a história e o diagnóstico até a avaliação e o tratamento do TDAH.

Physicians' desk reference (54. ed.). (2000). Montvale, NJ: Medical Economics.
   Referência básica sobre drogas comercializadas disponíveis nos Estados Unidos, incluindo as utilizadas para o tratamento do TDAH.

Pliszka, S. R.; Carlson, C. R. e Swanson, J. M. (1999). *ADHD with comorbid disorders: Clinical assessment and management*. New York: Guilford Press.
   O único livro que lida com o assunto sobre os transtornos associados ao TDAH e como a presença de cada um desses transtornos afeta seu curso clínico e manejo.

Robin, A. R. (1998). *ADHD in adolescentes: Diagnosis and treatment*. New York: Guilford Press Press.
   Um livro-texto abrangente para profissionais sobre natureza, diagnóstico, avaliação e manejo do TDAH em adolescentes.

Teeter, P. A. (1998). *Interventions for ADHD: Treatment in developmental context*. New York: Guilford Press.
   Uma importante visão sobre a expectativa de vida com o TDAH e seu manejo. O autor revisa diversos tratamentos, intervenções e os desafios específicos que surgem durante os vários estágios do desenvolvimento.

Triolo, S. J. (1999). *Attention deficit hyperactivity disorder in adulthood: A practitioner's handbook*. Philadelphia: Brunner/Mazel.
   Uma discussão profunda sobre teoria, avaliação e manejo do TDAH em adultos.

Weiss, G. e Hechtman, L. T. (1993). *Hyperactive children grown up* (2. ed.): *ADHD in children, adolescents, and adults*. New York: Guilford Press.
   A melhor fonte de revisão de literatura científica sobre o curso do desenvolvimento mental e os resultados de crianças hiperativas, escrita por dois pesquisadores clínicos que passaram boa parte de suas carreiras (mais de 30 anos) acompanhando um grupo de crianças canadenses.

Weiss, M.; Hechtman, L. e Weiss, G. (1999). *ADHD in adulthood: A guide to current theory, diagnosis, and treatment*. Baltimore: Johns Hopkins University Press.
   Uma das melhores referências clínicas para profissionais em relação à natureza do TDAH nos adultos, sua avaliação e manejo.

Wender, P. H. (1995). *Attention deficit hyperactivity disorder in adults*. New York: Oxford University Press.
Um livro-texto para profissionais em relação à natureza do TDAH nos adultos, sua prevalência na população, evidências sobre a natureza neurobiológica do transtorno, sua avaliação e seu tratamento. Escrito por uma autoridade bastante respeitada em TDAH que tem contribuído para a literatura científica e clínica há mais de 35 anos, e um dos primeiros a conduzir estudos de medicação em adultos portadores de TDAH e a desenvolver critérios clínicos diagnósticos.

Werry, J. e Aman, M. (1999). *Practitioner's guide to psychoactive drugs for children and adolescents* (2. ed.). New York: Plenum Press.
Destinado a profissionais, esse texto fornece informações preciosas em relação às diferentes classes de medicamentos modificadores do comportamento utilizados em transtornos mentais na infância e adolescência, suas ações e efeitos colaterais e sua prescrição de forma apropriada. Os autores são reconhecidos internacionalmente como autoridades em drogas psiquiátricas para crianças, e o primeiro autor foi um dos principais pesquisadores de TDAH por aproximadamente 35 anos.

PERIÓDICOS

ADDendum: Newsletter for Adults with ADHD, edited by P. Jaffee, Box 296, Scarborough, NY 10510; telefone (540) 986-1953.
Um boletim para adultos portadores de TDAH elaborado por adultos portadores de TDAH. Contém perspectivas pessoais, conselhos úteis, revisões de materiais e fontes disponíveis e discussões de tópicos controversos relacionados ao TDAH em adultos.

ADDitude: The Happy Healthy Lifestyle Magazine for People with ADD (*on-line* e impresso), 2201 White Street, Houston, TX 77007; http://www.additudemag.com; telefone (800) 856-2032.
Uma revista bem informativa e razoavelmente precisa e um *web site* com informações sobre o TDAH. Os gráficos no *site* são excelentes e de fácil exploração. A informação de cada edição é bem atualizada. São cobertos vários tópicos. É necessário assinar (*on-line* ou impresso) para se obter o conteúdo total de cada edição. Embora o conteúdo da revista pareça cientificamente embasado em muitos aspectos, não é endossado pelos anunciantes, tanto na versão *on-line* como na versão impressa.

ADDvance, Magazine for Women with ADD, 4400 East-West Highway, Suite 816, Bethesda, MD 20814.
Um periódico inovador que enfoca mulheres portadoras de TDAH.

The ADHD Report, edited by R. A. Barkley, The Guilford Press, 72 Spring Street, New York, NY 10012; telefone (800) 365-7006.
Boletim único, especificamente dedicado a clínicos gerais que desejam manter-se atualizados sobre a vasta literatura científica e rapidamente atualizável sobre o TDAH. Pais de crianças portadoras de TDAH, bem como adultos portadores de TDAH também podem considerar o conteúdo útil para se manter atualizados sobre questões controversas e relatos de pesquisas.

Attention!, CHADD, National Headquarters, 8181 Professional Place, Suite 201, Landover, MD 20785; telefone (301) 306-7070; fax (301) 306-7090.
Uma revista brilhante, divertida e informativa sobre TDAH criada pela maior organização de apoio americana para TDAH (CHADD) que se dedica a manter os pais informados (bem como os adultos portadores de TDAH) sobre o TDAH.

Brakes: The Interactive Newsletter for Kids with ADD, edited by J. Stern & P. Quinn, American Psychological Association Press, 750 First Street, NW, telephone (202) 336-5500.
O único boletim (que conheço) dedicado especificamente a crianças e adolescentes jovens portadores de TDAH. Cada edição é repleta de atividades divertidas para crianças, elaborado por dois escritores apaixonados pelo assunto.

CHADD Newsletter, CHADD National Headquarters, 8181 Professional Place Suite 201, Landover, MD 20785; telefone (301) 306-7070; fax (301) 306-7090.
Boletim para pais de crianças portadoras de TDAH e adultos membros da CHADD.

Focus, P. 0. Box 972, Mentor, OH 44060.
Boletim para membros da ADDA.

FORNECEDORES

ADD Warehouse
300 Northwest 70th Avenue Suite 102
Plantation, FL 33317
(800) 233.9273; e-mail: sales@addwarehouse.com

Childswork Childsplay
135 Dupont Street P.O. Box 760
Plainview, NY 11803-0760
(800) 962.1141; fax (800) 262.1886; http://www.childswork.com

NO BRASIL

Sugestões de Leitura

BARBOSA, A.G. *Hiperatividade em meninas: um estudo de prevalência, diagnóstico e avaliação psicológica.* Idéia, 2001.
BARBOSA, G.A.; BARBOSA, A.G. *Apontamentos em psicopatologia infantil.* Idéia, 2001.
BENCZIK, E. Manual para a escola do TDAH: versão para professores. Casa do Psicólogo, 2000.
_____. *Transtorno do déficit de atenção/hiperatividade: atualização diagnóstica e terapêutica.* Casa do Psicólogo, 2000.
CYPEL, S. A criança com déficit de atenção e hiperatividade: atualização para pais, professores e profissionais da saúde. Lemos Editorial, 2000.
GOLDSTEIN, S.; GOLDSTEIN, M. *Hiperatividade: como desenvolver a capacidade de atenção da criança.* Papirus, 1998.
HALLOWELL, E.; RATEY, J. *Tendência à distração: identificação e gerência do distúrbio de déficit de atenção da infância a vida adulta.* Rocco, 1999.
KNAPP, P.; ROHDE, L.A.P.; LYSZKOWSKI, L.; JOHANNPETER, J. *Terapia cognitivo comportamental no transtorno de déficit de atenção/hiperatividade: manual do terapeuta.* Porto Alegre: Artmed, 2002.
_____. *Terapia cognitivo comportamental no transtorno de déficit de atenção/hiperatividade: manual do paciente.* Porto Alegre: Artmed, 2002.
MATTOS, P. *No mundo da lua.* Lemos Editora, 2002.
ROHDE, L.A.; BENCZIK, E. *Transtorno de déficit de atenção/hiperatividade: o que é? como ajudar?* Porto Alegre: Artmed, 1999.
TOPCZWSKI, A. *Hiperatividade: como lidar?* Casa do Psicólogo, 1999.

Sugestão de vídeo

Déficit de Atenção e Hiperatividade
Mesa redonda da TV Cultura
Série Saúde Brasil – com os Drs. Luis Augusto Rohde, Mário Louzã e Paulo Mattos
Aguilla Produção e Comunicação Ltda
Telefone: (11) 3846-2649

Referências Bibliográficas

Neste livro, citamos um grande número de estudos como referência e que se encontram aqui relacionados para os leitores interessados. Citações referentes a várias referências de pesquisa podem ser encontradas em meu livro de 1998 e na bibliografia de TDAH compilada por R. J. Resnick e K. McEvoy (1994), ambos listados abaixo:

American Psychiatric Association. (1994). *Diagnostic and statistical manual of mental disorders* (4. ed.). Washington, DC: Author

Anastopoulos, A. D.; Guevremont, D. C.; Shelton, T. L. e DuPaul, G. J. (1992). Parenting stress among families of children with attention deficit hyperactivity disorder. *Journal of Abnormal Child* Psychology, 20, 503-520.

Barkley, R. A. (1997). *Defiant children* (2. ed.): *A clinician's manual for parent training*. New York: Guilford Press

Barkley, R. A. (1998). *Attention-deficit hyperactivity disorder: A handbook for diagnosis and treatment* (2. ed.). New York: Guilford Press.

Biederman, J.; Faraone, S. V.; Keenan, K.; Knee, D. et al. (1990). Family-genetic and psychosocial risk factors in DSM-III attention deficit disorder. *Journal of the American Academy of Child and Adolescent Psychiatry*, 29, 526-533.

Bremer, D. A. e Stern, J. A. (1976). Attention and distractibility during reading in hyperactive boys. *Journal of Abnormal Child* Psychology, 4, 381-387.

Bronowski, J. (1977). Human and animal languages. In J. Bronowski, *A sense of the future* (p. 104-131). Cambridge, MA: MIT Press.

Burd, L.; Kerbeshian, J. e Fisher, W. (1987). Does the use of phenobarbital as an anticonvulsant permanently exacerbate hyperactivity? *Canadian Journal of Psychiatry*, 32, 10-13.

Campbell, S. B.; Szumowski, E. K.; Ewing, L. J.; Gluck, D. S. e Breaux, A. M. (1982). A multidimensional assessment of parent-identified behavior problem toddlers. *Journal of Abnormal Child* Psychology, 10, 569-592.

Chilcoat, H. D. e Breslau, N. (1999). Pathways from ADHD to early drug use. *Journal of the American Academy of Child and Adolescent Psychiatry*, 38, 1347-1354.

Cook, E. H.; Stein, M. A.; Krasowski, M. D.; Cox, N. J.; Olkon, D. M.; Kieffer, I. E. e Leventhal, B. L. (1995). Association of attention deficit disorder and the dopamine transporter gene. *American Journal of Human Genetics*, 56, 993-998.

Covey, S. R. (1989). *The seven habits of highly effective people: Restoring the character ethic*. New York: Simon & Schuster

Damasio, A. R. (1994). *Descartes' error.* New York: Putnam.

Denson, R.; Nanson, J. L. e McWatters, M. A. (1975). Hyperkinesis and maternal smoking. *Canadian Psychiatric Association Journal.* 20, 183-187.

Edelbrock, C.; Rende, R.; Plomin, R. e Thompson, L. A. (1995). A twin study of competence and problem behavior in childhood and early adolescence. *Journal of Child Psychology and Psychiatry*, 36, 755-786

Fuster, J. M. (1989). The *prefrontal cortex*. New York: Raven Press.

Gilger, J. W.; Pennington, B. F. e DeFries, J. C. (1992). A twin study of the etiology of comorbidity: Attention deficit hyperactivity disorder and dyslexia. *Journal of the* American *Academy of Child and Adolescent Psychiatry*, 31, 343-348.

Gillis, J. J.; Gilger, J. W.; Pennington, B. F. e DeFries, J. C. (1992). Attention deficit disorder in reading-disabled twins: Evidence for a genetic etiology. *Journal of Abnormal Child Psychology*, 20, 303-315.

Gordon, M. (1979). The assessment of impulsivity and mediating behaviors in hyperactive and non-hyperactive children. *Journal of Abnormal Child Psychology,* 7, 317-326.

Hartsough, C. S. e Lambert, N. M. (1985). Medical factors in hyperactive and normal children: Prenatal, developmental, and health history findings. *American Journal of Orthopsychiatry,* 55, 190-210.

Hauser, P.; Zametkin, A. J.; Martinex, P.; Vitiello, B.; Matochik, J. A.; Mixson, A. J. e Weintraub, B. D. (1993). Attention deficit-hyperactivity disorder in people with generalized resistance to thyroid hormone. *New England Journal of Medicine,* 328, 997-1001.

Hoover, D. W. e Milich, R. (1994). Effects of sugar ingestion expectancies on motherchild interactions. *Journal of Abnormal Child Psychology,* 22, 501-515.

Hynd, G. W.; Semrud-Clikeman, M.; Lorys, A. R.; Novey, E. S. e Eliopulos, D. (1990). Brain morphology in developmental dyslexia and attention deficit disorder/hyperactivity. *Archives of Neurology,* 47, 919-926.

Hynd, G. W.; Semrud-Clikeman, M.; Lorys, A. R.; Novey, E. S. e Eliopulos, D. e Lyytinen, H. (1991). Corpus callosum morphology in attention deficit-hyperactivity disorder: Morphometric analysis of MRI. *Journal of Learning Disabilities,* 24, 141-146.

Jacob, R. G.; O'Leary, K. D. e Rosenblad, C. (1978). Formal and informal classroom settings: Effects on hyperactivity. *Journal of Abnormal Child Psychology,* 6, 47-59.

Jensen, P. S.; Kettle, L.; Roper, M. T.; Sloan, M. T.; Dulcan, M. K.; Hoven, C.; Hird, H. R.; Bauermeister, J. J. e Payne, J. (1999). Are stimulants over-prescribed?: Treattnent of ADHD in four U.S. communities. *Journal of the American Academy of Child and Adolescent Psychiatry,* 38, 797-804.

Jensen, P. S.; Shervette, R. E.; Xenakis, S. N. e Bain, M. W. (1988). Psychosocial and medical histories of stimulant-treated children. *Journal of the American Academy of Child and Adolescent Psychiatry,* 27, 798-801.

Kavale, K. A. e Forness, S. R. (1983). Hyperactivity and diet treatment: A meta-analysis of the Feingold hypothesis. *Journal of Learning Disabilities,* 16, 324-330.

Milich, R.; Kern, M. H. e Scrambler, D. J. (1996). Coping with childhood teasing. *The ADHD Report,* 4(5), 9-12.

Milich, R. e Pelham, W. E. (1986). Effects of sugar ingestion on the classroom and playground behavior of attention deficit disordered boys. *Journal of Consulting and Clinical Psychology,* 54, 714-718.

Milich, R.; Wolraich, M. e Lindgren, S. (1986). Sugar and hyperactivity: A critical review of empirical findings; *Clinical Psychology Review,* 6, 493-513.

Porrino, L. J.; Rapoport, J. L.; Behar, D.; Sceery, W.; Ismond, D. R. e Bunney, W. E., Jr. (1983). A naturalistic assessment of the motor activity of hyperactive boys. *Archives of General Psychiatry,* 40, 681-687.

Rapport, M. D.; Tucker, S. B.; DuPaul, G. J.; Merlo, M. e Stoner, G. (1986). Hyperactivity and frustration: The influence of control over and size of rewards in delaying gratification. *Journal of Abnormal Child Psychology,* 14, 181-204.

Resnick, R. J. e McEvoy, K. (1994). *Attention-deficit/hyperactivity disorder: Abstracts of the psychological and behavioral literature,* 1971-1994. Washington, DC: American Psychological Association.

Rosen, L. A.; Booth, S. R.; Bender, M. E.; McGrath, M. L.; Sorrell, S. e Drabman, R. S. (1988). Effects of sugar (sucrose) on children's behavior. *Journal of Consulting and Clinical Psychology,* 56, 583-589.

Rosenthal, R. H. e Allen, T. W. (1980). Intratask distractibility in hyperkinetic and non-hyperkinetic children. *Journal of Abnormal Child Psychology,* 8, 175-187.

Shaw, G. A. e Giambra, L. M. (1993). Task-unrelated thoughts of college students diagnosed as hyperactive in childhood. *Dellelopmental Neuropsychology,* 9, 17-30.

Szatmari, P.; Offord, D. R. e Boyle, M. H. (1989). Ontario Child Health Study: Prevalence of attention deficit disorder with hyperactivity. *Journal of Child Psychology and Psychiatry,* 30, 219-230.

Tallmadge, J. e Barkley, R. A. (1983). The interactions of hyperactive and normal boys with their mothers and fathers. *Journal of Abnormal Child Psychology,* 11, 565-579.

Tannock, R. (1997). Television, videogames, and ADHD: Challenging a popular belief. The *ADHD Report,* 5(3), 3-7.

Weitzman, M.; Gortmaker, S. e Sobol, A. (1992). Maternal smoking and behavior problems of children. *Pediatrics,* 90, 342-349.

Wolraich, M.; Millich, R.; Stumbo, P. e Schultz, F. (1985). The effects of sucrose ingestion on the behavior of hiperactive boys. *Pediatrics,* 106, 657-682.

Índice Remissivo

b indica material em uma caixa de diálogo; *i* indica uma ilustração; *n* indica uma nota; *t* indica uma tabela.

A

Abuso de drogas, na adolescência, 108, 281
Acadêmica, 236, 236
    diretrizes do distrito local, 246
    processo de avaliação, 136-137
    suspensão, 256-257
Aceitação após diagnóstico, 152-153
Acidentes de carro, TDAH em adolescentes, 37, 56, 68-69
Acomodações no ensino superior conforme o *Americans with disabilities act (ADA)*, 136-137
Aconselhamento para adolescentes portadores de TDAH, 265
Açúcar, x, 48, 91, 92, 95
Adesivos com sorrisos, uso de retorno freqüente, 251-252
Aditivos de alimentos, x, 91, 95
Adolescentes
    comunicação com, 226, 228
    controle do comportamento, 220-224
    desempenho educacional, 264-267
    desenvolvimento, 218-220
    leituras sobre, 233
    padrão de TDAH em, 108-109
    resolução de problemas com, 228-233
Adultos
    continuação do TDAH nos, 109-110
    livros para, 309-310
    prevalência do TDAH nos, 105
    tratamento do TDAH nos, 110
Advertências, não-benefício a partir de, 66
Aflição após diagnóstico, 152
Agentes causais, 79
"Agora", em TDAH, xii
Ajuda profissional, utilização com adolescentes, 226, 233
Ajustamento social, 108
Alergias e TDAH, 93
Allen, Terry, 53
Aman, Michael, 278, 302
American Academy of Pediatrics, 150
Amizade, promoção, 211-212
Análise de processamento de informação, 67, 75
Anastopoulos, Arthur, 96-97
Ansiedade, 118, 297
Antecipação no controle em sala de aula, 249-250
Antidepressivos tricíclicos, 297-300
    dosagem, 300
    efeitos colaterais, 298-299
Antidepressivos, 277, 292, 297-300
Apetite e medicamentos estimulantes, 287, 294
Aprendendo com erros passados, 68
Aritmética mental deficiência em TDAH, 66
Assistir TV, x, 96-98
Associações em estudos, 86-88
Assumindo riscos, 56, 68
Atalhos, completar trabalhos, 55-56
Atenção e medicamentos estimulantes, 284-285
Atenção individual, 112
Atividade elétrica cerebral
    e medicamentos estimulantes, 287
    no TDAH, 83, 84b
Atividade física, e atraso de tempo, 158, 159
Atividades de pequenos grupos, 212-213
Atribuições maliciosas, sobre adolescentes, 221, 222t
Attention Deficit Disorders Association (ADDA), 29, 132-133, 155, 246, 303
Audição, 115, 116t
Audição, 25
August, Gerald, 96
Autoconfiança, 27
Autocontrole
    e desinibição, 63
    incapacidade de, 20, 35
    programas, 264
    seqüência de desenvolvimento, 76t
Autodisciplina, 61

Auto-estima, 20, 108
    estudo de casos, 44, 46
Automotivação, 74
Auto-organização, 40, 61
Avaliação de opções, passos para resolução de problemas, 203, 230-231
Avaliação pedagógica, 135
Avaliação profissional
    componentes da, 141
    critérios de busca, 132-134
    entrevista da criança, 144-145
    informação necessária para a consulta, 141-142
    preparação para, 139-140, 140i
    processo de entrevista, 142-144
    professores, entrevista com, 145
Avaliação. *Ver* Avaliação Profissional
Avós, interações com, 110-112

B

Bateria de avaliação de Kaufman para crianças, 247-248
Bateria Psicoeducacional Woodcock-Johnson, 247-248
Bauermeister, José J., 149b
Bender, Mary, 119
Biederman, Joseph, 88, 89, 113-114
Boca seca e antidepressivos tricíclicos, 299
Boredom, 52, 249-250
Bradley, William, 45
Bremer, David, 53
Breslau, Naomi, 281
Brincadeiras cooperativas, reforço de, 158
Bronowski, Jacob, 67, 70, 74, 75
Bruhn, Peter, 83
Bruschsbaum, Monte, 83
Burd, Larry, 85

C

Caderneta do bebê, fonte de informação, 139-140
Cafeína, 284
Campbell, Susan, 55, 99-100, 123
Cândida albicans, e TDAH, 94
Capacidade acadêmica, avaliação, 247-248
Capacidade de atenção, ix, 35, 50, 65, 74. *Ver também* Manutenção da Atenção
Capacidade de distração, 52-53
Capacidade de excitação, estudo de caso, 42
Capacidade de leitura, 107
Carreira de seguro, cobertura, 133-135
Cartão de relatório de comportamento, 259-260, 263, 261i-263i
Cartão de tarefas domésticas, 186
Castellanos, Xavier, 85-86

Catapress, *Ver* Clonidina
Catapress-TTS adesivo de pele, 302
Cerebelo, direito, 86-87
Ceticismo, valor de pais, xii, 28
(CHADD), 17n, 29, 37, 132-133, 155, 246, 303
Chilcoat, Howard, 281
China, TDAH em, 38-39, 105
Classes de treinamento para pais, manejo de filhos, 22
Clinton, Hillary, 279
Clonidina, 277, 300-302
    efeitos colaterais, 301-302
Colaboração com professores, 244-243
Colegas de classe no manejo do comportamento, 258
Colocação pedagógica, alternativa, 245
Comorbidade psiquiátrica, 118
Comorbidade, 113
Competição, em atividades com colegas, 212-213
Comportamento agressivo, 118-119
    no subgrupo TDAH, 96-97
Comportamento anti-social
    desenvolvimento do, 108, 118, 119
    no subgrupo TDAH, 96-97
    persistência do, 109
Comportamento de busca de novidade, 89
Comportamento desafiador, 179b
Comportamento de oposição, 179b
Comportamento orientado a objetivos, desenvolvimento em adolescentes, 220
Comportamento orientado por regras, 60, 70
    e autodiscurso, 71
Comportamento pró-social, 178
Comportamento sexual
    e senso de futuro, 70
    em adolescentes, 109
Comportamento social e medicamentos estimulantes, 285-284
Compromisso, passo para resolução de problemas, 203-204
Computadores, uso, 248
Comunicação, como adolescentes, 226-228, 227t
Conferência de consenso sobre TDAH, 39
Confiança, 25
Conflitos
    família, 126
    mãe-filho, 123-124
Confusão mental, e antidepressivos tricíclicos, 299
Conhecimentos, busca de, 28-29, 154
Conquistas acadêmicas, 113
    adolescência, 108
    custos de, 269-271
    e medicamentos, 282-283
Consciência de saúde e senso de futuro, 68-69

Conseqüências negativas, 158
    no manejo em sala de aula, 254-257
Conseqüências positivas no manejo em sala de aula, 250-251, 254
Conseqüências, determinação, 204-205
Consistência, 162-163
Constipação e antidepressivos tricíclicos, 299
Continuidade em inibição de comportamento, 89-90
Contrato verbal, 25
Controle do dinheiro, 57, 68
Controle do impulso, ix, xii, 35, 50, 54-55
    e medicamentos estimulantes, 285
Controle moral, 40, 43, 49
Convênios médicos, cobertura, 135
Convicção apaixonada, 73
Convulsões, 132-133
    e antidepressivos tricíclicos, 299
Cook, E. H., 89
Cooperação, 25
Cooperação, aumento, 177
Coordenação motora, e TDAH risco, 98-99
Coordenação, de serviços especiais, 27
Corantes de alimentos (tartarizina), em cápsulas, 299
Corpo caloso, 85-86
Córtex pré-frontal direito, 86-87
Córtex pré-frontal, O, 76-77
Covey, Stephen R., 22-26, 150, 161-162, 168
Creche, pré-escolares em, 107
Crenças exageradas sobre a adolescência, 221, 222t
Crescimento e uso de estimulantes, 281-282
Crianças e adultos portadores de transtorno de déficit de atenção
Crianças em idade escolar, em padrão de TDAH, 107-108
Crianças pré-escolares
    marcadores de TDAH, 99-102
    pesquisas de medicamentos em TDAH, 106-107
Crook, William, 94, 95
Cruzamento não randomizados, 113-114
"Cumprimentos não-sinceros", 184
Cunningham, Charles, 58, 60, 201
Curiosidade física *versus* intelectual, 53
Curiosidade intelectual, 53
Curiosidade, 53
Custo da avaliação, 133-134
Custo de resposta, 255
Cylert (pemolina), 277, 284, 286, 292
    dosagem, 293
    erupções cutâneas, 287-289
    exames de função hepática, 286
    hepatite química, 289

D

Damasio, Antonio, 81
Dano cerebral, ausência de evidência, 37-38
Dano do lobo frontal, e TDAH, 38
Danos cerebrais e TDAH, 79-80
Danos cerebrais mínimos / disfunção, diagnóstico na metade do
Definição, passo para resolução de problemas, 201-202, 229-230
DeFries, John, 89
"Denis, o Pimentinha", 208
Depressão, 118
    em adolescentes, 109
    estudo de caso, 45
Desembaraço, perigo de adolescentes, 224
Desempenho (desipramina), 297
Desempenho acadêmico, 113
Desempenho acadêmico, 113
Desempenho rebaixado, 20, 36, 68-69
Desenvolvimento cerebral e TDAH, 38, 49
Desenvolvimento físico, 115-117, 116t
Desenvolvimento social, e TDAH, 41
Desinibição, 63
Dexedrina (d-anfetamina), 45, 277, 284, 292
    dosagem, 293
    preparações de, 286
Diagnóstico diferencial, 149-150
Dicionário de Especialidades Farmacêuticas (DEF), 277
Diferença de TDA, 149b
Diferenças sexuais, TDAH, 85, 97-98, 104, 105
Direções, seguimento, 61
Disciplina física, 126-127
Discurso autodirigido
    desenvolvimento de, 76-77
    e controle de comportamento, 62, 63, 70-72
    imaturidade em TDAH, 66, 71
Discurso internalizado, 70
"Disfunção prejudicial", 38
"Disfuncional", 36
Disposição das carteiras, sala de aula, 244
Divórcio, famílias de TDAH, 127-128
Dopamina, 82, 85-86, 284, 298
Dose de Addreall (d-e l-anfetamina), 277, 284, 292, 293
Douglas, Virginia, 158
Dramamine (dimehidrato), 94
Drogas, uso moderado de, 173-174
Drug Enforcement Agency, 278
DSM-IV 105, 133-135
    critérios para TDAH, 146b-147b
    distinção entre TDAH e TDA, 149b
DuPaul, George, 149b, 241

E

e recomendações de tratamento, 150
Edwards, Gwenyth, 218
Efeitos colaterais
    antidepressivos, 298-299
    clonidina, 301-302
    medicamentos estimulantes, 287-290
Ellis, Albert, 172-173
Elogios
    como recompensa, 158
    utilização pelos professores, 250-251
Em defesa de, 153
Emma Pendleton Bradley home, 45
Emoção, internalização e motivação, 74
Emoções, desenvolvimento de privacidade, 76-77
Emoções, estudo de caso, 42, 44
Empório da TDA, 155, 159, 314
Encontros, com o pessoal da escola, 265-267
Enforcemet em manejo do comportamento de adultos, 224, 226
Envenenamento por chumbo, 148
Envenenamento tóxico, 148
"Erro de Descartes", 81
Erupções cutâneas, e Cylert, 287-289
Escalas de avaliação, comportamento, 104, 213-214
Escola. Ver também Escolha
Esgotamento, pré escolares, 211
Espera,
    estudo de, 62
    impaciência durante, 54, 57
    impacto de evolução, 67
Estabelecendo objetivos, 23, 70
Estabelecendo prioridades, 24
Estado normal, aflição por perda de, 152
Estados Unidos, prevalência aparente nos, 38-40, 104-105
Estimulação
    adicionada ao trabalho, 54
    busca, 52
Estrabismo e medicação estimulante, 287-288
Estratégia de restrição, 126
Estratégias de manejo no local de trabalho, 110
Estratégias de recompensa especial, 112
"Estratégia quando/então", 204-205
Estressantes, evitando e lidando com, 168
Estudo de casos, 17-19, 41-45, 47-48, 238b-240b, 269-271, 273-274
Estudo de tratamento Multi-Modal de TDAH, NIMH, 154
Estudos de animais, 80
    dano lobo frontal, 81
Estudos de gêmeos, TDAH, 89, 96-97
Estudos de tomografia de emissão de positrons (PET), 83, 85
Estudos eletroencefalográficos (ECG), 83
Estudos familiares, TDAH em outros membros, 88
Exame físico pediátrico, 145
Exame médico, 145
Exame médico, entrevista, 147-148
Exames de Laboratório, 148
Exames genéticos, x
Excesso de resposta, 58-60
Exercícios, redução do estresse, 173
Expectativas, razoáveis sobre adolescentes, 220-221
Experimentação, estratégias de paternidade, 30
Exposição a chumbo, 88
Externalização de intervalo de tempo, 160-161
Externalizações
    motivação, 161-162
    pensamento, 161-163
    regras, 160-162
    tempo, 160-161

F

Fadiga, e piora dos sintomas, 112
Fala excessiva, 55, 57, 58
Fala precoce, estudo de casos, 43, 44
Família "disfuncional" e TDAH, 96
Família, efeitos do TDAH
Faraone, Stephen, 88
Fatores ambientais, 86-87, 88, 89, 96
    e persistência de TDAH, 101-102
Fatores de risco, 97-102
Feingold, Benjamin, 91, 93
Férias dos adolescentes, 233
Fichas, como recompensas, 159
Fielder, Nancy, 53
Filepek, Pauline, 85-86
Filtração de informação, 51-52
"Fitas de som contínuas" na sala de aula, 244
Fischer, Mariellen, 54, 56, 109
Flacy, Margaret, 21
Fluxo sangüíneo, cérebro, 83
Força de Vontade, 64, 74
Formas genéricas, medicamentos estimulantes, 293
Formulário de consentimento, medicamentos, 279
Forness, Steven, 91
Fowler, Mary, 246
Freqüência cardíaca
    e antidepressivos tricíclicos, 298-299
    e clonidina, 302
    e medicamentos estimulantes, 287
Fumo, 56, 68-69
    durante a gravidez, 79, 86-87, 98-99, 101-102

Função adaptativa, 118
Função ocupacional, 109
Funções de executante, 157
Fungos e TDAH, 94-95
Fuster, Joaquim, 76-77
Futuro, e TDAH, xi, xii, 20, 21, 40, 41
    impacto na relação de colegas, 208
Futuro, senso de, 67-70, 76, 76t
Futuros hipotéticos, 67

G

Gânglio basal, 85-86
Gene D4RD, busca de novidades, 89
Gene DAT1, atividade de dopamina, 89
Gene, pesquisas de identificação, 89-90
Genes múltiplos, traços do complexo, 89-90
Genética molecular, x, 81
Gerenciamento do tempo, 171b
Giambra, Leonard, 57
Giedd, Jay, 85-86
Gilger, Jacquelyn, 89
Goldstein, Arnold, 247-248
Goldstein, Samuel, 94, 160-161, 162-163
Gonzalez, José, 85-86
Gordon, Michael, 62, 136-137, 255
Gratificação adiada, 53-54
Gratificação imediata, xii, 20
    e senso de futuro, 68-69
Gravidez
    complicações durante, 86-87
    efeitos de drogas durante, 86-87
    fatores de risco durante, 98-99, 101-102
Grupos de apoio para pais, 152, 153, 172

H

Habilidades de organização, 113-114
Habilidades motoras, 116t, 116-117
Habilidades sociais
    e senso de tempo, 208
    e treinamento, 208-210, 247-248
Habilidades verbais, e impulsividade, 61, 62
Hábitos de comunicação negativos, 227t
Hartsough, Carolyn, 56, 115
Hathaway, William, 283
Hauser, P., 93
Henker, Barbara, 66
Henriksen, Leif, 83
Hepatite química e Cylert, 289
Hereditariedade, 88-90, 96, 97-98
Hinshaw, Stephen, 66

Hiperatividade
    "excesso de diagnóstico", críticas, 36, 39
    em pré-escolares, 99-100, 106
    estudo de caso, 43
Hiperatividade, 57-58. *Ver também* Nível de atividade
    em estudos de animais, 81, 82
    na adolescência, 220
Hipermetropia, 56
História pessoal, 67
Hoffman, Heinrich, 43
Hoover, Daniel, 92
Hormônio da tireóide, e TDAH, 93-94
Hunt, Robert, 301, 302
Hynd, George, 85-86

I

Identidade, desenvolvimento na adolescência, 218-219
Ignorar, comportamento disruptivo, 126
    no manejo em sala de aula, 254, 258
Imaginação, 68
Implementação, solução na resolução de problemas, 232
"Impotência aprendida", 126-127
Impulsividade de pensamento, 57
Incapacidade de aprendizado (LD), 113
Incapacidades de aprendizado e a Lei, 136-137
Incentivos, manejando o comportamento em locais públicos, 197
Inconsistência, produtividade de trabalho, 62-63
Independência, desenvolvimento na adolescência, 218-219
Individuals with disabilities in education act (IDEA) 135, 246, 247, 265
Informação *on-line*, xii, 29
Informação visual *versus* verbal, 52-53
Ingersoll, Barbara, 94
Inibição de Comportamento, 50, 63
    e atenção, 59, 65
    e controle de impulso, 54, 66
    no primeiro ano de vida, 75
Inibição do comportamento, 40, 49, 65
    continuidade do, 89-90
    e estruturas cerebrais, 85-86
    seqüência de desenvolvimento, 76t
Inibição volitiva, diagnóstico no início do século 36, 43
Inibição. *Ver* Inibição de comportamento; Inibindo comportamento
Inquietação, 57
Inquietação, estudo de caso, 43

Insônia, e medicamentos estimulantes, 287-288, 293, 294
Instruções autodirigidas, 70
Instruções, seguimento, 60-62
Inteligência, 46, 113
Interações de drogas e antidepressivos tricíclicos, 299
Interações negativas, subgrupo TDAH, 96-97
Interações no *playground*, 126
Interações pais-filhos negativas, estudos em TDAH, 96-97
Interrupções, redução, 187-188
Intervalos na medicação, 282, 294-295
Isolamento social
 famílias de crianças portadoras de TDAH, 127-128
 sanção, 256

J

Jacob, Rolf, 61
James, William, em atenção, 59
Japão em TDAH, 38-39, 105
Jensen, Peter, 56

K

Karlsson, Jennifer, 57
Kavale, Kenneth, 91
Keiser, Shelby, 136
Kern, Monica, 211
Kinsbourne, Marcel, 63
Knippenberg, Craig, 273

L

Lahey, Bem, 96
Lambert, Nadine, 56, 115
Landau, Steven, 52
Lathan, Peter, 136, 246
Leituras sugeridas, 307, 309-310
Lesão na cabeça, 148
Lester, John, 246
Levison, Harold, 94
Liberação contingente da atenção dos professores, 254
Lição de casa, 107
 colegial, 266-267, 302
 responsabilidade, 271
Lidando com o estresse, 168-169
Ligação pais-filhos, perda de, 19, 271
Lindgren, Scott, 92
Linguagem
 desenvolvimento no TDAH, 113-114
 e seguir regras, 61
 evolução, 67

Lista de opções, passos para resolução de problemas, 202-203, 230
Lista de privilégios, 190t
Livre arbítrio, 76-77
Livros
 para crianças, 308-309
 sobre adolescentes, 233
 sobre TDAH, 307, 309-310
Locais públicos, em regras de manejo do comportamento, 197-199
Lojas de departamento, sanção em, 198b
Lou, Hans, 83

M

Mães
 estresse, 126-127, 128, 218
 interações com crianças portadoras de TDAH, 123-124, 218
Manejo de crédito, 57
Manejo na sala de aula, 241
 princípios do, 249-251
Manual de Ensino CHADD, 246
Manutenção da atenção, 50-51, 59. *Ver também* Capacidade de atenção
Manutenção da inibição, 59
Marca de corte, escalas de classificação de comportamento, 104
Marshall, Richard, 85-86
Math Blaster, 248
Maturação biológica na adolescência, 218-219, 220
"Maus cuidados paternos", 96-97
McGinnis, Ellen, 247-248
McMurray, Mary, 149b
Mecanismo de transporte de dopamina, 82
Medicamentos estimulantes, 277, 294-295
 críticas do uso, 39, 278, 279, 282
 decidindo usar, 290-292
 dosagem, 292-294
 duração do tratamento, 294-295
 duração dos efeitos, 286
 efeitos colaterais, 287-290
 efeitos do, 79, 82, 280
 eficiência de, 284
 no cérebro frontal, 83
 no comportamento social, 285-286
 no desempenho acadêmico, 285
 pesquisas futuras, 294
 recomendado pelo médico, 279b
 tolerância, 287
 uso a longo prazo, 282, 289-290
Medicamentos para distúrbios convulsivos, e atividade cerebral frontal, 85
Medicamentos. *Ver também* Medicamentos Estimulantes

atitude da escola em relação, 236
teste, questões a perguntar antes, 279b
Meditação, 168-169
Melhora *versus* normalização do comportamento, 280-281
Memória
   e medicamentos estimulantes, 285
   em crianças portadoras de TDAH, 149b
Memória funcionante, 115, 160-161
Método de manejo do comportamento em sala de aula, 250-251, 259-260
   transporte, 257-258
Métodos de modificação do comportamento, 48
Milberger, Sharon, 86-87
Milich, Richard, 52, 92, 108, 211
Minerais, estudos de efeitos sobre o TDAH, 93
Modelo de papéis, uso de desenvolvimento de habilidades sociais, 210
Modificação de dieta, ineficácia de, 91
Modificação do comportamento, atitude dos professores em relação, 242
Modificações cognitivas do comportamento, 264
Momento, foco sobre, 41
Monitorização em programa de manejo de comportamento de adolescentes, 224
Mortalidade e senso de futuro, 68-69
Motivação intrínseca, 74, 161-162
MotivAider, 159
Mudanças de situações em padrão de TDAH, 111t, 110-112
"Mudando de marcha" 203-205
Multas
   no manejo em sala de aula, 255
   por mau comportamento, 192
Multas de trânsito, adolescentes portadoras de TDAH, 56, 68-69, 109
Murphy, Kevin, 105

N

National Institute of Mental Health, 83, 85
Necessidades, diferentes das expectativas, 221
Negação após diagnóstico, 151
Negociação, 24
   no manejo do comportamento de adolescentes, 223
Neurotransmissores, 82
Nível de atividade, ix, 35, 50, 59. *Ver também Hiperatividade*
   estudo de caso, 47
Norepinefrina, 82, 284, 298
Norpramin (desipramina), 297, 298, 300
Nova Zelândia, TDAH em, 39, 105
Núcleo caudado, 83, 85-86, 89

O

O'Leary, Daniel, 61, 257
O'Leary, Susan, 257
Obediência, ganho como atenção, 184-185
Objetividade, 72
Ordens, eficiência, 185-187
Órgão de Defesa dos Direitos Civis, proteção de deficientes, 135
Origens genéticas, 38
"Outros problemas de saúde", categoria de educação especial, 246

P

Padrões de pensamento negativo, identificação, 172-173
Pais, interações com crianças portadoras de TDAH, 123-125, 218
Passado, senso de, 67-70, 76, 76t
Paternidade
   desafios, 21-22
   dividida, 172-173
   em TDAH, 95-97, 100-101
   prioridades para, 272-273
Paternidade baseada em princípios, 22-26, 78, 157
Paternidade científica, xii, 28
Paternidade executante, xii, 22, 26-28
   e processo de avaliação escolar, 136-137
   e recomendações de tratamento, 150
   informação de avaliação, 29-30
Pediatras, 132-133
Pelham, William, 119
Pennington, Bruce, 89, 113-114
Percepção tardia, 113-114
Perdão, 164-165
Perguntas a ser feitas
   ao considerar repetir de ano na pré-escola, 247-248
   ao considerar tratamento com medicamento estimulante, 291-292
   ao escolher um profissional, 133-134
   ao escolher uma escola, 236
   ao se preparar para uma avaliação profissional preparação, 139-140
   quando um médico recomenda medicamentos, 279b
Persistência, 74
Perspectiva de deficiência, 163-165
Pior caso, medos sobre a adolescência, 221-223
Piscar e medicamentos estimulantes, 287-288
Plano de Educação Individual, (PEI), 241
Política de disciplina, escola, 236
Ponte de tempo, 160-161
Ponto de *performance*, 160-162

Popularidade, 211
Porão, medo de, 195
Porrino, Linda, 58
"Positivos antes de negativos", 159-160
Pouco peso ao nascimento, e risco de TDAH, 98-99, 101-102
Practitioner's Guide to Psychoactive Drugs for Children and adolescents, 278, 302
Prazos, estabelecimento, 186-187
Predisposição genética, 88
Pré-escola
  programa de transição para primeira série, 248
  repetência, 247-248
Pré-escola baseada em linguagem, 248
Premack, David, 204-205
Prematuridade
  e risco de TDAH, 38, 98-99
  estudo de caso, 42
Preparação de socialização, responsabilidade paterna para, 178
Pressão Sangüínea
  e clonidina, 302
  e medicamentos estimulantes, 287
Prestar atenção positiva, 180-184
Prevenção, problemas de comportamento futuros, 199-200
Princípio Premack, 204-205
Princípios de manejo do comportamento, 22, 165
Proatividade, 23
Problema de personalização do comportamento, 164-165
Problemas acadêmicos, estudo de casos, 44-46
"Problemas de atitude" na adolescência, 220
Problemas de sono, uso de antidepressivos para, 297
Problemas médicos, 116t, 116-117
Produtividade perdida, 37
Produtividade, inconsistência em, 63
Profecias de auto-realização, ruína da adolescência, 221
Professores
  atenção positiva, 250-251
  avaliação, 241
  avaliação, 242
  como "gerente de caso" no colegial, 266-267
  educação, 241
  escolha, 241-242
  importância de, 236, 238b-240b
  informação dos, 142
  livros sobre TDAH, 307-308-309
  relacionamento das crianças com, 235, 285
  reposta a criança portadora de TDAH, 126
  vídeos sobre TDAH, 309-310

Profissionais, relacionamento com, 26, 27
Programa de manejo de comportamento, 177, 180
  passo 1, 180-184
  passo 2, 184-185
  passo 3, 185-187
  passo 4, 187-188
  passo 5, 188-191
  passo 6, 191-196
  passo 7, 196
  passo 8, 196-199
  passo de 8 semanas, 181b
Programa de recompensa caseiro, comportamento na escola, 259-260-264
Programa de recompensa, no manejo em sala de aula, 249-250
Programas de autocontenção, 235
Programas de auto-instrução 264-265
Programas de grupo, sistema de fichas, 253, 258
Programas de notas caseiro, 261, 263
  exemplos, 261i, 262i, 263i, 263-264
  para adolescentes, 266-267
Projeto Colaborativo Perinatal, 98-99
Projetos de equipe, 212-213
Propensão a acidentes, 56, 116t, 133-134
  estudo de caso, 44
Provocação, resposta adaptativa, 211
Psicólogos, 133-134
Psicoses temporárias devido a medicamentos estimulantes, 289
Psiquiatria Ortomolecular, 93
Punição, 126-127, 159-160
  evitando efeitos negativos de, 257
  manejo de comportamento em locais públicos, 197
  para mau comportamento, 191-196

Q

Quay, Herbert, 66
Questionário de situações em casa, 140i

R

Raciocínio moral, 66
Raiva após diagnóstico, 152
Rapoport, Judith, 58
Rapport, Mark, 55, 255
Reação hipercinética da infância, 47
Reader Rabbit, 248
Reciprocidade, 119
Recompensas de incentivo, 161-162
Recompensas imediatas, 54, 55
Recompensas materiais, valor de, 159

Recompensas. *Ver também* Sistema de pontos, elogios, sistema de fichas
   como motivação externa, 74
   programas de escola, 251-252-253
Reconhecimento, aumento em, 39
Reconstituição de processamento de informação, 75
Rede credenciada, cobertura, 135
Redirecionamento de esforços, 59
Redondezas não-familiares, 110-111
Reeducação, 37
Reflexão, e controle de comportamento, 62
Reforço de sensibilidade, 52
Reformulação de frases, passo na resolução de problemas, 202, 230
Região do estriado, 83, 85, 85-86
Regra da Vovó, 204-205
Regras
   dificuldade de seguir, 50, 60, 71
   uso na escola, 249-250
Regras para casa para adolescentes, 224
Regras para rua para adolescentes, 168, 172-173
Relacionamento de irmãos, 121, 125
Relacionamento pais-filhos, 27, 213-215
Relacionamento, perda de ligação, 19, 272
Relacionamentos sociais, 119
Relações com amigos, 119, 208
   em casa, 211-212
   na comunidade, 212-213
   na escola, 213-215
Relaxamento muscular progressivo, 168-169
Relógio de bom comportamento, 256
Renovação, 26, 169-170
Reprimendas no manejo em sala de aula, 254
Resolução de conflitos, manejo de comportamento de adolescentes, 228
Resolução de problemas, 70, 113-114
   manejo de comportamento de adolescentes, 228-233, 231t
   passos no, 201-203-204, 227t, 229t, 231t
Responsabilidade
   de deficientes por seu comportamento, 68-69
   de paternidade de crianças com TDAH, 21, 22
Responsabilidade de crianças portadoras de TDAH, 78
Resposta freqüente, 158-159
   no manejo em sala de aula, 249-250, 250-251
Ressonância Magnética (MRI), de estruturas do cérebro, 85-86
Restaurantes, sanção em, 198b
Resultados em Adultos, impacto do conteúdo familiar, 122
Retardo
   e objetividade, 72
   sinal de resposta, 67

Retorno imediato, 158, 162-163
   no manejo em sala de aula, 249-250
Retorno positivo, 158
Richards, Karen, 246
Rigidez, comportamento dirigido por regras, 71
Ritalina (metilfenidato), 47, 48, 58, 148, 277, 278, 284, 292
   dosagem, 293
   e câncer, 283
   formas de, 286
Ritmo, 57
Rosemond, John, 97
Rosen, Lee, 91
Rosenblad, Carl, 61
Rosenthal, Ronald, 53
Ruína, crenças sobre adolescência, 221, 222t

S

Sala de aula
   currículo, 244-245
   estrutura, 243-245
   informal, 61
Sanções, 126-127, 255-256
   em locais públicos, 198b, 199
   infância, marcos do TDAH durante, 98-99-99-100
   para mau comportamento, 192-193-196
Scrambler, Douglas, 211
século 36, 46, 47, 49
Seleção de opções, passos para resolução de problemas, 76-77, 81
   estudos, 83, 85
"Sem função", 44, 60
Sensibilidade ao sol, e antidepressivos tricíclicos, 299
"Sentenças curtas" intervalo, 192-193
Sergeant, Joseph, 66
Serviço Militar e uso de medicação estimulante, 283
Serviços de apoio *on-line*, 303-305
Serviços de Apoio, 303-305
Serviços de educação especial, 17, 48, 113, 136, 235, 245
   apoios para manejo especial, 22
   para adolescentes, 265
Sete Hábitos de Pessoas Altamente eficazes, O, 22-23
Shaw, G.A., 57
Shelton, Terri, 100, 247
Shultz, Frederick, 92
Sieg, Karl, 85
Sinais não verbais de aprovação, 182-183
Sinais verbais de aprovação, 183
Síndrome alcóolica fetal, e TDAH, 38
Síndrome de criança com cérebro lesado, 45, 49
Síndrome de hiperatividade infantil, 47, 49

Síndrome de impaciência, diagnostico no início do século 36, 45
Síndrome de negligencia temporal, 68
Síndrome de Raynaud, 301
Síndrome de Reye, 148
Síndrome de Tourette, 287-288
Síntese, processamento de informação, 67, 75
Sistema de fichas de pôquer, 110, 188-190
   amostra, 181t
Sistema de fichas, 110, 188-190
   amostra, 181t
   no manejo na escola, 249-250, 251-252-254
   participação em grupo, 253
Sistema de recompensa de pontos, 158, 159, 161-162. Ver também Sistema de Fichas
   caseiro, 188, 191
   na escola, 251-252, 254
   uso com adolescentes, 226, 266-267
Sistema límbico, 83, 85
Sistema vestibular, e TDAH, 94
Sistemas de Gordon, Inc, (GSI), 255, 314
Situações problema, identificação, 162-163-163-164
Skillstreaming, 247-248
Sonuga-Barke, Edward, 66
Stanford-Binet (20. ed.), 247-248
Stein, Mark, 118
Stern, John, 53
Stewart, Mark, 96
Still, George, 43, 66
Stoner, Gary, 241
Strait Talk about Psychiatric Medications for Kids, 278, 302
Stumbo, Phyllis, 92
Subemprego, 37
Subtipos, TDAH, 149b

T

Tallmadge, James, 96-97, 123-124
Tannock, Rosemary, 59
Tarefas domésticas, 107
Tarefas não interessantes, 51
TDA, 48, 49, 149b
TDA *e a lei*, 136-137, 246
TDAH
   aconselhamento de adolescentes sobre, 265
   alteração de definição, 103
   comorbidade, 113
   critérios diagnósticos. 48-49
   descrição, 35
   diferença de TDA, 149b
   e comorbidade com distúrbios de leitura, 113-114
   e senso de futuro, xi, xii, 20, 21, 31, 40, 41, 208
   e senso de tempo, xi, 35, 68-69, 208
   em adolescentes, 108-109
   em crianças pré escolares, 106-107
   fatores de risco, 97-98-101-102
   idade de instalação, 106
   livros sobre, 307-309-310
   percebido como um rótulo, 36
   periódicos, 313-314
   prevalência, 38-39, 104, 105
   publicações profissionais, 310-313
   serviços de apoio, 303-305
   severidade e fatores ambientais, 101-102
   vídeos sobre, 309-310-310
   web sites sobre, 303-305
TDAH – O que sabemos?, 241
TDAH difuso, 48
TDAH na sala de aula, 241
Técnicas de relaxamento, 168-169
Temperamento mal-humorado, 106, 107
Temperamento, 99-100, 100-101
Tempo de reação, e medicamentos estimulantes, 285
Tempo extra, e completar trabalho, 55-56
Tempo improdutivo, 26
Tempo, e TDAH, xi, 35, 68-69
   impacto no relacionamento de pares, 208
Terapia de entretenimento, 47
Terapia de megavitaminoses, 93
Terror noturno, uso de antidepressivos para, 297
Teste de supervisão, 182b-183b
Time de futebol do bairro, 212-213
Tiques nervosos e medicamentos estimulantes, 287-288
Tiques vocais e medicamentos estimulantes, 287-288
Tofranil (imipramina), 297, 300
Tolerância à medicação estimulante, 286
Tom suave, uso de retorno freqüente, 251-252
Tomada de decisões, 28
Traços de complexo, genes múltiplos, 89-90
Transições, preparação para, 203-204-204-205
Transtorno, como termo, 89-90
Transtorno de conduta, uso de manejo de comportamento
Transtorno de déficit de atenção e hiperatividade. Ver TDAH
Transtorno de déficit de atenção. Ver TDA
Transtorno de desenvolvimento de autocontrole, 76-77
Transtorno de inibição do comportamento, 59
Transtorno de soletrar/escrever, 113-114
   programas com, 179b
Transtorno desafiador de oposição (ODD), 39, 43, 44, 119

Transtorno invasivo do desenvolvimento, como utilização de programa de manejo de comportamento, 179-180
Transtorno, como termo, 89-90
Transtornos de desenvolvimento, ausência de evidência, 38
Transtornos de matemática, 113-114
Transtornos de personalidade anti-social em Adultos, 109
Transtornos psiquiátricos, famílias de crianças portadoras de TDAH, 127-128
Tratamento
	opções, 153-154
	requisitando informação de suporte, 29
Tratamento do *biofeedback*, 84b
Tratamento psicossocial, 153
Trauma nas crianças com TDAH, 56
Treinador de Atenção, 255
Tryptonol/Elavil (amitriptilina), 297, 300
Turning the Tide, 246
Tutorial para amigos, 253

U

Ullman, Douglas, 53
Unidade, pais no manejo do comportamento de adolescentes, 225b
University of Massachusetts Medical School, princípios de manejo, 177
Uso de álcool, 56, 68-69, 109
	durante a gravidez, 86-87, 88, 101-102
Uso de maconha, 56, 109

V

Valores, desenvolvimento na adolescência, 218-219
van de Meere, Jaap, 66
Variabilidade, em respostas, 50, 63, 71

Variação de interesse, 65
Verdade, como entidade construída, 30, 154
Viagens de carro, sanção em, 198b
Vício por estimulantes, 281
Video games, x, 59-60, 112
	como recompensa, 253
Vídeos sobre o TDAH, 309-310-310
Vídeos, uso no desenvolvimento de habilidades sociais, 210
Visão, 116t, 116-117
Vista longa, consequências do TDAH, 41-41
Visualização, 168, 169-170
Vitaminas, estudos de efeitos sobre o TDAH, 93
Viver em Completa Catástrofe, 168-169

W-X

Wellbutrin (bupropion hidroclorida), 297, 300
Wender, Paul, 83
Werry, John, 278, 302
Whalen, Carol, 66
Wherever You Go, There You Are, 172-173
Wilens, Timothy E., 278, 281, 302
Will, 20, 64, 76-77-78
Wolraich, Mark, 92
"Xerifes de comportamento", colegas de classe como, 258

Z

Zabat-Zinn, Jon, 168-169, 172-173
Zametkin, Alan, 84
Zentall, Sydney, 54, 66